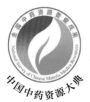

"十三五"国家重点图书出版规划项目

国家新闻出版改革发展项目

国家出版基金项目

全国中药资源普查项目

云南省基础研究专项重大项目

横断山三江并流区中药资源图志

第三卷

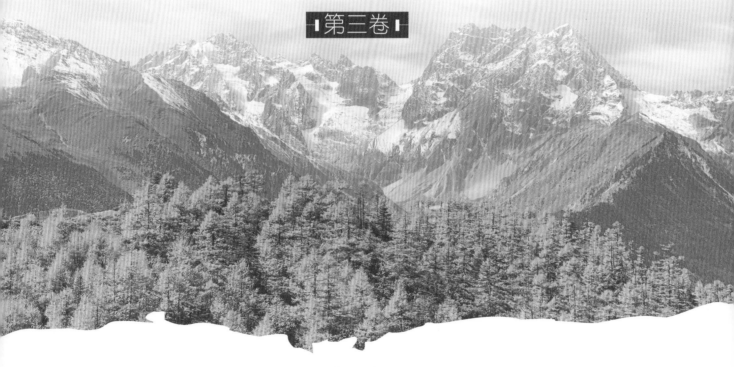

主 编

李国栋　钱子刚

海峡出版发行集团｜福建科学技术出版社
THE STRAITS PUBLISHING & DISTRIBUTING GROUP　FUJIAN SCIENCE & TECHNOLOGY PUBLISHING HOUSE

目录

第二卷

鹿蹄草科

喜冬草
铺地梅、罗仪草
Chimaphila japonica Miq.

【标本采集号】5334210727

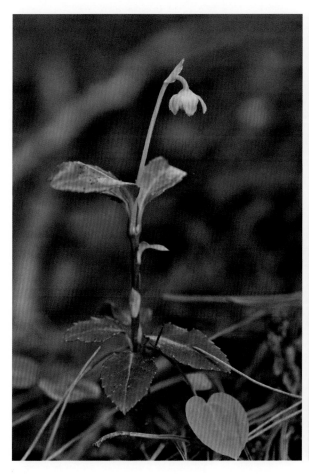
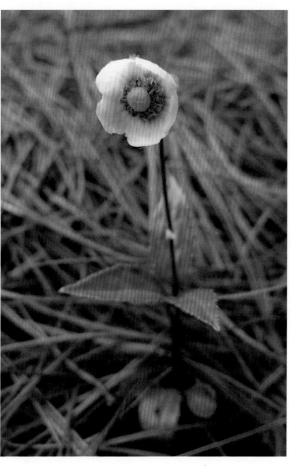

【形态特征】常绿草本状小半灌木。根状茎斜升。叶对生或 3~4 枚轮生，革质，阔披针形，边缘有锯齿；鳞片状叶互生，卵状长圆形或卵状披针形。花葶有细小疣，有 1~2 枚长圆状卵形苞片，边缘有不规则齿；花顶生或叶腋生，白色，花瓣倒卵圆形；萼片卵状长圆形或长圆状卵形；雄蕊 10，花药黄色。蒴果扁球形。花期 6~7 月，果期 7~8 月。

【适宜生境】生于海拔 900~3100m 的山地针阔叶混交林、阔叶林或灌丛下。

【资源状况】分布于香格里拉、德钦、维西、玉龙等地。偶见。

【入药部位】茎（梅笠草）。

【功能主治】补虚益肾，祛风除湿，活血调经，清热止痛，收敛。用于虚劳咳嗽，劳伤吐血，风湿关节痛，崩漏，白带异常，外伤出血。

松下兰 锡仗花、鹿含草、常绿茶
Monotropa hypopitys Linn.

【标本采集号】5329320415

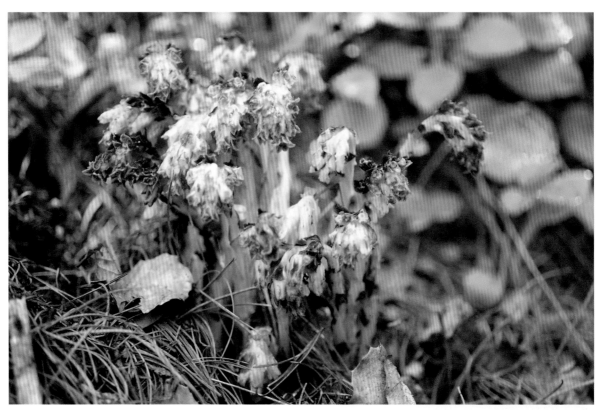

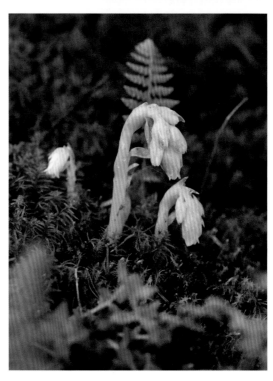

【形态特征】多年生草本，腐生，全株白色或淡黄色，肉质，干后变黑褐色。根细而分枝密。叶鳞片状，直立，互生，卵状长圆形或卵状披针形。总状花序；苞片卵状长圆形或卵状披针形；萼片长圆状卵形，早落；花冠筒状钟形，花瓣长圆形或倒卵状长圆形；雄蕊8~10，花药橙黄色。蒴果椭圆状球形。花期6~7（~8）月，果期7~8（~9）月。

【适宜生境】生于海拔1700~3650m的山地阔叶林或针阔叶混交林下。

【资源状况】分布于香格里拉。偶见。

【入药部位】全草（松下兰）。

【功能主治】健肾壮腰，利尿通淋。用于风湿腰痛，肾虚腰痛，小便不利。

水晶兰
梁山草、梦兰花、银锁匙
Monotropa uniflora Linn.

【标本采集号】533324180830583

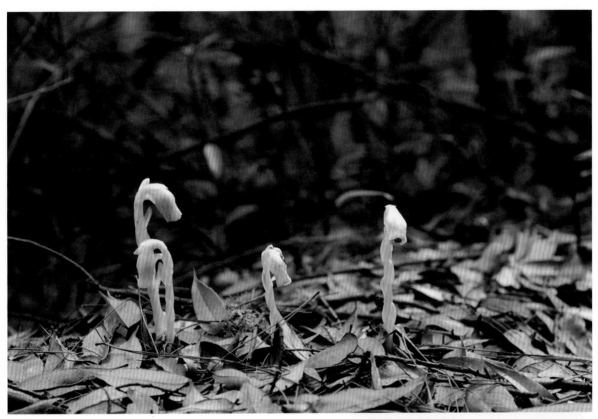

【形态特征】多年生草本，腐生。根细而分枝密，交结成鸟巢状。茎直立。叶鳞片状，直立，互生，长圆形或狭长圆形或宽披针形，近全缘。花单一，顶生，先下垂，后直立，花冠筒状钟形，花瓣离生，楔形或倒卵状长圆形；苞片鳞片状，与叶同形；萼片鳞片状；雄蕊 10~12，花丝有粗毛，花药黄色。蒴果椭圆状球形。花期 8~9 月，果期 9~11 月。

【适宜生境】生于海拔 800~3850m 的山地林下。

【资源状况】分布于香格里拉、德钦、维西、贡山、泸水、玉龙等地。偶见。

【入药部位】全草（水晶兰）。

【功能主治】补虚止咳。用于肺虚咳嗽。

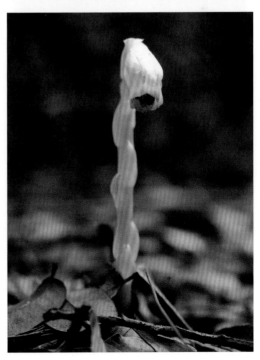

紫背鹿蹄草 竹叶参、绕昼兰、观音草
Pyrola atropurpurea Franch.

【标本采集号】5329320786

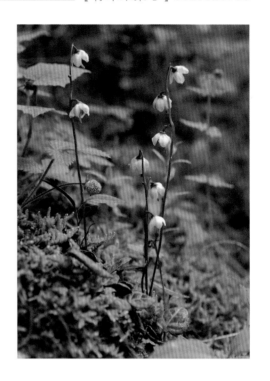

【形态特征】常绿草本状小半灌木。根状茎细长，横生，斜升，有分枝。叶基生，近纸质，肾圆形或心状宽卵形，下面带红紫色。总状花序，花倾斜，稍下垂；花冠碗形，白色；萼片常带红紫色，较小，三角状卵形或近三角形；花瓣长圆状倒卵形；雄蕊 10，花药黄色。蒴果扁球形。花期 6~7 月，果期 8~9 月。

【适宜生境】生于海拔 1800~4000m 的山地针叶林、针阔叶混交林、阔叶林下。

【资源状况】分布于香格里拉、德钦、维西等地。偶见。

【入药部位】全草（紫背鹿蹄草）。

【功能主治】清肺止咳，补肺益肾，调经止血。用于肺热咳嗽，气虚喘咳，头晕耳鸣，吐血，月经不调，骨折。

鹿蹄草 破血丹、紫背金牛草
Pyrola calliantha H. Andr.

【标本采集号】5334210692

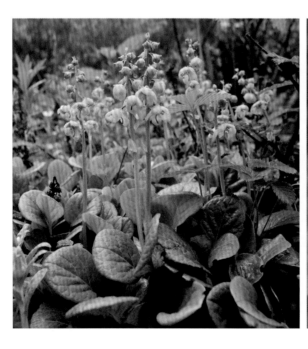

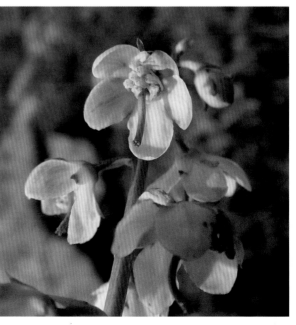

【形态特征】常绿草本状小半灌木。根状茎横生，斜升，有分枝。叶基生，革质，椭圆形或圆卵形，边缘近全缘或有疏齿，下面常有白霜。花葶有鳞片状叶；鳞片状叶卵状披针形，基部稍抱花葶；总状花序；花密生，花冠较大，白色，有时稍带淡红色，花瓣倒卵状椭圆形或倒卵形；花梗腋间有长舌形苞片；萼片舌形，边缘近全缘；雄蕊 10。蒴果扁球形。花期 6~8 月，果期 8~9 月。

【适宜生境】生于海拔 700~4100m 的山地针叶林、针阔叶混交林或阔叶林下。

【资源状况】分布于香格里拉、德钦、玉龙等地。偶见。

【入药部位】全草（鹿衔草）。

【功能主治】祛风湿，强筋骨，止血，止咳。用于风湿痹痛，肾虚腰痛，腰膝无力，月经过多，久咳劳嗽。

普通鹿蹄草 雅美鹿蹄草、山美人鹿蹄草、鹿啣草

Pyrola decorata H. Andr.

【标本采集号】5329320416

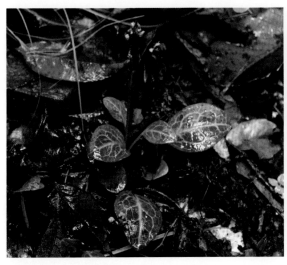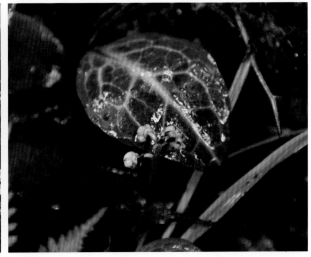

【形态特征】常绿草本状小半灌木。根状茎细长，横生，斜升，有分枝。叶 3~6，近基生，薄革质，长圆形或倒卵状长圆形或匙形，有时为卵状长圆形，下面常带紫色，边缘有疏齿。花葶细，常带紫色，有 1~2（~3）枚褐色鳞片状叶；总状花序；花冠碗形，淡绿色或黄绿色或近白色，花瓣倒卵状椭圆形；萼片卵状长圆形；雄蕊 10。蒴果扁球形。花期 6~7 月，果期 7~8 月。

【适宜生境】生于海拔 600~3000m 的山地阔叶林或灌丛下。

【资源状况】分布于香格里拉、德钦、维西、贡山、福贡、玉龙等地。偶见。

【入药部位】全草（鹿衔草）。

【功能主治】祛风湿，强筋骨，止血，止咳。用于风湿痹痛，肾虚腰痛，腰膝无力，月经过多，久咳劳嗽。

杜鹃花科

珍珠花 米饭花、南烛
Lyonia ovalifolia (Wall.) Drude

【标本采集号】5329320422

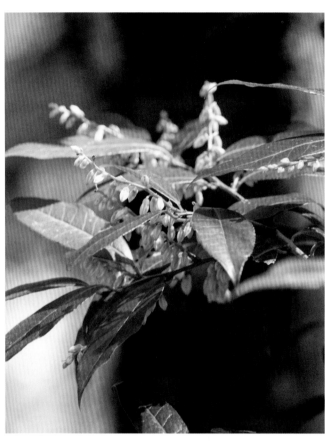
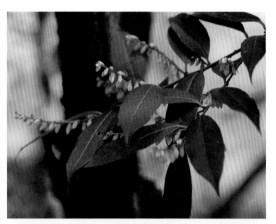
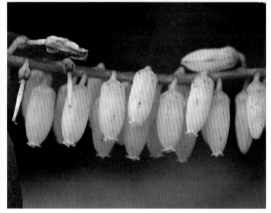

【**形态特征**】常绿或落叶灌木或小乔木。枝淡灰褐色，无毛；冬芽长卵圆形，淡红色，无毛。叶革质，卵形或椭圆形。总状花序着生于叶腋，近基部有 2~3 枚叶状苞片；小苞片早落；花萼深 5 裂；花冠圆筒状，上部浅 5 裂，裂片向外反折，先端钝圆；雄蕊 10 枚，花丝线形，顶端有 2 枚芒状附属物。蒴果球形，缝线增厚。种子短线形，无翅。花期 5~6 月，果期 7~9 月。

【**适宜生境**】生于海拔 700~2800m 的林中。

【**资源状况**】广泛分布于横断山三江并流区。常见。

【**入药部位**】叶（珍珠花）。

【**功能主治**】有毒。杀虫，止痒。用于疥疮，麻风。

团花杜鹃 *Rhododendron anthosphaerum* Diels

【标本采集号】533324180424108LY

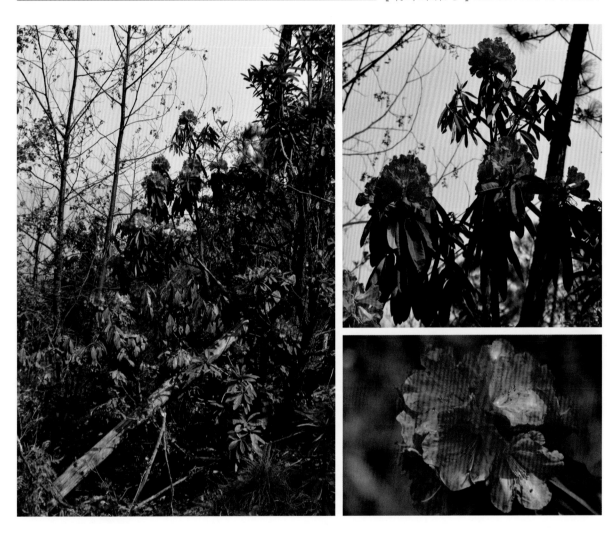

【**形态特征**】灌木或小乔木。幼枝粗壮，无毛，有明显的叶痕而表面粗糙；老枝灰白色。叶多密生于枝顶，薄革质而细嫩，椭圆状倒披针形或长椭圆形，边缘微向下反卷，两面无毛。总状伞形花序；总轴有淡黄色丛卷毛；花萼小，近于盘状；花冠管状钟形，淡玫瑰色至深玫瑰色，基部有紫红色的斑块，5~7 裂，顶端有凹缺；雄蕊 13~14。蒴果圆柱状，无毛。花期 4~5 月，果期 7~10 月。

【**适宜生境**】生于海拔 2000~3500m 的山坡、沟边灌木丛中和针阔叶混交林下。

【**资源状况**】分布于香格里拉、德钦、维西、贡山、泸水、福贡、兰坪、玉龙等地。偶见。

【**入药部位**】叶（团花杜鹃）。

【**功能主治**】收湿敛疮。用于湿疹。

短花杜鹃 *Rhododendron brachyanthum* Franch.

【标本采集号】5333241812011050LY

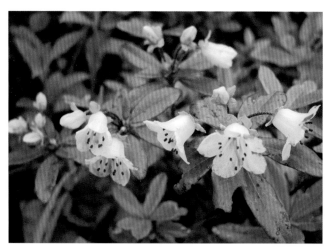 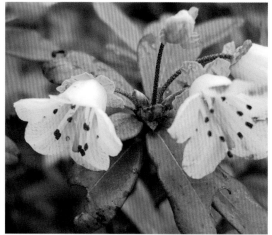

【形态特征】常绿小灌木。茎皮光滑，褐色，剥脱成薄片状；小枝被鳞片。叶革质，长圆状披针形、长圆状椭圆形至狭倒卵形，下面通常苍白色，被疏鳞片。花序顶生，伞形或短总状；花萼深 5 裂，裂片圆形、卵形或宽椭圆形，外面被鳞片；花冠钟状，淡黄色或绿黄色；雄蕊 10。蒴果长圆状卵形，被包于宿萼中。花期 4~7 月，果期 6~9 月。

【适宜生境】生于海拔 3000~3650m 的山坡杜鹃林或松林中。

【资源状况】分布于贡山。罕见。

【入药部位】叶、花（短花杜鹃）。

【功能主治】清热解毒。用于化痰止咳，止痒。

马缨杜鹃 马缨花
Rhododendron delavayi Franch.

【标本采集号】322901000168

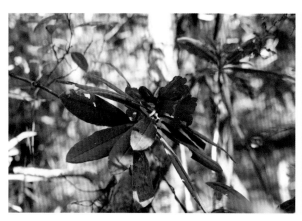 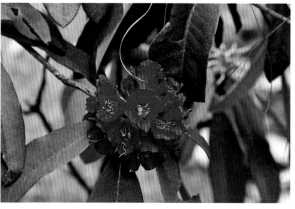

【形态特征】常绿灌木或小乔木。树皮淡灰褐色，薄片状剥落；幼枝粗壮，被白色绒毛；顶生冬芽卵圆形，多少被白色绒毛。叶革质，长圆状披针形，边缘反卷，下面有白色至灰色或淡褐色海绵状毛被。顶生伞形花序，圆形，紧密；总轴密被红棕色绒毛；花梗密被淡褐色绒毛；苞片倒卵形，两面均有绢状毛；花萼小，外面有绒毛和腺体，裂片5，宽三角形；花冠钟形，肉质，深红色。蒴果长圆柱形，黑褐色。花期5月，果期12月。

【适宜生境】生于海拔1200~3200m的常绿阔叶林或灌木丛中。

【资源状况】分布于贡山、福贡、玉龙等地。偶见。

【入药部位】花（马缨杜鹃）。

【功能主治】有小毒。清热解毒，止血，调经。用于月经不调，衄血，咯血，消化道出血，骨髓炎。

云锦杜鹃 大映山红、白杜鹃花、天目杜鹃
Rhododendron fortunei Lindl.

【标本采集号】322901000313

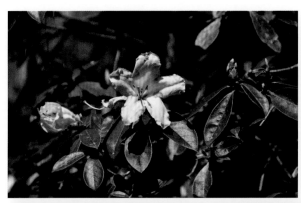 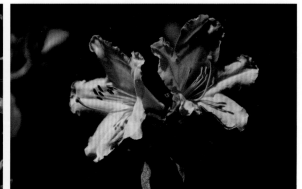

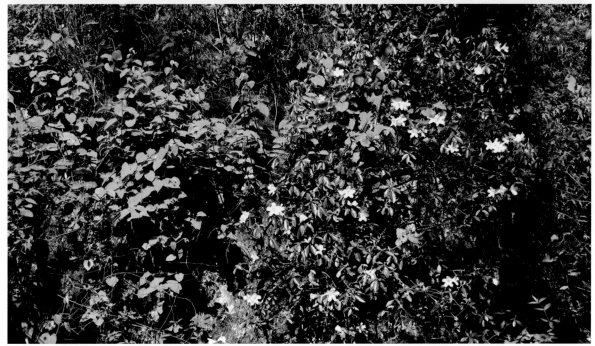

【形态特征】常绿灌木或小乔木。树皮褐色，片状开裂；幼枝黄绿色，老枝灰褐色；顶生冬芽阔卵形。叶厚革质，长圆形至长圆状椭圆形，上面深绿色，有光泽，下面淡绿色。顶生总状伞形花序疏松；花冠漏斗状钟形，粉红色。蒴果长圆状卵形至长圆状椭圆形，褐色。花期 4~5 月，果期 8~10 月。

【适宜生境】生于海拔 620~2000m 的山脊阳处或林下。

【资源状况】分布于玉龙等地。偶见。

【入药部位】根、叶、花（云锦杜鹃）。

【功能主治】清热解毒，生肌敛疮，杀虫。用于痈疽疮疡，关节红肿疼痛，咽喉肿痛，丹毒，跌打损伤，烫伤，创口不收，疮疡不愈，皮肤溃烂。

满山红 山石榴、马礼士杜鹃、守城满山红
Rhododendron mariesii Hemsl. et Wils.

【标本采集号】3229010001840

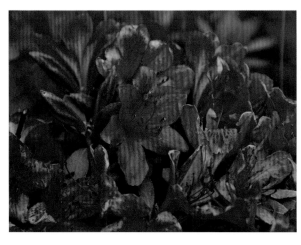 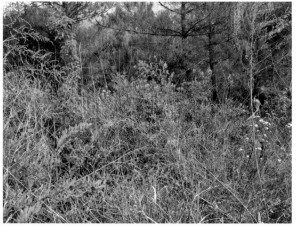

【形态特征】落叶灌木。枝轮生，幼时被淡黄棕色柔毛，后无毛。叶厚纸质或近革质，椭圆形、卵状披针形或三角状卵形，边缘微反卷。花通常 2 朵顶生，先花后叶，出自同一顶生花芽；花梗密被黄褐色柔毛；花萼环状，5 浅裂，密被黄褐色柔毛；花冠漏斗形，淡紫红色或紫红色，5 深裂，上方裂片具紫红色斑点，两面无毛。蒴果椭圆状卵球形，密被亮棕褐色长柔毛。花期 4~5 月，果期 6~11 月。

【适宜生境】生于海拔 600~1500m 的山地稀疏灌丛。

【资源状况】分布于玉龙。偶见。

【入药部位】叶（满山红）。

【功能主治】活血调经，止痛，消肿，止血，止咳平喘，祛风利湿。用于月经不调，血瘀血滞，跌打损伤，外伤出血，肺热燥咳，外感表证，四肢麻木。

亮毛杜鹃 小杜鹃、金瓶花、艳山红
Rhododendron microphyton Franch.

【标本采集号】2353290154

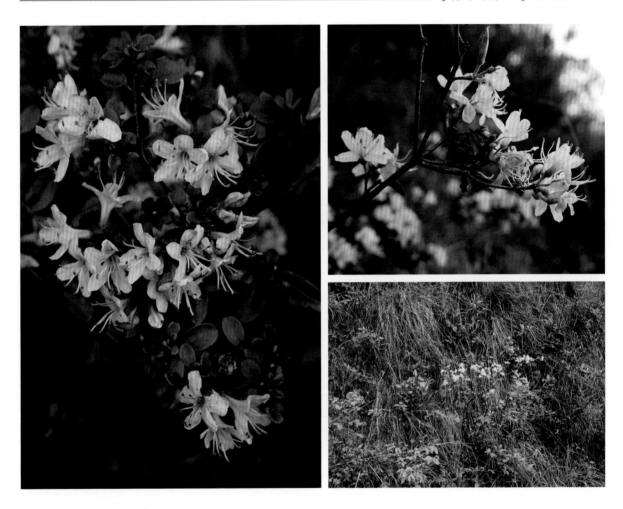

【**形态特征**】常绿直立灌木。分枝繁多，小枝密被红棕色扁平糙伏毛。叶革质，椭圆形或卵状披针形，两面散生红褐色糙伏毛。伞形花序顶生；花梗密被亮红棕色扁平糙伏毛；花萼小，密被红棕色长糙伏毛；花冠漏斗形，蔷薇色或近于白色，裂片5，上方3枚裂片具红色或紫色斑点；雄蕊5。蒴果卵球形，密被亮红棕色糙伏毛并混生微柔毛。花期3~6月，稀至9月，果期7~12月。

【**适宜生境**】生于海拔1300~3200m的山脊或灌丛中。

【**资源状况**】分布于贡山、泸水、福贡、玉龙等地。偶见。

【**入药部位**】根（酒瓶花）。

【**功能主治**】清热，息风，利尿。用于感冒，小儿惊风，水肿。

白花杜鹃 白映山红、尖叶杜鹃、白花艳山红
Rhododendron mucronatum (Bl.) G. Don

【标本采集号】2353290298

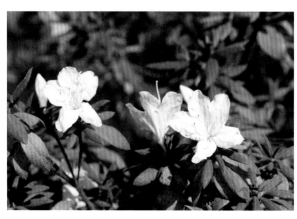 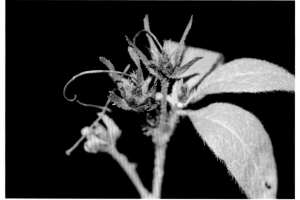

【形态特征】半常绿灌木。幼枝开展，分枝多，密被灰褐色开展的长柔毛，混生少数腺毛。叶纸质，披针形至卵状披针形或长圆状披针形，疏被灰褐色贴生长糙伏毛，混生短腺毛。伞形花序顶生；花萼大，绿色，裂片5，密被腺状短柔毛；花冠白色，有时淡红色，阔漏斗形，5深裂，裂片椭圆状卵形；雄蕊10。蒴果圆锥状卵球形。花期4~5月，果期6~7月。

【适宜生境】常栽培于公园等地。

【资源状况】分布于玉龙等地。常见。

【入药部位】花、根。

【功能主治】止咳，固精，止带，止血，活血散瘀。用于吐血，咯血，咳嗽，遗精，白带异常，血崩，肠风下血，赤白痢疾，跌打损伤。

多色杜鹃 岩生杜鹃
Rhododendron rupicola W. W. Smith

【标本采集号】5334210506

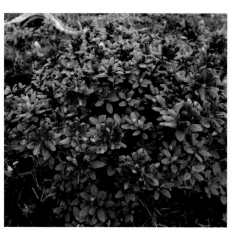 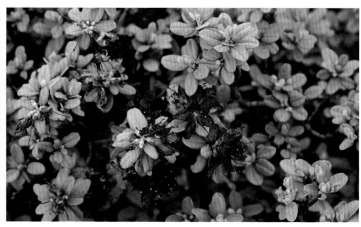

【形态特征】常绿小灌木。分枝多，密集；幼枝被暗褐色至暗黑色鳞片。叶常簇生于分枝顶端，宽椭圆形，被鳞片。花序顶生，伞形，被鳞片，偶被毛；花萼暗红紫色，裂片长圆形或宽卵形，边缘具睫毛；花冠宽漏斗状，深紫色，少有深红色，偶为白色，花冠管内面喉部被柔毛。蒴果宽卵圆形，被毛及鳞片。花期 5~7 月，果期 7~9 月。

【适宜生境】生于海拔 2800~4900m 的岩坡、冷杉林边、高山灌丛草地或杜鹃灌丛中。

【资源状况】分布于香格里拉、德钦、维西、贡山、泸水、玉龙等地。偶见。

【入药部位】花（多色杜鹃）。

【功能主治】固精止咳。用于肺虚久咳，肺热咯血，遗精。

腋花杜鹃 *Rhododendron racemosum* Franch.

【标本采集号】3229010010

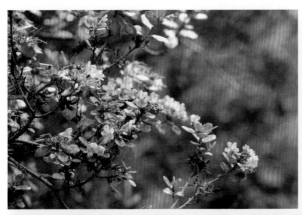 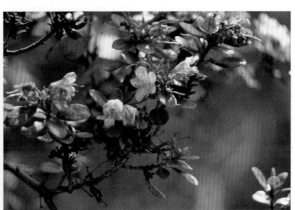

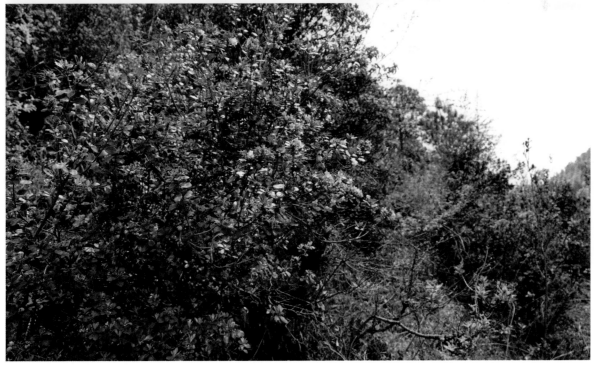

【形态特征】小灌木。分枝多；幼枝短而细，被黑褐色腺鳞，无毛或有时被微柔毛。叶片多数，散生，揉之有香气，长圆形或长圆状椭圆形，边缘反卷，两面密生鳞片。花序腋生于枝顶或枝上部叶腋；花芽鳞多数覆瓦状排列；花梗纤细；花萼小，环状或波状浅裂，被鳞片；花冠小，粉红色或淡红色；雄蕊 10。蒴果长圆形，被鳞片。花期 3~5 月。

【适宜生境】生于海拔 1500~3500（~3800）m 的云南松林、松栎林下，灌丛草地或冷杉林缘。

【资源状况】分布于香格里拉、德钦、维西、贡山、兰坪、玉龙等地。偶见。

【入药部位】花（腋花杜鹃）。

【功能主治】祛痰止咳。用于肺热燥咳，干咳少痰，虚劳咳嗽。

红棕杜鹃 茶花叶杜鹃
Rhododendron rubiginosum Franch.

【标本采集号】533324180515219LY

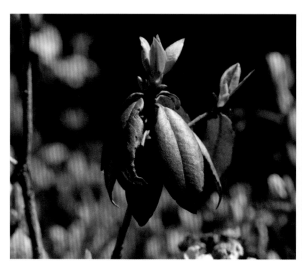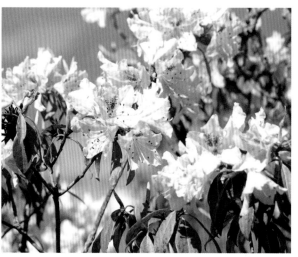

【形态特征】常绿灌木或小乔木。幼枝粗壮，褐色，有鳞片。叶通常向下倾斜，椭圆形、椭圆状披针形或长圆状卵形，上面密被鳞片，下面密被锈红色鳞片，鳞片通常腺体状。花序顶生，伞形着生；花萼短小，边缘状或浅 5 圆裂，密被鳞片；花冠宽漏斗状，淡紫色、紫红色、玫瑰红色、淡红色，少有白色带淡紫色晕，内有紫红色或红色斑点，外面被疏散的鳞片。蒴果长圆形。花期（3~）4~6 月，果期 7~8 月。

【适宜生境】生于海拔（2500~）2800~3500（~4200）m 的云杉、冷杉、落叶松林林缘或林间间隙地，或黄栎、杉木等针阔叶混交林。

【资源状况】分布于香格里拉、德钦、维西、贡山、福贡、兰坪、玉龙等地。偶见。

【入药部位】花（红棕杜鹃）。

【功能主治】清热解毒，止咳平喘，活血止血，调经，除湿杀虫。用于温毒发斑，疮痈肿毒，肺热咳嗽，月经不调，跌打损伤，驱虫。

杜　鹃

杜鹃花、山踯躅、山石榴

Rhododendron simsii Planch.

【标本采集号】3229010019

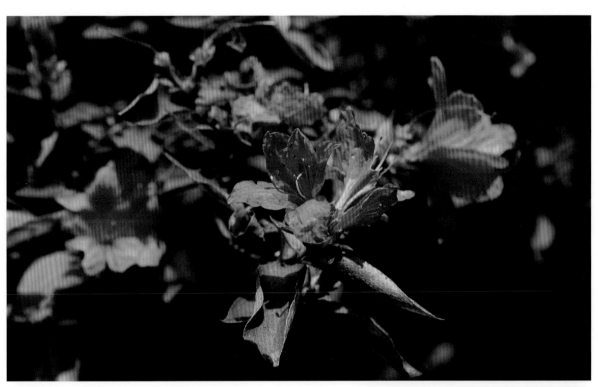

【形态特征】落叶灌木。分枝多而纤细，密被亮棕褐色扁平糙伏毛。叶革质，常集生枝端，卵形、椭圆状卵形或倒卵形至倒披针形，边缘微反卷，具细齿，上面疏被糙伏毛，下面密被褐色糙伏毛；叶柄密被亮棕褐色扁平糙伏毛。花芽卵球形；花萼 5 深裂，裂片被糙伏毛，边缘具睫毛；花冠阔漏斗形，玫瑰色、鲜红色或暗红色，裂片 5，倒卵形，上部裂片具深红色斑点；雄蕊 10。蒴果卵球形，花萼宿存。花期 4~5 月，果期 6~8 月。

【适宜生境】生于海拔 500~1200（~2500）m 的山地疏灌丛或松林下。

【资源状况】分布于德钦、玉龙等地。偶见。

【入药部位】根。

【功能主治】活血止血，调经，止痛，祛风湿。用于吐血，衄血，月经不调，经闭，白带异常，崩漏，痔疮出血，风湿痛，跌打损伤。

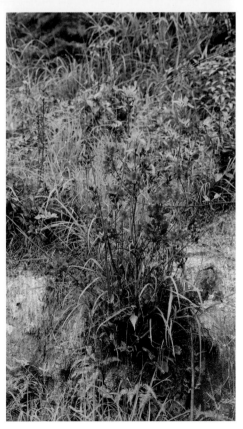

亮叶杜鹃 光泽杜鹃
Rhododendron vernicosum Franch.

【标本采集号】5334210112

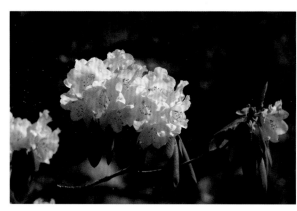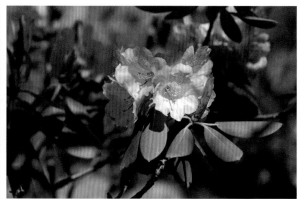

【形态特征】常绿灌木或小乔木。树皮灰色至灰褐色；幼枝淡绿色，有时有少数腺体；老枝灰褐色。冬芽顶生，芽鳞边缘具白色短柔毛。叶革质，长圆状卵形至长圆状椭圆形，无毛。顶生总状伞形花序；总梗疏被腺体及白色小柔毛；花梗紫红色，被红色短柄腺体；萼小，肉质，外面密被腺体，边缘腺体呈流苏状；花冠宽漏斗状钟形，淡红色至白色。蒴果长圆柱形，斜生果梗上，肋纹明显，有残存的腺体痕迹。花期4~6月，果期8~10月。

【适宜生境】生于海拔2650~4300m的林中。

【资源状况】分布于香格里拉、德钦、维西、贡山、玉龙等地。偶见。

【入药部位】花、叶。

【功能主治】花：排脓，止咳平喘。外用于皮肤瘙痒。叶：有小毒；清热凉血，拔毒干脓。用于脓肿；外用于皮肤瘙痒。

红梗越橘 *Vaccinium ardisioides* Hook. f. ex C. B. Clarke

【标本采集号】ZM719

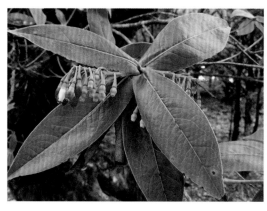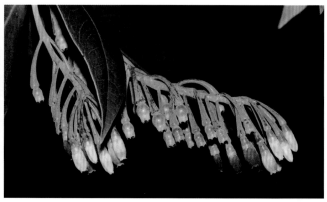

【**形态特征**】常绿灌木。幼枝光滑，无明显的皮孔。叶 6~7 片假轮生；叶片坚纸质，椭圆形、长圆形或长圆状披针形；叶柄近无。花序发自叶腋，总状；苞片和小苞片早落；花梗棒状，上部增粗；花冠淡红色或橘红色，筒状。幼果球形，鲜红色。花期 3 月，果期 5 月。

【**适宜生境**】生于海拔 2000~2150m 的路旁或密林中湿润处，有时附生林中树上。

【**资源状况**】分布于泸水、福贡等地。偶见。

【**入药部位**】根（大叶树萝卜）。

【**功能主治**】清热，利尿，散瘀。用于肺热咳嗽，久咳气虚气短，肝炎，月经不调，风湿，水肿。

短序越橘 *Vaccinium brachybotrys* (Franch.) Hand. -Mazz.

【**标本采集号**】2353290128

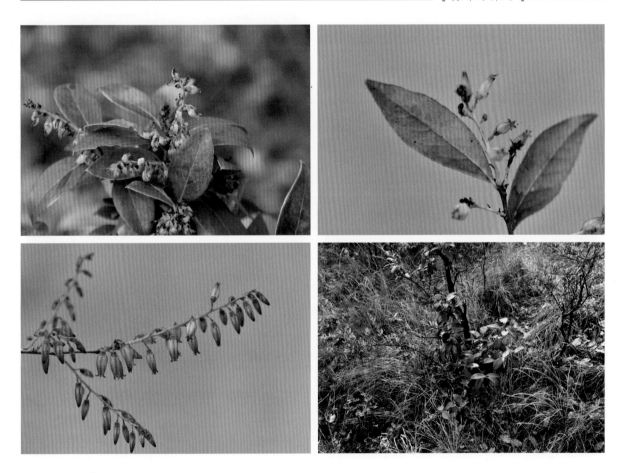

【**形态特征**】常绿灌木，偶为小乔木。幼枝通常被白粉。叶片卵形或卵状披针形，边缘有细齿，干后两面淡褐色或淡黄褐色，有时幼叶被白粉。总状花序腋生和生于枝顶叶腋，有多数花；苞片卵形，早落；小苞片线形，早落；萼筒有时被白粉，萼齿三角形；花冠紫红色至淡红色，坛状或筒状。浆果。花期 3~4 月，果期 4~5 月。

【**适宜生境**】生于海拔 1400~2400m 的灌丛或次生常绿阔叶林内。

【资源状况】分布于兰坪等地。偶见。

【入药部位】根及根茎（短序越橘）。

【功能主治】散瘀消肿。用于牙痛。

南 烛 染菽、乌饭树、米饭树
Vaccinium bracteatum Thunb.

【标本采集号】533324180519298LY

【形态特征】常绿灌木或小乔木。分枝多；幼枝被短柔毛或无毛；老枝紫褐色，无毛。叶片薄革质，椭圆形、菱状椭圆形、披针状椭圆形至披针形，边缘有细锯齿，表面平坦有光泽。总状花序顶生和腋生，有多数花；花序轴密被短柔毛，稀无毛；苞片叶状，披针形；花冠白色，筒状。浆果熟时紫黑色，外面通常被短柔毛，稀无毛。花期6~7月，果期8~10月。

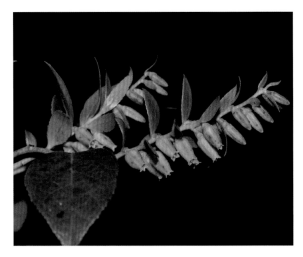

【适宜生境】生于海拔400~1400m的丘陵地带或山地，常见于山坡林内或灌丛中。

【资源状况】分布于贡山、泸水、玉龙等地。偶见。

【入药部位】根（南烛根）。

【功能主治】散瘀，消肿，止痛。用于牙痛，跌打损伤。

樟叶越橘 饭米果、长尾越橘
Vaccinium dunalianum Wight

【标本采集号】3229010175

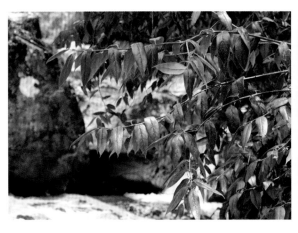
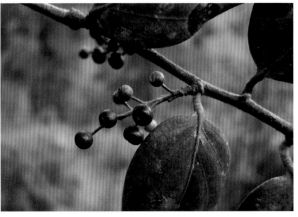

【形态特征】常绿灌木，稀攀缘灌木，偶为乔木。幼枝紫褐色，有细棱，无毛。叶片革质或厚革质，椭圆形、长圆形、长圆状披针形或卵形，全缘，表面无毛，背面散生贴伏的具腺短毛。花序腋生，总状，多花；苞片卵形，早落；萼筒无毛，萼齿三角形；花冠淡绿色带紫红色或淡红色，宽钟状，裂片三角形，开展或上部反折；雄蕊鲜黄色。浆果球形，成熟时紫黑色，被白粉。花期 4~5 月，果期 9~12 月。

【适宜生境】生于海拔（700~）2000~2700（~3100）m 的山坡灌丛、阔叶林下或石灰山灌丛，稀附生常绿阔叶林中树上。

【资源状况】分布于贡山。偶见。

【入药部位】全株（樟叶越橘）。

【功能主治】祛风除湿，舒筋活络。用于风湿关节痛。

苍山越橘 山檀香、土地瓜、山梨儿
Vaccinium delavayi Franch.

【标本采集号】3229010315

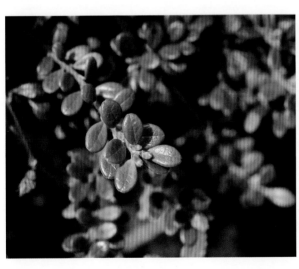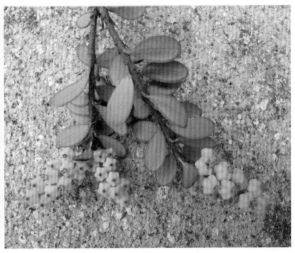

【形态特征】常绿灌木，有时附生。分枝多，短而密集，幼枝被灰褐色短柔毛，杂生褐色具腺长刚毛。叶密生，叶片革质，倒卵形或长圆状倒卵形，边缘有软骨质边。总状花序顶生，有多数花。花冠白色或淡红色，坛状。浆果球形，成熟时紫黑色。花期 3~5 月，果期 7~11 月。

【适宜生境】生于海拔 2400~3800m 的阔叶林内、干燥山坡、铁杉 – 杜鹃林或高山杜鹃灌丛中，有时附生在岩石上或树干上。

【资源状况】分布于维西、贡山、泸水、玉龙等地。偶见。

【入药部位】根（岩檀香）。

【功能主治】理气，消食。用于胸腹气痛，腹胀，食积不化。

乌鸦果 土千年健、千年矮、老鸦泡
Vaccinium fragile Franch.

【标本采集号】5334210308

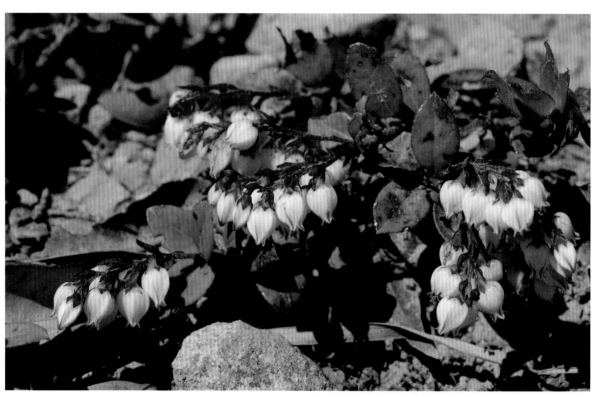

【形态特征】常绿矮小灌木。地下有木质粗根，有时粗大成疙瘩状。茎多分枝，被刚毛和短柔毛。叶密生，叶片革质，长圆形或椭圆形。总状花序生枝条下部叶腋和生于枝顶叶腋而呈假顶生，有多数花；苞片叶状，两面被糙伏毛。花冠白色至淡红色，有 5 条红色脉纹。浆果球形，外面被毛。花期春、夏季至秋季，果期 7~10 月。

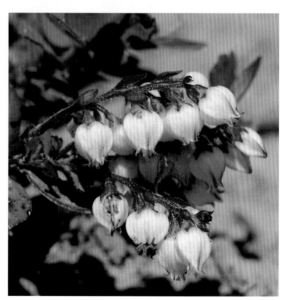

【适宜生境】生于海拔 1100~3400m 的松林、山坡灌丛或草坡。

【资源状况】分布于香格里拉、德钦、维西、贡山、兰坪、玉龙等地。偶见。

【入药部位】根（土千年健）。

【功能主治】祛风寒湿，活血舒筋，消肿止痛。用于风寒湿痹，手足顽麻，半身不遂，跌打损伤，牙痛，疟腮。

桤叶树科

云南桤叶树
江南山柳
Clethra delavayi Franch.

【标本采集号】3229010386

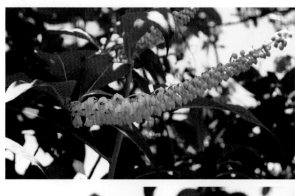
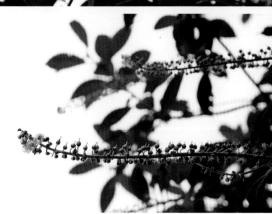
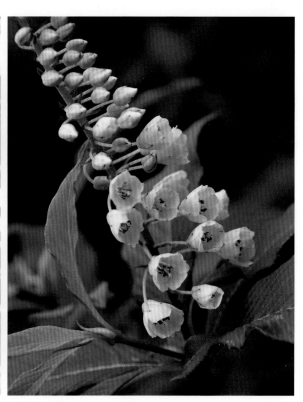

【形态特征】落叶灌木或小乔木。小枝栗褐色或黄褐色，嫩时疏被成簇的锈色细星状绒毛。叶膜质，倒卵状长圆形或长椭圆形。总状花序单生枝端，花序轴和花梗均密被锈色星状毛及成簇微硬毛；苞片线状披针形，早落；花萼5深裂，密被锈色星状绒毛；花瓣5。蒴果近球形，下弯，疏被长硬毛。花期7~8月，果期9~10月。

【适宜生境】生于海拔680~2900m 的森林中。

【资源状况】分布于维西、福贡、兰坪、玉龙等地。少见。

【入药部位】叶（云南桤叶树）。

【功能主治】活血祛瘀，强筋壮骨。用于跌打损伤，瘀血不散，腰膝酸软；外用于皮肤瘙痒。

紫金牛科

硃砂根 珍珠伞、山豆根、土丹皮
Ardisia crenata Sims

【标本采集号】2353290682

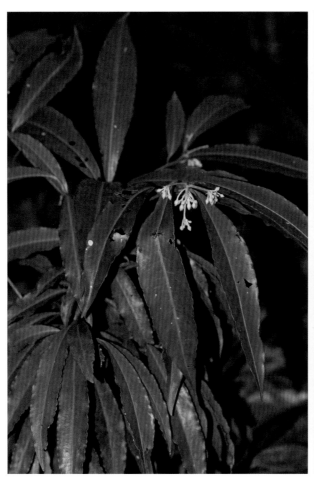
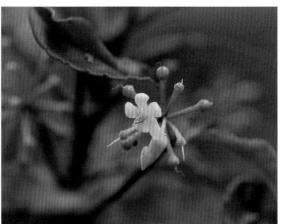
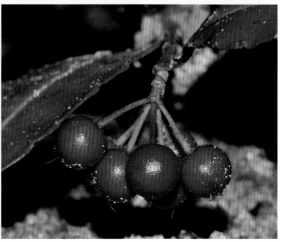

【形态特征】灌木。茎无毛，无分枝。叶革质或坚纸质，椭圆形、椭圆状披针形或倒披针形，边缘具齿，具边缘腺点，下面绿色，有时具鳞片。伞形花序或聚伞花序，着生于侧生特殊花枝顶端；萼片长圆状卵形，具腺点；花瓣白色，稀略带粉红色，盛开时反卷，卵形，具腺点。果鲜红色，具腺点。花期 5~6 月，果期 10~12 月。

【适宜生境】生于海拔 90~2400m 的疏、密林下阴湿的灌木丛中。

【资源状况】分布于福贡等地。偶见。

【入药部位】根（朱砂根）。

【功能主治】清热解毒，祛风止痛。用于上呼吸道感染，咽喉肿痛，白喉，丹毒，淋巴结炎，劳伤吐血，心胃气痛，风湿骨痛，跌打损伤。

当归藤 筛箕篦、他枯、小花酸藤子
Embelia parviflora Wall.

【标本采集号】5333241812061270LY

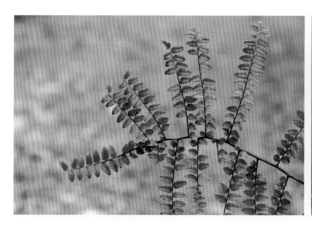
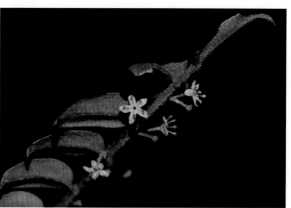

【形态特征】攀缘灌木或藤本。老枝具皮孔，小枝通常 2 列，略具腺点或星状毛。叶 2 列，叶片坚纸质，卵形，全缘，多少具缘毛，被锈色长柔毛或鳞片，近顶端具疏腺点。亚伞形花序或聚伞花序，腋生；小苞片披针形至钻形；花瓣白色或粉红色，分离，卵形、长圆状椭圆形或长圆形，近顶端具腺点，边缘和里面密被微柔毛。果球形，暗红色。花期 12 月至翌年 5 月，果期翌年 5~7 月。

【适宜生境】生于海拔 300~1800m 的山间密林中或林缘，或灌木丛中，土质肥润的地方。

【资源状况】分布于贡山等地。偶见。

【入药部位】根、枝（当归藤）。

【功能主治】活血散瘀，通经活络，除湿，补血调经，补肾强腰。用于月经不调，经闭，不孕症，贫血，腰腿痛，跌打损伤，骨折，慢性肠炎。

包疮叶 小姑娘茶、大白饭果、甲满
Maesa indica (Roxb.) A. DC.

【标本采集号】2353290526

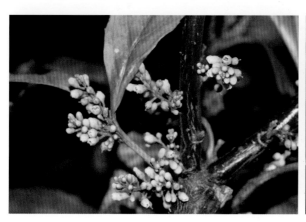
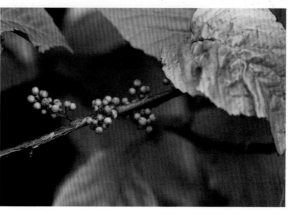

【形态特征】大灌木。分枝多，外倾，无毛，具纵条纹，有密且突起的皮孔，老时则不明显。叶片坚纸质至近革质，卵形至广卵形或长圆状卵形，边缘具齿，两面无毛。总状花序或圆锥花序，常仅于基部分枝，腋生及近顶生；苞片三角状卵形或近披针形，无毛；花冠白色或淡黄绿色，钟状，裂片广卵形，边缘微波状。果卵圆形或近球形。花期 4~5 月，果期 9~11 月或 4~7 月。

【适宜生境】生于海拔 500~2000m 的山间疏林、密林下，山坡、沟底阴湿处，有时亦见于阳处。

【资源状况】分布于泸水等地。偶见。

【入药部位】全株（两面青）。

【功能主治】清热解毒。用于肝炎，瘰疬，泄泻，胃痛，高血压。

金珠柳 野兰、杜宏山、阿哦吐都西
Maesa montana A. DC.

【标本采集号】5333241812051195LY

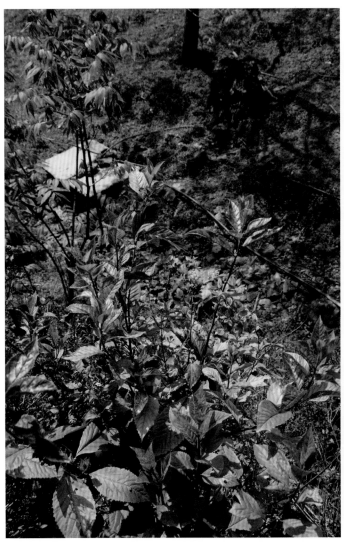
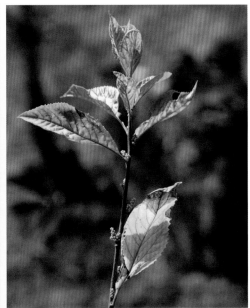
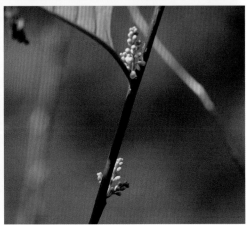

【形态特征】灌木或小乔木。小枝圆柱形，通常被疏长硬毛或柔毛，或有时无毛，老时具疏皮孔。叶片坚纸质，椭圆状或长圆状披针形或卵形，稀广卵形。总状花序或圆锥花序；苞片披针形；小苞片披针形或卵形；花冠白色，钟形，具脉状腺条纹，全缘或具微波状齿。果球形或近椭圆形，幼时褐红色，成熟后白色。花期 2~4 月，果期 10~12 月。

【适宜生境】生于海拔 400~2800m 的山间杂木林下或疏林下。

【资源状况】分布于德钦、贡山、泸水、福贡等地。偶见。

【入药部位】根、叶（金珠柳）。

【功能主治】清湿热。用于痢疾，泄泻。

密花树 大明橘、打铁树、狗骨头
Rapanea neriifolia (Sieb. et Zucc.) Mez

【标本采集号】5329320429

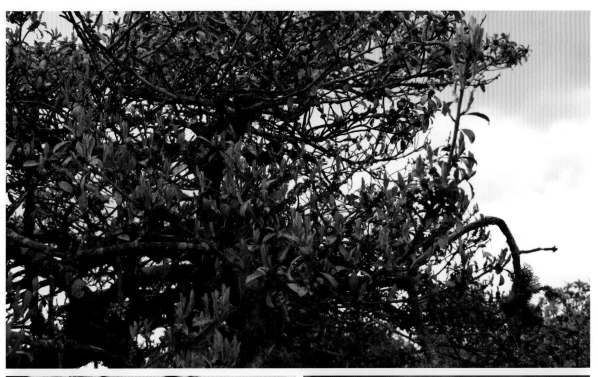

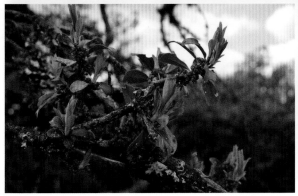

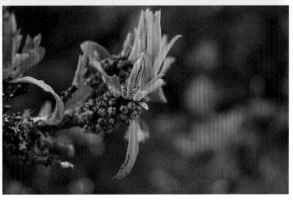

【形态特征】大灌木或小乔木。小枝无毛，具皱纹，有时有皮孔。叶片革质，长圆状倒披针形至倒披针形，全缘。伞形花序或花簇生，着生于具覆瓦状排列的苞片的小短枝上；苞片广卵形，具疏缘毛；萼片卵形，具缘毛，有时具腺点；花瓣白色或淡绿色，有时为紫红色，卵形或椭圆形。果球形或近卵形，灰绿色或紫黑色。花期 4~5 月，果期 10~12 月。

【适宜生境】生于海拔 650~2400m 的混交林中或苔藓林中，亦见于林缘、路旁等灌木丛中。

【资源状况】分布于泸水等地。偶见。

【入药部位】根皮、叶（鹅骨梢）。

【功能主治】清热解毒，凉血，祛湿。用于乳痈初起；外用于湿疹，疮疖。

报春花科

腋花点地梅 点地梅
Androsace axillaris (Franch.) Franch.

【标本采集号】5329290128

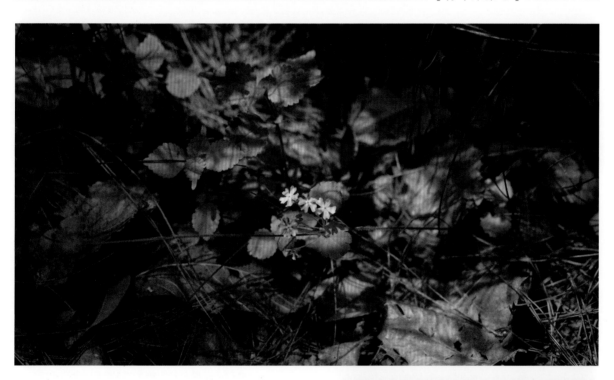

【**形态特征**】多年生草本。茎初时直立，后伸长匍匐成蔓状，被开展的灰色柔毛，节上无不定根。基生叶丛生，叶片圆形至肾圆形，边缘掌状浅裂至中裂，两面均被糙伏毛。花 2~3 朵生于茎节上；苞片线形、狭椭圆形或倒披针形，两面密被硬毛；花萼钟状，密被硬毛；花冠淡粉红色或白色。蒴果 5 瓣裂。花期 4~5 月，果期 6 月。

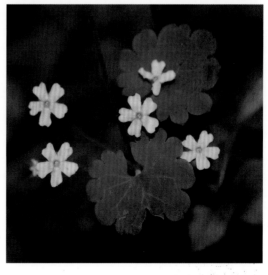

【**适宜生境**】生于海拔 1800~3300m 的山坡疏林下湿润处。

【**资源状况**】分布于香格里拉、泸水等地。偶见。

【**入药部位**】全草（腋花点地梅）。

【**功能主治**】清热解毒，消肿止痛。用于扁桃体炎，咽喉炎，风火赤眼，跌扑损伤等。

景天点地梅 *Androsace bulleyana* G. Forr.

【标本采集号】5334210189

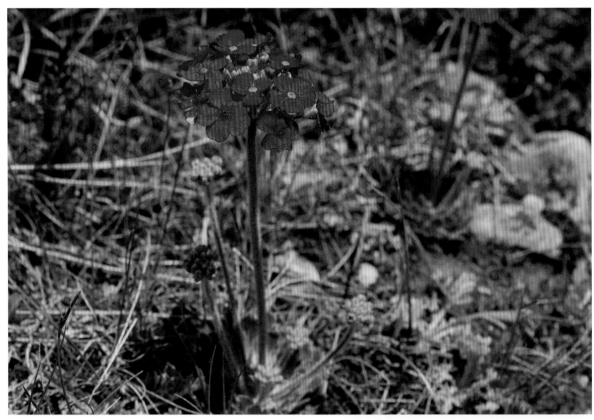

【形态特征】二年生或多年生仅结实一次的草本。无根
状茎和根出条。莲座状叶丛单生；叶片匙
形，两面无毛，具软骨质边缘及篦齿状缘
毛。伞形花序多花；苞片阔披针形至线状
披针形；花萼钟状，裂片卵状长圆形，边
缘具缘毛；花冠紫红色，喉部色较深，裂
片楔状倒卵形，先端微凹或具小齿。蒴果
矩圆形，紫红色。花期7~8月。

【适宜生境】生于海拔1800~3200m的山坡、砾石阶地
和冲积扇上。

【资源状况】分布于香格里拉等地。偶见。

【入药部位】全草（大红花点地梅）。

【功能主治】利水渗湿。用于水肿，小便不利，湿痹关
节肿痛，皮肤瘙痒，溃疡。

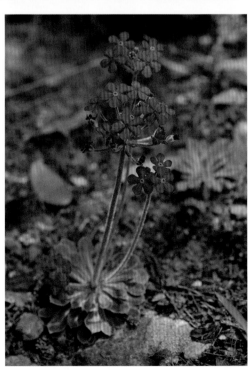

直立点地梅 *Androsace erecta* Maxim.

【标本采集号】ZM1055

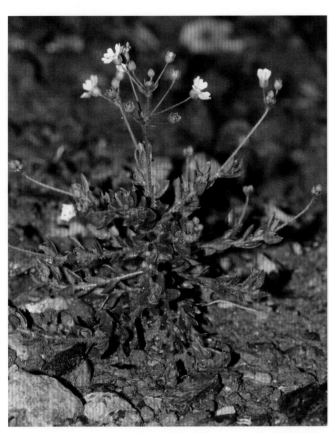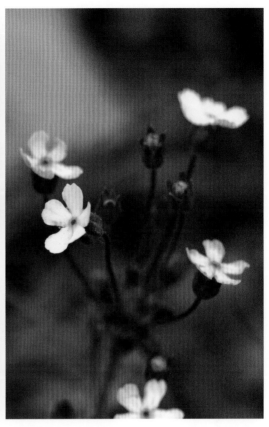

【形态特征】一年生或二年生草本。茎被稀疏或密集的多细胞柔毛。叶在茎基部多少簇生，通常早枯；茎生叶互生，椭圆形至卵状椭圆形，具软骨质骤尖头，两面均被柔毛。花多朵组成伞形花序生于无叶的枝端，偶见单生于茎上部叶腋；苞片卵形至卵状披针形，叶状，具软骨质边缘和骤尖头，被短柄腺体；花萼钟形；花冠白色或粉红色。蒴果长圆形。花期 4~6 月，果期 7~8 月。

【适宜生境】生于海拔 2700~3500m 的山坡草地及河漫滩上。

【资源状况】分布于香格里拉、德钦、贡山、玉龙等地。偶见。

【入药部位】全草（直立点地梅）。

【功能主治】利水消肿，镇静安神。用于心悸，神经衰弱，失眠。

莲叶点地梅 树胡椒、白牡丹、黑疗草
Androsace henryi Oliv.

【标本采集号】5325281811150719LY

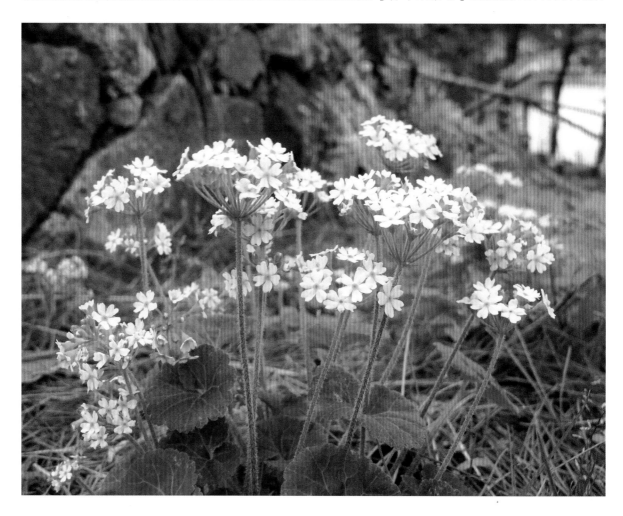

【形态特征】多年生草本。根状茎粗短，基部具多数纤维状须根。叶基生，圆形至圆肾形，边缘具浅裂状圆齿或重牙齿，两面被短糙伏毛，具3（~5）基出脉。伞形花序；苞片线形或线状披针形；花萼漏斗状；花冠白色，筒部与花萼近等长，裂片倒卵状心形。蒴果近陀螺形，先端近平截。花期4~5月，果期5~6月。

【适宜生境】生于海拔1900~3200m的山坡疏林下、沟谷水边和石上。

【资源状况】分布于德钦、贡山、泸水、玉龙等地。偶见。

【入药部位】全草（破头风）。

【功能主治】清热解毒，利湿止痒。用于皮疹，疗疮。

刺叶点地梅 背花革、破凉伞、七叶迂

Androsace spinulifera (Franch.) R. Knuth

【标本采集号】5334210100

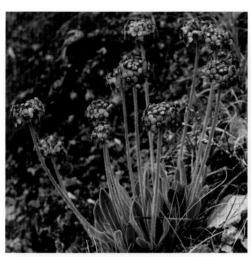
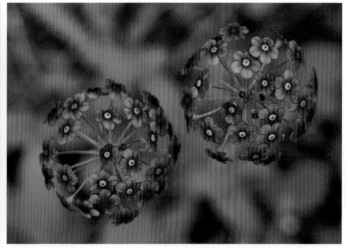

【形态特征】多年生草本。根状茎极短或不明显。莲座状叶丛单生或2~3枚自根状茎簇生；叶两型，外层叶小，密集，卵形或卵状披针形，先端软骨质，蜡黄色，渐尖成刺状，边缘具短缘毛，内层叶倒披针形，稀披针形，两面密被小糙伏毛。伞形花序多花；苞片披针形或线形，被毛；花萼钟状，被短硬毛；花冠深红色。蒴果近球形。花期5~6月，果期7月。

【适宜生境】生于海拔2900~4450m的山坡草地、林缘、砾石缓坡和湿润处。

【资源状况】分布于香格里拉、德钦、维西、兰坪、玉龙等地。偶见。

【入药部位】全草（点地梅）。

【功能主治】利水，解热，燥黄水。用于心脏病水肿，热性水肿，协日乌素病，溃疡，炭疽。

垫状点地梅 赤脚草、红根草、散血草

Androsace tapete Maxim.

【标本采集号】5334210385

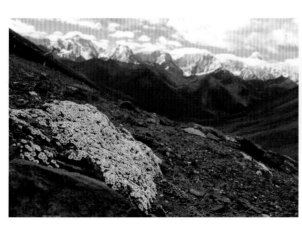
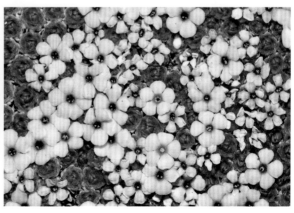

【形态特征】多年生草本。根出短枝为鳞覆的枯叶覆盖，呈棒状。当年生莲座状叶丛叠生于老叶丛上；叶两型，外层叶卵状披针形或卵状三角形，较肥厚，内层叶线形或狭倒披针形，顶端具密集的白色画笔状毛，膜质，边缘具短缘毛。花单生；花葶极短；花萼筒状，具稍明显的 5 棱，棱间通常白色；花冠粉红色。花期 6~7 月。

【适宜生境】生于海拔 3500~5000m 的砾石山坡、河谷阶地和平缓的山顶。

【资源状况】分布于香格里拉等地。偶见。

【入药部位】全草（垫状点地梅）。

【功能主治】祛风清热，消肿解毒。用于肿瘤。西藏民间习用全草煅烧成炭以治肿瘤。

虎尾草 狼尾花、重穗排草
Lysimachia barystachys Bunge

【标本采集号】5329320431

【形态特征】多年生草本，全株密被卷曲柔毛。具横走的根状茎；茎直立。叶互生或近对生，长圆状披针形、倒披针形至线形。总状花序顶生，花密集，常转向一侧；花冠白色，常有暗紫色短腺条。蒴果球形。花期 5~8 月，果期 8~10 月。

【适宜生境】生于海拔 500~3700m 地区的房顶及墙头、路旁荒野、河岸沙滩。

【资源状况】分布于德钦、贡山。偶见。

【入药部位】全草（虎尾草）。

【功能主治】祛风除湿，解毒杀虫。用于感冒头痛，风湿痹痛，泻痢腹痛，疝气，脚气病，疮痈肿毒，刀伤。

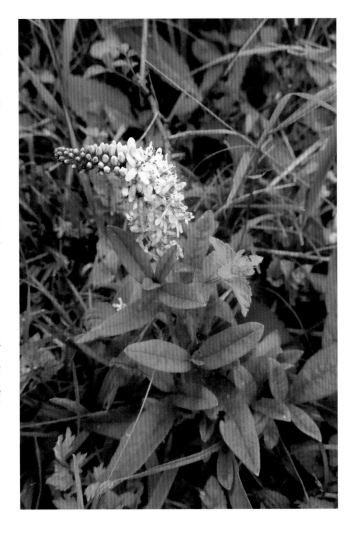

泽珍珠菜 黄开口、老虎脚迹草、灵疾草

Lysimachia candida Lindl.

【标本采集号】5329320432

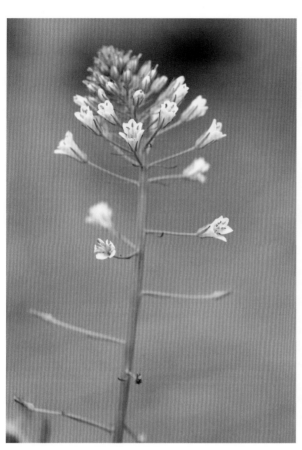
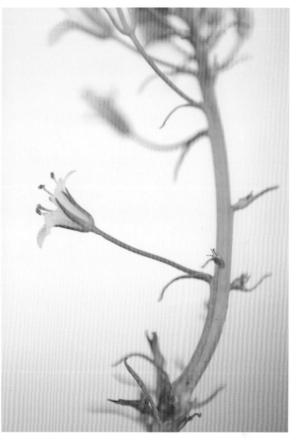

【形态特征】一年生或二年生草本，全体无毛。茎单生或数条簇生，直立。基生叶匙形或倒披针形，具有狭翅的柄；茎叶互生，叶片倒卵形、倒披针形或线形，边缘全缘或微皱而呈波状，两面均有小腺点。总状花序顶生，初时因花密集而呈阔圆锥形，其后渐伸长；花萼裂片披针形，边缘膜质，背面沿中肋两侧有黑色短腺条；花冠白色，裂片长圆形或倒卵状长圆形。蒴果球形。花期 3~6 月，果期 4~7 月。

【适宜生境】生于海拔 2100m 以下的田边、溪边和山坡路旁潮湿处。

【资源状况】分布于玉龙等地。偶见。

【入药部位】全草（泽星宿菜）。

【功能主治】解热，凉血，活血。用于疮痈肿毒，跌打伤痛。

临时救 聚花过路黄、黄花珠、九莲灯
Lysimachia congestiflora Hemsl.

【标本采集号】3229010603

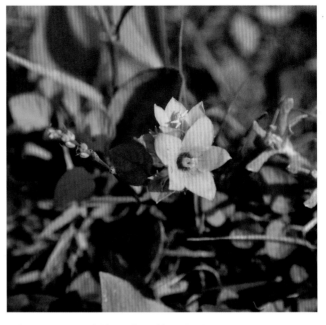

【形态特征】草本。茎下部匍匐，节上生根，密被卷曲柔毛，有时仅顶端具叶。叶对生，茎端的 2 对间距短，近密聚；叶片卵形、阔卵形至近圆形，两面多少被具节糙伏毛，稀近于无毛，近边缘有腺点。花 2~4 朵集生茎端和枝端组成近头状的总状花序，有时在花序下方的 1 对叶腋具单生之花；花萼裂片披针形；花冠黄色，内面基部紫红色，5 裂。蒴果球形。花期 5~6 月，果期 7~10 月。

【适宜生境】生于海拔 2100m 以下的水沟边、田埂上和山坡林缘、草地等湿润处。

【资源状况】分布于福贡、贡山等地。偶见。

【入药部位】全草（小过路黄）。

【功能主治】祛风散寒。用于感冒咳嗽，头痛身痛，泄泻，小儿疳积，蛇咬伤。

过路黄 大金钱草、对座草、遍地黄
Lysimachia christinae Hance

【标本采集号】5334210303

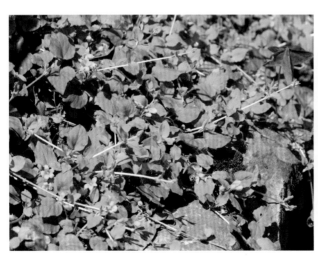

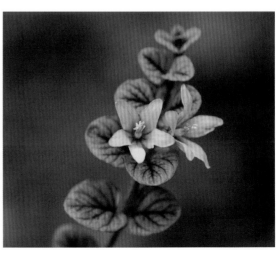

【形态特征】草本。茎柔弱，平卧延伸，被疏毛，幼嫩部分密被褐色无柄腺体。叶对生，卵圆形、近圆形至肾圆形，透光可见密布的透明腺条，干时腺条变黑色，两面无毛或密被糙伏毛。花单生于叶腋；花梗毛被如茎，具腺体；花冠黄色，具黑色长腺条。蒴果球形，无毛，有腺条。花期 5~7 月，果期 7~10 月。

【适宜生境】生于海拔 2300m 以下的沟边、路旁阴湿处和山坡林下。

【资源状况】分布于香格里拉、泸水等地。偶见。

【入药部位】全草（金钱草）。

【功能主治】清热解毒，利尿排石，活血散瘀。用于黄疸，水肿，胆结石，肾结石，膀胱结石，反胃噎膈，黄白火丹，阴疟伤寒，劳伤，咳嗽。

中甸珍珠菜 *Lysimachia chungdienensis* C. Y. Wu

【标本采集号】5334210706

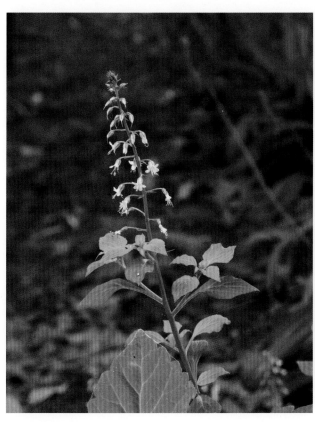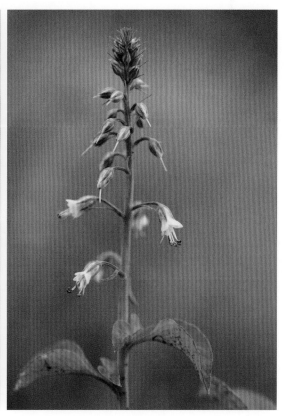

【形态特征】多年生草本。根坚硬，簇生，纤维状。茎多数，直立，褐色或淡紫色，被无柄腺体。叶对生，椭圆形至卵圆形，边缘呈皱波状，两面具腺体。总状花序，顶生于茎和小枝上；花萼分裂近达基部，裂片披针形；花冠裂片长圆形。蒴果褐色。

【适宜生境】生于海拔 2000~3200m 的山坡疏林下和灌丛中。

【资源状况】分布于香格里拉等地。偶见。

【入药部位】全草（中甸珍珠菜）。

【功能主治】清热利湿，活血散瘀，解毒消痈。用于水肿，热淋，黄疸，痢疾，风湿热痹，带下病，经闭，跌打，骨折。

露珠珍珠菜 大散血、苋菜三七、沙红三七
Lysimachia circaeoides Hemsl.

【标本采集号】ZM1011

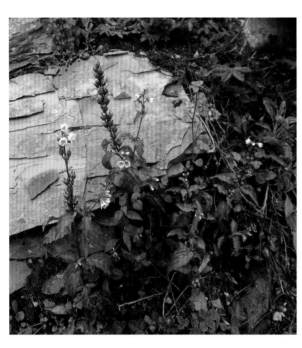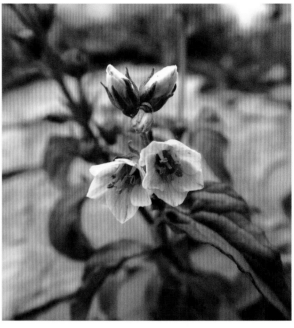

【形态特征】多年生草本，全体无毛。茎直立，粗壮，四棱形，上部分枝。叶对生，在茎上部有时互生；叶下面有红色小腺点，近边缘有稀疏暗紫色或黑色粗腺点和腺条；叶柄长，具狭翅。总状花序生于茎端和枝端；最下方的苞片披针形；花萼裂片卵状披针形，背面有2~4胼胝状粗腺条；花冠白色，阔钟状，裂片菱状卵形，具褐色腺条。蒴果球形。花期5~6月，果期7~8月。

【适宜生境】生于海拔600~1200m的山谷湿润处。

【资源状况】分布于香格里拉。偶见。

【入药部位】全草（水红袍）。

【功能主治】活血散瘀，消肿止痛，凉血止血，消炎生肌。用于麻疹，骨折，跌打损伤，外伤出血，火烫伤，疮疥，乳痈，咽喉痛，蛇咬伤。

延叶珍珠菜

马兰花、狮子草、白当归

Lysimachia decurrens Forst. f.

【标本采集号】2353290365

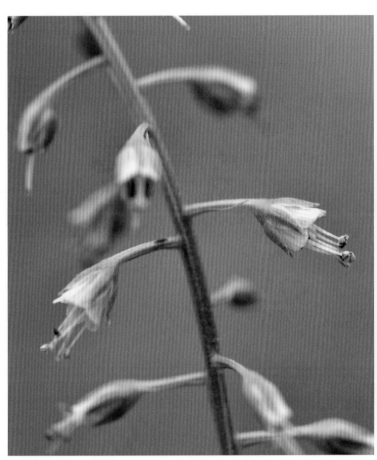
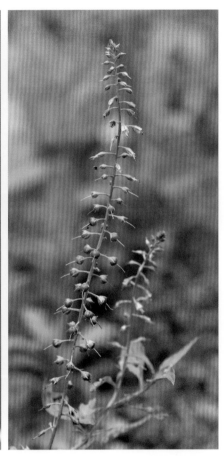

【形态特征】多年生草本，全体无毛。茎直立，粗壮。叶互生，有时近对生；叶片披针形或椭圆状披针形，两面均有黑色腺点，有时腺点仅见于边缘，并常连结成条。总状花序顶生；苞片钻形；花梗斜展或下弯；花萼裂片狭披针形，边缘有腺状缘毛，背面具黑色短腺条；花冠白色或带淡紫色，裂片匙状长圆形。蒴果球形或略扁。花期 4~5 月，果期 6~7 月。

【适宜生境】生于海拔 600~1400m 的山谷边、路边荫蔽处。

【资源状况】分布于玉龙等地。偶见。

【入药部位】全草（疬子草）。

【功能主治】活血调经，消肿散结。用于月经不调；外用于颈淋巴结结核，跌打骨折。

小寸金黄 密花过路黄、洗澡草、小茄
Lysimachia deltoidea Wight var. *cinerascens* Franch.

【标本采集号】5329320435

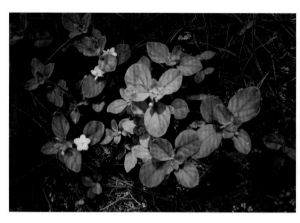 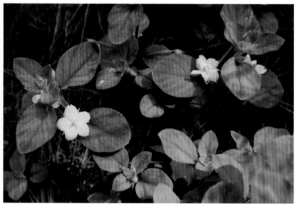

【形态特征】草本。根簇生成丛,自根颈发出;根颈顶端和茎的基部有数对小鳞片。叶对生或在茎的上半部互生,椭圆形至近圆形,两面密被多细胞柔毛。花单生于茎上部叶腋;花梗通常与叶近等长;花萼裂片披针形,背面密被柔毛;花冠黄色,裂片倒卵状椭圆形,具透明腺点。蒴果近球形。花期6~8月,果期8~10月。

【适宜生境】生于海拔1000~3000m的山坡草地、灌丛中和岩石边。

【资源状况】分布于兰坪、玉龙等地。偶见。

【入药部位】全草(小寸金黄)。

【功能主治】清热解毒,除湿止痛。用于腹痛,风湿关节痛。

灵香草 尖叶子、驱蛔虫草、闹虫草
Lysimachia foenum-graecum Hance

【标本采集号】2353290141

【形态特征】草本,植株干后有浓郁香气。越年老茎匍匐,发出多数须根;当年生茎部为老茎的单轴延伸,草质,具棱。叶互生,叶片广卵形至椭圆形。花单生于叶腋;花萼裂片卵状披针形或披针形,两面多少被褐色无柄腺体;花冠黄色,裂片长圆形。蒴果近球形,灰白色,不开裂或顶端浅裂。花期5月,果期8~9月。

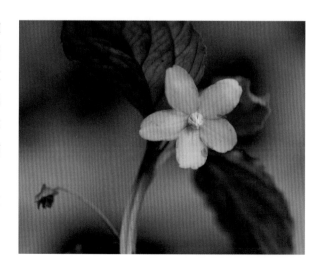

【**适宜生境**】生于海拔 800~1700m 的山谷溪边和林下的腐殖质土壤中。

【**资源状况**】分布于泸水、玉龙、兰坪等地。偶见。

【**入药部位**】全草（广零陵香）。

【**功能主治**】清热，行气，止痛，驱蛔。用于感冒头痛，牙痛，咽喉肿痛，胸满腹胀，蛔虫病。

叶苞过路黄 热衰巴
Lysimachia hemsleyi Franch.

【**标本采集号**】5329230801

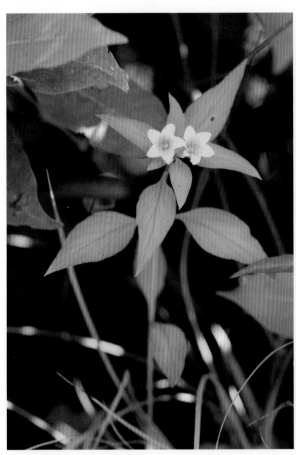
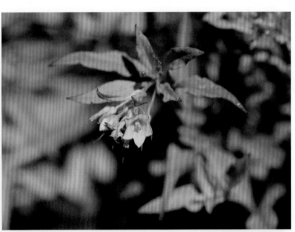
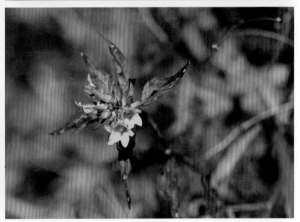

【**形态特征**】草本。茎直立或膝曲直立，单生或 2~3 条簇生，上部略具 4 棱，被褐色多细胞柔毛。叶对生，在茎上部有时互生，常为卵圆形，最下方者常缩小为鳞片状，两面均散生粒状腺点。花单生于茎上部向顶端渐次缩小成苞片状叶的叶腋，组成总状花序状；花萼裂片披针形，背面被柔毛；花冠黄色。蒴果近球形。花期 7~8 月，果期 8~11 月。

【**适宜生境**】生于海拔 1600~2600m 的山坡灌丛中和草地中。

【**资源状况**】分布于泸水、兰坪、福贡等地。偶见。

【**入药部位**】全草（叶苞过路黄）。

【**功能主治**】清热解毒，散瘀消肿，祛风散寒。用于感冒咳嗽，头痛身疼，腹泻。

长梗过路黄 香智赛饶
Lysimachia longipes Hemsl.

【标本采集号】2353290358

【形态特征】一年生草本，全体无毛。茎通常单生，干时麦秆黄色，除花序外，不分枝。叶对生，卵状披针形，两面均有暗紫色或黑色腺点及短腺条。花组成顶生和腋生的疏松总状花序；花萼有暗紫色腺条和腺点；花冠黄色，裂片上部常散生暗紫色短腺条。蒴果褐色。花期 5~6 月，果期 6~7 月。

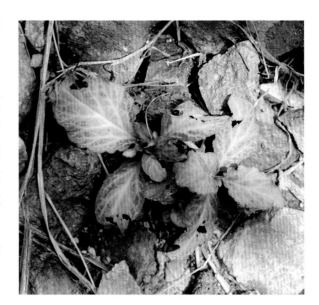

【适宜生境】生于海拔 300~800m 的山谷溪边和山坡林下。

【资源状况】分布于泸水等地。偶见。

【入药部位】全草（长梗排草）。

【功能主治】息风定惊，收敛止血。用于小儿惊风，肺痨咳嗽咳血，疟疾，刀伤出血疼痛。

长蕊珍珠菜 花白丹、刀口药、八面风
Lysimachia lobelioides Wall.

【标本采集号】5329320437

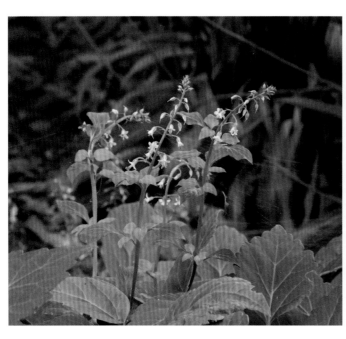

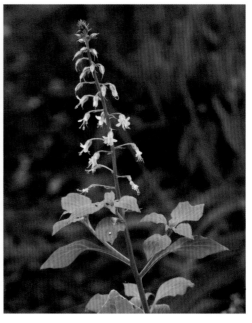

【形态特征】一年生草本，全体无毛。茎膝曲直立或上升，单一或基部分枝成簇生状，微具4棱，散生黑色腺点。叶互生，卵形或菱状卵形，全缘。总状花序顶生；花萼分裂近达基部，裂片卵状披针形，具较宽的膜质边缘，背面有黑色粗腺点；花冠白色或淡红色。蒴果球形。花期4~5月，果期6~7月。

【适宜生境】生于海拔1000~2300m的山谷溪边、山坡草地湿润处。

【资源状况】分布于维西、玉龙等地。偶见。

【入药部位】全草（花被单）。

【功能主治】补虚，镇咳，止血。用于虚症咳嗽，乳房肿痛，刀伤。

狭叶珍珠菜 *Lysimachia pentapetala* Bunge

【标本采集号】2353290280

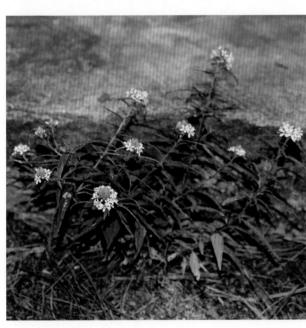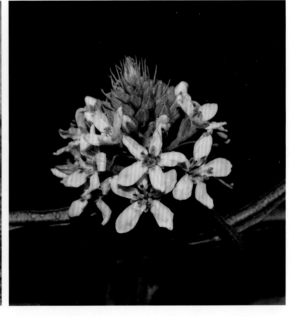

【形态特征】一年生草本，全体无毛。茎直立，多分枝，密被褐色无柄腺体。叶互生，狭披针形至线形，有褐色腺点。总状花序顶生，初时因花密集而呈圆头状，后渐伸长；花萼边缘膜质；花冠白色，裂片匙形或倒披针形。蒴果球形。花期7~8月，果期8~9月。

【适宜生境】生于海拔2500~3000m的山坡荒地、路旁、田边和疏林下。

【资源状况】分布于香格里拉等地。偶见。

【入药部位】全草（狭叶珍珠菜）。

【功能主治】活血，散瘀，调经，止痛。用于月经不调，白带过多，跌打损伤等；外用于蛇咬伤等。

矮星宿菜 *Lysimachia pumila* (Baudo) Franch.

【标本采集号】3229010354

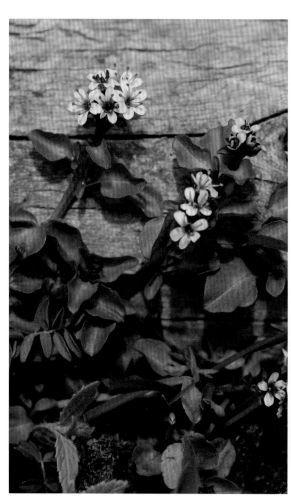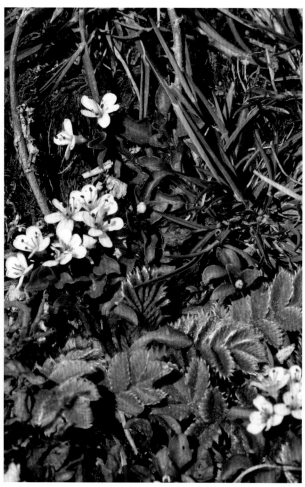

【形态特征】多年生草本。茎通常多条簇生，披散或上升，密被褐色短柄腺体。叶近等大，在茎下部常对生，茎上部叶互生，匙形、倒卵形或阔卵形，两面均有暗紫色或黑色短腺条和腺点。花生于茎端，稍密聚，略呈头状花序状；花萼背面有暗紫色短腺条和腺点；花冠淡红色。蒴果卵圆形。花期 5~6 月，果期 7 月。

【适宜生境】生于海拔 3500~4000m 的山坡草地、潮湿谷地和河滩上。

【资源状况】分布于香格里拉、玉龙等地。偶见。

【入药部位】全草（矮星宿菜）。

【功能主治】解毒散结，祛风止痛。用于疮痈，无名肿毒，咽喉肿痛，乳腺炎，风湿痛，跌打损伤，胃寒疼痛，高血压。

紫晶报春 紫花报春

Primula amethystina Franch.

【标本采集号】5334210126

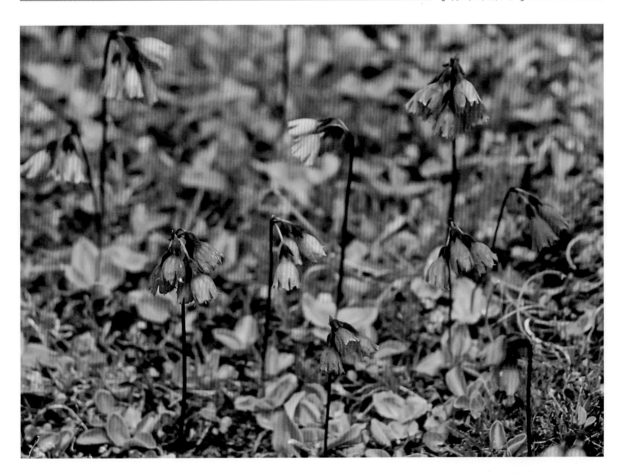

【形态特征】多年生草本。根状茎粗短。叶丛基部有少数鳞片；叶片矩圆形至倒卵状矩圆形，两面均有紫色小斑点。花下垂，有香气，伞形花序；花葶单生；花萼钟状，裂片卵形；花冠紫水晶色或深紫蓝色，上部骤然扩展成钟状，裂片近正方形。蒴果约与花萼等长。花期 6~7 月。

【适宜生境】生于海拔约 4000m 的近山顶的湿润草地。

【资源状况】分布于香格里拉、德钦、维西、贡山等地。少见。

【入药部位】花（紫晶报春）。

【功能主治】清血热、肺热，敛毒。用于血热，肺炎，赤痢，便血，毒扩散。

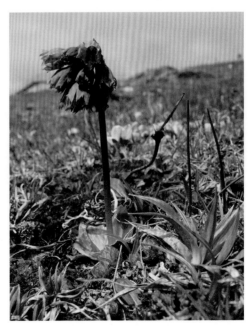

圆叶报春 *Primula baileyana* Ward

【标本采集号】533324180521326LY

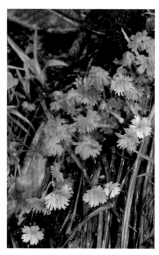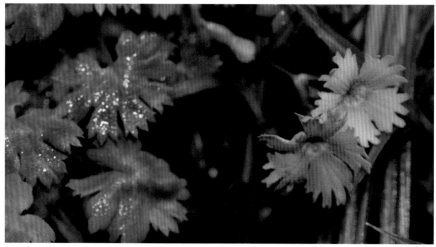

【形态特征】多年生草本。具极短的根状茎和多数纤维状长根。叶丛基部外围常有少数枯叶；叶片近圆形至肾圆形，边缘具圆齿或圆齿状牙齿，上面被稍密的小腺毛，下面密被白粉。花葶纤细，疏被短柄腺体；伞形花序；花萼筒状至狭钟状，内外两面均被白粉；花冠淡蓝紫色，冠筒口周围淡黄色。蒴果卵圆形至长圆形，约与花萼等长。花期6月，果期7~8月。

【适宜生境】生于海拔4600~5000m的沟谷阴处石缝中和杜鹃林下草丛中。

【资源状况】分布于贡山等地。少见。

【入药部位】全草。

【功能主治】愈疮。

巴塘报春 巴塘报春花、巴塘葵叶报春
Primula bathangensis Petitm.

【标本采集号】LGD-XGLL243

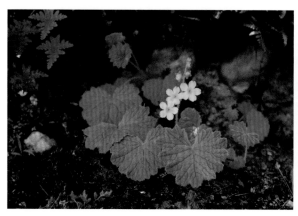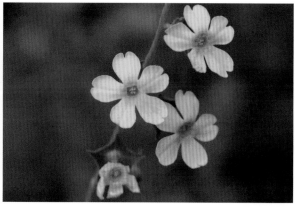

【形态特征】多年生草本。根状茎粗短，向下发出成丛之长根。叶丛生，肾圆形，边缘具波状圆齿或呈浅裂状，有小钝牙齿和缘毛。花通常多朵排成疏松的顶生总状花序；花萼阔钟状，裂片开张，花后增大，两面被柔毛；花冠黄色，裂片倒卵形，先端具深凹缺。蒴果近球形。花期 6~7 月。

【适宜生境】生于海拔 2100~3000m 的山坡、溪旁和岩石缝中。

【资源状况】分布于香格里拉等地。偶见。

【入药部位】全草（巴塘报春）。

【功能主治】愈疮。用于疮疖肿毒，外伤骨折。

霞红灯台报春
红霞报春、霞红报春、鱼肠草
Primula beesiana Forr.

【标本采集号】5329290379

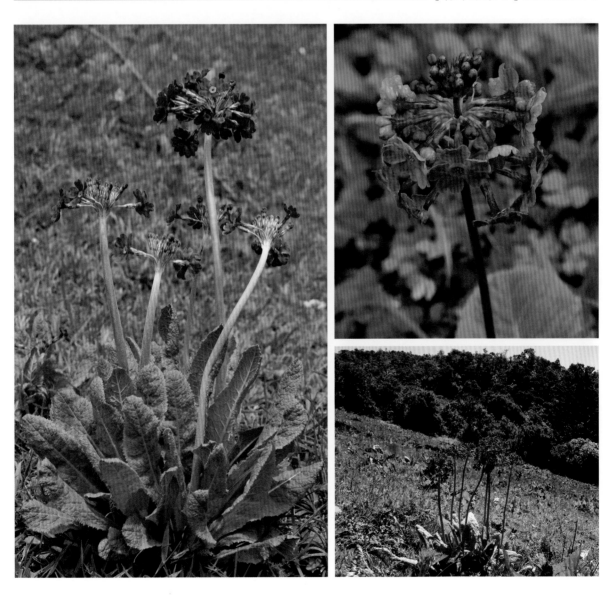

【形态特征】多年生草本。具多数粗长的支根。叶片狭长圆状倒披针形至椭圆状倒披针形，边缘具近于整齐的三角形小牙齿；叶柄具翅。伞形花序；花萼钟状，内面密被乳白色或带黄色的粉，外面微被粉或无粉；花冠筒橙黄色，喉部具环状附属物，冠檐玫瑰红色，稀为白色，冠筒口周围黄色。蒴果。花期 6~7 月。

【适宜生境】生于海拔 2400~2800m 的溪边和沼泽草地。

【资源状况】分布于玉龙等地。偶见。

【入药部位】根（鱼肠草）。

【功能主治】消炎。用于疗疮。

木里报春 五星草、密碎子
Primula boreio-calliantha Balf. f. et Forr.

【标本采集号】533324180827448LY

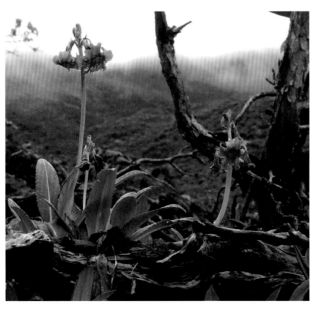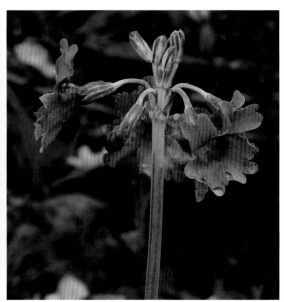

【形态特征】多年生草本。根状茎粗短，具肉质粗长侧根。叶丛基部由鳞片、叶柄包叠成假茎状；叶片狭矩圆状披针形，边缘具近于整齐的钝牙齿。花葶粗壮，近顶端被粉；伞形花序；花萼外面被小腺体或沿边缘被淡黄色粉，内面通常被粉；花冠蓝紫色，喉部被粉，无环状附属物。蒴果筒状。花期 5~6 月。

【适宜生境】生于海拔 3600~4000m 的高山草地、林缘和杜鹃丛中。

【资源状况】分布于香格里拉、维西、贡山等地。偶见。

【入药部位】花。

【功能主治】清热燥湿，泻肝止血。用于湿温、暑湿，胸闷呕恶，肝火上炎，目赤肿痛，各种出血证。

山丽报春 *Primula bella* French.

【标本采集号】5334210062

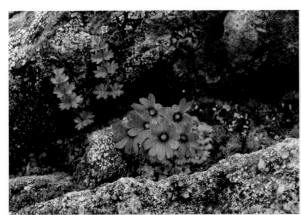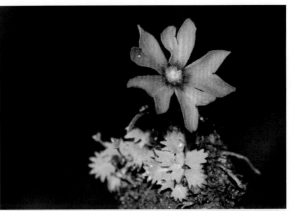

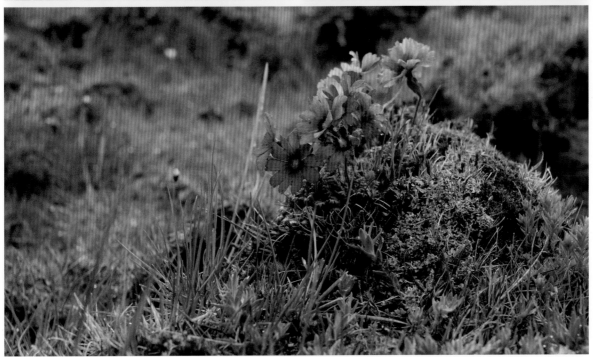

【形态特征】多年生小草本。根状茎短，自顶端发出 2 至数个叶丛。叶片倒卵形至近圆形或匙形，边缘具羽裂状深齿，两面无毛，下面被黄粉。花葶纤细，密被短腺毛；花顶生；花萼狭钟状，外面疏被小腺体；花冠蓝紫色、紫色或玫瑰红色，冠筒内面被毛并在筒口形成球状毛丛。蒴果长椭圆形，稍短于宿存花萼。花期 7~8 月。

【适宜生境】生于海拔 3700~4800m 的山坡乱石堆间。

【资源状况】分布于香格里拉、德钦等地。偶见。

【入药部位】全草（山丽报春）。

【功能主治】清热解毒，消肿止痛。用于风火赤眼，跌扑损伤，咽喉肿痛。

美花报春 紫鹃报春、雪山厚叶报春、楼台花
Primula calliantha Franch.

【标本采集号】5334210047

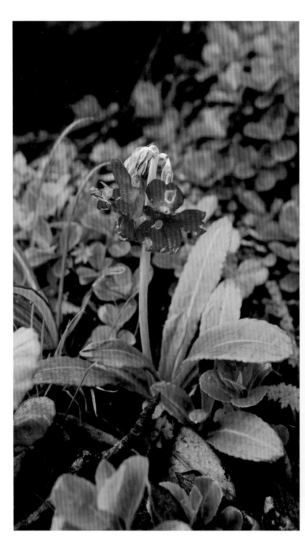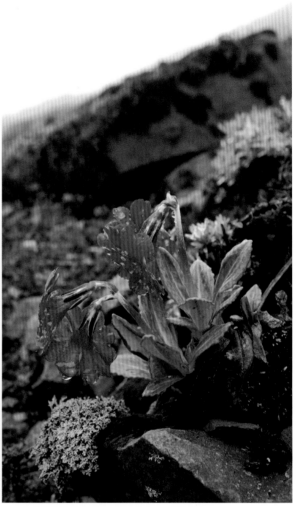

【形态特征】多年生草本。根状茎短，具多数长根。叶丛基部有多数覆瓦状排列的鳞片，鳞片卵形至卵状披针形；叶片狭卵形，边缘具小圆齿。花葶上部被淡黄色粉；伞形花序；花萼狭钟状，内面密被黄粉；花大，花冠淡紫红色至深蓝色，喉部被黄粉，环状附属物不明显。蒴果。花期4~6月，果期7~8月。

【适宜生境】生于海拔约4000m的山顶草地。

【资源状况】分布于香格里拉、德钦、维西、贡山、福贡等地。偶见。

【入药部位】全草（美花报春）。

【功能主治】清热解毒，消肿止痛。用于热毒疮疡，火毒，跌打损伤。

垂花穗状报春 *Primula cernua* Franch.

【标本采集号】5329320439

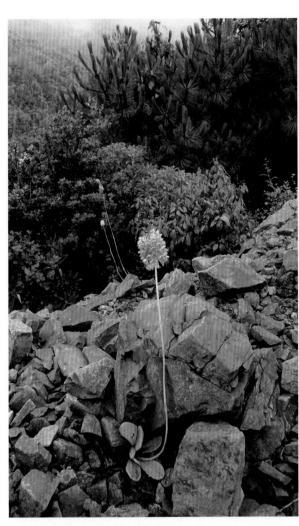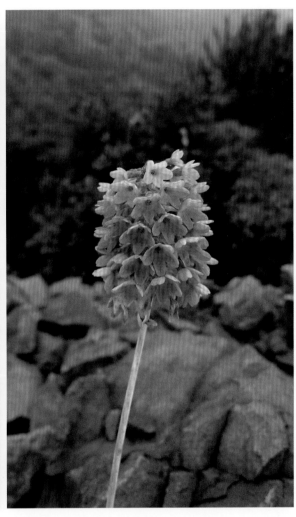

【形态特征】多年生草本。根状茎极短，具少数粗长侧根。叶片阔倒卵形至阔倒披针形，边缘全缘或具不明显的波状小圆齿，两面均被多细胞柔毛；叶柄具翅，基部常带褐色。花葶近于无毛，疏被小腺体；花序通常多花，呈短穗状；花萼杯状，外面被小腺体；花冠蓝色或深紫蓝色，先端微具凹缺或近全缘。蒴果近球形。花期7月。

【适宜生境】生于海拔2700~3900m的山坡草地。

【资源状况】分布于玉龙等地。偶见。

【入药部位】根（垂花穗状报春）。

【功能主治】补虚，通乳。用于肺结核，虚痨咳嗽，乳汁不下。

穗花报春

俯垂报春花、裂瓣穗状报春、裂叶报春

Primula deflexa Duthie

【标本采集号】5334210274

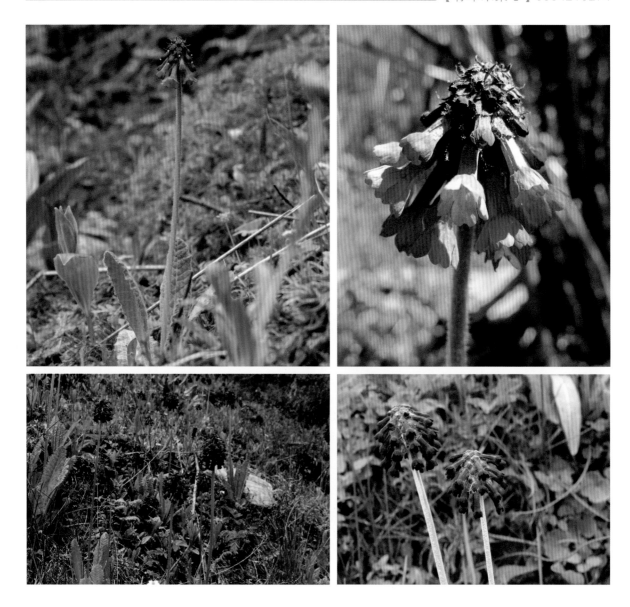

【形态特征】多年生草本。根状茎极短，具多数长根。叶片矩圆形至倒披针形，边缘具不整齐的小牙齿或圆齿，具缘毛，两面遍布多细胞柔毛或在下面仅沿叶脉被毛；叶柄具狭翅。花葶被柔毛或有时近于无毛；花序通常短穗状，多花，无粉或有时被黄粉；花萼壶状，裂片外面常带紫褐色；花冠蓝色或玫瑰紫色，冠檐稍开张。花期6~7月，果期7~8月。

【适宜生境】生于海拔3300~4800m的山坡草地和水沟边。

【资源状况】分布于香格里拉等地。偶见。

【入药部位】花（穗花报春）。

【功能主治】清热。用于肺脓肿，疮疖，收敛已扩散毒邪。

滇北球花报春 *Primula denticulata* Smith subsp. *sinodenticulata* (Balf. f. et Forr.) W. W. Smith et Forr.

【标本采集号】3229010010

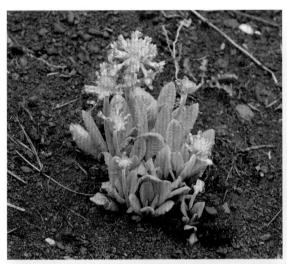

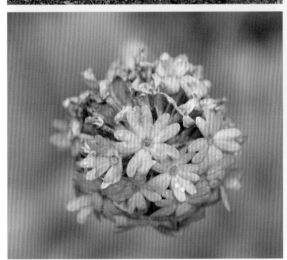

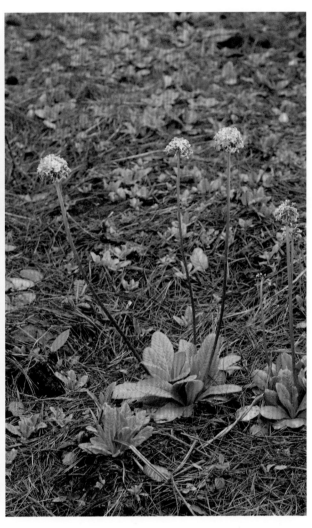

【形态特征】多年生草本。具粗短的根状茎和多数纤维状长根。开花期叶丛基部有芽鳞；叶多枚形成密丛，矩圆形至倒披针形，边缘具小牙齿和缘毛，通常极窄外卷；叶柄具宽翅。花葶通常较粗壮，长达叶丛的 6 倍以上；花序头状；花萼狭钟状，常染紫色，边缘具短缘毛；花冠稍大，蓝紫色或紫红色，冠筒口周围黄色。蒴果近球形。花期 3~4 月，果期 4 月。

【适宜生境】生于海拔 1500~3000m 的山坡草地和灌丛中。

【资源状况】分布于香格里拉。偶见。

【入药部位】全草（米伞花）。

【功能主治】止血，消痞。用于产后流血不止，血崩，小儿疳积。

石岩报春 偷偷还阳、云苔草
Primula dryadifolia Franch.

【标本采集号】5334210384

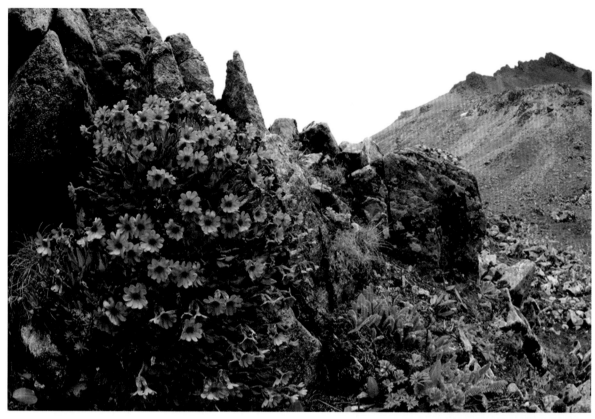

【形态特征】多年生草本。根状茎常形成垫状密丛。叶常绿，簇生于枝端，阔卵圆形至阔椭圆形或近圆形，革质，边缘具小圆齿，被白色粉。花葶被短柔毛；花单生；花萼阔钟状，基部被粉；花冠淡红色至深红色，冠筒口周围淡紫色或黄绿色，喉部具环状附属物。蒴果长卵圆形。花期6~7月，果期7月。

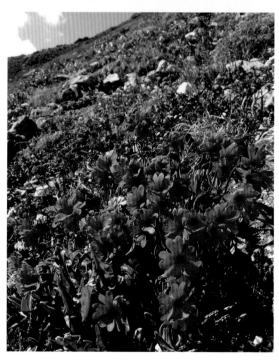

【适宜生境】生于海拔4000~5500m的高山草甸和岩石缝中。

【资源状况】分布于香格里拉、德钦、福贡、玉龙等地。偶见。

【入药部位】全草。

【功能主治】愈疮疡。用于肉瘤。

垂花报春 *Primula flaccida* Balakr.

【标本采集号】5329320440

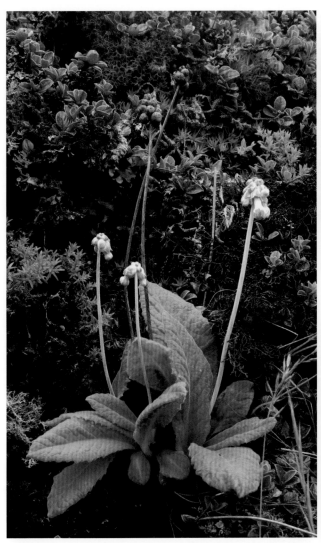
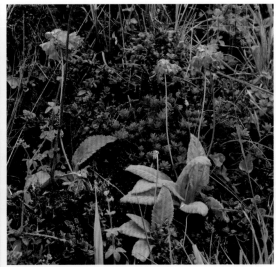
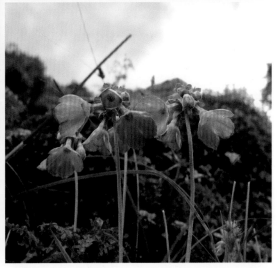

【形态特征】多年生草本。根状茎粗短，具多数粗长须根。叶丛基部常有少数分解成纤维状的枯叶柄；叶片椭圆形至阔倒披针形，边缘具浅波状圆齿或三角形牙齿。花下垂，组成顶生头状或短穗状花序；花萼阔钟状，外面疏被小腺体，内面常被白粉；花冠漏斗状，蓝紫色。蒴果近球形，稍短于花萼。花期6~8月。

【适宜生境】生于海拔2700~3600m的多石草坡和松林下。

【资源状况】分布于玉龙等地。偶见。

【入药部位】全草（垂花报春）。

【功能主治】补虚，通乳。用于乳汁不畅，身体虚弱。

小报春 痫痫头花、山白菜、小蓝花
Primula forbesii Franch.

【标本采集号】3229010127

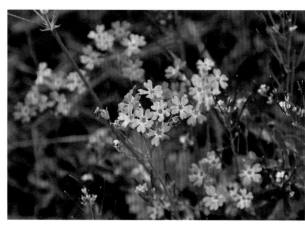 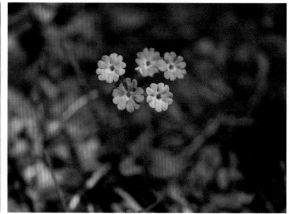

【形态特征】二年生草本。具细弱的根状茎和多数须根。叶通常多数簇生；叶片矩圆形、椭圆形或卵状椭圆形，边缘通常圆齿状浅裂；叶柄具狭翅，被白色多细胞柔毛。伞形花序；花萼钟状，外面被橄榄色或黄绿色粉；花冠粉红色，裂片阔倒卵形，先端具深凹缺。蒴果球形。花期 2~3 月。

【适宜生境】生于海拔 1500~2000m 的湿草地、田埂和蚕豆田中。

【资源状况】分布于玉龙。偶见。

【入药部位】全草（小报春花）。

【功能主治】清热解毒，消肿止痛。用于高热咳嗽，小儿风热咳喘，咽喉痛，口腔破溃，牙痛，目赤红肿，水肿，外伤出血，跌打损伤，瘀血。

雪山小报春 小报春
Primula minor Balf. f. et Ward

【标本采集号】5334210134

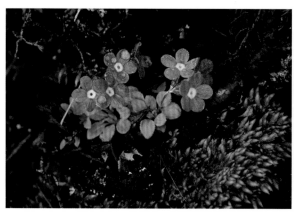 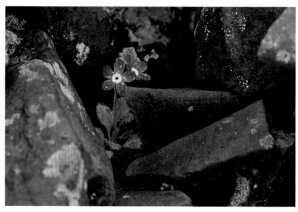

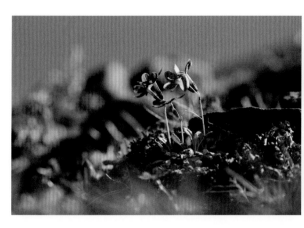
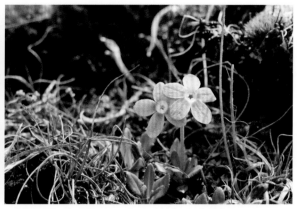

【形态特征】多年生草本。根状茎短，具多数粗长须根。叶丛基部具残存的枯叶，无鳞片；叶柄叉开，具极狭的翅；叶片匙形，坚纸质，边缘具近于整齐的小钝齿。花葶顶端多少被粉；伞形花序；花萼筒状，内面密被粉，裂片狭矩圆形；花冠紫红色或蓝紫色，裂片椭圆形或倒卵形，全缘，稀具不明显的小圆齿。蒴果筒状。花期6月，果期7~8月。

【适宜生境】生于海拔4300~5000m的多石山坡草地、杜鹃矮林下和石壁缝中。

【资源状况】分布于香格里拉、德钦等地。偶见。

【入药部位】全草（雪山小报春）。

【功能主治】清热解毒，消肿止痛。用于疮肿，体弱。

报春花 年景花、樱草、四季报春
Primula malacoides Franch.

【标本采集号】5329290323

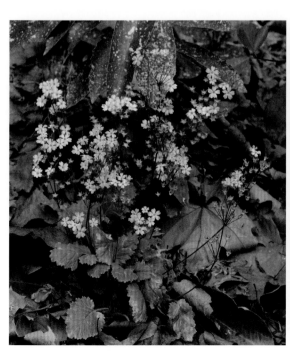
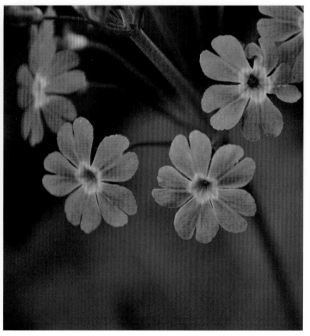

【形态特征】二年生草本，通常被粉，少数植株无粉。叶多数簇生；叶片卵形至椭圆形或矩圆形，边缘具圆齿状浅裂；叶柄鲜时带肉质，具狭翅，被多细胞柔毛。伞形花序；花梗纤细；花萼钟状，果时稍增大，通常被乳白色粉；花冠粉红色、淡蓝紫色或近白色，喉部无环状附属物。蒴果球形。花期 2~5 月，果期 3~6 月。

【适宜生境】生于海拔 1800~3000m 的潮湿旷地、沟边和林缘。

【资源状况】分布于玉龙。偶见。

【入药部位】全草（报春花）。

【功能主治】清热解毒。用于肺热咳嗽，咽喉红肿，口舌糜烂，牙龈肿痛，肝火目赤，痈肿疮疖。

鄂报春 海南须蕊木、黑骨梢、山萝卜
Primula obconica Hance

【标本采集号】3229010237

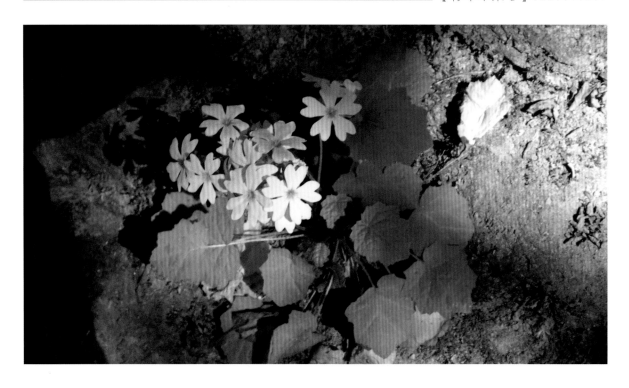

【形态特征】多年生草本。根状茎粗短或有时伸长，向下发出棕褐色长根。叶卵圆形、椭圆形或矩圆形，边缘近全缘、具小牙齿或呈浅波状而具圆齿状裂片；叶柄被白色或褐色的多细胞柔毛；花葶 1 至多枚自叶丛中抽出，被毛。伞形花序；花萼杯状或阔钟状，具 5 脉，外面被柔毛；花冠玫瑰红色，稀白色，喉部具环状附属物。蒴果球形。花期 3~6 月。

【适宜生境】生于海拔 500~2200m 的林下、水沟边和湿润岩石上。

【资源状况】分布于香格里拉、玉龙等地。偶见。

【入药部位】根（鄂报春）。

【功能主治】解酒毒，止腹痛。用于嗜酒无度，酒毒伤脾，腹痛便泄。

海仙花 平瓣报春花、雁打巴

Primula poissonii Franch.

【标本采集号】5334210296

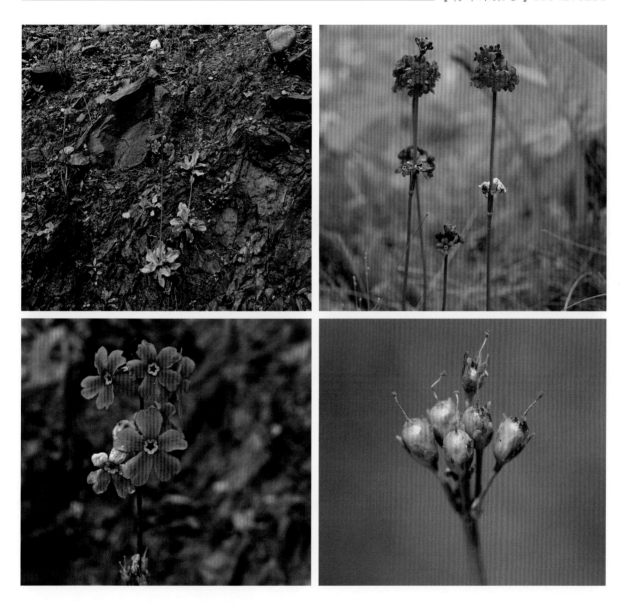

【形态特征】多年生草本。根状茎极短。叶丛（至少部分叶）冬季不枯萎；叶片倒卵状椭圆形至倒披针形；叶柄具阔翅。伞形花序；花葶直立，花梗开花期稍下弯，果时直立；花萼杯状；花冠紫红色或紫红色，冠筒口周围黄色，喉部具明显的环状附属物，冠檐平展。蒴果等长于或稍长于花萼。花期5~7月，果期9~10月。

【适宜生境】生于海拔2500~3100m的山坡草地湿润处和水边。

【资源状况】分布于香格里拉、维西、玉龙等地。偶见。

【入药部位】全草（海仙花）。

【功能主治】清血、肺热，敛毒。用于血热，肺病，赤痢，便血，毒扩散。

多脉报春 胖柳、喇嘛棍
Primula polyneura Franch.

【标本采集号】5334210280

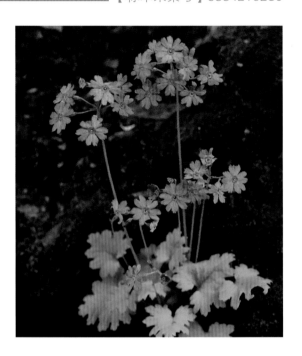

【形态特征】多年生草本。根状茎短，向下发出纤维状须根。叶阔三角形或阔卵形，边缘掌状裂，具粗齿，被柔毛。花葶被多细胞柔毛；伞形花序 1~2 轮；花萼管状，绿色或略带紫色，外面被毛；花冠粉红色或深玫瑰红色，冠筒口周围黄绿色至橙黄色。蒴果长圆体状。花期 5~6 月，果期 7~8 月。

【适宜生境】生于海拔 2000~4000m 的林缘和潮湿沟谷边。

【资源状况】分布于香格里拉、德钦等地。偶见。

【入药部位】全草（多脉报春）。

【功能主治】愈疮。用于疮疖肿毒，外伤骨折。

丽花报春 走马胎、黄马胎、铜钻
Primula pulchella Franch.

【标本采集号】5329320444

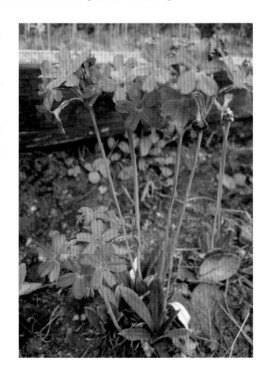

【形态特征】多年生草本。根状茎粗短，向下发出成丛之粗根。叶丛基部有褐色枯叶柄，具狭翅；叶片披针形、倒披针形或线状披针形，边缘常极窄外卷。花葶顶端被粉；花萼钟状；花冠堇蓝色至深紫蓝色，冠筒口周围黄绿色。蒴果长圆体状，稍长于花萼至长于花萼 1 倍。花期 6~7 月。

【适宜生境】生于海拔 2000~4500m 的高山草地和林缘。

【资源状况】分布于香格里拉、德钦、玉龙等地。偶见。

【入药部位】全草（丽花报春）。

【功能主治】清热解毒，消肿止痛。

偏花报春 *Primula secundiflora* Franch.

【标本采集号】5334210235

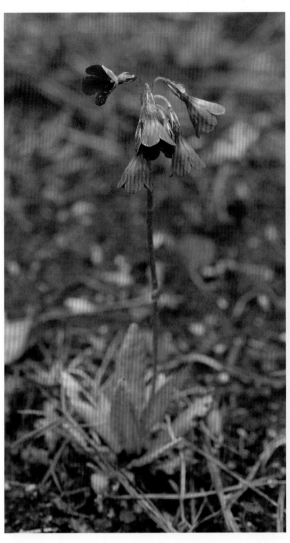
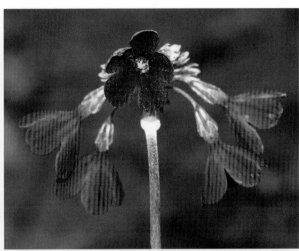
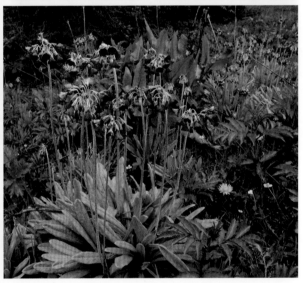

【形态特征】多年生草本。根状茎粗短，具多数肉质长根。叶通常多枚丛生，矩圆形或倒披针形，边缘具三角形小牙齿，齿端具胼胝质尖头，两面均疏被小腺体。花葶顶端被白粉；伞形花序；花萼窄钟状；花冠红紫色至深玫瑰红色，喉部无环状附属物。蒴果稍长于宿存花萼。花期6~7月，果期8~9月。

【适宜生境】生于海拔3200~4800m的水沟边、河滩地、高山沼泽和湿草地。

【资源状况】分布于香格里拉、德钦、玉龙等地。偶见。

【入药部位】全草（偏花报春）。

【功能主治】清血、肺热，敛毒。用于血热，肺病，赤痢，便血，毒扩散。

七指报春 七裂报春
Primula septemloba Franch.

【标本采集号】5334210352

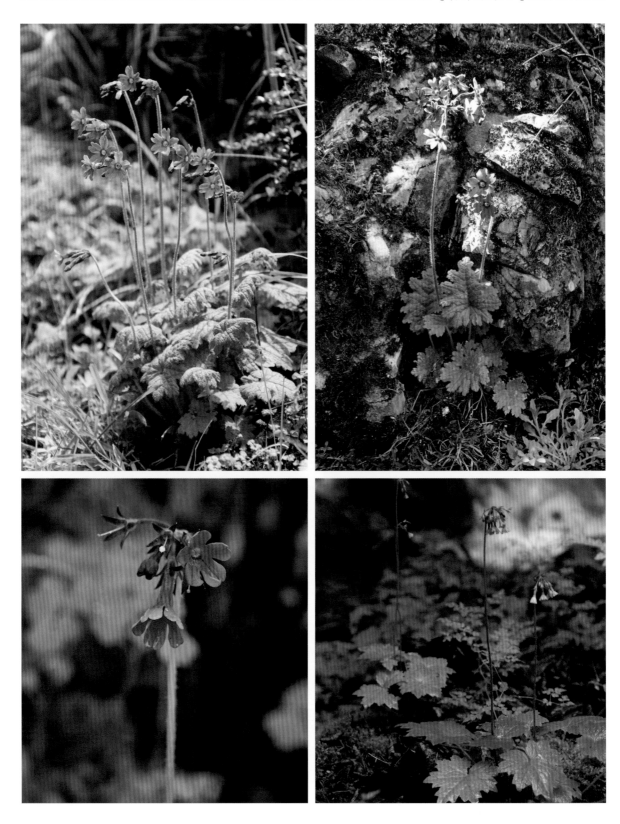

【形态特征】多年生草本。根状茎短，无匍匐枝。叶丛生；叶片近圆形，边缘掌状裂，被柔毛。花葶被毛；伞形花序，顶生；花萼钟状，常染紫色，外面疏被小腺毛或近于无毛，具明显的中肋；花向型，花冠紫红色。花期 5~7 月。

【适宜生境】生于海拔 2400~4000m 的林下和溪边。

【资源状况】分布于香格里拉、兰坪、玉龙等地。偶见。

【入药部位】全草（七指报春）。

【功能主治】除湿热，止汗。用于白浊，白带。

齿叶灯台报春 齿叶报春、多齿叶报春
Primula serratifolia Franch.

【标本采集号】533324180825414LY

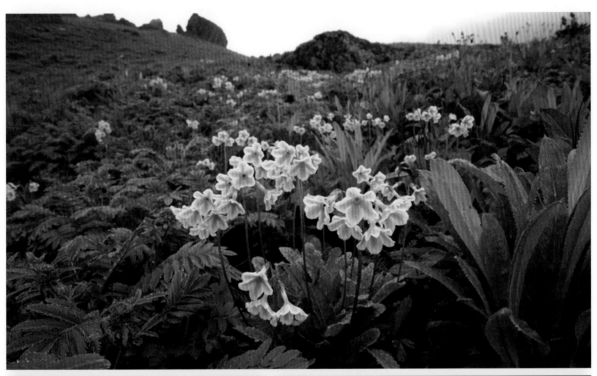

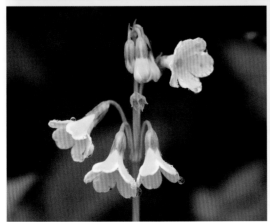
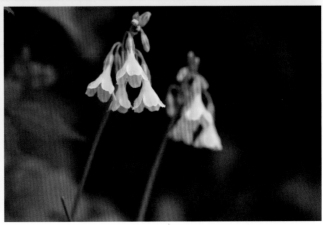

【形态特征】多年生草本。全株无毛，不被粉。根状茎粗短，向下发出支根一丛。叶矩圆形至椭圆状倒卵形，边缘具啮蚀状三角形小牙齿。花葶自叶丛中抽出；伞形花序，顶生；花萼窄钟形，具 5 肋；花冠黄色，裂片阔倒卵形或近扁圆形，通常自基部至顶端有一橙黄色的宽带。蒴果卵球形，约与花萼等长。花期 6 月，果期 9 月。

【适宜生境】生于海拔 2600~4200m 的高山草地。

【资源状况】分布于香格里拉、维西、贡山等地。偶见。

【入药部位】花、全草。

【功能主治】花：止赤痢，干黄水。用于热病，血病，肺病，小儿热痢。全草：消肿止痛，活血祛瘀。用于跌打损伤。

钟花报春 象治赛保、黄花报春花、锡金报春
Primula sikkimensis Hook. f.

【标本采集号】5334210289

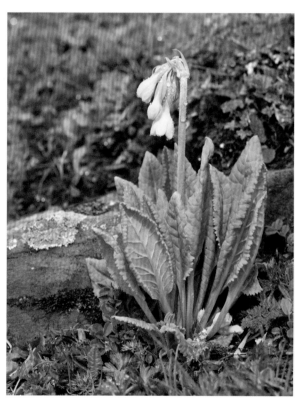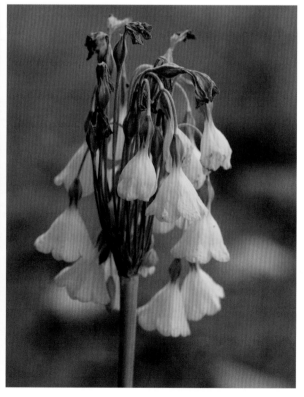

【形态特征】多年生草本。具粗短的根状茎和多数纤维状须根。叶片椭圆形至矩圆形或倒披针形，边缘具锯齿或牙齿，下面被小腺体。花葶稍粗壮，顶端被黄粉；伞形花序；花萼钟状或狭钟状，具明显的 5 脉，内外两面均被黄粉，微向外反卷；花冠黄色，冠筒口周围被黄粉。蒴果长圆体状。花期 6 月，果期 9~10 月。

【适宜生境】生于海拔 3200~4400m 的林缘湿地、沼泽草甸和水沟边。

【资源状况】分布于香格里拉、德钦、维西、贡山等地。偶见。

【入药部位】花（黄花报春花）。

【功能主治】清热燥湿，泻肝胆火。

铁梗报春　铁丝报春
Primula sinolisteri Balf. f.

【标本采集号】5329290094

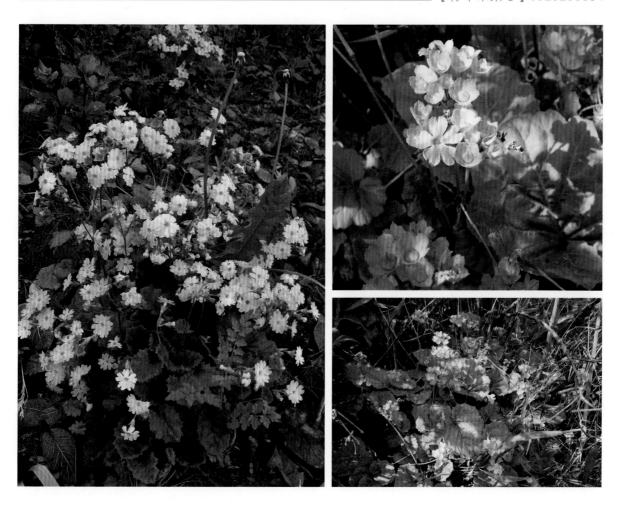

【形态特征】多年生草本。根状茎粗壮，木质，紫褐色，上部有枯叶柄覆盖，下部具呈瘤状突起的叶痕。叶阔卵圆形至近圆形，边缘波状浅裂。花葶纤细，被短柔毛；伞形花序；花萼阔钟状，外面被短柔毛；花冠白色或淡红色，外面被短柔毛，冠筒口周围黄色。蒴果球形，短于宿存花萼。花期 2~8 月，果期 3~11 月。

【适宜生境】生于海拔 2300~3000m 的石质草坡和疏林下。

【资源状况】分布于维西。偶见。

【入药部位】全草（铁梗报春）。

【功能主治】散结消肿，祛风解毒。用于白喉，咽喉肿痛，肠炎，痢疾。

车前叶报春

中华车前报春

Primula sinoplantaginea Balf. f.

【标本采集号】5334210144

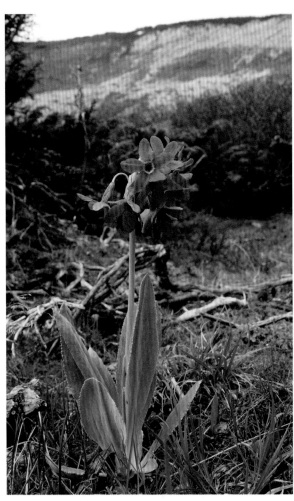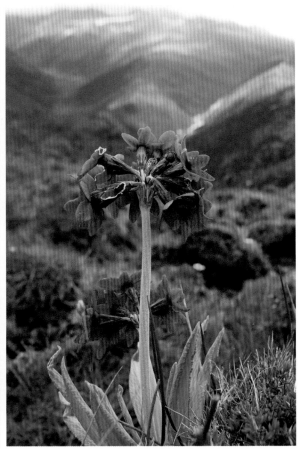

【形态特征】多年生草本。叶丛基部由鳞片、叶柄包叠成假茎状,外围有越年枯叶;叶片披针形至狭披针形,边缘通常极狭外卷,近全缘或具不明显的小齿;叶柄具膜质宽翅,鞘状互相包叠。花葶近顶端被淡黄色粉;伞形花序;花萼窄钟状,外面通常带黑色,内面密被淡黄色粉;花冠深紫色或紫蓝色,喉部具环状附属物。蒴果筒状。花期5~7月,果期8~9月。

【适宜生境】生于海拔3600~4500m的高山草地和草甸。

【资源状况】分布于香格里拉、德钦、维西等地。偶见。

【入药部位】全草(车前叶报春)。

【功能主治】镇静安神。用于心悸,神经衰弱,失眠。

紫花雪山报春
华紫报春、中华扫春紫
Primula sinopurpurea Balf. f. ex Hutch.

【标本采集号】5334210288

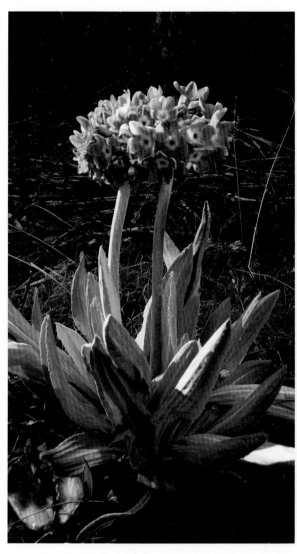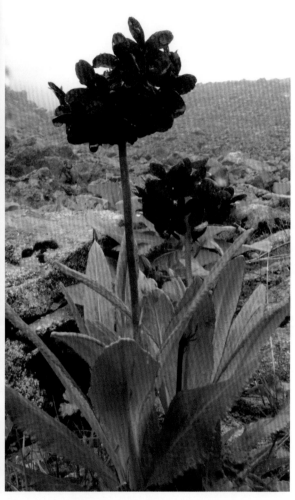

【形态特征】多年生草本。具多数长根。叶丛基部由鳞片、叶柄包叠成假茎状；叶形变异较大，边缘具细小牙齿或近全缘。花葶粗壮，近顶端被黄粉；伞形花序；花萼狭钟状，外面疏被粉，内面密被鲜黄色粉；花冠紫蓝色或淡蓝色。蒴果筒状。花期 5~7 月，果期 7~8 月。

【适宜生境】生于海拔 3000~4400m 的高山草地、草甸、流石滩和杜鹃丛中。

【资源状况】分布于香格里拉、德钦、维西、贡山、玉龙等地。偶见。

【入药部位】全草（华紫报春花）。

【功能主治】散瘀止血，消疳。用于产后恶露不止，崩漏，小儿疳积，心悸，神经衰弱，失眠。

苣叶报春 苣叶脆蒴报春
Primula sonchifolia Franch.

【标本采集号】533324180428103LY

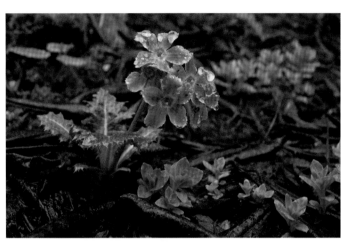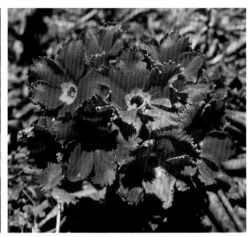

【形态特征】多年生草本。根状茎粗短，具带肉质的长根。叶丛基部有覆瓦状包叠的鳞片；叶矩圆形至倒卵状矩圆形，边缘不规则浅裂。伞形花序；花梗被淡黄色粉或仅具粉质小腺体；花萼钟状，外面通常被黄粉，果时稍增大，呈杯状；花冠蓝色至红色，稀白色，裂片顶端通常具小齿。蒴果近球形。花期 3~5 月，果期 6~7 月。

【适宜生境】生于海拔 3000~4600m 的高山草地和林缘。

【资源状况】广泛分布于横断山三江并流区。常见。

【入药部位】全草。

【功能主治】清热利湿。用于小便淋痛，淋浊，带下病。

西藏报春 *Primula tibetica* Watt

【标本采集号】5334210285

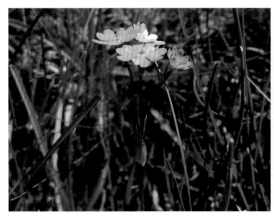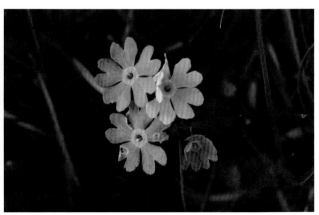

【形态特征】多年生小草本，全株无粉，具多数须根。叶片卵形、椭圆形或匙形，全缘；叶柄具狭翅。花葶自叶丛抽出，花生于花葶端；花萼狭钟状，明显具 5 棱，沿棱脊常染紫色；花冠粉红色或紫红色，冠筒口周围黄色。蒴果筒状。

【适宜生境】生于海拔 3200~4800m 的山坡湿草地和沼泽化草甸中。

【资源状况】分布于香格里拉等地。偶见。

【入药部位】全草（西藏报春）。

【功能主治】清热解毒，消肿止痛。用于疮痈肿毒，跌打损伤。

高穗花报春 *Primula vialii* Delavay ex Franch.

【标本采集号】5329320445

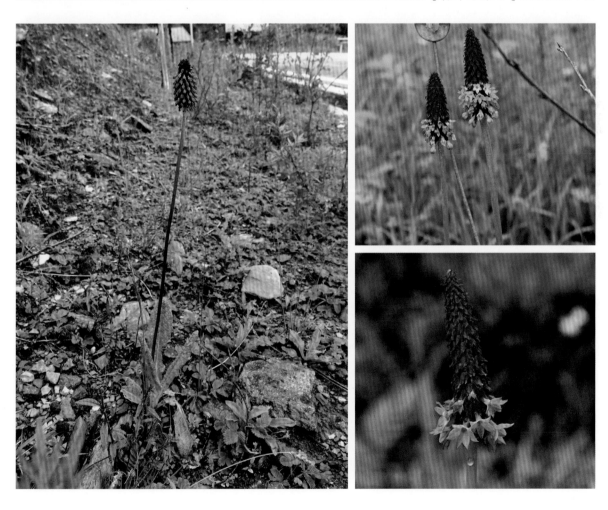

【形态特征】多年生草本。根状茎短，具多数粗长侧根。叶狭椭圆形至矩圆形或倒披针形，边缘具不整齐的小牙齿，两面均被柔毛。花葶高，无毛，近顶端微被粉；穗状花序多花，花未开时呈尖塔状，花全部开放后呈筒状；花萼花蕾期外面深红色，后渐变为淡红色；花冠蓝紫色。蒴果球形，稍短于宿存花萼。花期 7 月，果期 8~10 月。

【适宜生境】生于海拔 2800~4000m 的湿草地和沟谷水边。

【资源状况】分布于香格里拉等地。偶见。

【入药部位】花。

【功能主治】收敛。用于肺脓肿，疮疖，毒邪。

香海仙报春 *Primula wilsonii* Dunn

【标本采集号】ZM602

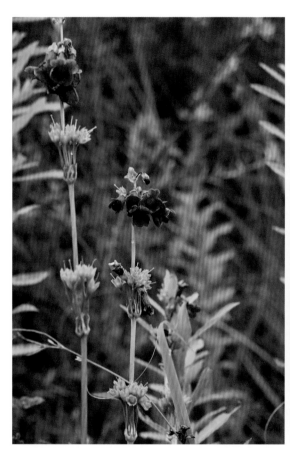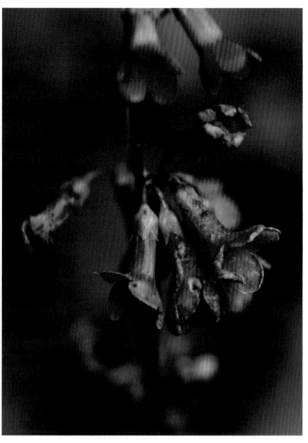

【形态特征】多年生草本，鲜时揉碎有香气。叶丛自粗短的根状茎发出，冬季不完全枯萎，具多数
粗长的支根；叶片倒卵状长圆形至倒披针形，边缘具近于整齐的小牙齿。伞形花序；
花萼钟状；花冠紫红色，冠筒口周围黄色，裂片先端全缘或微具凹缺。蒴果卵圆形，
稍长于花萼。花期 5~7 月，果期 9~10 月。

【适宜生境】生于海拔 2000~3300m 的山坡潮湿地和溪边。

【资源状况】分布于玉龙等地。罕见。

【入药部位】根（香海仙报春）。

【功能主治】镇静。用于骨折，小儿疳积。

白花丹科

小蓝雪花　紫金标、九结莲、蓝花岩陀
Ceratostigma minus Stapf ex Prain

【标本采集号】5334211139

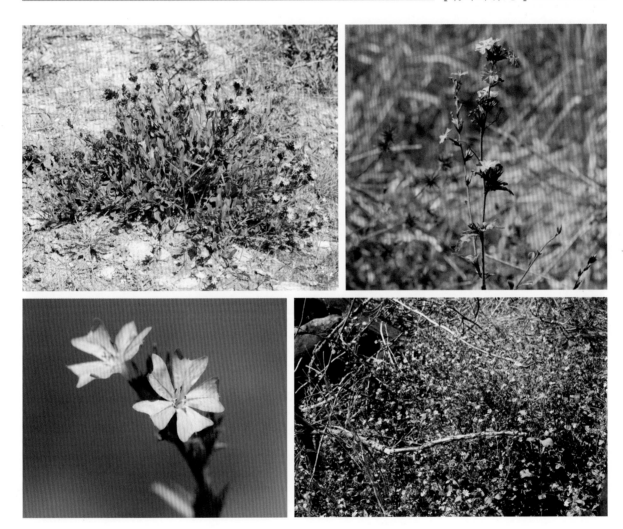

【形态特征】落叶灌木。老枝红褐色至暗褐色，髓小；新枝密被硬毛；芽鳞小，鳞片状。叶倒卵形、匙形或近菱形，下面常被硬毛，两面均被钙质颗粒。花序顶生和侧生；花冠筒部紫色，裂片蓝色；花药蓝色至紫色。蒴果卵形，带绿黄色。种子粗糙，略有 5 细棱。花期 7~10 月，果期 7~11 月。

【适宜生境】生于干热河谷的岩壁和砾石或砂质基地上，多见于山麓、路边、河边向阳处。

【资源状况】广泛分布于横断山三江并流区。常见。

【入药部位】全草（鸡娃草）。

【功能主治】解毒，杀虫。用于头癣，体癣，手癣，足癣。

白花丹 白花岩陀、白雪花
Plumbago zeylanica L.

【标本采集号】5329290832

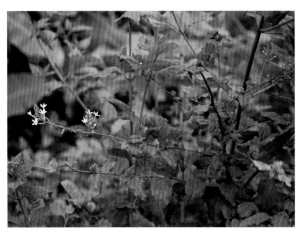 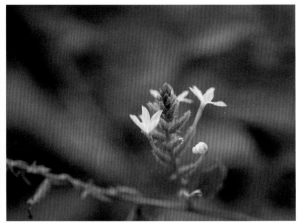

【形态特征】常绿半灌木，直立，多分枝。枝条开散或上端蔓状，常被明显钙质颗粒，除具腺外，无毛。叶薄，通常长卵形。穗状花序；花轴与总花梗皆有头状或具柄的腺；花萼先端有5枚三角形小裂片，花冠白色或微带蓝白色。蒴果长椭圆形，淡黄褐色。种子红褐色。花期10月至翌年3月，果期12月至翌年4月。

【适宜生境】生于海拔150~1600m的村寨附近、破烂砖瓦堆或垃圾堆积的地方，也见于路旁灌丛和杂木林中。

【资源状况】分布于兰坪。偶见。

【入药部位】根、叶、根（白花丹）。

【功能主治】有毒。祛风止痛，散瘀消肿。用于风湿骨痛，跌打肿痛，胃痛，肝脾肿大。

柿　科

野　柿 山柿、柿树、柿子
Diospyros kaki Thunb. var. *silvestris* Makino

【标本采集号】5333241904271374LY

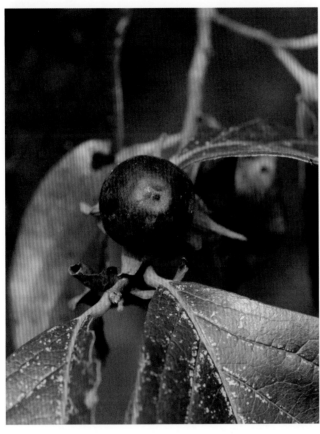
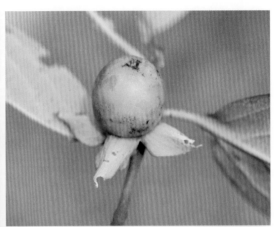
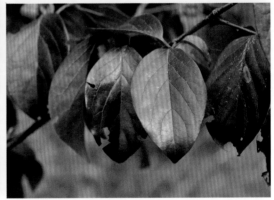

【形态特征】落叶大乔木，沟纹较密，裂成长方块状。枝上散生纵裂皮孔，小枝及叶柄常密被黄褐色柔毛。叶纸质，卵状椭圆形至倒卵形或近圆形，较小。花雌雄异株，聚伞花序腋生；雄花小，花冠钟状，两面有毛；雌花单生于叶腋，花冠淡黄白色或黄白色而带紫红色，壶形或近钟形。果形多种，果肉较脆硬，老熟时果肉变成柔软多汁，呈橙红色或大红色等。种子数颗，褐色，椭圆状。花期 5~6 月，果期 9~10 月。

【适宜生境】生于海拔 1600~2500m 的山地自然林或次生林中，或在山坡灌丛中。

【资源状况】分布于贡山等地。偶见。

【入药部位】根、叶、柿蒂、果实、未成熟果实加工成胶状液体（柿漆）、柿霜。

【功能主治】根、叶、柿蒂：开窍辟恶，行气活血，祛痰，清热凉血，润肠。用于吐血，痔疮出血，呃逆。果实：润肺止咳，生津，润肠。用于肺燥咳嗽，咽干，咽喉痛。未成熟果实加工成胶状液体：用于高血压。柿霜：用于咽喉痛，咳嗽。

君迁子 牛奶柿、软枣、黑枣
Diospyros lotus L.

【标本采集号】53293204480

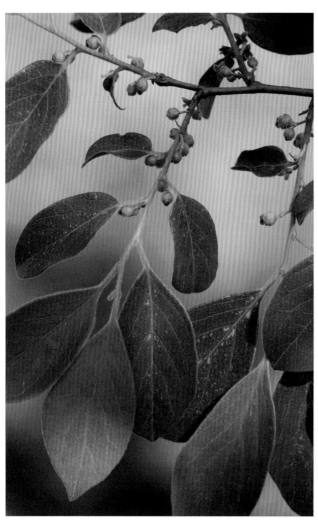
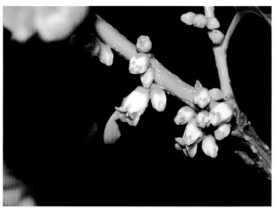
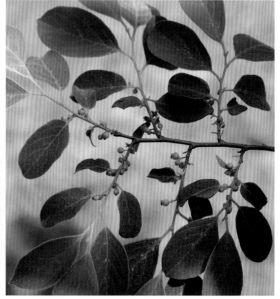

【形态特征】落叶乔木。树冠近球形或扁球形。叶近膜质，椭圆形至长椭圆形，有柔毛。雄花腋生，簇生；花萼钟形，4裂，偶有5裂，裂片内面有绢毛，边缘有睫毛；花冠壶形，带红色或淡黄色。雌花单生，淡绿色或带红色；花冠壶形，裂片反曲。果近球形或椭圆形，常被有白色薄蜡层。种子长圆形，褐色，侧扁，背面较厚；宿存萼4裂，深裂至中部。花期5~6月，果期10~11月。

【适宜生境】生于海拔760~2300m的山地、山坡、山谷的灌丛中，或在林缘。

【资源状况】分布于德钦、维西、玉龙等地。偶见。

【入药部位】果实（君迁子）、叶。

【功能主治】果实：止渴，除痰，清热，解毒，养心安神，健胃。用于消渴，热病口渴，心烦易怒，痢疾，维生素C缺乏症。叶：干叶粉末外敷，用于疮疡溃烂。

山矾科

薄叶山矾 薄叶冬青
Symplocos anomala Brand

【标本采集号】2353290614

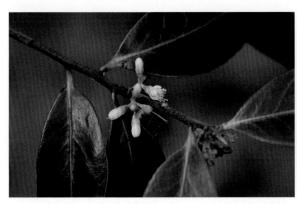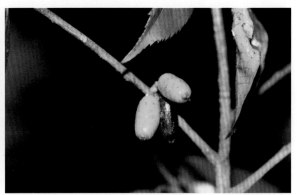

【形态特征】小乔木或灌木。顶芽、嫩枝被褐色柔毛；老枝通常黑褐色。叶薄革质，狭椭圆形或卵形，全缘或具锐锯齿。总状花序腋生，被柔毛；花冠白色，有桂花香，5深裂几达基部。核果褐色，被短柔毛，有明显的纵棱，3室，顶端宿萼裂片直立或向内伏。花、果期4~12月，边开花边结果。

【适宜生境】生于海拔1000~1700m的山地杂林中。

【资源状况】分布于福贡等地。偶见。

【入药部位】果实（薄叶山矾）。

【功能主治】清热解毒，平肝泻火。用于疮痈肿毒，肝风内动，肝火上炎。

团花山矾 *Symplocos glomerata* King ex Gamble

【标本采集号】533324180518255LY

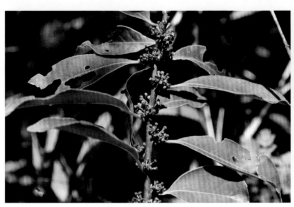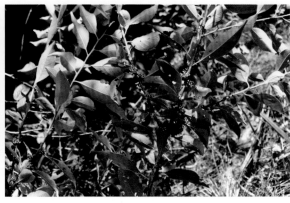

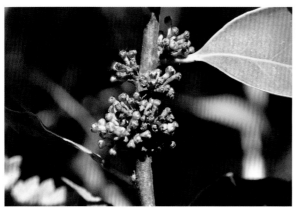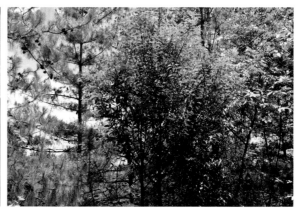

【形态特征】乔木或灌木。小枝深褐色。叶纸质,倒披针形或狭椭圆形,叶柄边缘具腺齿。团伞花序有花5至多朵,背面稍有软毛,边缘有腺齿;萼筒外面有腺,无毛,裂片近圆形;花冠5深裂几达基部。核果圆柱形,顶端宿萼裂片直立,核有纵棱。花期7月,果期8月。

【适宜生境】生于海拔1700~2700m的林中。

【资源状况】分布于贡山等地。偶见。

【入药部位】根(团花山矾)。

【功能主治】活血化瘀。用于跌打损伤。

白 檀

檀香树
Symplocos paniculata (Thunb.) Miq.

【标本采集号】3229010331

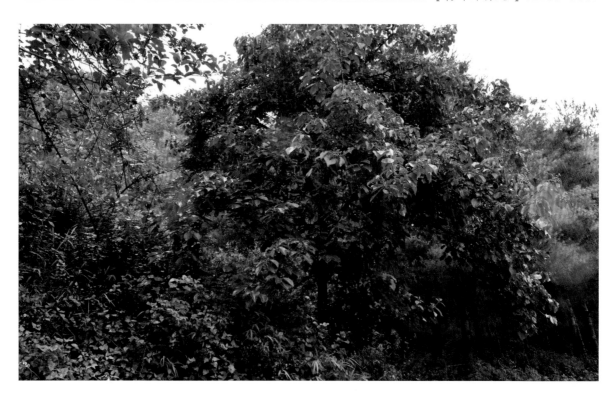

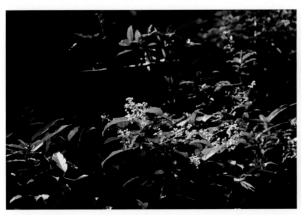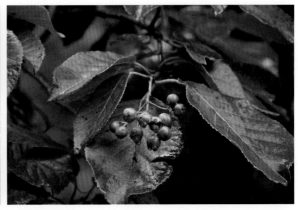

【**形态特征**】落叶灌木或小乔木。嫩枝有灰白色柔毛，老枝无毛。叶膜质或薄纸质，阔倒卵形、椭圆状倒卵形，边缘有细尖锯齿，叶面无毛或有柔毛，叶背通常有柔毛或仅脉上有柔毛。圆锥花序，通常有柔毛；萼筒褐色，花萼裂片半圆形或卵形，淡黄色，有纵脉纹，边缘有毛；花冠白色，5 深裂几达基部。核果熟时蓝色，卵状球形，稍偏斜，顶端宿萼裂片直立。花期 4~6 月，果期 9~11 月。

【**适宜生境**】生于海拔 760~2500m 的山坡、路边、疏林或密林中。

【**资源状况**】分布于维西、玉龙等地。偶见。

【**入药部位**】心材（白檀）。

【**功能主治**】理气，和胃，止痛。用于胸腹疼痛，气逆，呕吐，胸痹闷痛。

木犀科

白蜡树 鸡糠树

Fraxinus chinensis Roxb.

【标本采集号】5325310566

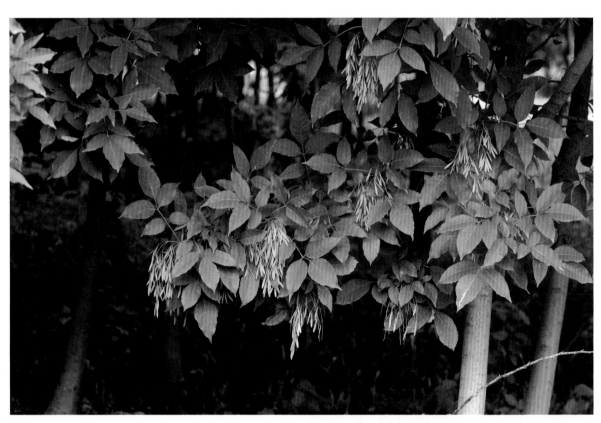

【形态特征】落叶乔木。树皮灰褐色，纵裂。羽状复叶；小叶 5~7 枚，硬纸质，卵形、倒卵状长圆形至披针形，叶缘具整齐锯齿，上面无毛。圆锥花序顶生或腋生于枝梢；花序梗无毛或被细柔毛，光滑，无皮孔；花雌雄异株；雄花密集，花萼小，钟状，无花冠，花药与花丝近等长；雌花疏离，花萼大，桶状，4 浅裂。翅果匙形，宿存花萼紧贴于坚果基部。花期 4~5 月，果期 7~9 月。

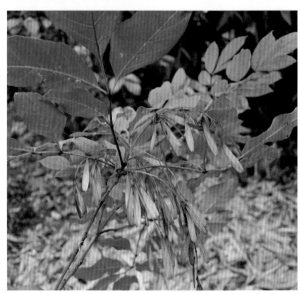

【适宜生境】生于海拔 800~1600m 的山地杂木林中。

【资源状况】横断山三江并流区各地均有栽培。常见。

【入药部位】枝皮或干皮（秦皮）。

【功能主治】清热燥湿，收涩止痢，止带，明目。用于湿热泻痢，赤白带下，目赤肿痛，目生翳膜。

秦岭梣　秦岭白蜡树
Fraxinus paxiana Lingelsh.

【标本采集号】2353290636

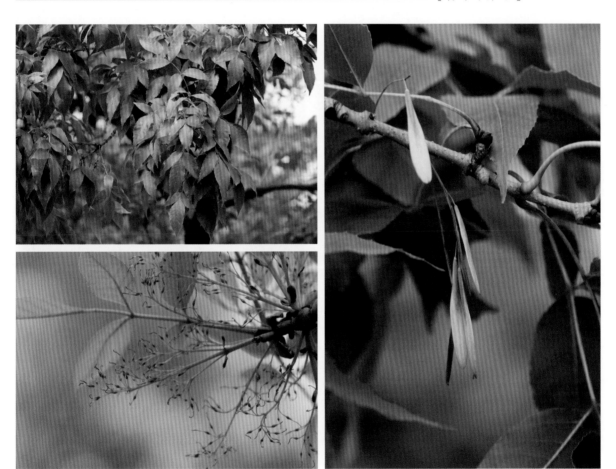

【形态特征】落叶大乔木。树皮灰黄色；冬芽甚大，阔卵形，外被锈色糠秕状毛，干后变黑褐色，光亮，内侧密被锈色绒毛。羽状复叶；小叶 7~9 枚，硬纸质，卵状长圆形，叶缘具钝锯齿或圆齿。圆锥花序顶生及侧生于枝梢叶腋，大而疏松；花序梗短，扁平而粗壮，密布淡黄色细小皮孔；花萼膜质，杯状；花冠白色，裂片线状匙形。坚果圆柱形，翅扁而宽。花期 5~7 月，果期 9 月。

【适宜生境】生于海拔 1750~3100m 的山谷坡地及疏林中。

【资源状况】分布于德钦、维西、贡山、泸水、玉龙等地。偶见。

【入药部位】枝皮（秦岭白蜡树皮）。

【功能主治】清热燥湿，平喘止咳，明目。用于细菌性痢疾，肠炎，白带异常，慢性支气管炎，目赤肿痛，迎风流泪，牛皮癣。

红素馨 红花茉莉、皱毛红素馨、小酒瓶花
Jasminum beesianum Forrest et Diels

【标本采集号】5329290256

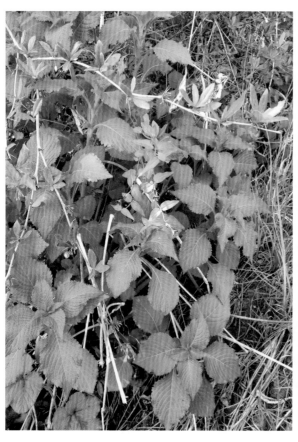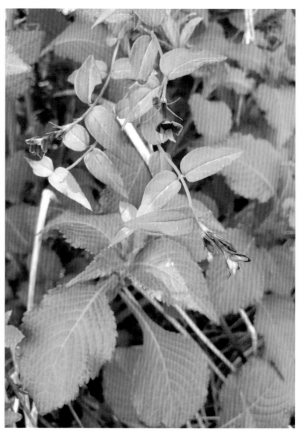

【形态特征】缠绕木质藤本。小枝扭曲，四棱形。单叶对生，纸质或近革质，卵形、狭卵形或披针形；叶柄扁平，具沟，疏被至密被柔毛。聚伞花序，顶生于当年生短侧枝上；花极芳香；花萼光滑或被黄色长柔毛；花冠常红色或紫色，近漏斗状，内面喉部以下被长柔毛。果球形或椭圆形，呈黑色。花期11月至翌年6月，果期翌年6~11月。

【适宜生境】生于海拔1000~3600m的山坡、草地、灌丛或林中。

【资源状况】分布于香格里拉、维西、玉龙等地。偶见。

【入药部位】全草（小酒瓶花）。

【功能主治】通经活络，利尿。用于经闭，风湿麻木，小便不利。

素馨花 素馨针、四季素馨、秀英花
Jasminum grandiflorum Linn.

【标本采集号】3229010071

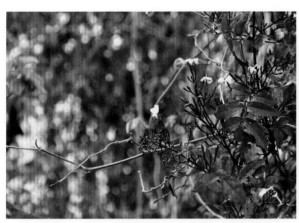 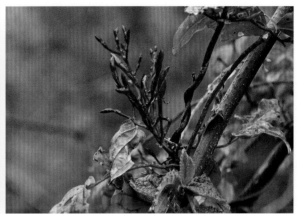

【形态特征】攀缘灌木。小枝圆柱形，具棱或沟。叶对生，羽状深裂；叶轴常具窄翼；小叶片卵形或长卵形，顶生小叶片常为窄菱形。聚伞花序顶生或腋生；花序中间之花的梗明显短于周围之花的梗；花芳香；花萼无毛，裂片锥状线形；花冠白色，高脚碟状。果未见。花期 8~10 月。

【适宜生境】生于海拔约 1800m 的石灰岩山地。

【资源状况】分布于维西等地。偶见。

【入药部位】花蕾（素馨花）。

【功能主治】疏肝解郁，化滞，解痛。用于胸胁不舒，心胃气痛，下痢腹痛。

矮探春 败火草、常春小黄馨、火炮子
Jasminum humile L.

【标本采集号】5334210318

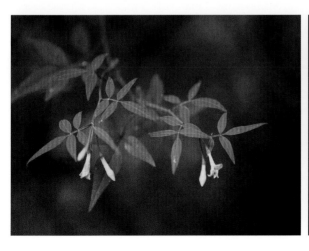 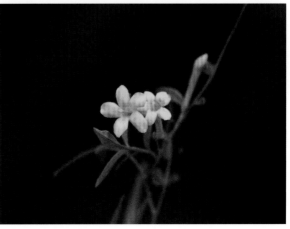

【形态特征】灌木或小灌木，有时攀缘。小枝棱明显。叶互生，复叶；叶片革质，下面脉上被短柔毛；叶柄具沟；小叶片卵形至卵状披针形，全缘，叶缘反卷。伞状、伞房状或圆锥状聚伞花序顶生；花多少芳香，花冠黄色，近漏斗状。果椭圆形或球形，成熟时呈紫黑色。花期 4~7 月，果期 6~10 月。

【适宜生境】生于海拔 1100~3500m 的疏林、密林中。

【资源状况】分布于香格里拉、德钦、维西、贡山、玉龙等地。偶见。

【入药部位】叶（小黄素馨）。

【功能主治】清火，解毒。用于烧烫伤，疮毒红肿。

迎春花 青梅、清明花、金腰花
Jasminum nudiflorum Lindl.

【标本采集号】5334210003

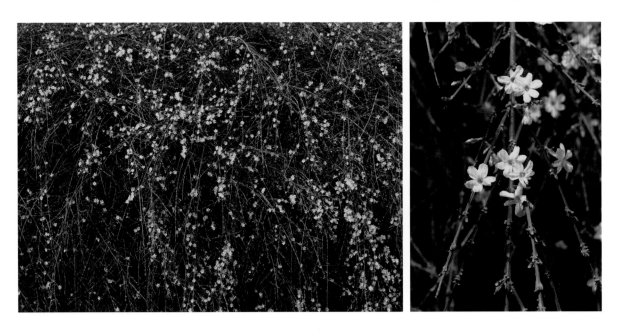

【形态特征】落叶灌木，直立或匍匐，枝条下垂。枝稍扭曲，光滑无毛，小枝四棱形，棱上具狭翅。叶对生，三出复叶；叶轴具狭翼，无毛；叶片和小叶片幼时两面稍被毛，老时仅叶缘具睫毛，小叶片卵形或椭圆形，具短尖头，叶缘反卷。花单生于去年生小枝的叶腋，稀生于小枝顶端；花萼绿色，裂片窄披针形；花冠黄色，裂片长圆形或椭圆形。果未见。花期 6 月。

【适宜生境】生于海拔 800~2000m 的山坡灌丛中。

【资源状况】分布于香格里拉、德钦、玉龙等地。偶见。

【入药部位】叶（迎春花叶）、花（迎春花）。

【功能主治】叶：解毒，消肿，活血止血，止痛。用于恶疮肿毒，跌打损伤，创伤出血。花：清热解毒，发汗，利尿。用于发热头痛，小便涩痛。

素方花 耶悉茗
Jasminum officinale L.

【标本采集号】5329320451

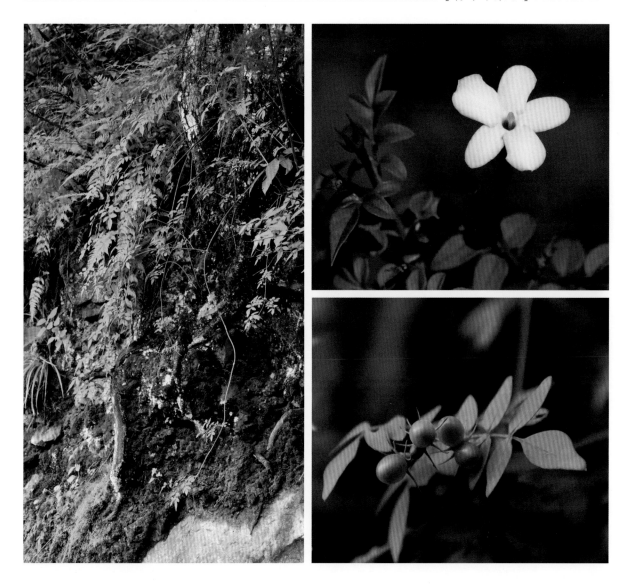

【形态特征】攀缘灌木。小枝具棱或沟，无毛，稀被微柔毛。叶对生，羽状深裂或羽状复叶，小枝基部常有不裂的单叶；叶轴常具狭翼，无毛。聚伞花序伞状或近伞状，顶生；花萼杯状，光滑无毛或微被短柔毛，裂片锥状线形；花冠白色，或外面红色，内面白色；花柱异长。果球形或椭圆形，成熟时由暗红色变为紫色。花期 5~8 月，果期 9 月。

【适宜生境】生于海拔 1800~3800m 的山谷、沟地、灌丛中、林中或高山草地。

【资源状况】分布于香格里拉、德钦、维西、兰坪、玉龙等地。偶见。

【入药部位】花（素方花）。

【功能主治】疏肝解郁，行气止痛。用于肝炎，肝区疼痛，胸胁不舒，心胃气痛，痢疾腹痛。

茉莉花 茉莉
Jasminum sambac (L.) Ait.

【标本采集号】5329320452

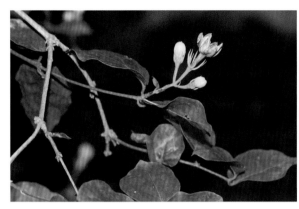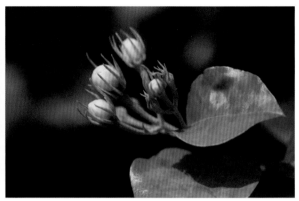

【形态特征】直立或攀缘灌木。小枝圆柱形或稍压扁状，有时中空，疏被柔毛。单叶对生，纸质，圆形、椭圆形、卵状椭圆形或倒卵形，脉腋间常具簇毛；叶柄被短柔毛，具关节。聚伞花序顶生；苞片微小，锥形；花极芳香；花萼无毛或疏被短柔毛；花冠白色。果球形，呈紫黑色。花期5~8月，果期7~9月。

【适宜生境】生于各种生境。喜温暖湿润，在通风良好、半阴的环境生长尤好。

【资源状况】横断山三江并流区各地均有栽培。常见。

【入药部位】花（茉莉花）、根、叶。

【功能主治】花：理气，开郁，辟秽，和中。用于下痢腹痛，湿浊中阻，胸膈不舒，头晕头痛，目赤，疮毒。根：有毒。麻醉，止痛。用于跌打损伤，龋齿疼痛，头痛，失眠。叶：疏风解表，消肿止痛。用于外感发热，泻痢，腹胀，脚气肿痛，毒虫蜇伤。

滇素馨 光素馨、粉毛素馨、三爪皮
Jasminum subhumile W. W. Smith

【标本采集号】5329320453

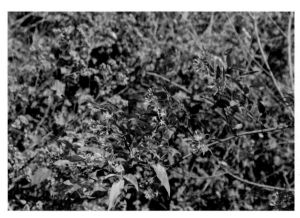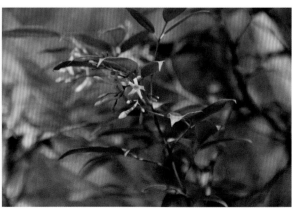

【形态特征】灌木或小乔。小枝无毛或密被柔毛，具棱角。叶互生，三出复叶与单叶混生；叶柄无毛至被绒毛，具沟。聚伞花序常多少呈圆锥状排列，顶生；花梗光滑无毛或疏被短柔毛至绒毛；花芳香；花萼被绒毛或无毛，裂片不明显，浅波状或几近截形；花冠黄色，近漏斗状。果球形或椭圆形，呈黑色或红黑色。花期 3~7 月，果期 8 月。

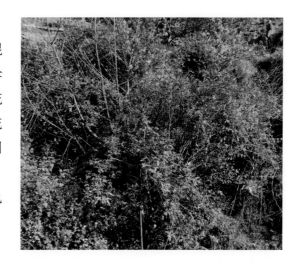

【适宜生境】生于海拔 700~3300m 的溪边或林中。

【资源状况】分布于德钦、维西、泸水、玉龙等地。偶见。

【入药部位】叶、根（光素馨）。

【功能主治】祛风除湿，止血，消炎。用于风湿关节痛，腰痛，感冒发热，骨折，全身酸痛，跌打损伤，外伤出血，刀枪伤。

长叶女贞 冬青
Ligustrum compactum (Wall. ex G. Don) Hook. f. & Thoms. ex Brandis

【标本采集号】533324180818353LY

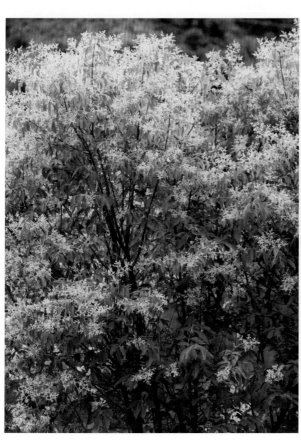

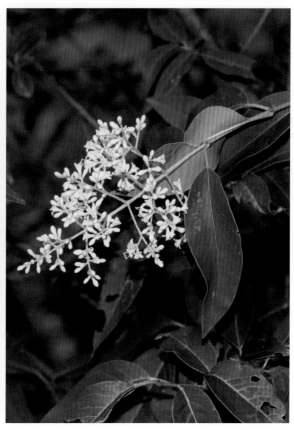

【形态特征】灌木或小乔木。树皮灰褐色。枝黄褐色、褐色或灰色，圆柱形，疏生圆形皮孔。叶片纸质，叶缘稍反卷。圆锥花序疏松，顶生或腋生；花序轴及分枝轴具棱，果时尤明显，无毛或被微柔毛；花萼先端几平截；花冠裂片反折。果椭圆形或近球形，常弯生，蓝黑色或黑色。花期 3~7 月，果期 8~12 月。

【适宜生境】生于海拔 680~3400m 的山谷疏林、密林及灌丛中。

【资源状况】广泛分布于横断山三江并流区。常见。

【入药部位】果实（长叶女贞）。

【功能主治】补肝肾，强筋骨。用于肝肾亏虚，筋骨无力，腰膝酸软。

散生女贞 *Ligustrum confusum* Decne.

【标本采集号】2353290043

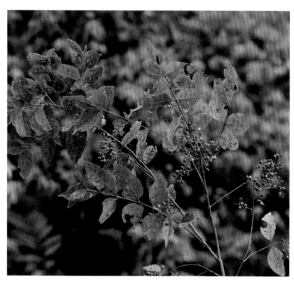
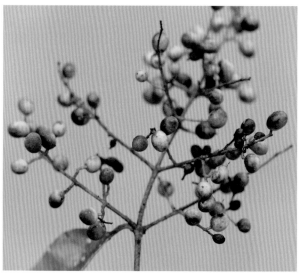

【形态特征】灌木或小乔木。树皮黑褐色；小枝灰白色，圆柱形，近无毛。叶片薄革质，椭圆形、卵形或狭卵形，叶缘平或稍反卷，两面光滑无毛。圆锥花序顶生；花序轴及分枝轴密被短柔毛；花萼无毛，具 4 齿或近截形。果近球形，稀倒卵形，略弯曲，呈黑色或黑褐色。花期 3~4 月，果期 7 月。

【适宜生境】生于海拔 800~2000m 的山沟灌丛中。

【资源状况】分布于泸水、兰坪等地。偶见。

【入药部位】叶、茎皮（散生女贞）。

【功能主治】清热解毒，利咽消肿。用于口腔疼痛，炎症。

紫药女贞

瓦山蜡树、川滇蜡树、蓝果木
Ligustrum delavayanum Hariot

【标本采集号】533324180508126LY

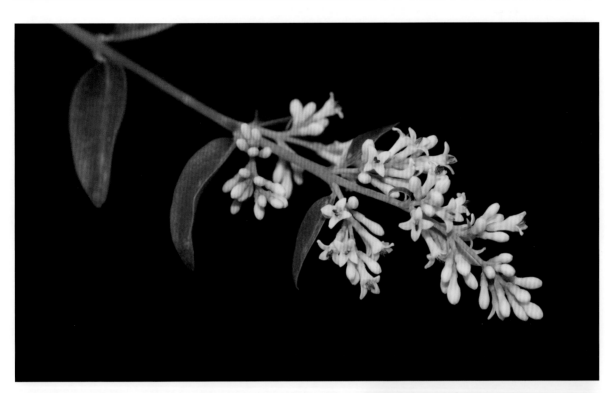

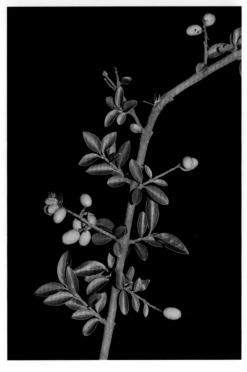

【形态特征】灌木。树皮灰褐色或褐色；枝灰褐色或灰黑色，圆柱形，具网纹，疏生圆形皮孔或皮孔不明显。叶片薄革质，椭圆形或卵状椭圆形，叶缘反卷，两面无毛或有时仅沿上面中脉被短柔毛。圆锥花序，花密集；花序梗密被短柔毛或刚毛，果时明显具棱；花萼无毛；花冠常不反折；花药紫色。果椭圆形或球形，呈黑色，常被白粉。花期5~7月，果期7~12月。

【适宜生境】生于海拔500~3700m的山坡灌丛中或林下。

【资源状况】广泛分布于横断山三江并流区。常见。

【入药部位】根（地灵根）。

【功能主治】利尿通淋，消食健胃。用于五淋病，消化不良，肝炎。

日本女贞
苦丁茶、小白蜡、苦味散
Ligustrum japonicum Thunb.

【标本采集号】5329290371

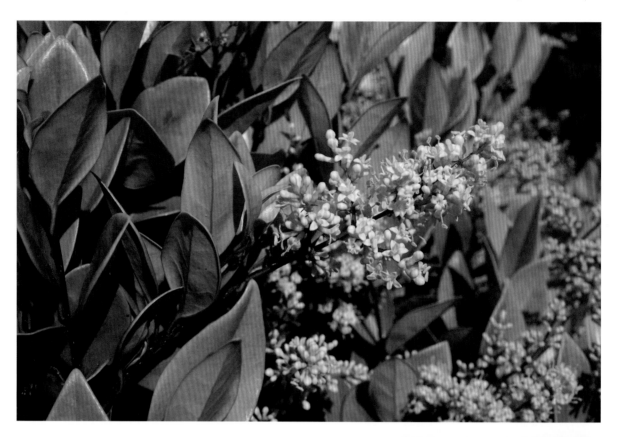

【形态特征】大型常绿灌木，无毛。小枝灰褐色或淡灰色，疏生圆形或长圆形皮孔。叶片厚革质，椭圆形或宽卵状椭圆形，叶缘平或微反卷；叶柄上面具深而窄的沟。圆锥花序塔形；花序轴和分枝轴具棱；花梗极短；花冠裂片与花冠管近等长或稍短，先端稍内折，盔状。果长圆形或椭圆形，呈紫黑色，外被白粉。花期6月，果期11月。

【适宜生境】生于低海拔的林中或灌丛中。

【资源状况】贡山等地有栽培。偶见。

【入药部位】茎、叶（苦茶叶）。

【功能主治】清热解毒。用于牙痛，口疮；外用于皮肤热毒，黄水疮。

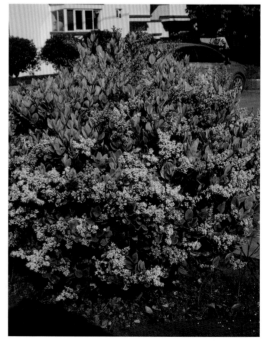

女 贞 青蜡树、大叶蜡树、白蜡树
Ligustrum lucidum Ait.

【标本采集号】5334210643

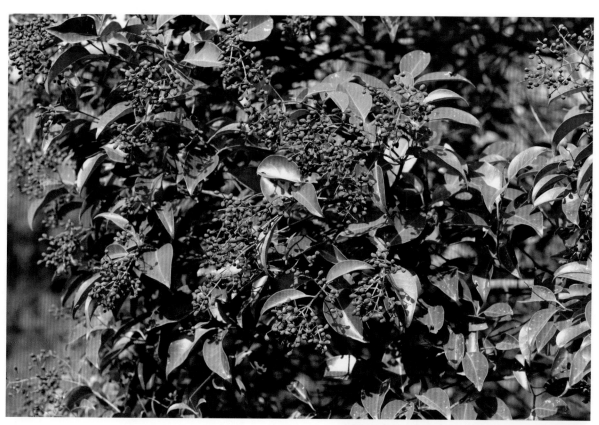

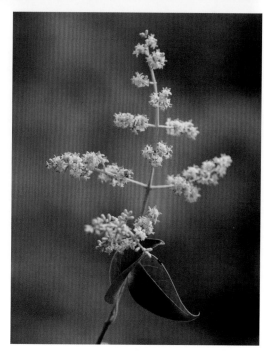

【形态特征】灌木或乔木。树皮灰褐色；枝黄褐色、灰色或紫红色，疏生皮孔。叶片常绿，革质，卵形、长卵形或椭圆形至宽椭圆形，叶缘平坦，上面光亮，两面无毛。圆锥花序顶生；花序轴及分枝轴无毛，紫色或黄棕色，果时具棱；花冠反折。果肾形或近肾形，深蓝黑色，成熟时呈红黑色，被白粉。花期 5~7 月，果期 7 月至翌年 5 月。

【适宜生境】生于海拔 2900m 以下的疏林、密林中。

【资源状况】广泛分布于横断山三江并流区。常见。

【入药部位】果实（女贞子）。

【功能主治】滋补肝肾，明目乌发。用于眩晕耳鸣，腰膝酸软，须发早白，目暗不明。

小 蜡 _{山指甲、小叶女贞、茶叶蓬落子}
Ligustrum sinense Lour.

【标本采集号】5329320457

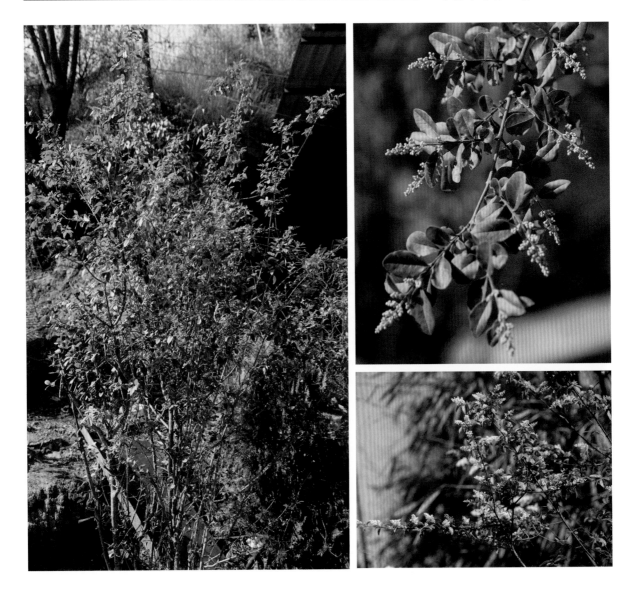

【形态特征】落叶灌木或小乔木。小枝幼时被淡黄色短柔毛或柔毛，老时近无毛。叶片纸质或薄革质，卵形、长圆形，疏被短柔毛。圆锥花序顶生或腋生，塔形；花序轴被较密淡黄色短柔毛或柔毛至近无毛；花萼无毛，先端呈截形或呈浅波状齿；花冠裂片长圆状椭圆形或卵状椭圆形。果近球形。花期3~6月，果期9~12月。

【适宜生境】生于海拔200~2600m的山坡、山谷、溪边、河旁以及路边的密林、疏林或混交林中。

【资源状况】分布于玉龙等地。偶见。

【入药部位】叶（小蜡树）。

【功能主治】清热解毒，消肿止痛。用于跌打肿痛，疮疡肿毒，黄疸，烧烫伤，产后会阴水肿。

云南丁香 *Syringa yunnanensis* Franch.

【标本采集号】5334210181

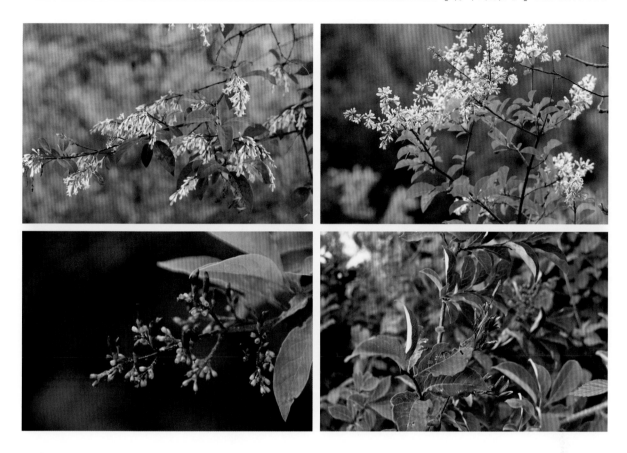

【**形态特征**】灌木。枝灰褐色，具皮孔；小枝红褐色，稀有被微柔毛，具白色皮孔。叶片椭圆形，叶缘具短睫毛。圆锥花序直立，由顶芽抽出，塔形；花序轴、花梗均呈紫褐色，被微柔毛，花序轴具皮孔；花冠白色、淡紫红色或淡粉红色，呈漏斗状，裂片呈直角开展，先端向内弯曲而呈兜状而具喙。果长圆形，稍被皮孔。花期5~6月，果期9月。

【**适宜生境**】生于海拔2000~3900m的山坡灌丛或林下、沟边或河滩地。

【**资源状况**】分布于香格里拉、德钦、维西、玉龙等地。偶见。

【**入药部位**】枝、树干（云南丁香）。

【**功能主治**】清心火，助消化。用于口舌生疮，小便赤短，饮食积滞，胃胀。

马钱科

白背枫
驳骨丹、狭叶醉鱼草、山埔姜
Buddleja asiatica Lour.

【标本采集号】2353290011

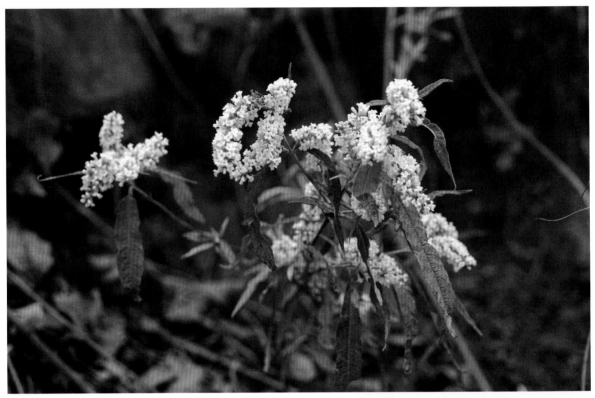

【形态特征】直立灌木或小乔木。幼枝、叶下面、叶柄和花序均密被灰色或淡黄色星状短绒毛。叶对生，膜质至纸质，狭椭圆形，全缘或有小锯齿，通常无毛。总状花序；花萼钟状或圆筒状，外面被星状短柔毛或短绒毛，内面无毛；花冠芳香，白色，有时淡绿色，外面近无毛或被稀疏星状毛，内面仅中部以上被短柔毛或绵毛。蒴果椭圆状。种子灰褐色，椭圆形。花期1~10月，果期3~12月。

【适宜生境】生于海拔200~3000m的向阳山坡灌木丛中或疏林缘。

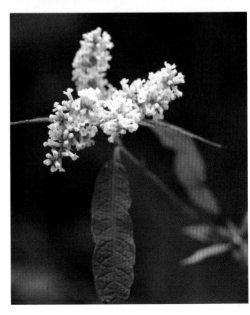

【资源状况】分布于维西、贡山、玉龙等地。偶见。

【入药部位】全株（白鱼尾）。

【功能主治】有小毒。祛风，化湿，通络，杀虫。用于风寒发热，头身疼痛，风湿关节痛，脾湿腹胀，痢疾，丹毒，跌打损伤，虫积腹痛。

莸叶醉鱼草 *Buddleja caryopteridifolia* W. W. Smith

【标本采集号】5334210754

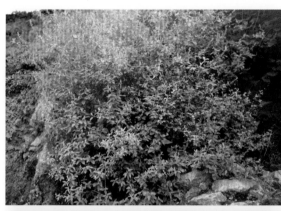
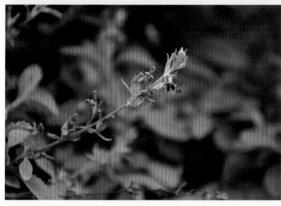
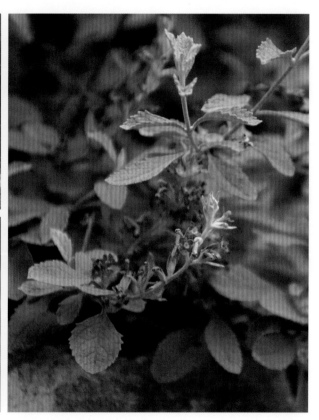

【形态特征】灌木。枝条对生，灰色或灰黑色；幼枝、叶片两面、叶柄、花序、花萼外面和花冠外面均密被灰白色星状短绒毛。叶对生，卵形、长卵形或椭圆形，边缘具粗而不规则的钝锯齿。圆锥状聚伞花序顶生；花萼筒状，内面无毛；花冠紫红色，后变淡蓝色；子房卵形，被白色星状毛。蒴果卵形，近无毛，褐色。花期 3~9 月，果期 7~12 月。

【适宜生境】生于海拔 1500~3400m 的山地路旁或干旱河谷灌木丛中。

【资源状况】分布于香格里拉等地。偶见。

【入药部位】花苞、根（莸叶醉鱼草）。

【功能主治】花苞：润肝明目，散风去翳。用于急性结膜炎，弱视，夜盲症。根：用于肾虚眼雾，迎风流泪，白带异常。

皱叶醉鱼草 染饭花
Buddleja crispa Benth.

【标本采集号】5334210209

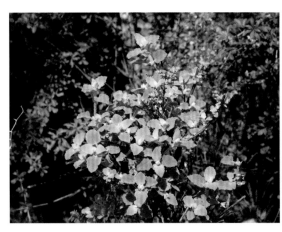 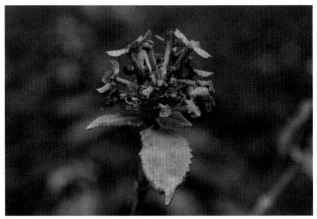

【形态特征】灌木。枝条、叶片两面、叶柄和花序均密被灰白色绒毛或短绒毛。叶对生，厚纸质，卵形或卵状长圆形，边缘具波状锯齿，有时幼叶全缘；叶柄无翅至两侧具有被毛的长翅。圆锥状或穗状聚伞花序顶生或腋生；花萼外面和花冠外面均被星状短绒毛和腺毛；花冠高脚碟状，淡紫色，近喉部白色，芳香，裂片内面无毛而通常被有鳞片。蒴果卵形，被星状毛，2瓣裂，基部常有宿存花萼。花期2~8月，果期6~11月。

【适宜生境】生于海拔1600~4300m的山地疏林中或山坡、干旱沟谷灌木丛中。

【资源状况】广泛分布于横断山三江并流区。常见。

【入药部位】全株（皱叶醉鱼草）。

【功能主治】清肝明目，止咳。用于肝阳上亢，目赤肿痛，咳喘。

大叶醉鱼草 绛花醉鱼草、穆坪醉鱼草、兴山醉鱼草
Buddleja davidii Franch.

【标本采集号】5334210751

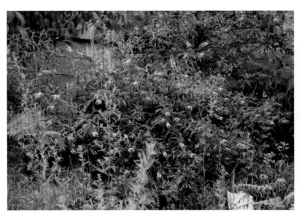 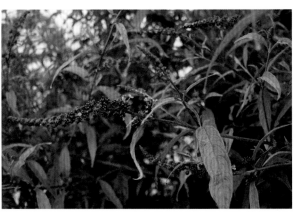

【形态特征】灌木。幼枝、叶片下面、叶柄和花序均密被灰白色星状短绒毛。叶对生，膜质至薄纸质，卵形至披针形，边缘具细锯齿。总状或圆锥状聚伞花序，顶生；花冠淡紫色，后变黄白色至白色，喉部橙黄色，芳香，外面被疏星状毛及鳞片，花冠裂片内面无毛，边缘全缘或具不整齐的齿。蒴果狭椭圆形或狭卵形，淡褐色，基部有宿存花萼。花期5~10月，果期9~12月。

【适宜生境】生于海拔800~3000m的山坡、沟边灌丛中。

【资源状况】分布于香格里拉、维西、兰坪等地。偶见。

【入药部位】根皮、枝叶。

【功能主治】有毒。祛风散寒，活血止痛。用于风湿关节痛，跌打损伤，骨折；外用于脚癣。

紫花醉鱼草　白叶花、拔白哥、蓝花密蒙花
Buddleja fallowiana Balf. f. & W. W. Smith

【标本采集号】533324180419031LY

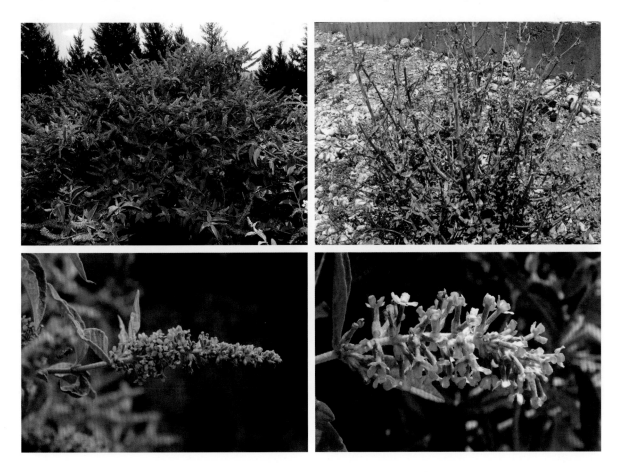

【形态特征】灌木。枝条、叶片下面、叶柄、花序、苞片、花萼和花冠的外面均密被白色或黄白色星状绒毛及腺毛。叶对生，纸质，窄卵形、披针形或卵状披针形。花芳香，多朵组成顶生的穗状聚伞花序；花萼钟状，内面无毛；花冠紫色，喉部橙色，花冠裂片卵形或

近圆形，边缘啮蚀状，内面和花冠管喉部密被小鳞片状腺体。蒴果长卵形，被疏星状毛，基部有宿存花萼。种子长圆形，褐色，周围有翅。花期 5~10 月，果期 7~12 月。

【适宜生境】生于海拔 1200~3800m 的山地疏林中或山坡灌木丛中。

【资源状况】分布于贡山、玉龙等地。偶见。

【入药部位】花（紫花醉鱼草）。

【功能主治】清热解毒，退黄。用于湿热黄疸，温毒发斑。

滇川醉鱼草 端丽醉鱼草、苍山醉鱼草
Buddleja forrestii Diels

【标本采集号】3229010667

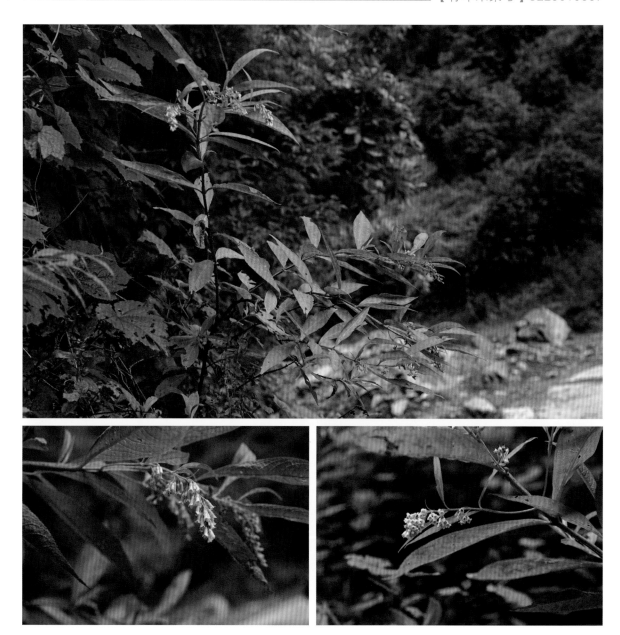

【**形态特征**】灌木。枝条四棱形，棱上有翅；幼枝、叶片上面、叶柄和花序均被星状短绒毛，后变无毛或几无毛。叶对生，薄纸质，披针形或长圆状披针形，边缘具细锯齿；叶柄间的托叶缢缩成线形的连结线。总状聚伞花序顶生兼腋生；花萼钟状；花冠紫红色，喉部星状毛被较密。蒴果卵形或长卵形，无毛。种子长卵形，细，周围有翅。花期 6~10 月，果期 7~12 月。

【**适宜生境**】生于海拔 1800~4000m 的山地疏林中或山坡灌木丛中。

【**资源状况**】分布于泸水、兰坪等地。偶见。

【**入药部位**】叶（滇川醉鱼草）。

【**功能主治**】清热消炎。

醉鱼草　白花醉鱼草、闭鱼花
Buddleja lindleyana Fortune

【**标本采集号**】2353290735

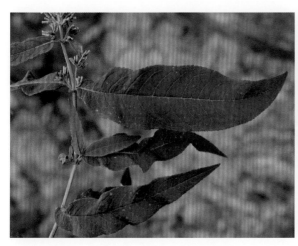 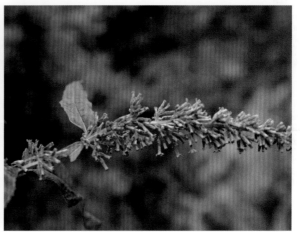

【**形态特征**】灌木。幼枝、叶片下面、叶柄、花序、苞片及小苞片均密被星状短绒毛和腺毛。小枝具 4 棱，棱上略有窄翅。叶对生，萌芽枝条上的叶为互生或近轮生。穗状聚伞花序顶生；花紫色，芳香；花萼钟状；花冠管弯曲。果序穗状；蒴果长圆状或椭圆状，无毛，有鳞片，基部常有宿存花萼。花期 4~10 月，果期 8 月至翌年 4 月。

【**适宜生境**】生于海拔 200~2700m 的山地路旁、河边灌木丛中或林缘。

【**资源状况**】分布于玉龙、贡山等地。偶见。

【**入药部位**】全草（醉鱼草）。

【**功能主治**】有小毒。活血化瘀。用于经闭，癥瘕，血崩，小儿疳积，痄腮。

酒药花醉鱼草 多花醉鱼草
Buddleja myriantha Diels

【标本采集号】5333241812061311LY

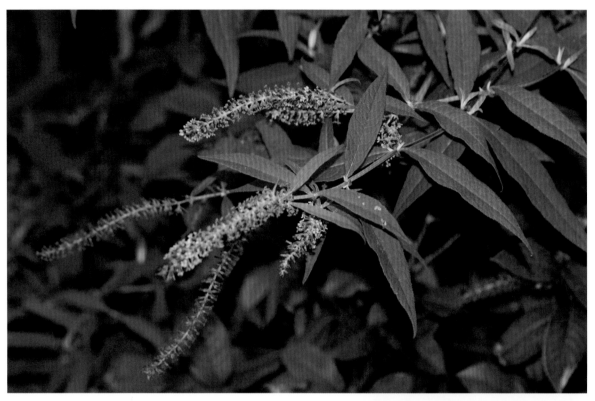

【形态特征】灌木。幼枝、叶片下面、叶柄、花序、苞片及小苞片均密被星状短绒毛和腺毛。枝条四棱形，棱上有翅。叶对生，纸质或薄纸质，披针形或长圆状披针形，嫩叶边缘具尖锯齿，老叶边缘锯齿较圆。总状或圆锥状聚伞花序；花萼钟状；花冠紫色。蒴果长椭圆形，无毛。种子纺锤形，两端具长翅。花期 4~10 月，果期 6~12 月。

【适宜生境】生于海拔 450~3400m 的山地疏林中或山坡、山谷灌木丛中。

【资源状况】广泛分布于横断山三江并流区。常见。

【入药部位】花、叶、根。

【功能主治】花：清肝明目，祛风，去翳，凉血。用于结膜炎，角膜云翳。叶：去腐生肌。用于疮痈溃烂。根：清热解毒，除湿利胆。用于黄疸性肝炎，水肿。

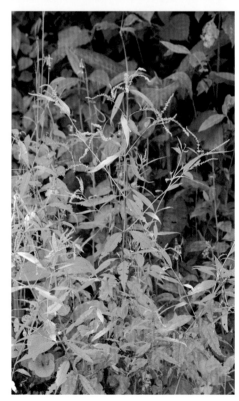

密蒙花 蒙花、小锦花、黄饭花
Buddleja officinalis Maxim.

【标本采集号】5334210021

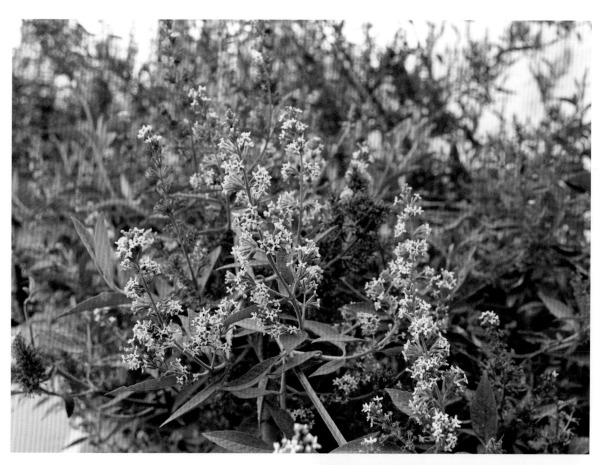

【形态特征】灌木。小枝、叶下面、叶柄和花序
　　　　　　均密被灰白色星状短绒毛。小枝略
　　　　　　呈四棱形。叶对生，纸质，狭椭圆
　　　　　　形或披针形；托叶在两叶柄基部之
　　　　　　间缢缩成一横线。花多而密集，组
　　　　　　成顶生聚伞圆锥花序；花萼钟状；
　　　　　　花冠紫堇色，后变白色或淡黄白色，
　　　　　　喉部橘黄色。蒴果椭圆状，外果皮
　　　　　　被星状毛，基部有宿存花被。花期
　　　　　　3~4 月，果期 5~8 月。

【适宜生境】生于海拔 200~2800m 的向阳山坡、
　　　　　　河边、村边的灌木丛中或林缘，适
　　　　　　应性较强，石灰岩山地亦能生长。

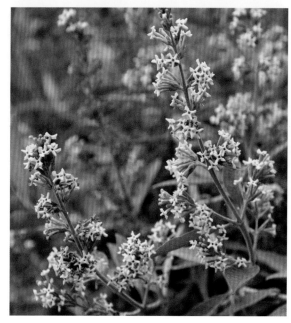

【资源状况】广泛分布于横断山三江并流区。常见。

【入药部位】花序及花蕾（密蒙花）。

【功能主治】清热养肝，明目退翳。用于目赤肿痛，多泪羞明，眼生翳膜，肝虚目暗，视物昏花。

钩 吻
胡蔓藤、断肠草、大茶药

Gelsemium elegans (Gardn. & Champ.) Benth.

【标本采集号】2353290747

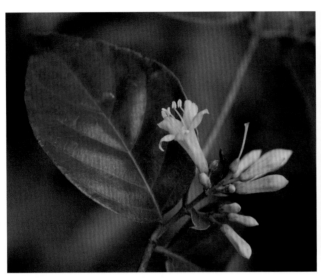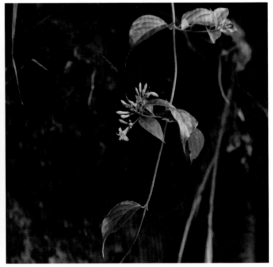

【形态特征】常绿木质藤本。除苞片边缘和花梗幼时被毛外，全株均无毛。叶片膜质，卵形或卵状披针形。花密集，组成顶生和腋生的三歧聚伞花序，每分枝基部有苞片2枚；花冠黄色，漏斗状，内面有淡红色斑点。蒴果卵形或椭圆形，未开裂时明显具有2条纵槽，基部有宿存的花萼，果皮薄革质。花期5~11月，果期7月至翌年3月。

【适宜生境】生于海拔500~2000m的山地路旁灌木丛中或潮湿肥沃的丘陵山坡疏林下。

【资源状况】分布于泸水。偶见。

【入药部位】根、叶或全株（断肠草）。

【功能主治】有大毒。消肿，止痛，接骨。用于疔疮肿毒，跌打损伤，骨折。

龙胆科

云南蔓龙胆 四方草、四不正
Crawfurdia campanulacea Wall. et Griff. ex C. B. Clarke

【标本采集号】533324180910789LY

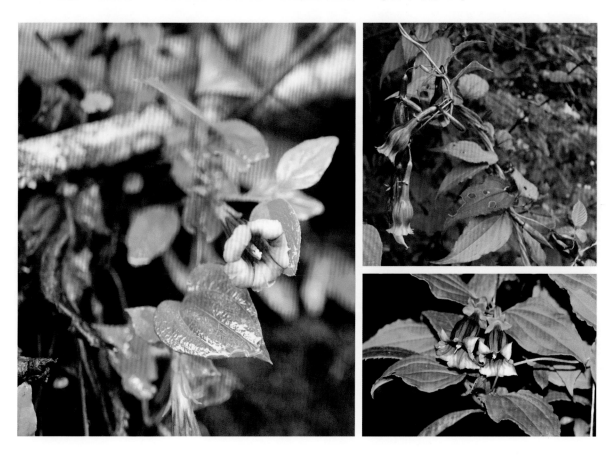

【形态特征】多年生缠绕草本。茎粗壮，常带紫色，具细条棱，上部螺旋状扭转。叶宽卵形、卵形或椭圆形，边缘细波状。花成对着生于叶腋或呈聚伞花序；花萼筒形，萼筒不开裂；花冠紫色或蓝色，钟形。蒴果内藏或外露。种子深褐色，圆形，具宽翅。花、果期10~12月。

【适宜生境】生于海拔1800~3400m的山坡草地或林下。

【资源状况】分布于德钦、维西、贡山、福贡等地。偶见。

【入药部位】根（双蝴蝶）。

【功能主治】养阴润肺，活血止痛，驱虫。用于肺结核，百日咳，月经不调，腹痛，蛔虫病，蛲虫病，皮肤发痒，跌打损伤。

蓝钟喉毛花 *Comastoma cyananthiflorum* (Franch. ex Hemsl.) Holub

【标本采集号】5334211055

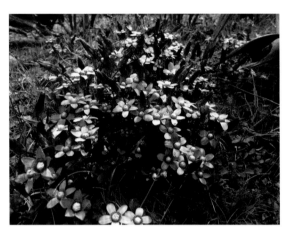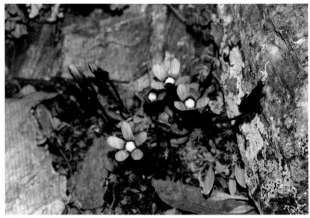

【形态特征】多年生草本。根黑褐色，颈部被褐色枯存叶柄。根状茎短；茎自基部分枝，斜升，近四棱形，基部节间短缩。基生叶发达，倒卵状匙形，边缘平滑，基部突然狭缩，下延成柄；茎中部叶倒卵状匙形。花单生于分枝顶端；花萼绿色，深裂至近基部；花冠蓝色，高脚杯状，冠筒宽筒形，喉部突然膨大，裂达中部，基部具2束白色副冠。蒴果披针形。花、果期6~10月。

【适宜生境】生于海拔3000~4900m的高山草甸、灌丛草甸、林下山坡草地。

【资源状况】广泛分布于横断山三江并流区。常见。

【入药部位】全草（蓝钟喉毛花）。

【功能主治】清热，疏肝，利胆。用于肝胆热证，时疫发热。

喉毛花 喉花草
Comastoma pulmonarium (Turcz.) Toyokuni

【标本采集号】5334210766

【形态特征】一年生草本。茎草黄色，近四棱，分枝。基生叶少，无柄，长圆形；茎生叶卵状披针形或匙形。聚伞花序或单花顶生；花萼开张，深裂至近基部，裂片边缘具糙毛；花冠淡蓝色，具深蓝色纵脉纹，喉部具1圈白色副冠；花丝白色，花药黄色。蒴果无柄，椭圆状披针形。花、果期7~11月。

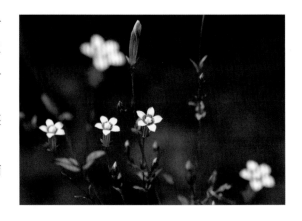

【适宜生境】生于海拔 3000~4800m 的河滩、山坡草地、林下、灌丛及高山草甸。

【资源状况】分布于香格里拉、德钦等地。偶见。

【入药部位】全草（喉毛花）。

【功能主治】祛风除湿，清热解毒。用于风湿痹痛，肠痈肿毒。

大花扁蕾 *Gentianopsis grandis* (H. Smith) Ma

【标本采集号】5334211171

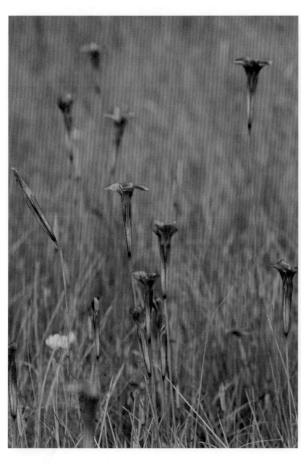 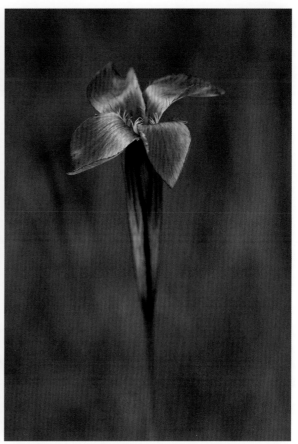

【形态特征】一年生或二年生草本。茎单生，粗壮，多分枝，具明显的条棱。茎基部叶密集，具短柄，叶片匙形或椭圆形；茎生叶无柄，狭披针形，边缘平滑，常外卷。花单生茎或分枝顶端；花梗直立，具明显的条棱；花特大；花萼漏斗形；花冠漏斗形，裂片椭圆形，边缘有不整齐的波状齿，下部两侧具长的细条裂齿。蒴果具柄。花、果期 7~10 月。

【适宜生境】生于海拔 2000~4050m 的水沟边、山谷河边、山坡草地。

【资源状况】分布于香格里拉、玉龙等地。偶见。

【入药部位】全草（大花扁蕾）。

【功能主治】清热利胆，退虚热。用于黄疸性肝炎，胆囊炎，虚火牙痛。

湿生扁蕾
沼生扁蕾、假斗那绕、结赫斗

Gentianopsis paludosa (Hook. f.) Ma

【标本采集号】5334210934

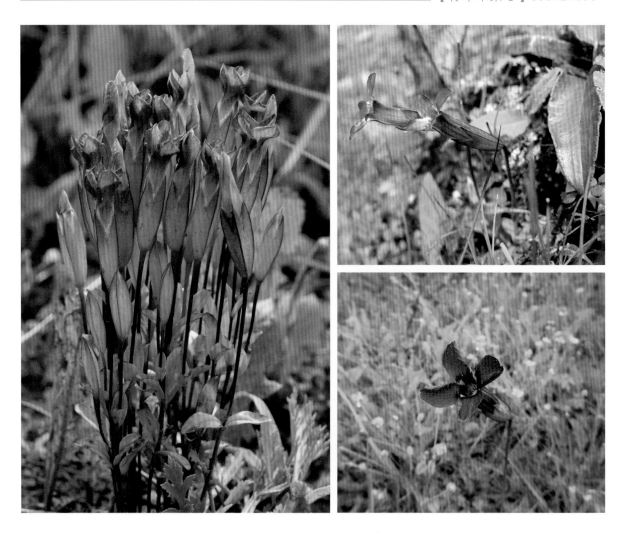

【形态特征】一年生草本。茎单生，直立或斜升，在基部分枝或不分枝。基生叶匙形，边缘具乳突，微粗糙，基部狭缩成柄；茎生叶无柄，矩圆形或椭圆状披针形，边缘具乳突，微粗糙。花单生于茎及分枝顶端；花萼筒形，裂片有白色膜质边缘；花冠蓝色，或下部黄白色，上部蓝色，裂片宽矩圆形，有微齿。蒴果具长柄，椭圆形。花、果期7~10月。

【适宜生境】生于海拔1180~4000m的河滩、山坡草地、林下。

【资源状况】分布于香格里拉、德钦、维西、玉龙等地。偶见。

【入药部位】全草（湿生扁蕾）。

【功能主治】清热解毒。用于急性黄疸性肝炎，结膜炎，高血压，急性肾盂肾炎，疮疖肿毒。

七叶龙胆 太白龙胆
Gentiana arethusae Burk. var. *delicatula* Marq.

【标本采集号】5334210962

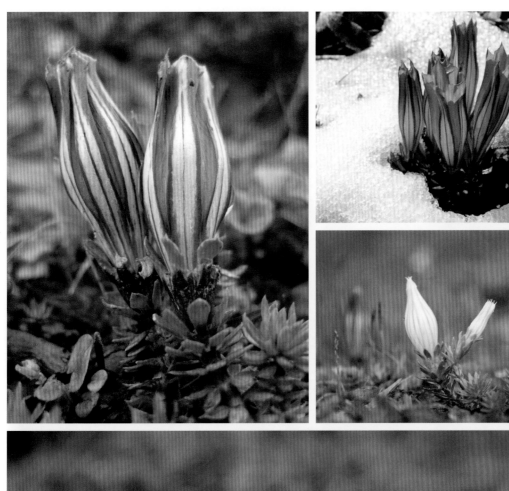

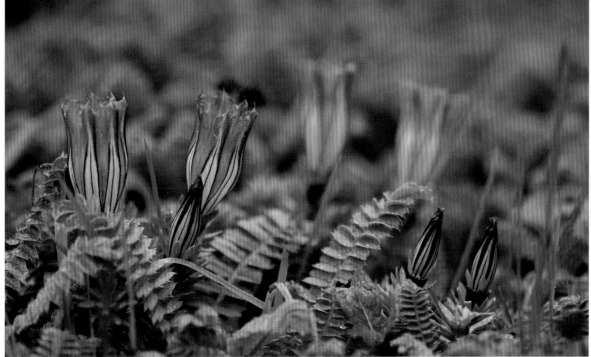

【形态特征】多年生草本。根多数，略肉质，须状。花枝多数丛生，铺散，斜升，黄绿色，具乳突。莲座丛叶缺或极不发达；茎生叶轮生，密集，边缘平滑。花小，单生于枝顶，基部包围于上部叶丛中；无花梗；花萼筒常带紫红色，倒锥状筒形，裂片弯缺狭，截形；花冠淡蓝色，钟状漏斗形。蒴果内藏，椭圆形。花、果期 8~9 月。

【适宜生境】生于海拔 2700~4800m 的山坡草地、高山草甸、灌丛草甸、路边及林边草地。

【资源状况】分布于香格里拉、德钦、维西、贡山等地。偶见。

【入药部位】花（七叶龙胆）。

【功能主治】清热解毒。用于时疫热，肺热。

阿墩子龙胆 *Gentiana atuntsiensis* W. W. Smith

【标本采集号】5334210775

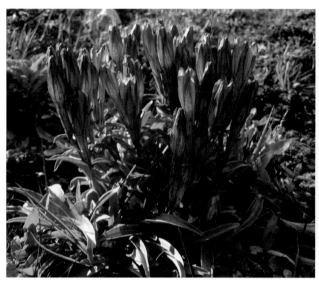 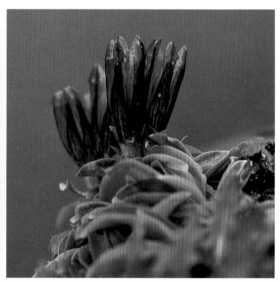

【形态特征】多年生草本。基部被黑褐色枯老膜质叶鞘包围。花枝直立，黄绿色或紫红色，中空，具乳突，尤以茎上部为密。叶基生，狭椭圆形或倒披针形。花多数，顶生和腋生，聚成头状或在花枝上部呈三歧分枝；花萼倒锥状筒形或筒形，萼筒膜质，裂片反折；花冠深蓝色，有时具蓝色斑点，无条纹，漏斗形。蒴果内藏，椭圆状披针形。种子黄褐色，宽矩圆形。花、果期 6~11 月。

【适宜生境】生于海拔 2700~4800m 的林下、灌丛中、高山草甸。

【资源状况】广泛分布于横断山三江并流区。常见。

【入药部位】根（阿墩子龙胆）。

【功能主治】消炎健胃。用于小儿黄疸，消化不良。

头花龙胆 坚龙胆、苦草、龙胆

Gentiana cephalantha Franch. ex Hemsl.

【标本采集号】533324180921978LY

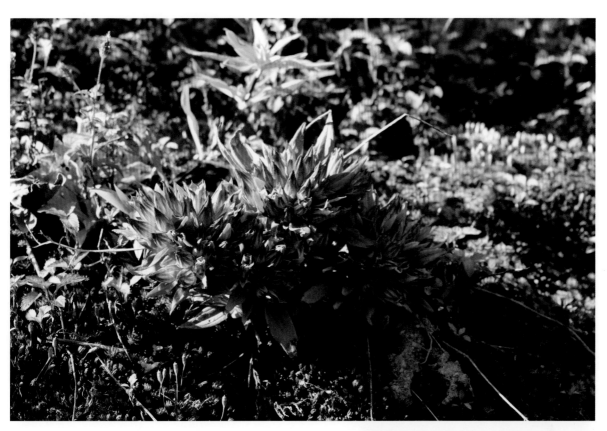

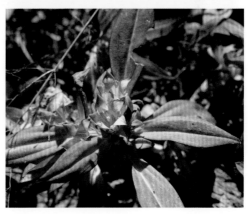

【形态特征】多年生草本。须根略肉质。主茎粗壮，平卧，呈匍匐状，分枝多，斜升；花枝多数，丛生，斜升，紫色或黄绿色，中空，光滑或在上部密被紫红色乳突。叶狭椭圆形，边缘微外卷，有乳突或光滑。花多数，簇生于枝端而呈头状；花冠蓝色或蓝紫色，冠檐具多数深蓝色斑点，漏斗形或筒状钟形。蒴果内藏或微外露，椭圆形。种子黄褐色，有光泽，矩圆形或近圆形，表面具蜂窝状网隙。花、果期 8~11 月。

【适宜生境】生于海拔 1800~4450m 的山坡草地、山坡路边、灌丛中、林缘、林下。

【资源状况】广泛分布于横断山三江并流区。常见。

【入药部位】根（头花龙胆）。

【功能主治】泻肝火，除湿热，清下焦。用于目赤耳聋，骨蒸潮热，湿热带下，痿证。

粗茎秦艽 _{秦艽}
Gentiana crassicaulis Duthie ex Burk.

【标本采集号】5334210776

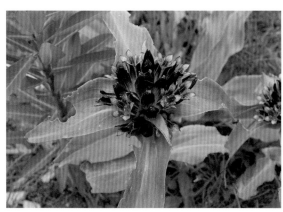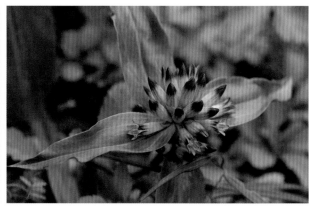

【形态特征】多年生草本，全株光滑无毛，基部被枯存的纤维状叶鞘包裹。须根扭结或黏结成一个粗的根。枝少数丛生，粗壮，斜升，黄绿色或带紫红色。莲座状叶成丛，叶片卵状椭圆形，茎生叶卵状披针形。花在茎顶簇生，呈头状；花萼筒膜质，一侧开裂而呈佛焰苞状；花冠筒部黄白色，冠檐蓝紫色或深蓝色，内面有斑点，壶形。蒴果内藏，无柄，椭圆形。花、果期6~10月。

【适宜生境】生于海拔2100~4500m的山坡草地、山坡路旁、高山草甸、撂荒地、灌丛中、林下及林缘。

【资源状况】分布于香格里拉、德钦、玉龙等地。偶见。

【入药部位】根（秦艽）。

【功能主治】祛风湿，清湿热，止痹痛，退虚热。用于风湿痹痛，中风半身不遂，筋脉拘挛，骨节酸痛，湿热黄疸，骨蒸潮热，小儿疳积发热。

肾叶龙胆 *Gentiana crassuloides* Bureau et Franch.

【标本采集号】5334211068

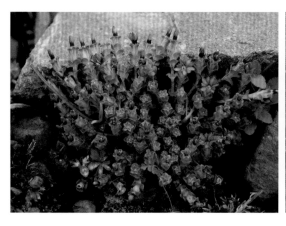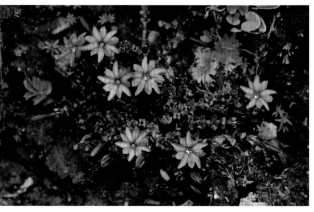

【形态特征】一年生草本。茎常带紫红色，密被黄绿色有时夹杂紫红色的乳突，基部多分枝。叶基部突然收缩成柄，边缘厚软骨质。花数朵，单生于小枝顶端；花梗常带紫红色，密被黄绿色有时夹杂紫红色的乳突；花萼宽筒形，萼筒膜质常带紫红色；花冠上部蓝色或蓝紫色，下部黄绿色，高脚杯状，冠筒细筒形，冠檐突然膨大。蒴果外露或内藏，具宽翅，两侧边缘具狭翅，基部渐狭成柄。花、果期 6~9 月。

【适宜生境】生于海拔 2700~4450m 的山坡草地、沼泽草地、灌丛、林下、山顶草地、冰碛垄、河边及水沟边。

【资源状况】分布于香格里拉、德钦、玉龙等地。偶见。

【入药部位】全草（肾叶龙胆）。

【功能主治】清热解毒。用于疮疖（协日乌素病）。

美龙胆 *Gentiana decorata* Diels

【标本采集号】5334210960

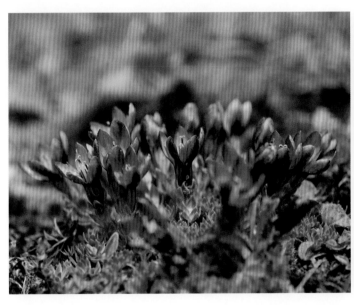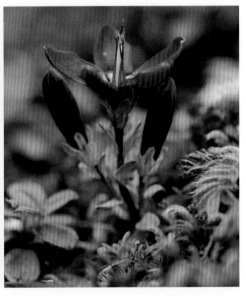

【形态特征】多年生矮小草本。根粗壮，深棕色或黑色。茎丛生，平卧或斜升，从基部多分枝，具细条棱。茎生叶多数，密集，卵形、椭圆形或匙形。花单生于枝顶；花萼杯状；花冠深蓝色或紫色，钟形，中裂或深裂。蒴果淡褐色，内藏，长椭圆形。种子紫黑色，椭圆形或卵形，具细网纹。花、果期 8~11 月。

【适宜生境】生于海拔 3200~4550m 的山坡草地、水边草地。

【资源状况】分布于香格里拉、德钦、贡山、兰坪等地。偶见。

【入药部位】花（美龙胆）。

【功能主治】用于黑疤痘疮，皮炎。

流苏龙胆 *Gentiana panthaica* Prain et Burk.

【标本采集号】5329320463

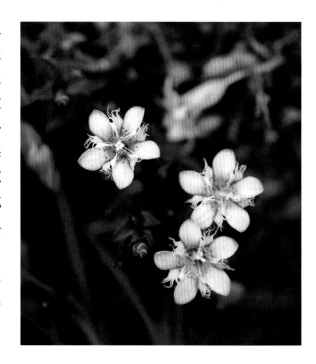

【形态特征】一年生草本。茎黄绿色，光滑，从基部起多分枝。叶基部半抱茎，边缘无软骨质也无膜质；叶柄边缘及背面具乳突。花多数，单生于小枝顶端；花萼钟形；花冠淡蓝色，外面具蓝灰色宽条纹，狭钟形。蒴果内藏或仅先端外露，矩圆形，具宽翅，两侧边缘有狭翅，基部渐狭成柄。种子淡褐色，矩圆形，表面具致密细网纹。花、果期 5~8 月。

【适宜生境】生于海拔 1600~3800m 的山坡草地、灌丛中、林下、林缘、河滩及路旁。

【资源状况】分布于维西、泸水、福贡、兰坪、玉龙等地。偶见。

【入药部位】全草（流苏龙胆）。

【功能主治】清热解毒，利湿消肿，疏肝利胆。用于肝胆热证，时疫发热。

叶萼龙胆 *Gentiana phyllocalyx* C. B. Clarke

【标本采集号】533324180825416LY

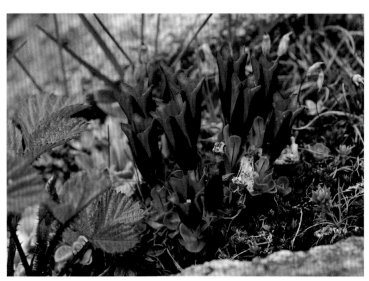

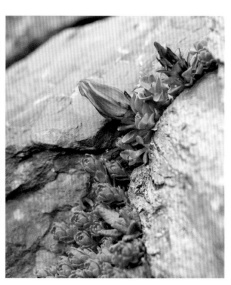

【形态特征】多年生草本。须根少数，细瘦。具长根状茎；枝稀疏丛生或单生，黄绿色，光滑，基部被黑褐色枯老残叶。叶大部分基生，密集，呈莲座状，倒卵形或倒卵圆形。花单生于枝顶；花萼小，藏于茎生叶中；花冠蓝色，有深蓝色条纹，筒状钟形，裂片全缘或边缘啮蚀状。蒴果外露或仅先端外露，狭卵状椭圆形。种子扁平，褐色，近圆形。花、果期 6~10 月。

【适宜生境】生于海拔 3000~5200m 的山坡草地、石砾山坡、灌丛中、岩石上。

【资源状况】广泛分布于横断山三江并流区。常见。

【入药部位】全草（叶萼龙胆）。

【功能主治】清热解毒。用于热痢，发热性疾病，血与"赤巴"合病，"木保"病，血管闭塞病，痢疾，喉痛。

毛花龙胆 *Gentiana pubiflora* T. N. Ho

【标本采集号】5334210117

【形态特征】一年生草本。茎紫红色，密被小硬毛。基生叶大，在花期枯萎，宿存，边缘密生长睫毛；茎生叶小，宽卵形或卵圆形。花数朵，单生于小枝顶端；花梗紫红色，密被小硬毛；花萼倒锥状筒形，外面具小硬毛，以后毛脱落；花冠黄绿色，有时内面淡蓝色，漏斗形。蒴果内藏，矩圆状匙形，具宽翅，两侧边缘具狭翅。种子褐色，三棱状椭圆形。花、果期 4~5 月。

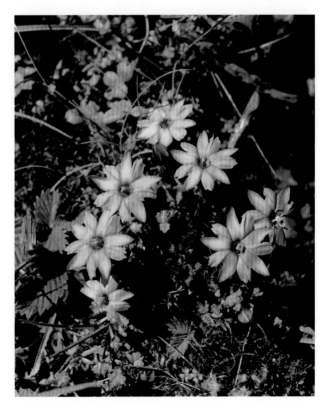

【适宜生境】生于海拔 2600~3300m 的林下、灌丛中。

【资源状况】分布于香格里拉、玉龙等地。少见。

【入药部位】全草（毛花龙胆）。

【功能主治】清热降火。用于目赤肿痛，牙痛，咽喉肿痛，疔疮。

红花龙胆 胆草、红龙胆
Gentiana rhodantha Franch. ex Hemsl.

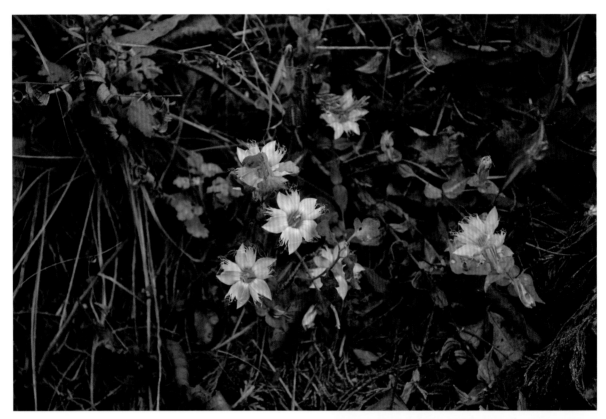

【形态特征】多年生草本。具短缩根状茎；茎常带紫色，具细条棱，微粗糙。基生叶呈莲座状，椭圆形或卵形；茎生叶宽卵形或卵状三角形，基部联合成短筒抱茎。花单生于茎顶，无花梗；花萼膜质，有时微带紫色，脉稍突起成狭翅，裂片线状披针形；花冠淡红色，上部有紫色纵纹，裂片先端具细长流苏。蒴果内藏或仅先端外露，淡褐色，果皮薄。花、果期 10 月至翌年 2 月。

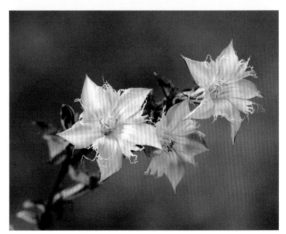

【适宜生境】生于海拔 570~1750m 的高山灌丛、草地及林下。

【资源状况】分布于德钦、维西、贡山、兰坪、玉龙等地。偶见。

【入药部位】根及全草（红花龙胆）。

【功能主治】清热利湿，解毒。用于急性黄疸性肝炎，痢疾，小儿肺炎，支气管炎，支气管哮喘，肺结核，淋巴结结核，小便不利，结膜炎；外用于痈疖疮疡，烧烫伤。

滇龙胆草 龙胆草、胆草、草龙胆

Gentiana rigescens Franch. ex Hemsl.

【标本采集号】5334210117

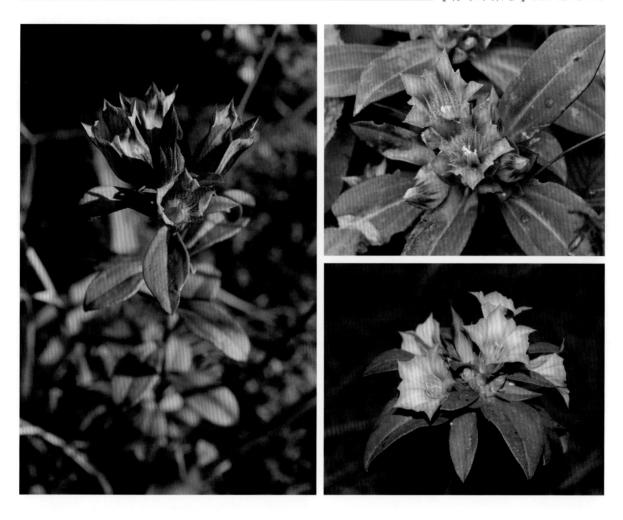

【形态特征】多年生草本。须根肉质。主茎粗壮，有分枝；花枝多数，丛生，坚硬，基部木质化，上部草质，紫色或黄绿色，中空。无莲座状叶丛；茎生叶多对，边缘略外卷，有乳突或光滑。花多数，簇生于枝端而呈头状，稀腋生或簇生于小枝顶端；无花梗；花萼倒锥形，萼筒膜质，全缘，不开裂；花冠蓝紫色或蓝色，冠檐具多数深蓝色斑点，漏斗形或钟形。蒴果内藏，椭圆形。花、果期 8~12 月。

【适宜生境】生于海拔 1100~3000m 的山坡草地、灌丛中、林下及山谷中。

【资源状况】分布于福贡、玉龙等地。偶见。

【入药部位】根及根茎（龙胆）。

【功能主治】清热燥湿，泻肝胆火。用于湿热黄疸，阴肿阴痒，带下病，强中，湿疹瘙痒，目赤，耳聋，胁痛，口苦，惊风抽搐。

评 述

1. **药用历史**：滇龙胆是传统中药龙胆品种之一。龙胆始载于《神农本草经》，列为上品。《名医别录》载："生齐朐山谷及冤句（今山东菏泽），二月、八月、十一月、十二月采根，阴干。"《本草图经》载："宿根黄白色，下抽根十余条，类牛膝而短。直上生苗，高尺余。四月生叶如嫩蒜，细茎如小竹枝，七月开花，如牵牛花，作铃铎形，青碧色；冬后结子，苗便枯，俗呼为草龙胆。"《证类本草》载："大寒，无毒。除胃中伏热，时气温热，热泄下痢，去肠中小虫，益肝胆气，止惊悸。"《滇南本草》载："龙胆草，味苦，性寒。泻肝经实火，止喉痛。"而《植物名实图考》载："滇龙胆生云南山中，丛根簇茎，叶似柳微宽，又似橘叶而小。叶中发苞开花，花如钟形，一一上耸，茄紫色。"此滇龙胆为《滇南本草》所载的龙胆草，即今滇龙胆。

2. **品质规格**：滇龙胆以身干，根条粗长、色黄、半透明，残茎少，无杂质，无霉变者为佳。总灰分不得超过 7%。

3. **化学成分**：主要含有环烯醚萜类、三萜类、黄酮类、木脂素类、生物碱类、苯甲酸酯类等。

深红龙胆　二郎箭、石肺筋、玉米花
Gentiana rubicunda Franch.

【标本采集号】533324180827465LY

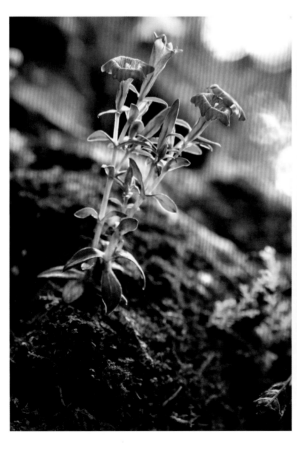
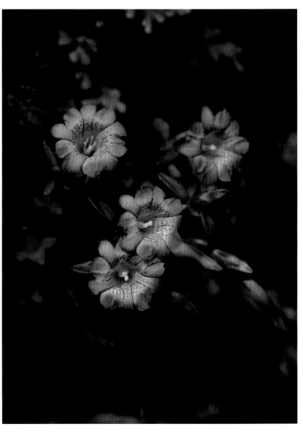

【形态特征】一年生草本。茎直立，紫红色或草黄色，光滑。叶先端钝或钝圆，基部钝，边缘具乳突。花数朵，单生于小枝顶端；花梗紫红色或草黄色，光滑，裸露；花冠紫红色，有时冠筒上具黑紫色短而细的条纹和斑点。蒴果外露，矩圆形，具宽翅，两侧边缘具狭翅。种子褐色，有光泽，椭圆形，表面具细网纹。花、果期3~10月。

【适宜生境】生于海拔520~3300m的荒地、路边、溪边、山坡草地、林下、岩边及山沟。

【资源状况】分布于贡山等地。偶见。

【入药部位】全草（深红龙胆）。

【功能主治】清热解毒。用于痈疽疔疮，蛇咬伤，跌打损伤，消化不良。

鳞叶龙胆 龙胆地丁、石龙胆
Gentiana squarrosa Ledeb.

【标本采集号】3229010003

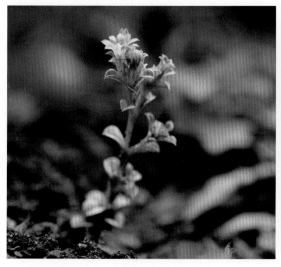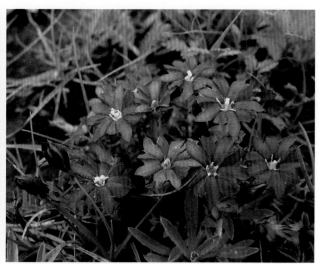

【形态特征】一年生草本。茎黄绿色或紫红色，密被黄绿色有时夹杂有紫色的乳突，自基部起多分枝。叶边缘厚软骨质，密生细乳突，两面光滑；基生叶大，在花期枯萎，宿存；茎生叶小，外反。花多数单生于小枝顶端；花梗黄绿色或紫红色，密被黄绿色有时夹杂紫色的乳突；花冠蓝色，筒状漏斗形。蒴果外露，倒卵状矩圆形，有宽翅，两侧边缘有狭翅。花、果期4~9月。

【适宜生境】生于海拔110~4200m的山坡、山谷、山顶、干草原、河滩、荒地、路边、灌丛中及高山草甸。

【资源状况】分布于香格里拉、贡山等地。偶见。

【入药部位】全草（石龙胆）。

【功能主治】清热利湿，解毒消肿。用于咽喉肿痛，阑尾炎，白带异常，尿血；外用于疮疡肿毒，淋巴结结核。

短柄龙胆 *Gentiana stipitata* Edgew.

【标本采集号】ZM546

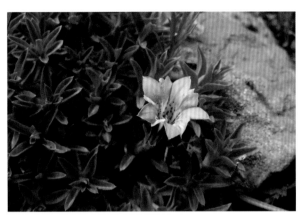 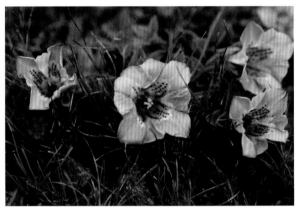

【形态特征】多年生草本，基部被多数枯存残茎包围。主根粗大，短缩，具多数略肉质的须根。叶常对折，边缘白色软骨质，具乳突；莲座丛叶发达，卵状披针形；茎生叶多对，中下部叶疏离，卵形或椭圆形。花单生于枝顶，基部包于上部叶丛中；无花梗；花萼筒白色膜质，倒锥状筒形；花冠浅蓝灰色，稀白色，具深蓝灰色宽条纹，有时具斑点。蒴果内藏，披针形。花、果期6~11月。

【适宜生境】生于海拔3200~4600m的河滩、沼泽草甸、高山灌丛草甸、高山草甸、阳坡石隙内。

【资源状况】分布于玉龙等地。偶见。

【入药部位】花（短柄龙胆）。

【功能主治】祛风湿，活血通络。用于炭疽，风湿性关节炎。

大花龙胆 邦见恩保
Gentiana szechenyii Kanitz

【标本采集号】5334211169

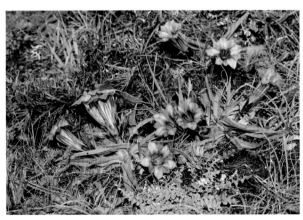 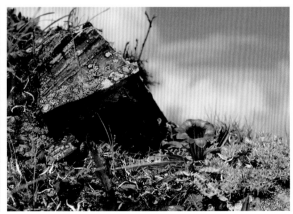

【形态特征】多年生草本，基部被枯存的膜质叶鞘包围。主根粗大，短缩，具多数略肉质的须根。叶常对折，边缘白色软骨质，密被乳突；莲座丛叶发达，剑状披针形；茎生叶少，密集，椭圆状披针形。花单生于枝顶；无花梗；花萼筒白色膜质，有时上部带紫红色；花冠上部蓝色或蓝紫色，下部黄白色，具蓝灰色宽条纹，筒状钟形。蒴果内藏，狭椭圆形。花、果期 6~11 月。

【适宜生境】生于海拔 3000~4800m 的山坡草地。

【资源状况】分布于香格里拉、德钦等地。偶见。

【入药部位】全草（大花龙胆）。

【功能主治】清热解毒。用于热痢，发热性疾病，血与"赤巴"合病，"木保"病，血管闭塞病，痢疾，喉痛。

东俄洛龙胆 *Gentiana tongolensis* Franch.

【标本采集号】5305221505 11136LY

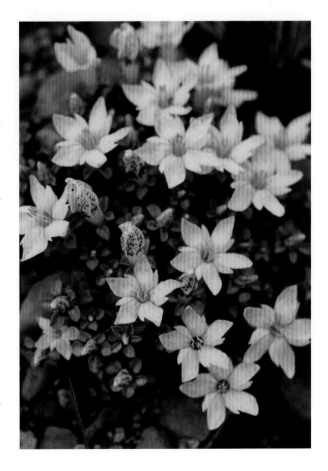

【形态特征】一年生草本。茎紫红色，具乳突，从基部起多分枝，铺散。基生叶小，在花期枯萎；茎生叶略肉质，叶片近圆形，基部突然收缩成柄，边缘具软骨质。花多数，单生于小枝顶端；无花梗；花萼筒膜质，筒形，外面具乳突或光滑，裂片略肉质，外反或开展；花冠淡黄色，上部具蓝色斑点，高脚杯状，稀筒形。蒴果部分外露或内藏。花、果期 8~9 月。

【适宜生境】生于海拔 3500~4800m 的草甸、山坡路旁。

【资源状况】分布于德钦、玉龙等地。偶见。

【入药部位】全草（大花龙胆）。

【功能主治】清热解毒。用于热痢，发热性疾病，血与"赤巴"合病，"木保"病，血管闭塞病，痢疾，喉痛。

蓝玉簪龙胆 *Gentiana veitchiorum* Hemsl.

【标本采集号】ZM702

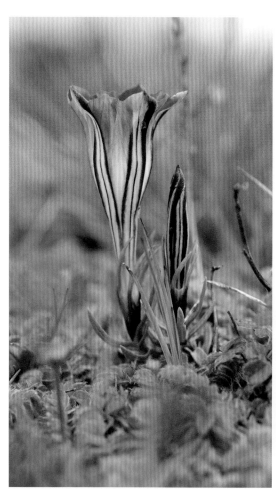
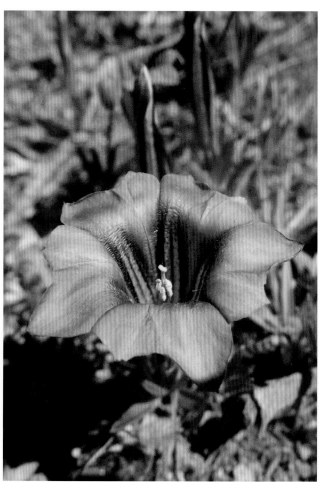

【形态特征】多年生草本。根略肉质，须状。叶先端急尖，边缘粗糙；莲座丛叶发达，线状披针形；茎生叶多对。花单生于枝顶；无花梗；萼筒常带紫红色；花冠上部深蓝色，下部黄绿色，具深蓝色条纹和斑点，稀淡黄色至白色，狭漏斗形或漏斗形。蒴果内藏，椭圆形或卵状椭圆形。花、果期6~10月。

【适宜生境】生于海拔2500~4800m的山坡草地、河滩、高山草甸、灌丛及林下。

【资源状况】分布于香格里拉、德钦、贡山等地。偶见。

【入药部位】根、全草、花（蓝玉簪龙胆）。

【功能主治】根、全草：清肝胆火，解毒。用于目赤头痛，咽喉肿痛，湿热黄疸，高热神昏。花：用于支气管炎，咳嗽，天花。

矮龙胆 二郎箭

Gentiana wardii W. W. Smith

【标本采集号】5334211063

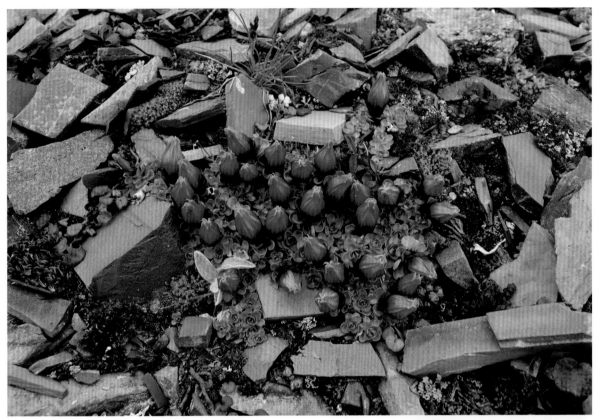

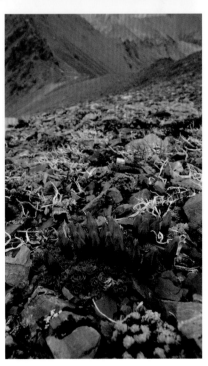

【形态特征】多年生小草，有发达的匍匐茎。须根少，细弱。枝多数，稀疏丛生，极低矮，节间短缩，基部被黑褐色枯存残叶。叶密集，莲座状，倒卵状匙形或匙形。花单生于枝顶，基部被包围于叶丛中；无花梗；花萼筒膜质，黄绿色；花冠蓝色，钟形，花萼以上突然膨大。蒴果内藏或先端外露，卵状椭圆形。花、果期 8~10 月。

【适宜生境】生于海拔 3500~4550m 的高山草甸、碎砾石山坡上。

【资源状况】分布于香格里拉、德钦、维西、玉龙等地。偶见。

【入药部位】全草。

【功能主治】清热解毒，止泻。用于中毒性发热，热性腹泻，流行性感冒，咽喉肿痛，黄疸病，胃肠溃疡，"培根"病，"木保"病。

云南龙胆 *Gentiana yunnanensis* Franch.

【标本采集号】5334210770

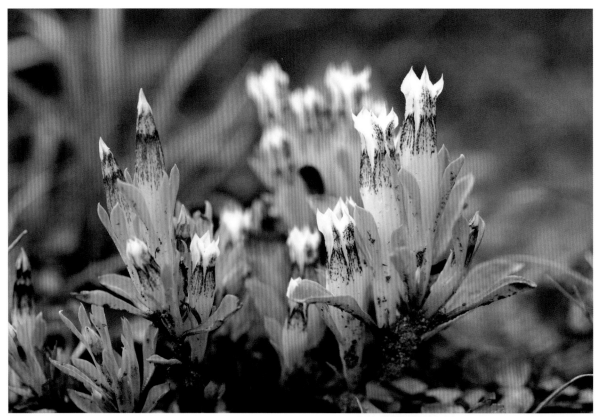

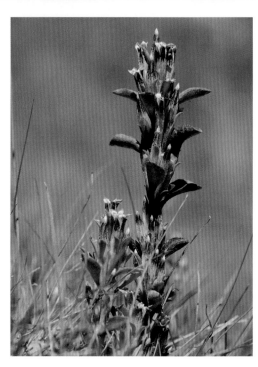

【形态特征】一年生草本。根系发达，主根明显。茎直立，紫红色，密被乳突，常从基部或下部起多分枝。叶较多，疏离，叶片匙形或倒卵形，边缘微粗糙或平滑。花极多数，以1~3朵着生于小枝顶端或叶腋；无花梗；花萼筒倒锥状筒形；花冠黄绿色或淡蓝色，具蓝灰色斑点，筒形。蒴果内藏或先端外露，狭矩圆形。花、果期8~10月。

【适宜生境】生于海拔2300~4400m的山坡草地、路旁、高山草甸、灌丛中及林下。

【资源状况】广泛分布于横断山三江并流区。常见。

【入药部位】根、根茎（云南龙胆）。

【功能主治】清热燥湿，泻肝胆火。用于湿热黄疸，肝火头痛，惊风抽搐。

椭圆叶花锚　*Halenia elliptica* D. Don

【标本采集号】5334210773

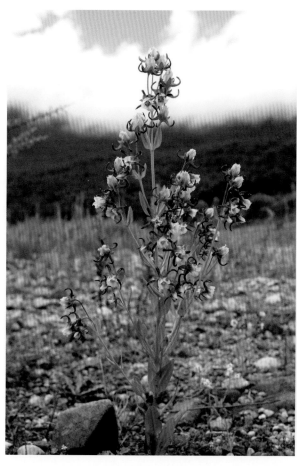

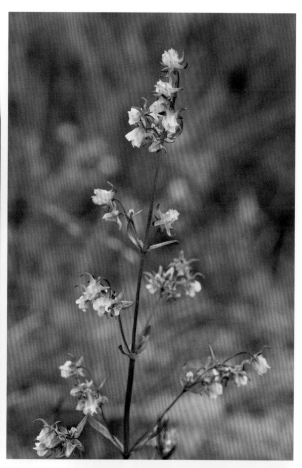

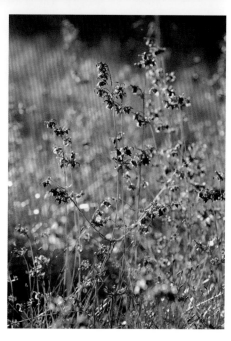

【形态特征】一年生草本。根具分枝。茎上部分枝，4 棱。基生叶椭圆形，全缘，具宽扁的柄，叶脉 3；茎生叶卵形或卵状披针形，全缘，无柄或茎下部叶具极短而宽扁的柄，抱茎，叶脉 5。聚伞花序顶生或腋生；花蓝色或紫色，裂片卵圆形或椭圆形，先端具小尖头。蒴果宽卵形。花、果期 7~9 月。

【适宜生境】生于海拔 700~4100m 的高山林下及林缘、山坡草地、灌丛中、山谷水沟边。

【资源状况】广泛分布于横断山三江并流区。常见。

【入药部位】根或全草（黑及草）。

【功能主治】清热利湿，平肝利胆。用于急性黄疸性肝炎，胆囊炎，胃炎，头晕头痛，蛔虫病，牙痛。

肋柱花 *Lomatogonium carinthiacum* (Wulf.) Reichb.

【标本采集号】533324180922998LY

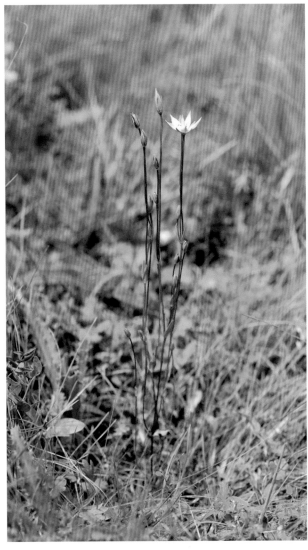
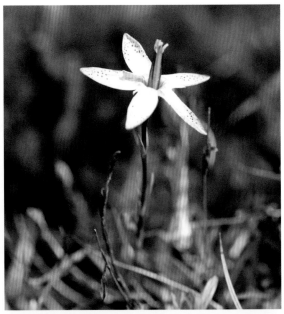
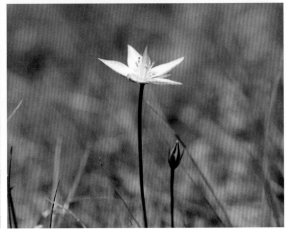

【形态特征】一年生草本。茎带紫色，自下部多分枝。基生叶早落，具短柄，莲座状，叶片匙形；茎生叶无柄，披针形、椭圆形至卵状椭圆形。聚伞花序或花生于分枝顶端；花梗斜上升，几四棱形，不等长；花冠蓝色，裂片椭圆形或卵状椭圆形，基部两侧各具1个腺窝，腺窝管形，下部浅囊状，上部具裂片状流苏。蒴果无柄，圆柱形。花、果期8~10月。

【适宜生境】生于海拔430~5400m的山坡草地、灌丛草甸、河滩草地、高山草甸。

【资源状况】分布于德钦、贡山、玉龙等地。偶见。

【入药部位】全草（肋柱花）。

【功能主治】抑协日，清热，疗伤，健胃。用于胆痞，黄疸，消化不良，巴达干协日合并症，协日热，肝胆热病。

圆叶肋柱花　*Lomatogonium oreocharis* (Diels) Marq.

【标本采集号】ZM802

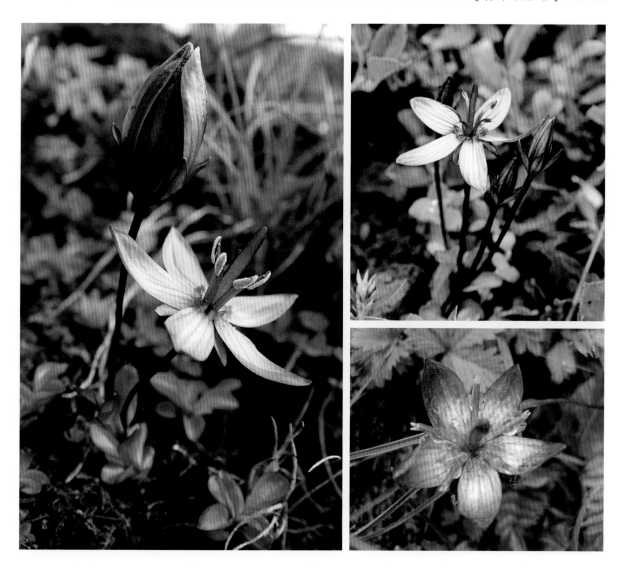

【形态特征】多年生草本。根状茎多分枝。花枝四棱形，有时带紫色。不育枝的叶呈莲座状，叶片近圆形或宽倒卵形。花 5 数，生于花枝顶端和叶腋；花梗具棱；花冠蓝色或蓝紫色，具深蓝色纵脉纹，基部两侧各具 1 个腺窝，腺窝大，管形，上部具细长的裂片状流苏。蒴果无柄，披针形。花期 8~10 月。

【适宜生境】生于海拔 3000~4800m 的草坡、灌丛中及林下。

【资源状况】分布于德钦、玉龙等地。偶见。

【入药部位】全草（圆叶肋柱花）。

【功能主治】清热解毒，清骨热，益肾。用于胃热，骨热，药物中毒。

大钟花 *Megacodon stylophorus* (C. B. Clarke) H. Smith

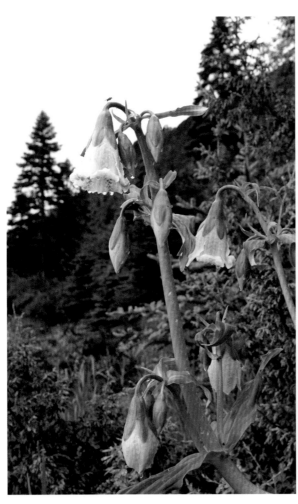 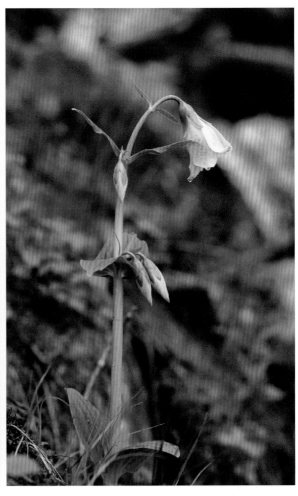

【形态特征】多年生草本，全株光滑。茎粗壮，黄绿色，中空，具细棱，不分枝。基部叶小，膜质，黄白色，卵形；中、上部叶大，草质，绿色，半抱茎。花顶生及腋生，组成假总状聚伞花序；花梗黄绿色，微弯垂；花萼钟形，萼筒短，宽漏斗形；花冠黄绿色，有绿色和褐色网脉，钟形。蒴果椭圆状披针形。种子黄褐色，表面具纵的脊状突起。花、果期 6~9 月。

【适宜生境】生于海拔 3000~4400m 的林间草地、林缘、灌丛中、山坡草地及水沟边。

【资源状况】广泛分布于横断山三江并流区。常见。

【入药部位】根、花。

【功能主治】清肺热，胆热，解毒，止血，消肿。用于肝胆热证，黄疸，二便不通，炭疽病，疮痈，外伤。

狭叶獐牙菜

大籽獐牙菜、青鱼胆、火把草

Swertia angustifolia Buch. -Ham. ex D. Don

【标本采集号】3229011017

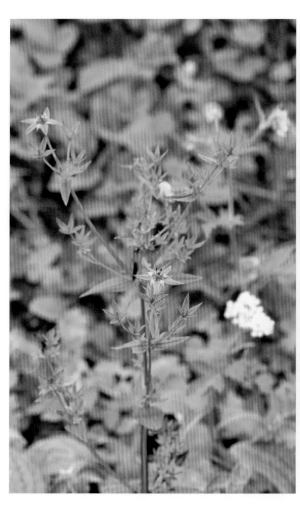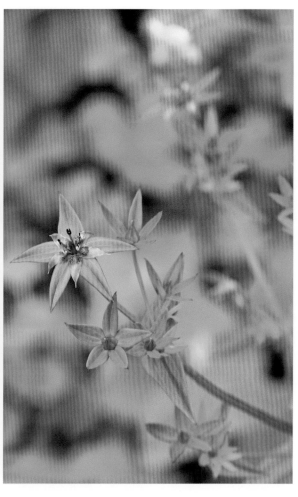

【形态特征】一年生草本。茎四棱形，棱上有狭翅，上部有分枝。叶无柄，披针形或披针状椭圆形。圆锥状复聚伞花序开展；花萼绿色，裂片线状披针形，背面具突起的 3 脉；花冠白色或淡黄绿色，中上部具紫色斑点，基部具 1 个腺窝，腺窝圆形，深陷，上半部边缘具短流苏，基部具 1 个圆形的膜片，盖在腺窝上，膜片可以开合。蒴果宽卵形。花、果期 8~9 月。

【适宜生境】生于海拔 150~3300m 的田边、草坡、荒地。

【资源状况】分布于玉龙。偶见。

【入药部位】全草（狭叶獐牙菜）。

【功能主治】清肝利胆，除湿清热。用于急性黄疸性肝炎，胆囊炎。

西南獐牙菜 苦草、苦胆草、青叶胆
Swertia cincta Burk.

【标本采集号】3229010699

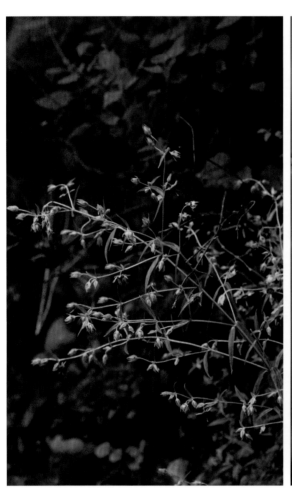
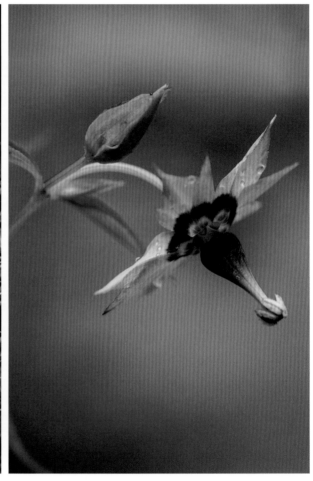

【形态特征】一年生草本。茎中空，中上部有分枝。基生叶在花期凋谢；茎生叶具极短的柄，披针形或椭圆状披针形，脉上和叶的边缘具短柔毛，叶柄具短毛。圆锥状复聚伞花序多花；花梗具条棱，棱上有短毛；花下垂；花冠黄绿色，基部环绕着 1 圈紫晕，裂片卵状披针形，边缘具短睫毛，基部具 1 个马蹄形裸露腺窝，腺窝之上具 2 个黑紫色斑点。蒴果卵状披针形。花、果期 8~11 月。

【适宜生境】生于海拔 1400~3750m 的潮湿山坡、灌丛中、林下。

【资源状况】分布于香格里拉、玉龙等地。偶见。

【入药部位】全草（大青叶胆）。

【功能主治】清热，利湿，止牙痛。用于湿热黄疸，慢性肝炎，感冒咳嗽，咽喉痛，风火牙痛。

高獐牙菜　*Swertia elata* H. Smith

【标本采集号】5334210878

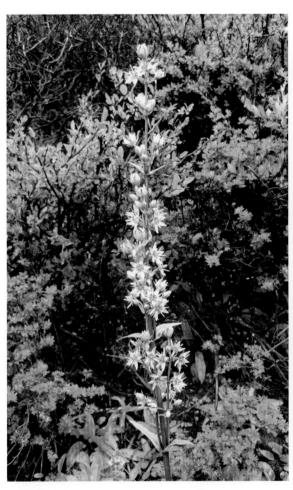
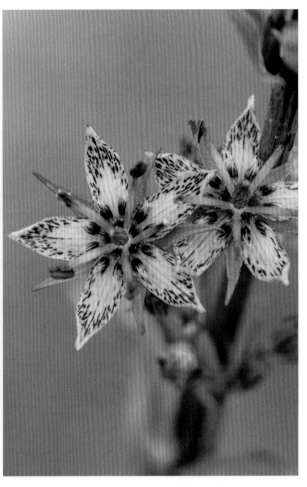

【形态特征】多年生草本。茎黄绿色，有时下部带紫色，中空，不分枝。叶大部分基生，具长柄，线状椭圆形或狭披针形。圆锥状复聚伞花序常有间断；花梗弯垂或直立，紫色或黄绿色，具细条棱；花冠黄绿色，具多数蓝紫色细而短的条纹，基部有 2 个腺窝，腺窝基部囊状；花药蓝色。蒴果无柄，卵形，仅下部包被于宿存的花冠中。花期 6~9 月。

【适宜生境】生于海拔 3200~4600m 的高山草甸、灌丛中及山坡草地。

【资源状况】分布于香格里拉、玉龙等地。偶见。

【入药部位】全草（高獐牙菜）。

【功能主治】清热，续筋脉，止血生肌。用于时疫，黄疸，腹痛，肺热，疮疖，跌打损伤，外伤出血。

大籽獐牙菜 _{当药}
Swertia macrosperma (C. B. Clarke) C. B. Clarke

【标本采集号】533324180829556LY

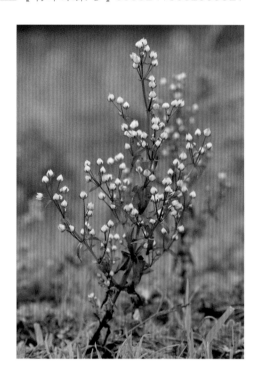

【形态特征】一年生草本。根黄褐色，粗壮。茎直立，四棱形，常带紫色。基生叶及茎下部叶在花期常枯萎，叶片匙形，全缘或边缘有不整齐的小齿；茎中部叶无柄，叶片矩圆形或披针形。圆锥状复聚伞花序多花；花冠白色或淡蓝色，裂片椭圆形，基部具 2 个腺窝，腺窝囊状，矩圆形，边缘仅具数根柔毛状流苏。蒴果卵形。花、果期 7~11 月。

【适宜生境】生于海拔 1400~3950m 的河边、山坡草地、杂木林或竹林下、灌丛中。

【资源状况】分布于贡山、玉龙等地。偶见。

【入药部位】全草（大籽獐牙菜）。

【功能主治】清热消炎，清肝利胆，除湿。用于消化不良，黄疸，风火眼，牙痛，口疮。

川西獐牙菜 _{桑斗、藏茵陈}
Swertia mussotii Franch.

【标本采集号】ZM629

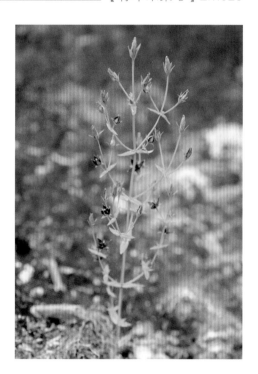

【形态特征】一年生草本。主根明显，淡黄色。茎四棱形，棱上有窄翅，从基部起作塔形或帚状分枝。叶无柄，卵状披针形至狭披针形，基部半抱茎。圆锥状复聚伞花序多花，占据了整个植株；花冠暗紫红色，裂片披针形，基部具2个腺窝，腺窝沟状，狭矩圆形，深陷，边缘具柔毛状流苏。蒴果矩圆状披针形。种子深褐色，椭圆形，表面具细网状突起。花、果期7~10月。

【适宜生境】生于海拔1900~3800m的山坡、河谷、林下、灌丛、水边。

【资源状况】分布于德钦等地。偶见。

【入药部位】全草（川西獐牙菜）。

【功能主治】清热解毒，利胆退黄。用于各型急性肝炎。

显脉獐牙菜 四棱草、水灵芝、水黄连

Swertia nervosa (G. Don) Wall. ex C. B. Clarke

【标本采集号】5333241812021095LY

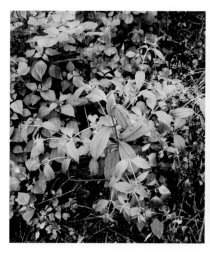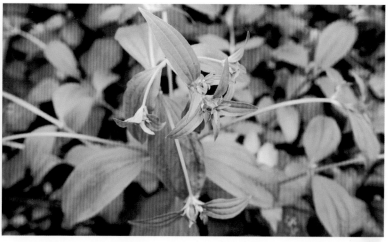

【形态特征】一年生草本。根粗壮。茎四棱形，棱上有宽翅，上部有分枝。叶具极短的柄，椭圆形、狭椭圆形至披针形。圆锥状复聚伞花序多花；花冠黄绿色，中部以上具紫红色网脉，裂片椭圆形，下部具 1 个腺窝，腺窝深陷，半圆形，上半部边缘具短流苏，基部有 1 个半圆形膜片盖于其上，膜片可以自由启合。蒴果无柄，卵形。种子深褐色，椭圆形，表面泡沫状。花、果期 9~12 月。

【适宜生境】生于海拔 460~2700m 的河滩、山坡、疏林下、灌丛中。

【资源状况】分布于贡山。偶见。

【入药部位】全草（显脉獐牙菜）。

【功能主治】清热解毒。用于泄泻，月经不调，黄疸。

斜茎獐牙菜 *Swertia patens* Burk.

【标本采集号】5334210176

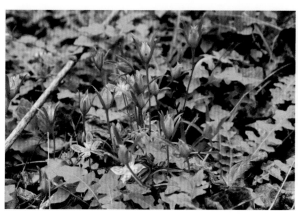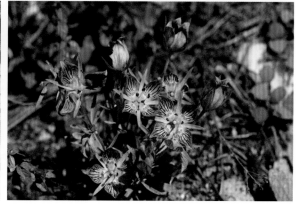

【形态特征】多年生草本。根黄褐色。茎丛生，四棱形，具窄翅，翅上有乳突状短毛。基生叶常对折，狭匙形或狭倒披针形；茎生叶常对折，狭匙形或狭椭圆形至线形。花单生于枝顶，4 数；花冠白色，有紫脉纹，裂片卵状矩圆形，下部有 2 个腺窝，腺窝杯状，仅顶端边缘有短流苏；花丝白色，花药蓝色。花期 7~8 月。

【适宜生境】生于海拔 1100~2600m 的山坡草地。

【资源状况】分布于香格里拉、玉龙等地。偶见。

【入药部位】全草（小儿腹痛草）。

【功能主治】温中止痛，健脾消积。用于小儿寒证，痉挛性腹痛，小儿疳积，消化不良。

紫红獐牙菜 水黄莲、土黄莲、苦胆草
Swertia punicea Hemsl.

【标本采集号】5334210890

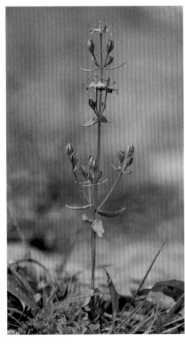
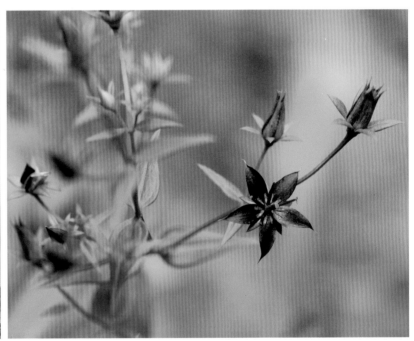

【形态特征】一年生草本。主根明显，淡黄色。茎直立，四棱形，棱上具窄翅，中部以上分枝。基生叶在花期多凋谢；茎生叶近无柄，披针形或狭椭圆形。圆锥状复聚伞花序；花冠暗紫红色，裂片披针形，基部具 2 个腺窝，腺窝矩圆形，深陷，沟状，边缘具长柔毛状流苏。蒴果无柄，卵状矩圆形。种子表面具小疣状突起。花期 8~11 月。

【适宜生境】生于海拔 400~3800m 的山坡草地、河滩、林下、灌丛中。

【资源状况】分布于香格里拉、维西、玉龙等地。偶见。

【入药部位】全草（紫红当药）。

【功能主治】清热消炎。用于黄疸性肝炎，风热感冒，风火牙痛，热淋，胆囊炎。

大药獐牙菜 西藏獐牙菜、疝气草
Swertia tibetica Batal.

【标本采集号】ZM571

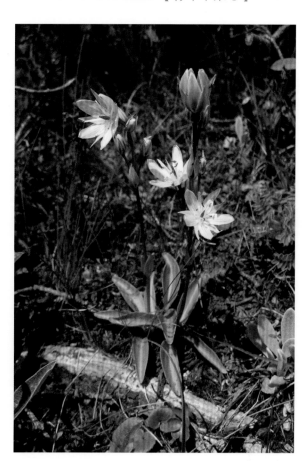

【形态特征】多年生草本。茎黄绿色，中空，不分枝，被黑褐色枯老叶柄。基生叶具长柄，叶片狭矩圆形或椭圆形；茎生叶联合成筒状抱茎。聚伞花序常呈假总状；花冠黄绿色，基部稍带浅蓝色，裂片椭圆形，先端钝，啮蚀状，基部具2个腺窝，腺窝基部囊状，边缘具柔毛状流苏。蒴果无柄，椭圆形。种子褐色，近圆形，具数条纵的脊状突起。花、果期7~11月。

【适宜生境】生于海拔3200~4800m的河边草地、山坡草地、林下、林缘、水边、乱石坡地。

【资源状况】分布于香格里拉、德钦等地。偶见。

【入药部位】全草（大药獐牙菜）。

【功能主治】清热息风，安神定惊。用于肝风内动，失眠。

细茎双蝴蝶 *Tripterospermum filicaule* (Hemsl.) H. Smith

【标本采集号】5333241812011045LY

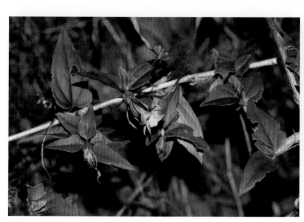
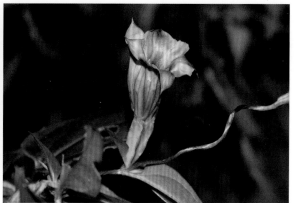

【形态特征】多年生缠绕草本。具根茎；茎具细条棱，上部螺旋状扭转。基生叶近簇生，紧密，不呈蝴蝶状贴生地面，边缘呈细波状；茎生叶卵形、卵状披针形或披针形，基部抱茎。单花腋生，或呈聚伞花序；花冠蓝色、紫色、粉红色，狭钟形，裂片卵状三角形。浆果紫红色，矩圆形，稍扁，果全部或大部伸出花冠之外，少内藏。种子暗紫色或近黑色。花、果期 8 月至翌年 1 月。

【适宜生境】生于海拔 350~3300m 的阔叶林、杂木林的密林中及林缘、山谷边的灌丛中。

【资源状况】分布于贡山等地。偶见。

【入药部位】根、全草（细茎双蝴蝶）。

【功能主治】清热，调经。用于肺痨，肺痈，乳疮，久痢，月经不调。

尼泊尔双蝴蝶 蒂达
Tripterospermum volubile (D. Don) Hara

【标本采集号】533324180830582LY

【形态特征】多年生缠绕草本。根纤细，淡黄色。茎黄绿色或暗紫色，具细条棱。茎生叶卵状披针形，全缘或有时呈微波状。花腋生和顶生，单生或成对着生；花萼钟形，绿色，有时带紫色，具宽翅；花冠淡黄绿色，裂片卵状三角形，先端偏斜成波状。浆果紫红色或红色，长椭圆形，具柄。种子暗紫色。花、果期 8~9 月。

【适宜生境】生于海拔 2300~3100m 的山坡林下。

【资源状况】广泛分布于横断山三江并流区。常见。

【入药部位】全草（尼泊尔双蝴蝶）。

【功能主治】清热解毒，养阴润肺，舒筋活血，接骨。用于跌打损伤，骨折，断指，肺热燥咳。

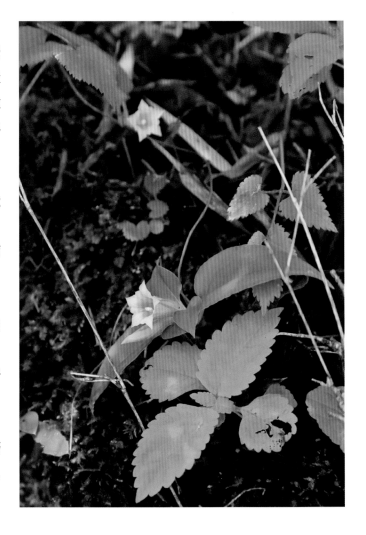

黄秦艽　丽江金不换、大苦参、滇黄芩
Veratrilla baillonii Franch.

【标本采集号】5334210162

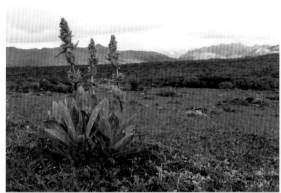

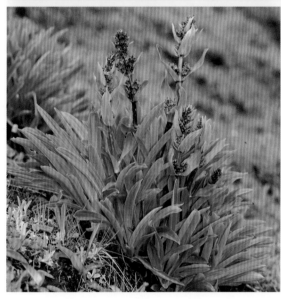

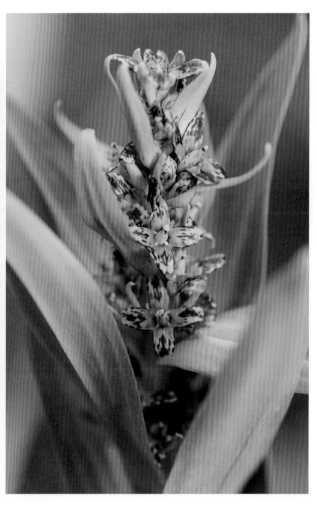

【形态特征】多年生草本，全株光滑，基部有枯存的黑褐色残叶。茎粗壮，黄绿色或上部紫色，中空，有细条棱，不分枝。基部叶呈莲座状，具长柄，叶片矩圆状匙形，边缘平滑；茎生叶多对，无柄，卵状椭圆形，半抱茎。圆锥状复聚伞花序异形，雌株花较少，花序狭窄，疏松，雄株花甚多，花序宽大，密集；花冠黄绿色，有紫色脉纹。蒴果无柄，卵圆形。花、果期 5~8 月。

【适宜生境】生于海拔 3200~4600m 的山坡草地、灌丛中、高山灌丛草甸。

【资源状况】广泛分布于横断山三江并流区。常见。

【入药部位】根（黄秦艽）。

【功能主治】有毒。清热，解毒。用于痢疾，肺热，烧伤。

夹竹桃科

古钩藤 白马连鞍、大叶白叶藤、牛角藤
Cryptolepis buchananii Roem. et Schult.

【标本采集号】3229010121

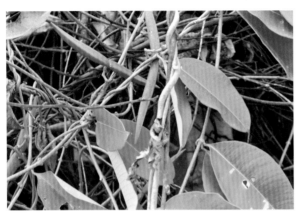
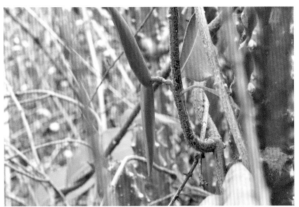

【形态特征】木质藤本，具乳汁。茎皮红褐色，有斑点；小枝灰绿色，无毛。叶纸质，长圆形或椭圆形。聚伞花序腋生；花蕾长圆形，顶端尾状渐尖，旋转；花冠黄白色。蓇葖2，叉开成直线，外果皮具纵条纹，无毛。种子卵圆形，顶端具白色绢质种毛。花期3~8月，果期6~12月。

【适宜生境】生于海拔500~1500m的山地疏林中或山谷密林中，攀缘于树上。

【资源状况】分布于泸水等地。偶见。

【入药部位】根（古钩藤）。

【功能主治】有毒。活血，消肿，舒筋活络，镇痛。用于跌打损伤，骨折，腰痛，腹痛，水肿，疥癣。

夹竹桃 红花夹竹桃、叫出冬、柳条花
Nerium indicum Mill.

【标本采集号】5329320473

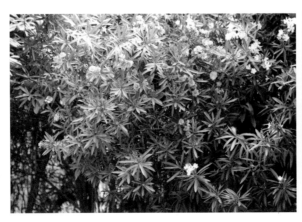
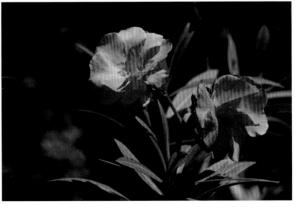

【**形态特征**】常绿直立大灌木。枝条灰绿色，含水液；嫩枝条具棱，被微毛，老时毛脱落。叶轮生，下枝为对生，窄披针形，叶缘反卷；叶柄内具腺体。聚伞花序顶生；花芳香；花萼 5 深裂，红色；花冠深红色或粉红色，栽培演变有白色或黄色，花冠为单瓣呈 5 裂时，花冠漏斗状或为辐状。蓇葖 2，离生，长圆形，无毛，具细纵条纹。花期几乎全年，夏、秋季最盛，果期一般在冬春季。

【**适宜生境**】适应各种生境。

【**资源状况**】分布于玉龙。偶见。

【**入药部位**】叶（夹竹桃叶）。

【**功能主治**】有大毒。强心利尿，祛痰杀虫。用于心力衰竭，癫痫；外用于甲沟炎，斑秃，杀蝇。

鸡蛋花　番缅花、蕃花、蕃花仔
Plumeria rubra Linn. cv. *Acutifolia*

【**标本采集号**】5329290841

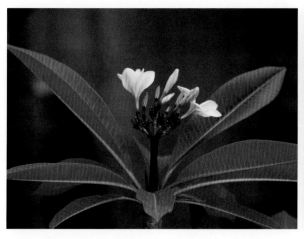 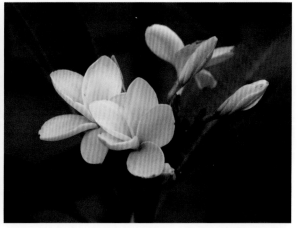

【**形态特征**】落叶小乔木。枝条粗壮，带肉质，具丰富乳汁，无毛。叶厚纸质，长圆状倒披针形或长椭圆形；叶柄基部具腺体。聚伞花序顶生；总花梗 3 歧，肉质；花冠外面白色，内面黄色，冠筒外面及裂片外面左边略带淡红色斑纹，花冠筒圆筒形，外面无毛，内面密被柔毛，喉部无鳞片。蓇葖双生，广歧，圆筒形。花期 5~10 月，果期一般为 7~12 月，栽培种极少结果。

【**适宜生境**】栽培于干暖河谷地区。

【**资源状况**】横断山三江并流区多地有栽培。常见。

【**入药部位**】花、树皮（鸡蛋花）。

【**功能主治**】清热解暑，利湿，润肺止咳。用于肺热咳喘，肝炎，消化不良，咳嗽痰喘，小儿疳积，痢疾，感冒发热，肺虚咳嗽，贫血，预防中暑。

短柱络石 羊角草、龙骨风、盖墙风
Trachelospermum brevistylum Hand. -Mazz.

【标本采集号】5329291025

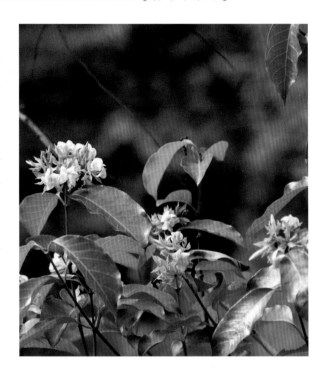

【形态特征】木质藤本，具乳汁，全部无毛。叶薄纸质，狭椭圆形至椭圆状长圆形。花序顶生及腋生；苞片披针形；花萼裂片卵状披针形锐尖；花白色，花喉部渐细而具微毛，裂片斜倒卵形。蓇葖叉生，线状披针形，外果皮黄棕色。种子长圆形，种毛色白绢质。花期4~7月，果期8~12月。

【适宜生境】生于海拔600~1100m的山地空旷疏林中，缠绕于树上或石上。

【资源状况】分布于兰坪等地。偶见。

【入药部位】茎（短柱络石）。

【功能主治】祛风除湿，止痛。用于风湿痹痛。

络 石 扒墙虎、石盘藤、过桥风
Trachelospermum jasminoides (Lindl.) Lem.

【标本采集号】3229010339

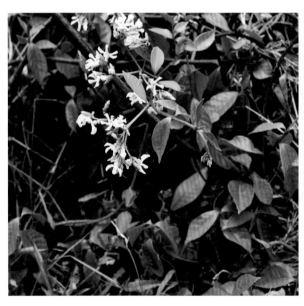

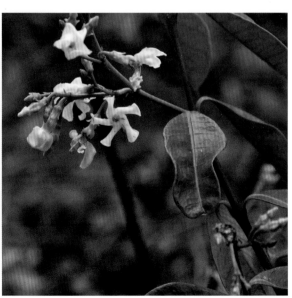

【形态特征】常绿木质藤本，具乳汁。茎赤褐色，有皮孔；小枝被黄色柔毛，老时渐无毛。叶革质或近革质，椭圆形至卵状椭圆形或宽倒卵形。二歧聚伞花序腋生或顶生，组成圆锥状；花白色，芳香；花萼5深裂，裂片线状披针形，顶部反卷，外面被有长柔毛及缘毛，内面无毛，基部具10枚鳞片状腺体；花冠筒中部膨大。蓇葖双生，叉开，线状披针形。花期3~7月，果期7~12月。

【适宜生境】生于山野、溪边、路旁、林缘或杂木林中，常缠绕于树上或攀缘于墙壁上、岩石上，亦有移栽于园圃，供观赏。

【资源状况】分布于泸水、玉龙等地。偶见。

【入药部位】带叶茎藤（络石藤）。

【功能主治】祛风通络，凉血消肿。用于风湿热痹，筋脉拘挛，腰膝酸痛，喉痹，痈肿，跌打损伤。

黄花夹竹桃
杨石榴、铁石榴、菱角树
Thevetia peruviana (Pers.) K. Schum.

【标本采集号】3229010475

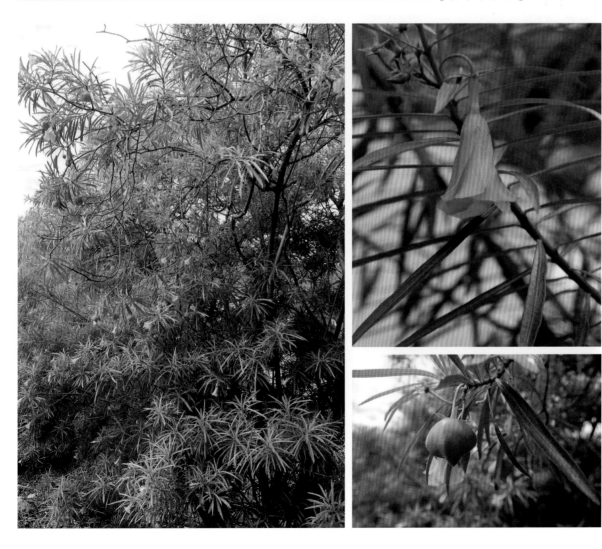

【形态特征】乔木，全株具丰富乳汁，无毛。树皮棕褐色，皮孔明显。叶互生，近革质，无柄，线形或线状披针形，边稍背卷。顶生聚伞花序；花萼绿色5裂，裂片三角形；花大，黄色，具香味；花冠漏斗状，花冠筒喉部具5个被毛的鳞片。核果扁三角状球形，内果皮木质。花期5~12月，果期8月至翌年春季。

【适宜生境】常栽培于海拔1500m以下地区的公园、游览区、路旁等地。

【资源状况】横断山三江并流区有栽培。常见。

【入药部位】叶及种子（黄花夹竹桃）。

【功能主治】有毒。强心，利尿，消肿。用于心力衰竭，阵发性室上性心动过速，阵发性房颤。

长春花 三万花、日日草
Catharanthus roseus (L.) G. Don

【标本采集号】5329320472

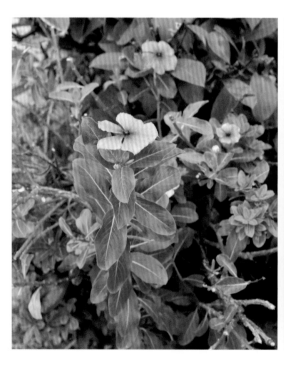
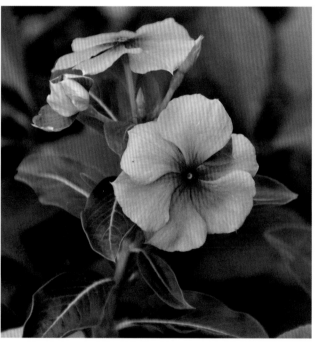

【形态特征】半灌木，略有分枝，有水液，全株无毛或仅有微毛。茎近方形，有条纹，灰绿色。叶膜质，倒卵状长圆形。聚伞花序腋生或顶生；花萼5深裂，萼片披针形或钻状渐尖；花冠红色，高脚碟状，花冠筒圆筒状，内面具疏柔毛，喉部紧缩，具刚毛，花冠裂片宽倒卵形。蓇葖双生，外果皮厚纸质，有条纹，被柔毛。花、果期几乎全年。

【适宜生境】栽培于干暖河谷地区。

【资源状况】泸水等地有栽培。常见。

【入药部位】全草（长春花）。

【功能主治】有毒。抗癌，降血压。用于急性淋巴细胞性白血病，淋巴瘤，巨滤泡性淋巴瘤，高血压。

萝藦科

马利筋　金凤花、山桃花、金银花台
Asclepias curassavica L.

【标本采集号】532924181115856LY

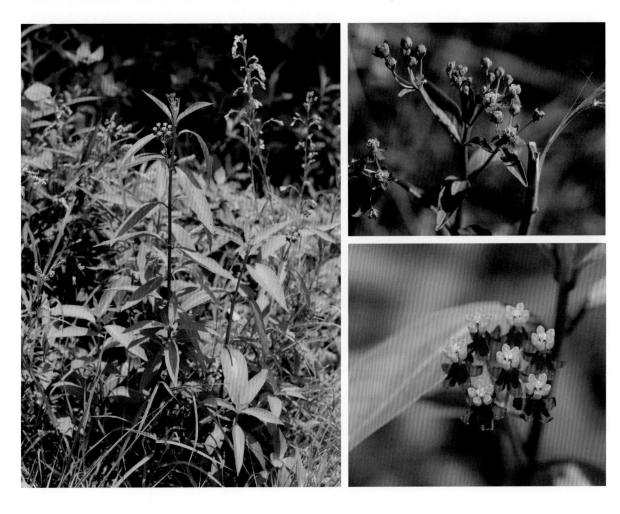

【形态特征】多年生直立草本，灌木状，全株有白色乳汁。茎淡灰色，无毛或有微毛。叶膜质，披针形至椭圆状披针形。聚伞花序顶生或腋生；花冠紫红色，裂片长圆形，反折；副花冠生于合蕊冠上，5 裂，黄色，匙形，有柄，内有舌状片；花粉块下垂，着粉腺紫红色。菁葖披针形。花期几乎全年，果期 8~12 月。

【适宜生境】生于干暖河谷地区。

【资源状况】分布于维西。常见。

【入药部位】根、全草（马利筋）。

【功能主治】根：止血杀虫，解毒，消痞。全草：清热解毒，活血止血。用于乳蛾，肺热咳嗽，痰喘，小便淋痛，崩漏，带下病，外伤出血。

小叶鹅绒藤 *Cynanchum anthonyanum* Hand. -Mazz.

【标本采集号】5334210760

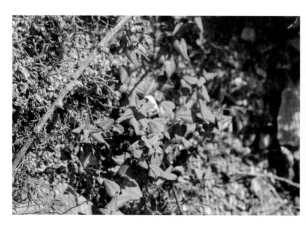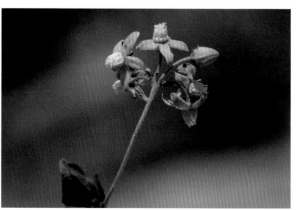

【形态特征】直立草本。茎被微毛，末端蔓生，地下茎具横走的根状茎。叶三角形或心状长圆形。聚伞花序腋生，伞形状；花萼 5 深裂，基部有腺体 5 枚；花冠白色，无毛，近辐状，花冠筒极短，裂片长圆状披针形；副花冠杯状，二形；合蕊冠短。蓇葖单生，卵状披针形，幼时被短柔毛，成熟后无毛。花期 7 月，果期 9 月。

【适宜生境】生于海拔 1500m 左右的石山坡上或灌木丛边缘。

【资源状况】分布于香格里拉、玉龙等地。偶见。

【入药部位】根（小叶鹅绒藤）。

【功能主治】清热解毒，消积健胃，利水消肿。用于小儿食积，疳积，胃炎，十二指肠溃疡，肾炎水肿，寻常疣。

白 薇
老君须、荞麦细辛、芮改容
Cynanchum atratum Bunge

【标本采集号】5334210074

【形态特征】多年生直立草本。根须状，有香气。叶卵形或卵状长圆形，两面均被有白色绒毛。伞形状聚伞花序，无总花梗，生在茎的四周；花深紫色；花萼外面有绒毛，内面基部有小腺体 5 个；花冠辐状，外面有短柔毛，并具缘毛；副花冠 5 裂，裂片盾状，圆形。蓇葖单生，基部钝形，中间膨大。花期 4~8 月，果期 6~8 月。

【适宜生境】生于海拔 100~1800m 的河边、干荒地及草丛中、山沟、林下草地。

【资源状况】分布于香格里拉等地。偶见。

【入药部位】根及根茎（白薇）。

【功能主治】清热凉血，利尿通淋，解毒疗疮。用于温邪发热，阴虚发热，骨蒸潮热，产后血虚发热，热淋，血淋，痈疽肿毒。

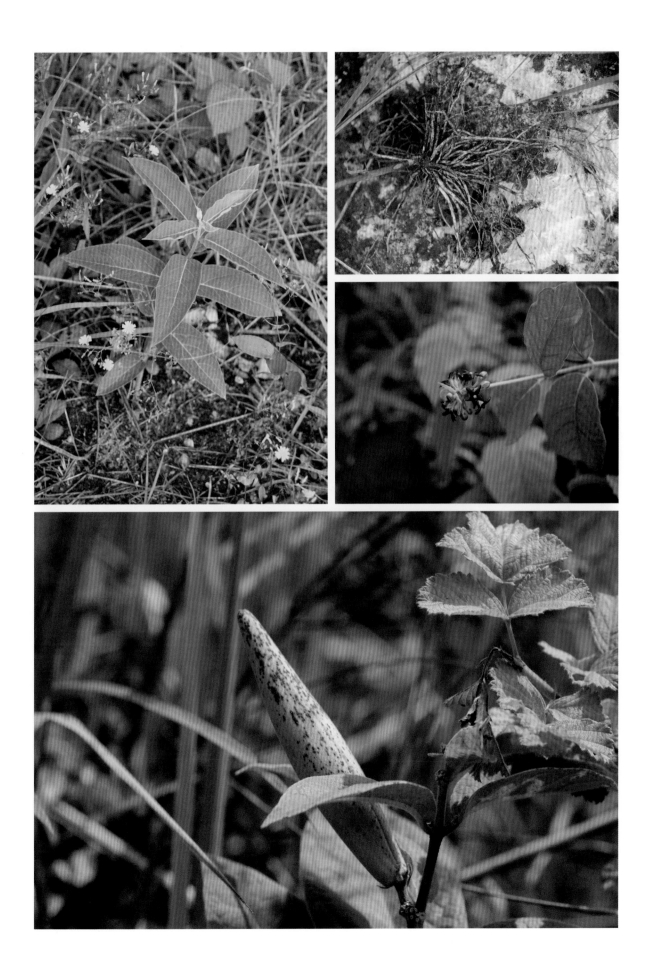

牛皮消

隔山消、飞来鹤、耳叶牛皮消

Cynanchum auriculatum Royle ex Wight

【标本采集号】LGD–XGLL240

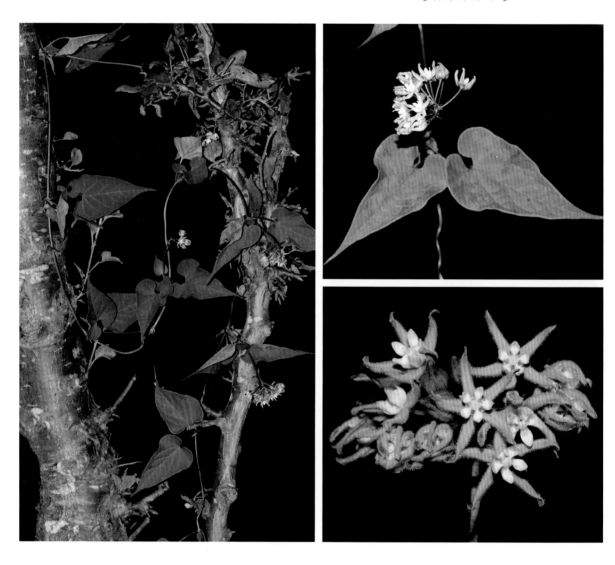

【形态特征】蔓性半灌木。宿根肥厚，呈块状。茎圆形，被微柔毛。叶对生，膜质，被微毛，宽卵形至卵状长圆形。聚伞花序伞房状；花萼裂片卵状长圆形；花冠白色，辐状，裂片反折，内面具疏柔毛；副花冠浅杯状，在每裂片内面的中部有 1 个三角形的舌状鳞片。蓇葖双生，披针形。种子卵状椭圆形，种毛白色绢质。花期 6~9 月，果期 7~11 月。

【适宜生境】生于低海拔的河谷地区到海拔 3500m 高的山坡林缘及路旁灌木丛中或河流、水沟边潮湿地。

【资源状况】分布于香格里拉、德钦、维西、玉龙等地。偶见。

【入药部位】块根（白首乌）。

【功能主治】补肝肾，强筋骨，益精血，健脾消食，解毒疗疮。用于腰膝酸软，阳痿遗精，头晕耳鸣，心悸失眠，食欲不振，小儿疳积，产后乳汁稀少，疮痈肿痛，毒蛇咬伤。

大理白前
蛇辣子、搜山虎、白前
Cynanchum forrestii Schltr.

【标本采集号】5334210101

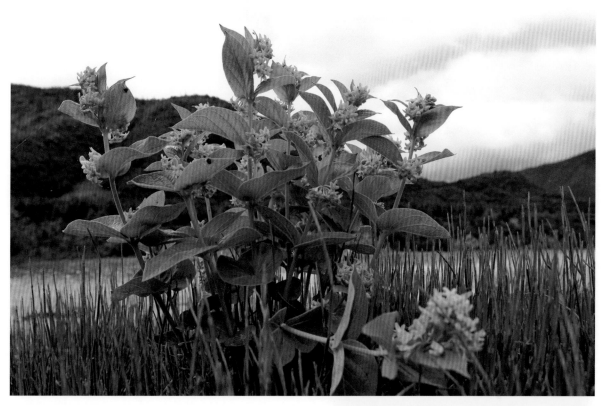

【形态特征】多年生直立草本，通常不分枝，被有单列柔毛，上部密被柔毛。叶对生，薄纸质，宽卵形。伞形状聚伞花序腋生或近顶生；萼片披针形；花冠黄色，辐状，裂片有缘毛；副花冠肉质。蓇葖果单生，披针形。种子扁平。花期4~7月，果期6~11月。

【适宜生境】生于海拔1000~3500m的高原或山地、灌木林缘、干旱草地或路边草地上，有时也有在林下或沟谷林下水边草地上。

【资源状况】广泛分布于横断山三江并流区。常见。

【入药部位】根及根茎（大羊角瓢）。

【功能主治】清热。用于痢疾，"赤巴"病，胆病，肝炎，热痢。

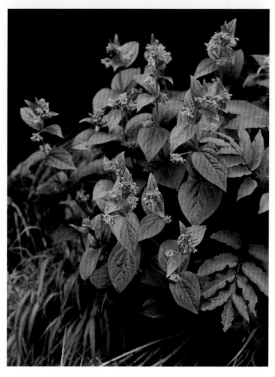

朱砂藤 朱砂莲、藤白芍、青阳参
Cynanchum officinale (Hemsl.) Tsiang et Zhang

【标本采集号】3229010840

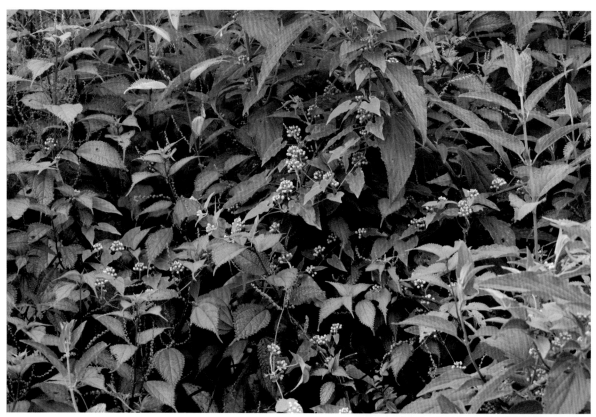

【形态特征】藤状灌木。主根圆柱状。嫩茎具单列毛。叶对生，薄纸质，无毛或背面具微毛，卵形或卵状长圆形。聚伞花序腋生；花萼裂片外面具微毛，花萼内面基部具腺体5枚；花冠淡绿色或白色；副花冠肉质，裂片卵形，内面中部具1枚圆形的舌状片。蓇葖通常仅1枚发育。种子长圆状卵形，种毛白色绢质。花期5~8月，果期7~10月。

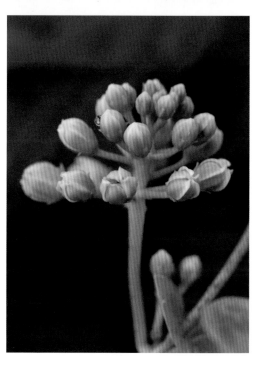

【适宜生境】生于海拔1300~2800m的山坡、路边或水边或灌木丛中及疏林下。

【资源状况】分布于德钦、贡山、玉龙等地。偶见。

【入药部位】根（朱砂藤）。

【功能主治】有小毒。理气止痛，强筋骨，除风湿，明目。用于胃痛，腹痛，腰痛，跌打损伤。

青羊参 千年生、奶浆藤、青阳参
Cynanchum otophyllum Schneid.

【标本采集号】5334211105

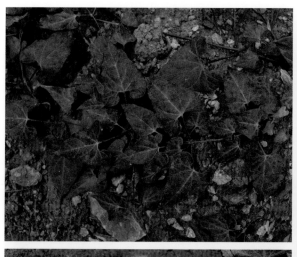

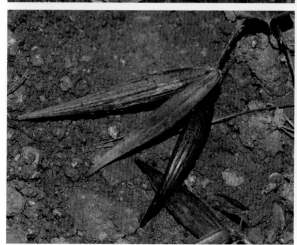

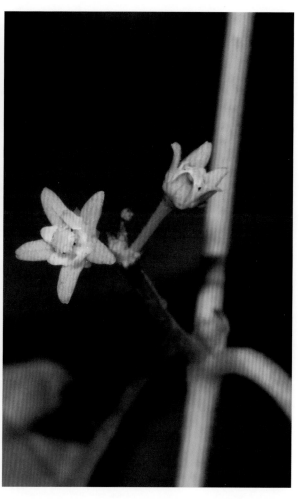

【形态特征】多年生草质藤本。根圆柱状，灰黑色。茎被 2 列毛。叶对生，膜质，卵状披针形，两面均被柔毛。伞形聚伞花序腋生；花萼外面被微毛，基部内面有腺体 5 个；花冠白色，裂片长圆形，内被微毛；副花冠杯状。蓇葖双生或仅 1 枚发育，外果皮有直条纹。种子卵形，种毛白色绢质。花期 6~10 月，果期 8~11 月。

【适宜生境】生于海拔 1500~2800m 的山地、溪谷疏林中或山坡路边。

【资源状况】分布于香格里拉、玉龙等地。偶见。

【入药部位】根（青羊参）。

【功能主治】有小毒。祛风湿，益肾健脾，解蛇、犬毒。用于风湿痹痛，肾虚腰痛，腰肌劳损，跌扑闪挫，食积，脘腹胀痛，小儿疳积，蛇、犬咬伤。

丽江吊灯花 *Ceropegia aridicola* W. W. Sm.

【标本采集号】5334210755

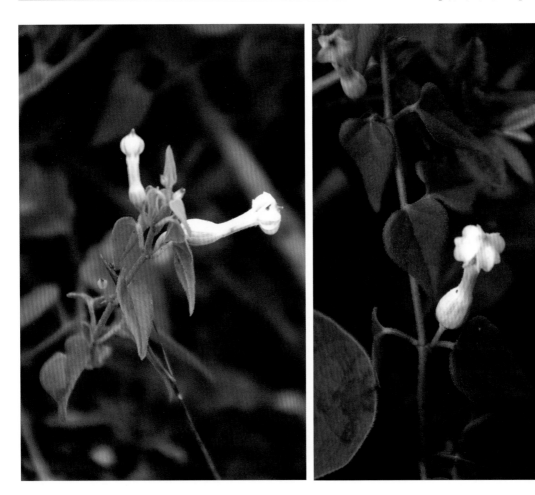

【形态特征】直立草本。块茎近圆形；茎1~2歧，略为倾卧，下部无叶，被微柔毛。叶狭三角形，叶面略具柔毛，叶背近无毛。聚伞花序生于顶端叶腋内；花萼裂片线状披针形；花冠基部近球形，花冠筒外面略具长柔毛，裂片卵圆状披针形或近菱形；副花冠外轮酒杯状，内轮舌状、线状匙形，比外轮长。蓇葖果。种毛白色绢质。花期7月，果期秋季。

【适宜生境】生于海拔约1500m的干旱草地。

【资源状况】分布于香格里拉等地。少见。

【入药部位】根、叶（丽江吊灯花）。

【功能主治】根：消食行滞。用于食积。叶：拔毒生肌。用于疔疮，肿毒。

长叶吊灯花

蕤参、蓑参、土胆草

Ceropegia dolichophylla Schltr.

【标本采集号】5329291050

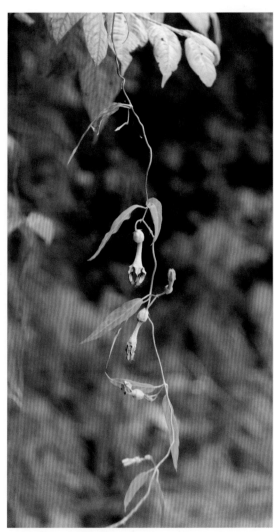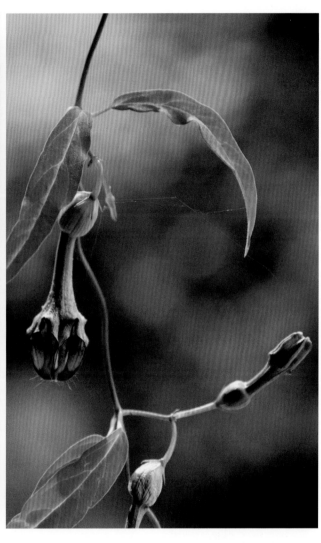

【形态特征】多年生草本。根状茎肉质，细长，丛生。茎柔细，缠绕。叶对生，膜质，线状披针形。花单生或 2~7 朵集生；花萼裂片线状披针形；花冠褐红色，裂片顶端黏合；副花冠 2 轮，外轮具 10 齿，内轮具 5 舌状片。蓇葖狭披针形。花期 7~8 月，果期 9 月。

【适宜生境】生于海拔 500~1000m 的山地密林中。

【资源状况】分布于德钦等地。偶见。

【入药部位】根（双剪菜）。

【功能主治】祛风除湿，补虚。用于劳伤虚弱，脚气病。

牛角瓜 羊浸树、断肠草、五狗卧花心
Calotropis gigantean (L.) Dry. ex Ait. f.

【标本采集号】5329320478

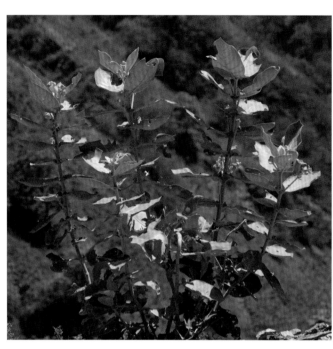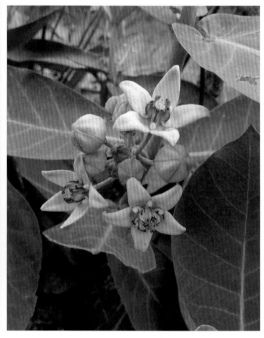

【形态特征】直立灌木，全株具乳汁。茎黄白色，枝粗壮，幼枝部分被灰白色绒毛。叶倒卵状长圆形或椭圆状长圆形，两面被灰白色绒毛，老渐脱落。聚伞花序伞形状，腋生和顶生；花冠紫蓝色，辐状；副花冠裂片比合蕊柱短，顶端内向，基部有距。蓇葖单生，膨胀，端部外弯。种子广卵形，顶端具白色绢质种毛。花、果期几乎全年。

【适宜生境】生于低海拔的向阳山坡、旷野地。

【资源状况】分布于玉龙。偶见。

【入药部位】叶（牛角瓜）。

【功能主治】有毒。祛痰定喘，解毒杀虫。用于百日咳，支气管炎，哮喘，各种皮肤癣、疣。

丽子藤 滇假夜来香
Dregea yunnanensis (Tsiang) Tsiang et P. T. Li

【标本采集号】5334210744

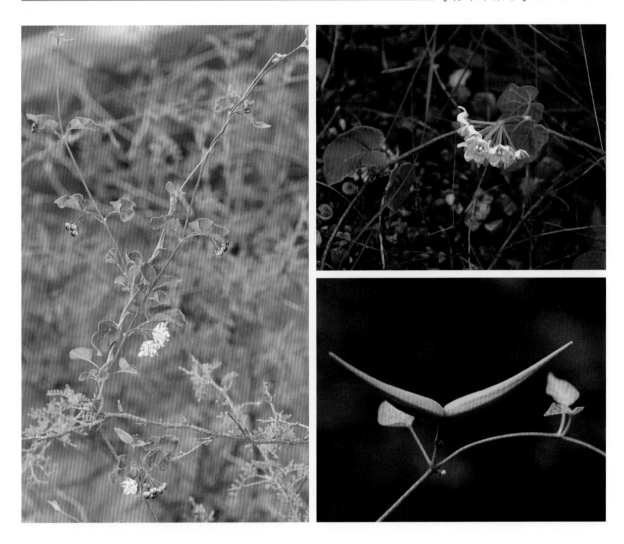

【形态特征】攀缘灌木，全株具乳汁，除花冠和合蕊柱外，全株均被小绒毛。叶纸质，卵圆形。伞形状聚伞花序腋生；花萼裂片卵圆形，花萼内面基部具 5 个小腺体；花冠白色，辐状，裂片卵圆形，具脉纹；副花冠裂片肉质，背面圆球状凸起。蓇葖披针形，外果皮被微毛，老渐脱落，平滑无皱褶。种子卵圆形。花期 4~8 月，果期 10 月。

【适宜生境】生于海拔 3500m 以下的山地林中。

【资源状况】分布于香格里拉、德钦、玉龙等地。偶见。

【入药部位】全草（丽子藤）。

【功能主治】安神，健脾，接骨。用于神经衰弱，食欲不振，骨折。

青蛇藤 黑乌骚、乌骨鸡、铁夹藤
Periploca calophylla (Wight) Falc.

【标本采集号】533324180511185LY

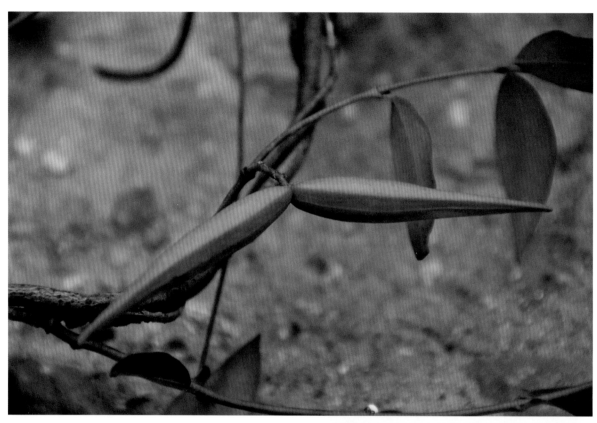

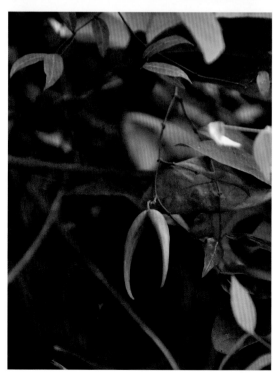

【形态特征】藤状灌木，具乳汁，除花外，全株无毛。幼枝灰白色，老枝黄褐色，密被皮孔。叶近革质，椭圆状披针形。聚伞花序腋生；花萼裂片卵圆形，内面基部有5个小腺体；花冠深紫色，辐状，内面被白色柔毛，花冠筒短，裂片长圆形；副花冠环状。蓇葖双生，长箸状。种子长圆形。花期4~5月，果期8~9月。

【适宜生境】生于海拔1000m以下的山谷杂树林中。

【资源状况】广泛分布于横断山三江并流区。常见。

【入药部位】茎（青蛇藤）。

【功能主治】舒筋，活络，祛风。用于毒蛇咬伤，腰痛，胃痛，跌打损伤，风湿麻木。

黑龙骨

青蛇胆、仙藤、虎舌

Periploca forrestii Schltr.

【标本采集号】5329320483

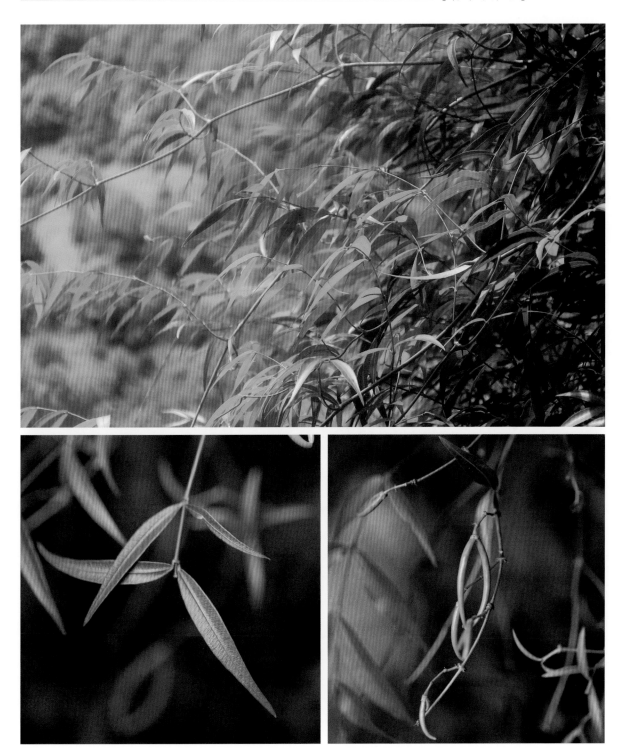

【**形态特征**】藤本灌木，具乳汁，多分枝，全株无毛。叶革质，披针形。聚伞花序腋生；花小，黄绿色；花萼裂片卵圆形或近圆形；花冠近辐状，花冠筒短，裂片长圆形；副花冠丝状，被微毛。蓇葖双生，长圆柱形。种子长圆形，扁平，顶端具白色绢质种毛。花期 3~4 月，果期 6~7 月。

【**适宜生境**】生于海拔 2000m 以下的山地疏林向阳处或阴湿的杂木林下或灌木丛中。

【**资源状况**】分布于贡山、玉龙等地。偶见。

【**入药部位**】根或全株（滇杠柳）。

【**功能主治**】有小毒。祛风除湿，通经活络。用于风湿关节痛，跌打损伤，胃痛，消化不良，乳痈，经闭，月经不调，疟疾；外用于骨折。

茜草科

丰花草
叶里藏珠、破帽草、白花蛇舌草

Borreria stricta (L. f.) G. Mey.

【标本采集号】5334211165

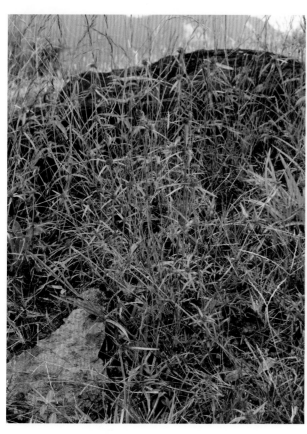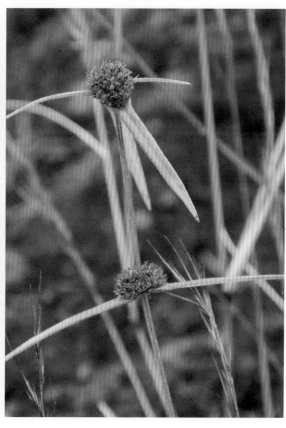

【形态特征】直立纤细草本。茎单生，极少分枝，四棱柱形，粗糙，节间延长。叶近无柄，革质，线状长圆形，干时边缘背卷；托叶近无毛，顶部有数条长于花序的浅红色刺毛。花于托叶鞘内多朵丛生成球状；花冠近漏斗形，白色，顶端略红，裂片线状披针形。蒴果长圆形或近倒卵形，近顶部被毛，成熟时从顶部开裂至基部，隔膜脱落。花、果期10~12月。

【适宜生境】生于低海拔的草地和草坡。

【资源状况】分布于香格里拉。偶见。

【入药部位】全草（丰花草）。

【功能主治】消炎止痛，散瘀活血。用于痈疽肿毒，跌打损伤，骨折，毒蛇咬伤。

虎 刺　绣花针、黄脚鸡、伏牛花
Damnacanthus indicus Gaertn. f.

【标本采集号】533324180515213LY

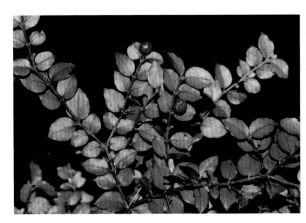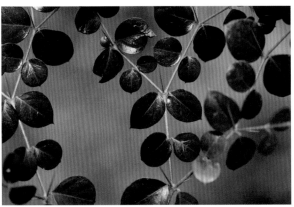

【形态特征】具刺灌木。具肉质链珠状根。茎下部少分枝，上部密集多回二叉分枝，幼嫩枝密被短粗毛，节上托叶腋常生 1 针状刺。叶常大小叶对相间，卵形、心形或圆形。花两性，生于叶腋；花萼钟状，绿色或具紫红色斑纹，宿存；花冠白色，管状漏斗形，内面自喉部至冠管上部密被毛，檐部 4 裂。核果红色，近球形。花期 3~5 月，果熟期冬季至翌年春季。

【适宜生境】生于海拔 1000~3000m 的山地和丘陵的疏林、密林下和石岩灌丛中。

【资源状况】分布于贡山、泸水、福贡等地。偶见。

【入药部位】根或全株（虎刺）。

【功能主治】祛风利湿，清热解毒，活血消肿，止痛。用于咽喉肿痛，风湿关节痛，痛风，风湿痹痛，感冒咳嗽，黄疸，肝脾肿大，肺痈，水肿，经闭，小儿疳积，跌打损伤，龋齿疼痛。

六叶葎　*Galium asperuloides* Edgew. ssp. *hoffmeisteri* (Klotzsch) Hara

【标本采集号】2353290516

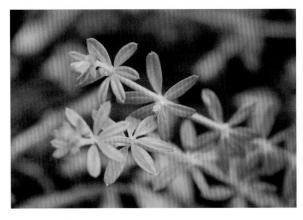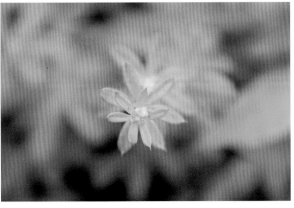

【形态特征】一年生草本，近基部分枝。具红色丝状的根。茎直立，柔弱，具4棱角。叶片薄，纸质或膜质，长圆状倒卵形、倒披针形、卵形或椭圆形。聚伞花序顶生和生于上部叶腋，常广歧式叉开；花小；花冠白色或黄绿色，裂片卵形。果爿近球形，单生或双生，密被钩毛。花期4~8月，果期5~9月。

【适宜生境】生于海拔920~3800m的山坡、沟边、河滩、草地的草丛或灌丛中及林下。

【资源状况】广泛分布于横断山三江并流区。常见。

【入药部位】全草、花、叶。

【功能主治】全草：清热解毒，消炎止痛，止血。用于感冒，肠痈，小儿口疮，痈疖肿毒，跌打损伤。
花、叶：清热解毒，消炎止痛。用于跌打损伤。

原拉拉藤 *Galium aparine* Linn.

【标本采集号】530724180705598LY

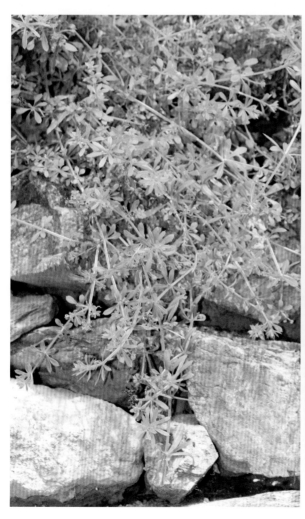
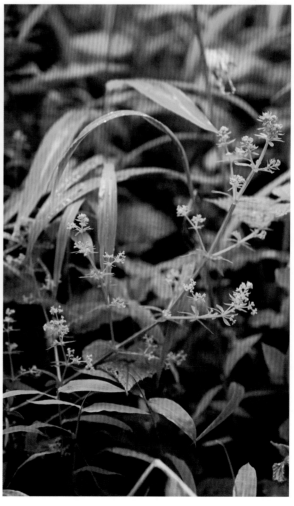

【形态特征】多枝、蔓生或攀缘状草本。茎具4棱角；棱上、叶缘、叶脉上均有倒生的小刺毛。叶纸质或近膜质，带状倒披针形或长圆状倒披针形，两面常有紧贴的刺状毛，常萎软状。聚伞花序腋生或顶生，花小；花萼被钩毛；花冠黄绿色或白色，辐状。果肿胀，密被钩毛。花期3~7月，果期4~11月。

【适宜生境】生于海拔20~4600m的山坡、旷野、沟边、河滩、田中、林缘、草地。

【资源状况】分布于德钦、维西、贡山、兰坪、玉龙等地。偶见。

【入药部位】全草（八仙草）。

【功能主治】清湿热，散瘀，消肿，解毒。用于淋浊，尿血，跌打损伤，肠痈，疖肿，中耳炎。

滇小叶葎 *Galium asperifolium* Wall. var. *verrucifructum* Cuf.

【标本采集号】5334210810

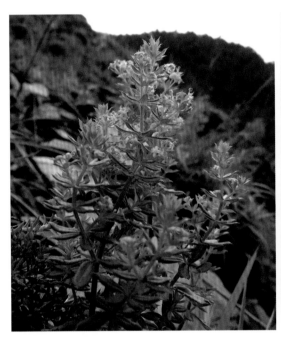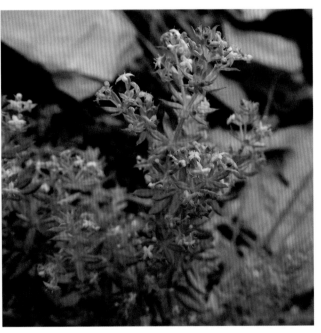

【形态特征】多年生蔓生或攀缘草本，植株细弱，常直立。茎无刺或在棱上有倒向的小皮刺。叶较小，在下面无毛或沿中脉和边缘有倒向的小刺毛。聚伞花序顶生和腋生，花序多而较稠密，通常2次二歧分叉，常成圆锥花序式排列；花冠绿白色或黄色，辐状，无毛。果灰白色，被紧贴的颗粒状小疣突起。花、果期8~10月。

【适宜生境】生于海拔2350~3700m的山坡、草地或灌丛。

【资源状况】分布于香格里拉、贡山等地。偶见。

【入药部位】全草。

【功能主治】清热解毒，利尿消肿，排脓生肌，止血。用于疮痈肿毒，小便不利，水肿，吐血，便血，尿血。

四叶葎 假红参、散血丹、四叶草
Galium bungei Steud.

【标本采集号】5334210619

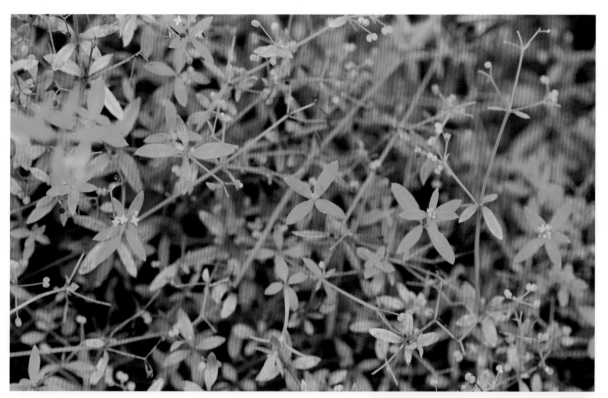

【形态特征】多年生丛生直立草本。具红色丝状根。茎有4棱，常无毛或节上有微毛。叶纸质，4片轮生，卵状长圆形、披针状长圆形或线状披针形。聚伞花序顶生或腋生，常三歧分枝，再形成圆锥状花序；花冠黄绿色或白色。果爿近球状，常双生，有小疣点、小鳞片或短钩毛。花期4~9月，果期5月至翌年1月。

【适宜生境】生于海拔50~2520m的山地、丘陵、旷野、田间、沟边的林中、灌丛或草地。

【资源状况】分布于香格里拉、维西、贡山、玉龙等地。偶见。

【入药部位】全草（四叶葎）。

【功能主治】清热解毒，利尿消肿，止血，消食。用于痢疾，吐血，风热咳嗽，小儿疳积，小便淋痛，带下病；外用于蛇头疔，痈肿，皮肤溃疡，跌打损伤，骨折。

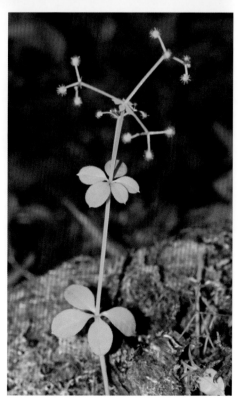

小红参
滇茜草、小活血、小茜草
Galium elegans Wall. ex Roxb.

【标本采集号】533324180828491LY

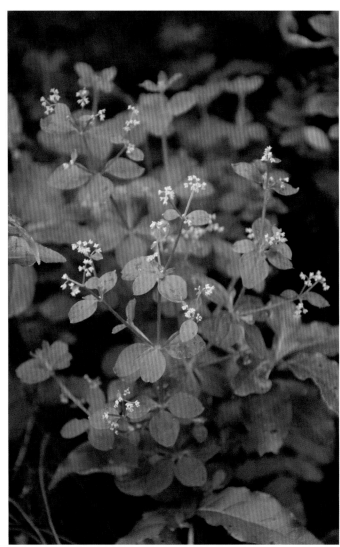
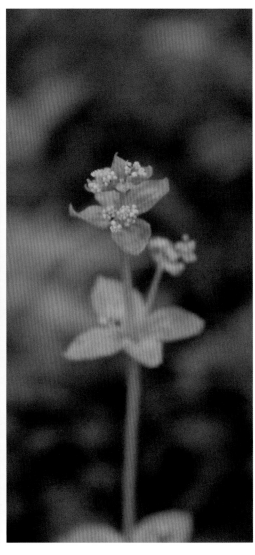

【形态特征】多年生草本或攀缘草本，幼时常匍匐。具紫红色的根。茎和分枝稍粗壮，具 4 棱，有疏或密的硬毛或长柔毛。叶常厚，纸质或革质，4 片轮生，卵形至卵状披针形或披针形。聚伞花序顶生和腋生，多花，常成圆锥花序式排列；花小；花冠白色或淡黄色，辐状。果小，果爿单生或双生，密被钩状长毛。花期 4~8 月，果期 5~12 月。

【适宜生境】生于海拔 650~3500m 的山地、溪边、旷野的林中、灌丛、草地或岩石上。

【资源状况】广泛分布于横断山三江并流区。常见。

【入药部位】根（小红参）。

【功能主治】舒筋活血，祛瘀生新。用于夹阴伤寒，肺痨，内伤吐血，痰中带血，经闭，月经不调，带下病，产后关节痛，风湿疼痛，跌打损伤，骨折。

栀　子 山黄枝、黄栀、山栀子

Gardenia jasminoides Ellis

【标本采集号】3229010969

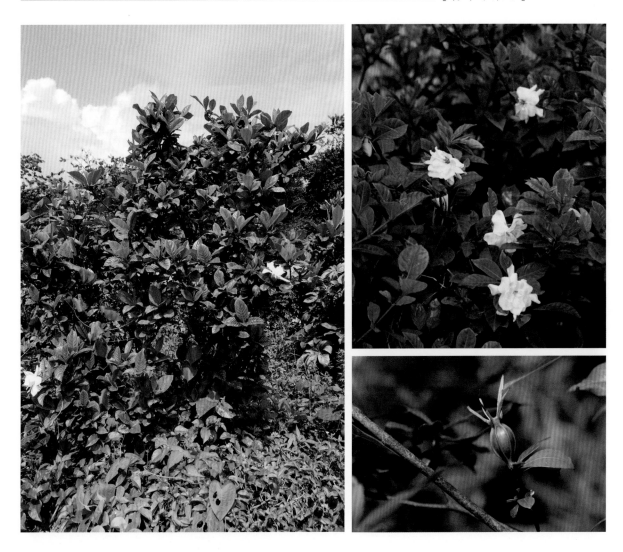

【形态特征】灌木。叶对生，革质，叶形多样；托叶膜质。花芳香，通常单朵生于枝顶；萼管倒圆锥形或卵形，有纵棱，萼檐管形，膨大，宿存；花冠白色或乳黄色，高脚碟状，喉部有疏柔毛，冠管狭圆筒形。果卵形、近球形、椭圆形或长圆形，黄色或橙红色，有翅状纵棱。花期 3~7 月，果期 5 月至翌年 2 月。

【适宜生境】生于海拔 10~1500m 的旷野、丘陵、山谷、山坡、溪边的灌丛或林中。

【资源状况】横断山三江并流区有栽培。常见。

【入药部位】果实（栀子）。

【功能主治】清热泻火，凉血止血，利尿，散瘀。用于热病高热，心烦不眠，实火牙痛，口舌生疮，鼻衄，吐血，目赤红肿，疮疡肿毒，黄疸，痢疾，流行性脑脊髓膜炎，肾炎水肿，尿血；外用于外伤出血，扭挫伤。

攀茎耳草 接骨草、理肺散、接骨丹
Hedyotis scandens Roxb.

【标本采集号】533324180910815LY

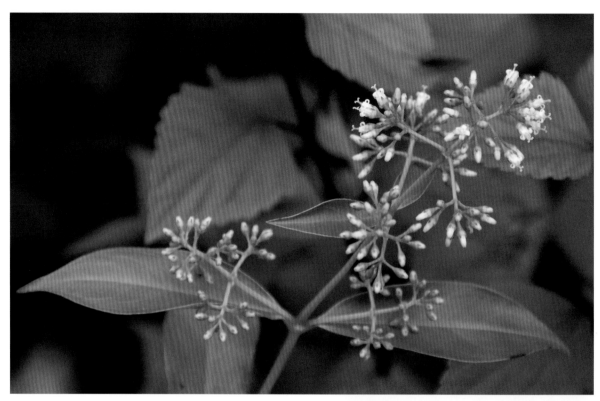

【形态特征】多分枝藤状灌木，除花外其余各部无毛。叶对生，近革质，长圆状披针形或狭椭圆形。聚伞花序排成扩展的圆锥花序式，顶生；萼管倒圆锥形，萼檐裂片卵形；花冠白色或黄色，管形，裂片长圆形，外反，里面被髯毛。蒴果扁球形，顶部隆起。种子微小，有棱，干后黑色。花期 7~8 月。

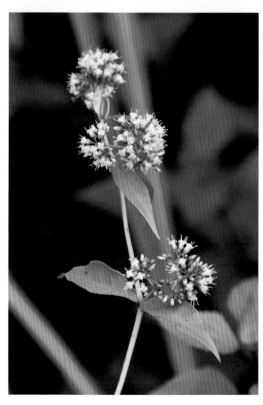

【适宜生境】生于海拔 840~2800m 的山坡、山谷、路边、溪边、荒地或常绿阔叶林中、灌丛或草地。

【资源状况】分布于贡山、泸水、福贡等地。偶见。

【入药部位】全草（凉喉茶）。

【功能主治】润肺化痰，接骨生肌，截疟消炎。用于咳嗽痰喘，肺痨，口疮，疟疾；外用于骨折。

川滇野丁香　*Leptodermis pilosa* Diels

【标本采集号】5334210191

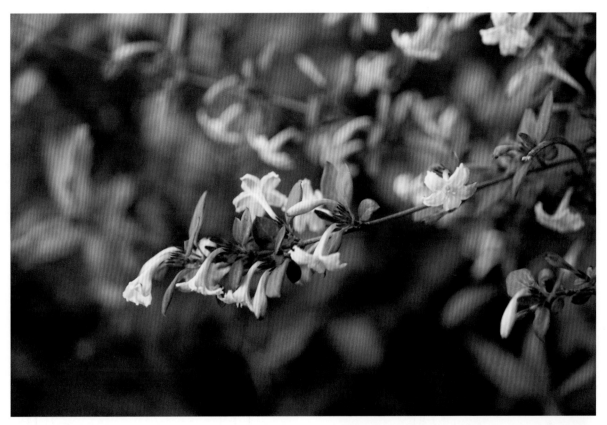

【形态特征】灌木。枝近圆柱状，覆有片状纵裂的薄皮。叶纸质，阔卵形、卵形、长圆形、椭圆形或披针形，通常有缘毛。聚伞花序顶生和近枝顶腋生；花冠漏斗状，外面密被短绒毛，里面被长柔毛，裂片边檐狭而薄，内折，顶端内弯。蒴果，果长 4.5~5mm。种子覆有与种皮紧贴的网状假种皮。花期 6 月，果期 9~10 月。

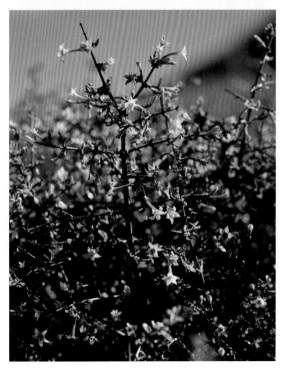

【适宜生境】生于海拔 1640~3800m 的向阳山坡或路边灌丛。

【资源状况】广泛分布于横断山三江并流区。常见。

【入药部位】叶（毛野丁香）。

【功能主治】祛风除湿。用于头痛，风湿关节痛。

野丁香 *Leptodermis potanini* Batalin

【标本采集号】5329320001

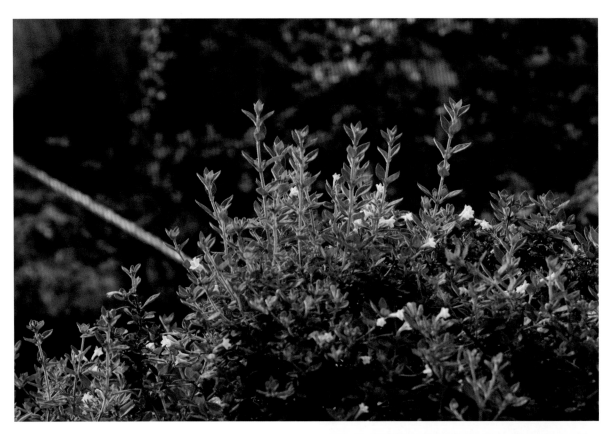

【形态特征】灌木。枝浅灰色，嫩枝常淡红色，有 2 列柔毛。叶疏生或稍密挤，较薄，卵形或披针形，全缘，两面被白色短柔毛。聚伞花序顶生，3 花；花梗红色，有 2 列硬毛或柔毛；花冠漏斗形，花冠管的外面多少被柔毛或近无毛，内面上部及喉部密被硬毛，冠檐伸展。蒴果自顶 5 裂至基部，其裂片冠以宿萼裂片。花期 5 月，果期秋、冬季。

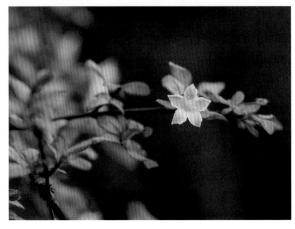

【适宜生境】生于海拔 800~2400m 的山坡灌丛中。

【资源状况】广泛分布于横断山三江并流区。常见。

【入药部位】全草。

【功能主治】祛湿止痒，收敛消炎。用于湿疹，皮肤瘙痒。

滇丁香 藏丁香、丁香叶、丁香
Luculia pinceana Hook.

【标本采集号】3229010234

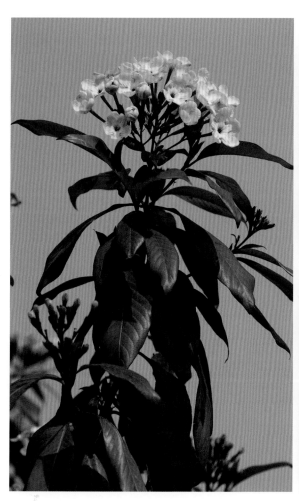
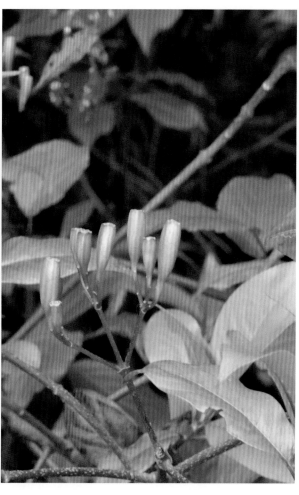

【形态特征】灌木或乔木，多分枝。小枝近圆柱形，有明显的皮孔。叶纸质，长圆形、长圆状披针形或广椭圆形，顶端短渐尖或尾状渐尖，常在脉腋内有簇毛。伞房状的聚伞花序顶生，多花；花美丽，芳香；花冠红色，少为白色，高脚碟状，花冠管细圆柱形，每一裂片间的内面基部有 2 个片状附属物。蒴果近圆筒形或倒卵状长圆形，有棱。种子多数，近椭圆形。花、果期 3~11 月。

【适宜生境】生于海拔 600~3000m 的山坡、山谷溪边的林中或灌丛中。

【资源状况】分布于玉龙。偶见。

【入药部位】叶（丁香叶）。

【功能主治】温中止咳，清肺化痰，止血。用于肺寒咳嗽，咳血，痰中带血。

大叶玉叶金花 *Mussaenda macrophylla* Wall.

【标本采集号】5329290720

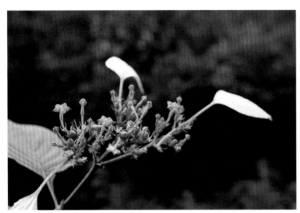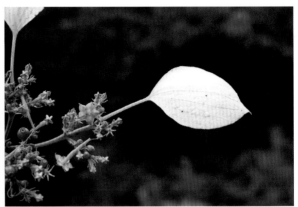

【形态特征】直立或攀缘状灌木。老枝四棱柱形，棕褐色。叶对生，长圆形至卵形。聚伞花序；花大，橙黄色；花萼管钟形，密被棕色柔毛；花叶宽卵形或菱形，薄膜质，白色；花冠管淡绿色，中部以上略膨大，密被柔毛，裂片卵形，外面疏被长柔毛，内面有稠密黄色疣突，喉部有稠密淡黄色棒状毛。浆果深紫色，椭圆状。花期 6~7 月，果期 8~11 月。

【适宜生境】生于海拔 1300m 的山地灌丛中或森林中。

【资源状况】分布于贡山。偶见。

【入药部位】根、茎叶。

【功能主治】根：祛风，降气化痰，消炎止痛。用于风湿关节痛，腰痛，咳嗽，毒蛇咬伤。茎叶：清热解毒，消肿排脓。用于风热感冒，咽喉肿痛，小儿高热，高热抽搐，小便不利，痢疾，腹泻，无名肿毒，脚底脓肿。

玉叶金花
白蝴蝶、白叶子、百花茶
Mussaenda pubescens Ait. f.

【标本采集号】5329290715

【形态特征】攀缘灌木。嫩枝被贴伏短柔毛。叶对生或轮生，膜质或薄纸质，卵状长圆形或卵状披针形；托叶三角形，深 2 裂，裂片钻形。聚伞花序顶生，密花；花萼管陀螺形，被柔毛；花叶阔椭圆形，两面被毛；花冠黄色，外面被贴伏短柔毛，内面喉部密被棒形毛，裂片内面密生金黄色小疣

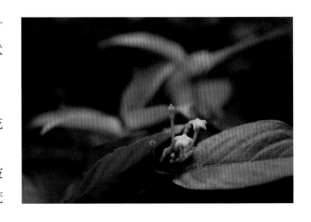

突。浆果近球形，顶部有萼檐脱落后的环状疤痕，干时黑色。花期 6~7 月。

【适宜生境】生于海拔 1200~1500m 的灌丛、溪谷、山坡或村旁。

【资源状况】分布于贡山。偶见。

【入药部位】藤、根及茎（玉叶金花）。

【功能主治】截疟，去腐生新，清热解暑，凉血解毒。用于中暑，感冒，咳嗽痰喘，咽喉肿痛，肾炎水肿，泄泻，崩漏，食用野菇中毒，烧烫伤，毒蛇咬伤。

薄叶新耳草　*Neanotis hirsuta* (L. f.) W. H. Lewis

【标本采集号】2353290508

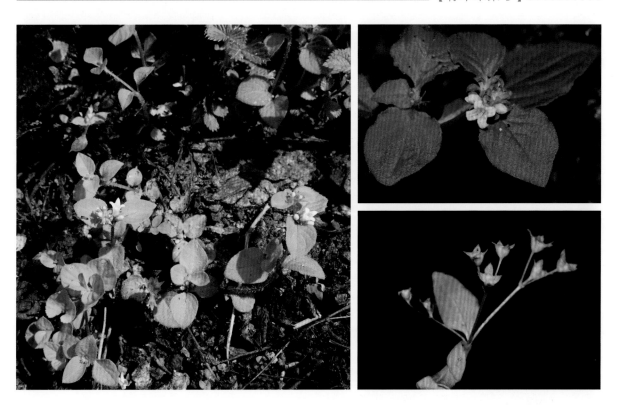

【形态特征】匍匐草本，下部常生不定根。茎柔弱，具纵棱。叶卵形或椭圆形；托叶膜质，顶部分裂成刺毛状。花序腋生或顶生，常聚集成头状；花白色或浅紫色；萼管管形，萼檐裂片线状披针形，顶端外反；花冠漏斗形，裂片阔披针形。蒴果扁球形，宿存萼檐裂片长约 1.2mm。花、果期 7~10 月。

【适宜生境】生于海拔 900~2600m 的林下或溪旁湿地上。

【资源状况】分布于香格里拉、贡山等地。偶见。

【入药部位】全草（薄叶新耳草）。

【功能主治】清热解毒，利尿退黄，消肿止痛。用于黄疸，肾炎，水肿，耳内流脓，疖疮红肿，毒蛇咬伤，中痧呕吐。

高原蛇根草 *Ophiorrhiza succirubra* King ex Hook. f.

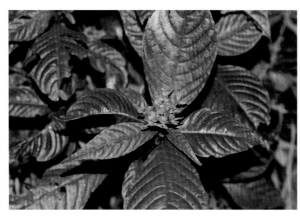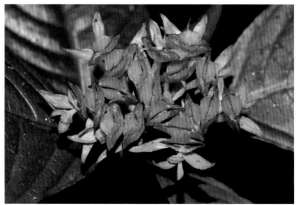

【形态特征】多年生草本，枝、叶和花序通常干后变红色。茎基部匍匐生根，上部近直立。叶薄纸质，披针状长椭圆形至卵状椭圆形，两面无毛或上面疏生短柔毛，有光泽。花序顶生，紧密多花，初时常俯垂，后渐直立；萼管近僧帽状，有5条直棱；花冠粉红色或冠管白色，近管状，基部膨胀，里面被长柔毛，裂片背面有狭窄龙骨。蒴果被短柔毛。花期7~10月。

【适宜生境】生于海拔2000m以上的阔叶林中。

【资源状况】分布于维西、贡山、福贡等地。偶见。

【入药部位】根。

【功能主治】解毒消肿，止血止痛。用于毒蛇咬伤。

九　节 *Psychotria rubra* (Lour.) Poir.

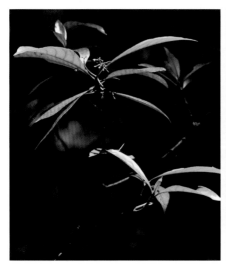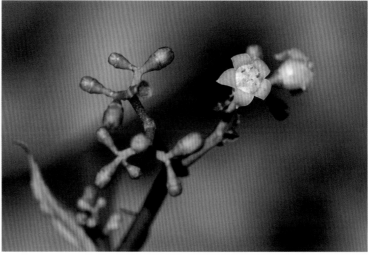

【形态特征】灌木或小乔木。叶对生，纸质或革质，长圆形或倒披针状长圆形，干时常暗红色或在下面褐红色而上面淡绿色，脉腋内常有束毛。聚伞花序通常顶生，多花，总花梗常极短，常成伞房状或圆锥状；萼管杯状；花冠白色，喉部密生白毛。核果球状或宽椭圆状，有纵棱，红色。花、果期全年。

【适宜生境】生于海拔 20~1500m 的平地、丘陵、山坡、山谷溪边的灌丛或林中。

【资源状况】分布于泸水、福贡等地。偶见。

【入药部位】叶、根（山大颜）。

【功能主治】清热解毒，祛风除湿，消肿拔毒。用于白喉，扁桃体炎，咽喉炎，痢疾，肠伤寒，胃痛，风湿骨痛；外用于跌打肿痛，外伤出血，毒蛇咬伤，疮疡肿毒，下肢溃疡。

鸡矢藤　臭藤子、牛皮冻、狗屁藤
Paederia scandens (Lour.) Merr.

【标本采集号】5329320494

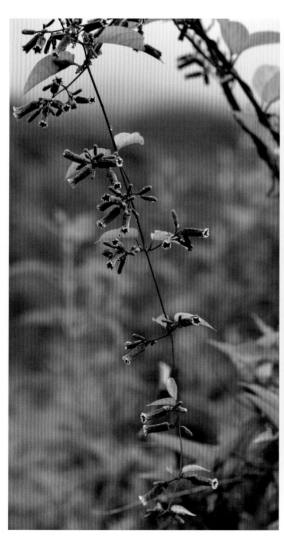
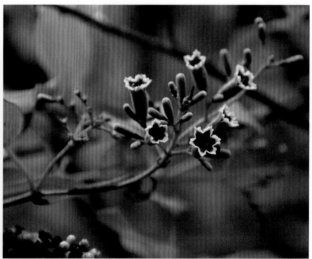
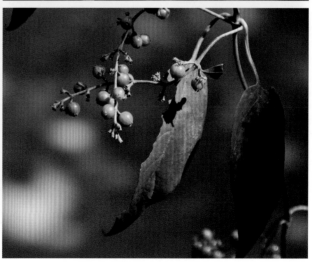

【形态特征】多年生缠绕藤本。叶对生，纸质或近革质，卵形、卵状长圆形至披针形，两面无毛或近无毛。圆锥花序式的聚伞花序腋生和顶生，扩展，分枝对生，末次分枝上着生的花常呈蝎尾状排列；萼管陀螺形；花冠浅紫色，外面被粉末状柔毛，里面被绒毛，顶部5裂。果球形，顶冠以宿存的萼檐裂片和花盘；小坚果无翅，浅黑色。花期5~7月，果期6~11月。

【适宜生境】生于海拔200~2000m的山坡、林中、林缘、沟谷边灌丛中或缠绕在灌木上。

【资源状况】分布于德钦、维西、贡山、福贡、玉龙等地。少见。

【入药部位】全草（鸡屎藤）。

【功能主治】祛风利湿，消食化积，止咳，止痛。用于风湿筋骨痛，跌打损伤，外伤性疼痛，肝胆、胃肠绞痛，黄疸性肝炎，肠炎，痢疾，消化不良，小儿疳积，肺结核咯血，支气管炎，放射反应引起的白细胞减少；外用于皮炎，湿疹，疮疡肿毒。

云南鸡矢藤 黄根藤、白古羊藤、白狗屁藤
Paederia yunnanensis (Lévl.) Rehd.

【标本采集号】2353290560

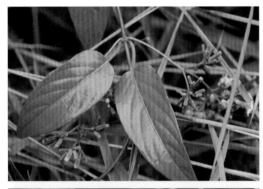
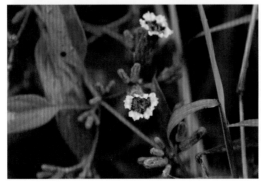
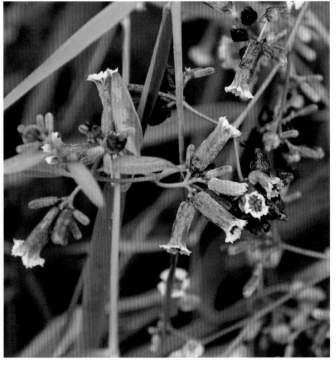

【形态特征】藤状灌木。枝圆柱形，鲜时灰黄色或深褐色，被绒毛或短粗毛。叶对生，近膜质，卵状心形，上面被柔毛，下面密被绒毛；托叶膜质，披针状三角形。圆锥花序腋生或生于顶部的侧枝上；萼管倒卵形，被粗毛；花冠管管状，边缘波浪形。果卵形，压扁，褐色,有宿存被毛的萼檐裂片；小坚果压扁，有乳头状的毛。花期6~10月，果期9~12月。

【适宜生境】生于海拔约 2700m 的山谷林缘。

【资源状况】分布于福贡等地。偶见。

【入药部位】根及茎髓（云南鸡矢藤）。

【功能主治】消炎，止痛，消食，接骨。用于肝炎，消化不良，目赤红肿，骨折，跌打损伤。

长叶茜草　锯锯藤、沾沾草、老麻藤
Rubia dolichophylla Schrenk

【标本采集号】5329290571

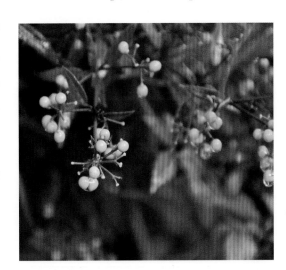

【形态特征】草本，全株无毛，茎、枝、叶缘、叶背中脉和花序轴上均有小皮刺。茎具4棱。叶4片轮生，纸质，线形或披针状线形，边缘反卷。花序腋生，单生或有时双生，由多个小聚伞花序组成；萼干时黑色，近球形；花冠淡黄色，辐状，卵形，顶端骤然收缩成喙状，内弯，边缘有极小的乳突。浆果状果实。

【适宜生境】生于水边或芦苇地。

【资源状况】分布于泸水、福贡等地。偶见。

【入药部位】根、根茎（长叶茜草）。

【功能主治】行血活血，通经活络，止痛。用于吐血，衄血，崩漏，经闭，月经不调，风湿骨痛，跌打损伤，牙痛。

红花茜草　小血藤、活血草、茜草
Rubia haematantha Airy Shaw

【标本采集号】530724180731774LY

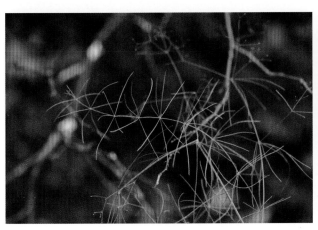
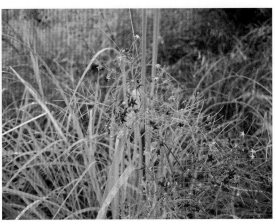

【形态特征】多年生草本，全株无毛。根红色。茎常直立或攀缘状，上部常分枝，有 4 直棱，棱上有微小倒生皮刺或有时近平滑。叶 6 片轮生，极狭的线形，常生微小刺，边缘增厚，反卷。聚伞花序腋生；萼管卵圆形；花冠辐状，暗红色，裂片长圆形。浆果近球形，黑色。花期夏季至秋初，果期秋末冬初。

【适宜生境】生于海拔 1830~3200m 的山坡、路边灌丛或林中。

【资源状况】分布于玉龙等地。偶见。

【入药部位】根茎、叶（红花茜草）。

【功能主治】凉血，止血，祛瘀，通经。用于月经不调，吐血，崩漏下血，外伤出血，经闭，风寒湿痹，跌打损伤，胃痛。

黑花茜草 小茜草、鸡血生
Rubia mandersii Coll. et Hemsl.

【标本采集号】2353290413

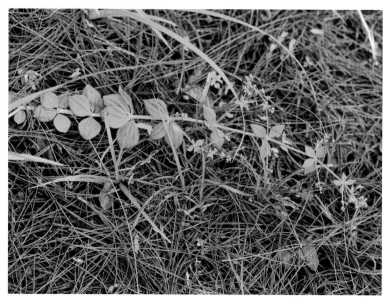 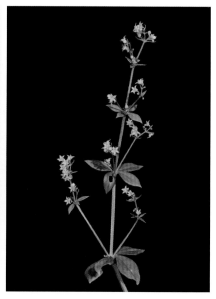

【形态特征】直立或上部柔弱的草本。根多条簇生，条状，明显肉质，紫红色。茎不分枝，方柱形，有 4 棱或狭翅，棱上有微小倒生皮刺。叶 4 片轮生，坚纸质，极厚，阔椭圆形或近圆形，边缘有微小倒生皮刺。聚伞花序腋生和顶生；花绿白色或绿黄色，干后不变黑；花冠辐状，裂片狭卵形或卵形，顶端内弯。果实（未成熟）小，球形。花期 8 月，果期 10 月。

【适宜生境】生于海拔 1900~3000m 的干旱石山或松林中。

【资源状况】分布于香格里拉等地。偶见。

【入药部位】根及根茎（黑花茜草）。

【功能主治】凉血，止血，活血通经，祛瘀，止痛。用于月经不调，吐血，崩漏下血，外伤出血，经闭，风寒湿痹，跌打损伤，胃痛。

卵叶茜草 红根草、血茜草
Rubia ovatifolia Z. Y. Zhang

【标本采集号】5334210540

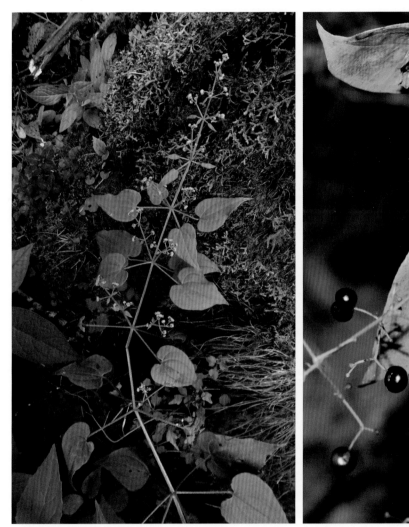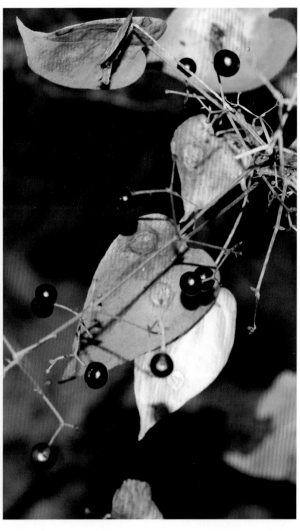

【形态特征】草本，攀缘。茎、枝稍纤细，有 4 棱，无毛。叶 4 片轮生，薄纸质，卵状心形至圆心形。
聚伞花序排成疏花圆锥花序式，腋生和顶生；萼管近扁球形，微 2 裂，近无毛；花冠
淡黄色或绿黄色，质稍薄，裂片 5，明显反折，卵形，外面无毛或被稀疏硬毛，里面
覆有许多微小颗粒。浆果球形，有时双球形，成熟时黑色。花期 7 月，果期 10~11 月。

【适宜生境】生于海拔 1700~2200m 的山地疏林或灌丛中。

【资源状况】分布于香格里拉等地。偶见。

【入药部位】根及根茎（卵叶茜草）。

【功能主治】清热解毒，利尿，消肿，退黄，止血。用于黄疸，水肿。

大叶茜草 灯儿草、红血儿、女儿红
Rubia schumanniana Pritzel

【标本采集号】5334210105

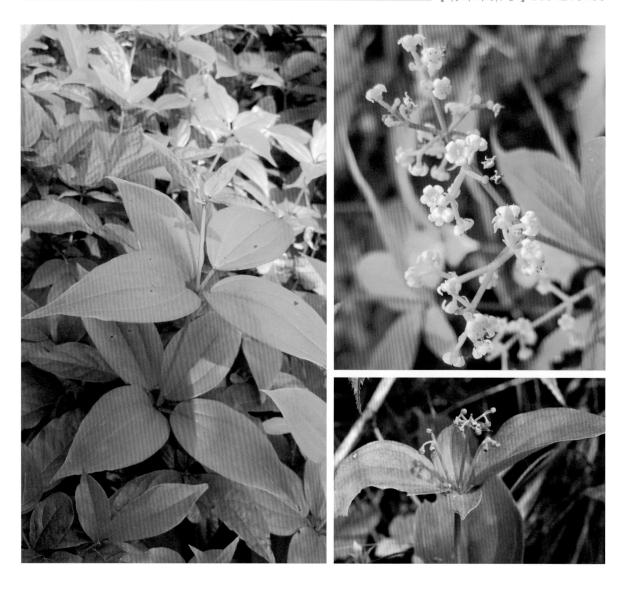

【形态特征】草本。茎和分枝有 4 直棱和直槽，平滑或有微小倒刺。叶 4 片轮生，厚纸质至革质，披针形、长圆状卵形或卵形，边稍反卷而粗糙，通常仅上面脉上生钩状短硬毛。聚伞花序多具分枝，排成圆锥花序式，顶生和腋生；花小，花冠白色或绿黄色，近卵形，顶端收缩，常内弯。浆果小，球状，黑色。花期 4~6 月，果期 7~10 月。

【适宜生境】生于海拔 2600~3000m 的林中。

【资源状况】分布于香格里拉。偶见。

【入药部位】根茎（大叶茜草）。

【功能主治】凉血止血，祛瘀通经，健胃。用于吐血，衄血，崩漏下血，外伤出血，经闭瘀阻，关节痹痛，小儿疳积，跌打肿痛。

柄花茜草 大茜草、逆刺、云南茜草
Rubia podantha Diels

【标本采集号】533324180905698LY

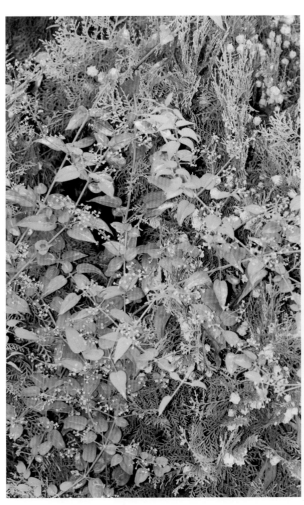
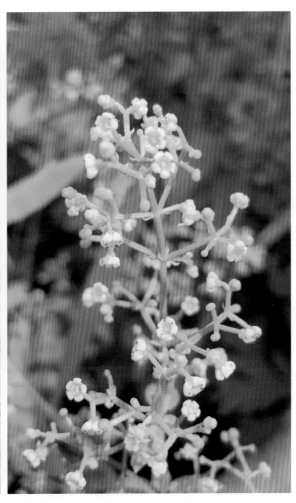

【形态特征】草质攀缘藤本。茎和分枝稍呈四棱形，棱上有倒生小皮刺。叶 4 片轮生，纸质，狭披针形或披针形，边缘通常有缘毛，下面基出脉上通常有倒生小皮刺；叶柄有直棱，有倒生皮刺。聚伞花序顶生或腋生，排成圆锥花序式；花冠紫红色或黄白色，杯状，外面通常稍被短硬毛，裂片强烈反折，里面密被小乳突。浆果球形，单生或孪生，成熟时黑色。花期 4~6 月，果期 6~9 月。

【适宜生境】生于海拔 1000~3000m 的林缘、疏林中或草地上。

【资源状况】分布于维西、贡山、玉龙等地。偶见。

【入药部位】根及根茎、叶（红花茜草）。

【功能主治】清热解毒，凉血止血，活血祛瘀，祛风除湿，祛痰。用于痢疾，腹痛，泄泻，吐血，崩漏下血，风湿骨痛，跌打肿痛，外伤出血。

紫 参 小红参、小茜草、云南茜草
Rubia yunnanensis Diels

【标本采集号】5329320497

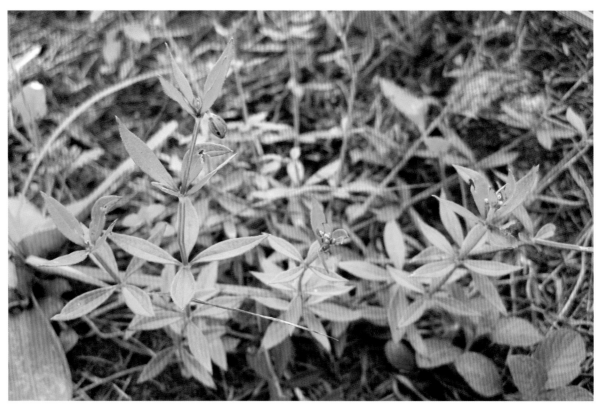

【形态特征】多年生草本。根条状，稍肉质，数至 10 余条
簇生，与茎基部均红色。茎、枝均有 4 直棱
或 4 狭翅，通常节部被硬毛。叶纸质，形状
和大小均多变异，边缘常反卷，被短硬毛。
聚伞花序三歧分枝成圆锥花序状，腋生或顶
生；花冠黄色或淡黄色，干时近白色，稍肉质，
无毛，不反折，近卵形，顶端内弯成短喙状。
浆果状果实。花期夏、秋季，果期初冬。

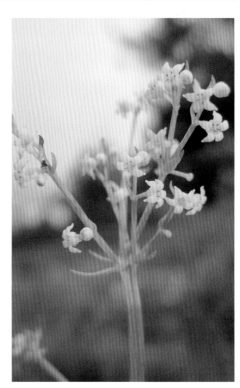

【适宜生境】生于海拔 1700~2500m 的灌丛、草坡或路边。

【资源状况】分布于玉龙等地。少见。

【入药部位】根及根茎、全草、叶。

【功能主治】根及根茎：通经活血，补血，祛风除湿，镇
静止痛，软坚破积。用于月经不调，闭经，
跌打损伤，风寒湿痹，关节肿痛，胃痛。全草：
用于贫血，跌打损伤，慢性胃炎，慢性胃脘痛，
脂肪瘤，月经不调。叶：用于角膜云翳。

粗叶水锦树 千里木、朱赤木
Wendlandia scabra Kurz

【标本采集号】3229010152

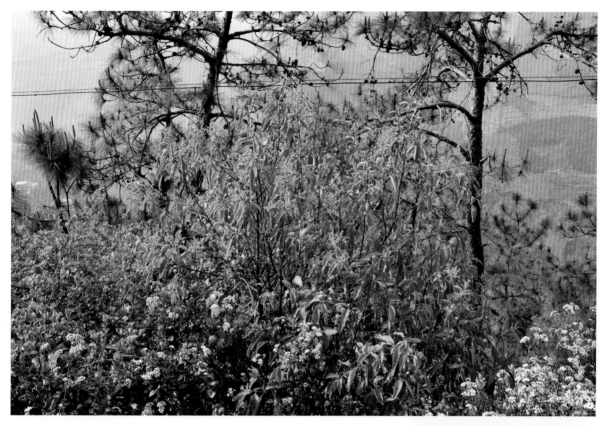

【**形态特征**】灌木或乔木。枝被棕褐色短柔毛。叶纸质或革质，椭圆状倒卵形或卵形；托叶圆形，反折。花序顶生，大而扩展，密被棕褐色绒毛；花香，密生；花萼被长硬毛；花冠白色，外面无毛，冠管内面仅下部有极疏的短柔毛或无毛，裂片长圆形。蒴果球形，被硬毛。花期 4~5 月，果期 5~7 月。

【**适宜生境**】生于海拔 180~1540m 的山地林中或灌丛中。

【**资源状况**】分布于兰坪等地。偶见。

【**入药部位**】叶（粗叶水锦树）。

【**功能主治**】活血化瘀，消肿止痛。用于跌打肿痛，产后骨痛。

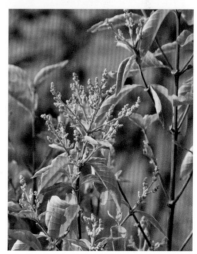

旋花科

毛打碗花

马刺楷
Calystegia dahurica (Herb.) Choisy

【标本采集号】5329290197

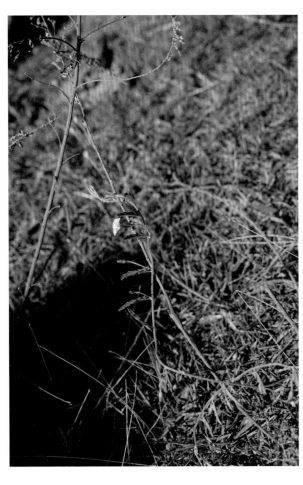 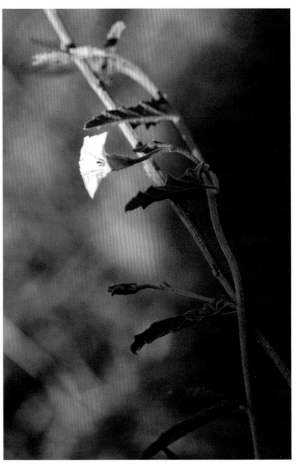

【形态特征】多年生草本，除萼片和花冠外植物体各部分均被柔毛。茎缠绕，伸长，有细棱。叶通常为卵状长圆形，基部戟形。单花腋生；花梗有细棱或有时具狭翅；花冠淡红色，漏斗状，冠檐微裂。蒴果球形，为增大宿存的苞片和萼片所包被。花期7~9月，果期8~10月。

【适宜生境】生于海拔400~3000m的路边、荒地、旱田或山坡路旁。

【资源状况】分布于香格里拉等地。常见。

【入药部位】全草（毛打碗花）。

【功能主治】清热，滋阴，降压利尿。用于消化不良，糖尿病，促进骨折创伤愈合。

菟丝子 龙须子、山麻子、雷真子
Cuscuta chinensis Lam.

【标本采集号】530724180704577LY

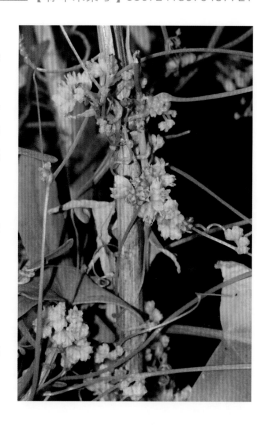

【形态特征】一年生寄生草本。茎缠绕，黄色，纤细。无叶。花序侧生，少花或多花簇生成小伞形或小团伞花序；花萼杯状，裂片三角状；花冠白色，壶形，裂片三角状卵形，向外反折，宿存。蒴果球形，几乎全为宿存的花冠所包围，成熟时整齐地周裂。种子淡褐色，卵形。花期7~9月，果期8~10月。

【适宜生境】生于海拔200~3000m的田边、山坡阳处、路边灌丛，通常寄生于豆科、菊科、蒺藜科等多种植物上。

【资源状况】分布于德钦、贡山、玉龙等地。偶见。

【入药部位】种子（菟丝子）。

【功能主治】滋补肝肾，固精缩尿，安胎，明目，止泻。用于阳痿遗精，尿有余沥，遗尿尿频，腰膝酸软，目昏耳鸣，肾虚胎漏，胎动不安，脾肾虚泻；外用于白癜风。

欧洲菟丝子 大菟丝子、苜蓿菟丝子、金灯藤
Cuscuta europaea L.

【标本采集号】5334210906

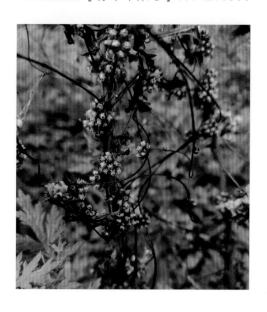

【形态特征】一年生寄生草本。茎缠绕，带黄色或带红色，纤细，毛发状。无叶。花序侧生，少花或多花密集成团伞花序；花萼杯状，三角状卵形；花冠淡红色，壶形，三角状卵形，通常向外反折，宿存。蒴果近球形，上部覆以凋存的花冠。种子淡褐色，椭圆形。花期7~9月，果期8~10月。

【适宜生境】生于海拔840~3100m的路边草丛阳处、河边、山地，寄生于菊科、豆科、藜科等多种草本植物上。

【资源状况】分布于香格里拉、德钦等地。偶见。

【入药部位】全草（欧洲菟丝子）。

【功能主治】补肝肾，固精缩尿，安胎，明目，止泻。用于肝、肺及筋脉发热，中毒性发热。

大花菟丝子 无娘藤、云南菟丝子
Cuscuta reflexa Roxb.

【标本采集号】3229011051

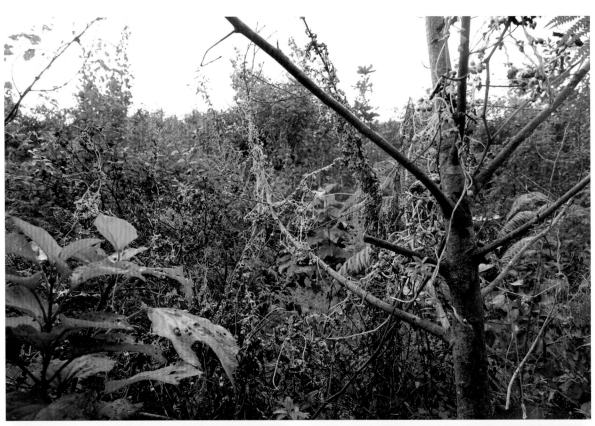

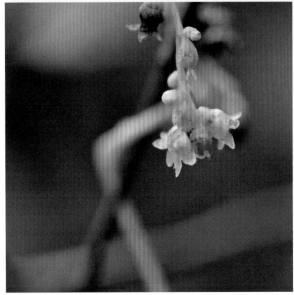

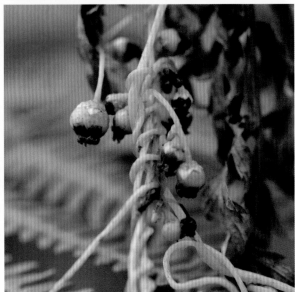

【形态特征】寄生草本。茎缠绕，黄色或黄绿色，较粗壮，有褐色斑。无叶。花序侧生，少花或多花着生成总状或圆锥状；花梗连同花序轴均具褐色斑点或小瘤；花萼杯状，基部联合；花冠白色或乳黄色，芳香，筒状，向外反折。蒴果圆锥状球形，成熟时近方形，顶端钝，果皮稍肉质。种子长圆形，黑褐色。

【适宜生境】生于海拔 900~2800m 的地区，常见寄生于路旁或山谷的灌木丛。

【资源状况】分布于贡山、福贡等地。偶见。

【入药部位】种子（大花菟丝子）。

【功能主治】滋补肝肾，固精缩尿，安胎，明目，止泻。用于吐血，衄血，便血，血崩，淋浊，带下病，痢疾，黄疸，痈疽，疔疮，热毒痱疹。

飞蛾藤 白花藤、打米花、六甲
Porana racemosa Roxb.

【标本采集号】5329291011

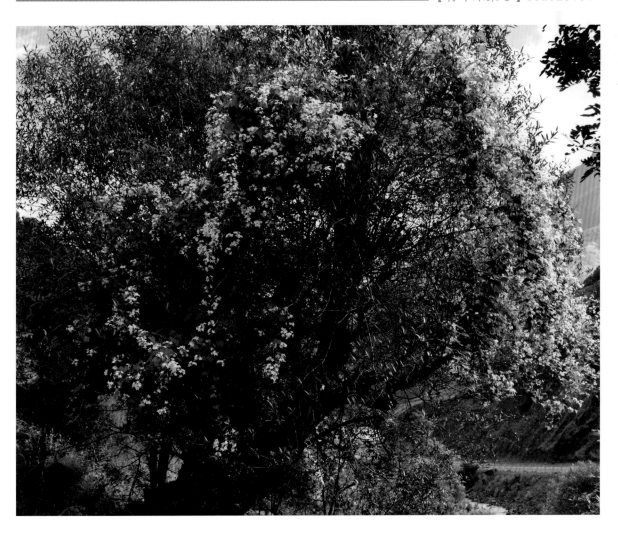

【形态特征】多年生攀缘灌木。茎缠绕，草质，幼时或多或少被黄色硬毛，后来具小瘤。叶片卵形，两面极疏被紧贴疏柔毛。圆锥花序腋生；萼片线状披针形，通常被柔毛，果时全部增大；花冠漏斗形，白色，管部带黄色，无毛。蒴果卵形，具小短尖头，无毛。种子卵形，暗褐色或黑色。花期9月。

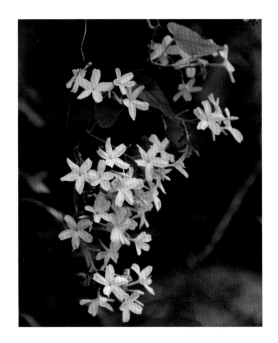

【适宜生境】生于海拔（850~）1500~2000（~3200）m的石灰岩山地。

【资源状况】分布于维西。偶见。

【入药部位】全草（飞蛾藤）。

【功能主治】破血，行气，消积。用于感冒，食积不消，跌打损伤。

土丁桂 毛辣花、白鸽草、白毛将
Evolvulus alsinoides (L.) L.

【标本采集号】5329320498

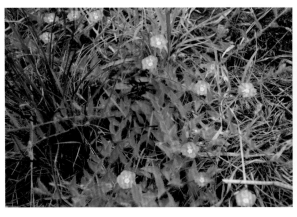
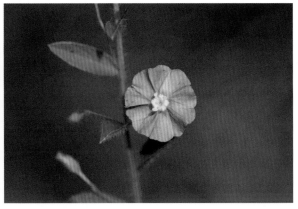

【形态特征】多年生草本。茎少数至多数，平卧或上升，细长，具贴生的柔毛。叶长圆形、椭圆形或匙形，两面或多或少被贴生疏柔毛，或有时上面少毛至无毛。花单一或数朵组成聚伞花序；萼片披针形，被长柔毛；花冠辐状，蓝色或白色。蒴果球形，无毛，4瓣裂。种子4或较少，黑色，平滑。花期5~9月。

【适宜生境】生于海拔300~1800m的草坡、灌丛及路边。

【资源状况】分布于玉龙等地。偶见。

【入药部位】全草（土丁桂）。

【功能主治】散瘀止痛，清湿热。用于小儿结肠炎，消化不良，白带异常，支气管哮喘，咳嗽，跌打损伤，腰腿痛，痢疾，头晕目眩，尿路感染，血尿，蛇伤，结膜炎等。

番薯 甘薯、朱薯、金薯
Ipomoea batatas (L.) Lam.

【标本采集号】5329291056

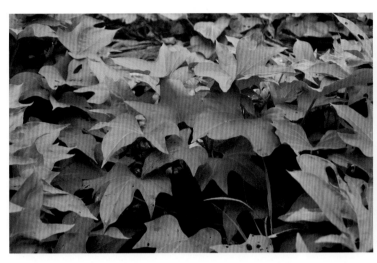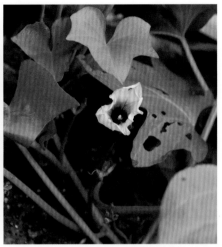

【形态特征】一年生草本。地下具圆形、椭圆形或纺锤形的块根。茎节易生不定根。叶片通常为宽卵形，两面被疏柔毛或近于无毛。聚伞花序腋生，聚集成伞形；萼片顶端骤然成芒尖状；花冠粉红色、白色、淡紫色或紫色，钟状或漏斗状。蒴果卵形或扁圆形，无毛。由于番薯属于异花授粉，自花授粉常不结实，所以有时只见开花不见结果。

【适宜生境】生于荒坡及路边。

【资源状况】横断山三江并流区有栽培。常见。

【入药部位】块根。

【功能主治】补中和血，益气生津，宽肠胃，通便秘。

山土瓜 野红苕、山萝卜、野土瓜藤
Merremia hungaiensis (Lingelsh. et Borza) R. C. Fang

【标本采集号】5334211112

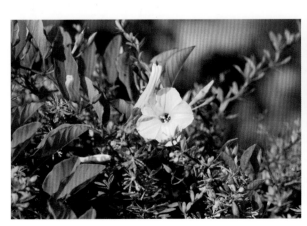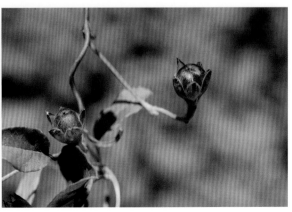

【形态特征】多年生缠绕草本。地下具块根，球形或卵状，表皮红褐色、暗褐色或肉白色，有乳状黏液。茎细长，大多旋扭。叶椭圆形、卵形或长圆形，仅基部被少数缘毛。聚伞花序腋生，或单花生于叶腋；花冠黄色，漏斗状，瓣中带顶端被淡黄色短柔毛。蒴果长圆形，4瓣裂。花期9月，果期10~11月。

【适宜生境】生于海拔1200~3200m的草坡、山坡灌丛或松林下。

【资源状况】分布于香格里拉、玉龙等地。偶见。

【入药部位】块根（山土瓜）。

【功能主治】健脾消积，利湿。用于小儿疳积，乳汁缺乏，肝炎，白带异常；外用于烫伤。

北鱼黄草
北茉栾藤、西伯利亚鱼黄草、钻之灵
Merremia sibirica (L.) Hall. f.

【标本采集号】533324180909781LY

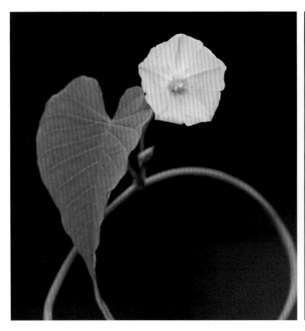
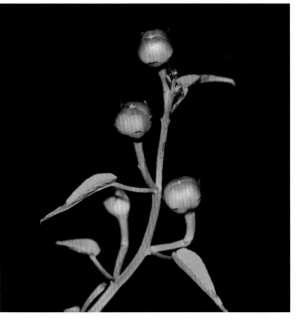

【形态特征】缠绕草本，植株各部分近于无毛。茎圆柱状，具细棱。叶卵状心形，全缘或稍波状；叶柄基部具小耳状假托叶。聚伞花序腋生；萼片椭圆形，顶端明显具钻状短尖头；花冠淡红色，钟状。蒴果近球形，无毛，4瓣裂。种子4或较少，黑色，椭圆状三棱形，顶端钝圆，无毛。花、果期夏、秋季。

【适宜生境】生于海拔600~2800m的路边、田边、山地草丛或山坡灌丛。

【资源状况】广泛分布于横断山三江并流区。常见。

【入药部位】种子、全草（北鱼黄草）。

【功能主治】种子：逐水消肿，泻下去积。用于大便秘结，食积腹胀。全草：活血化瘀，清热解毒，疮痈肿毒。用于跌打损伤，疔疮。

蓝花土瓜 *Merremia yunnanensis* (Courch. et Gagn.) R. C. Fang

【标本采集号】5329320502

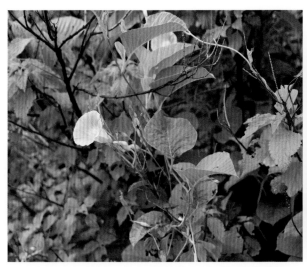
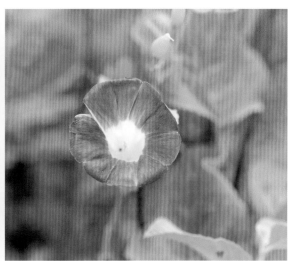

【形态特征】多年生缠绕草本。地下具纺锤状块根。茎细长，有细棱，密被柔毛。叶菱形或菱状卵形，全缘，两面密被黄褐色绢毛。聚伞花序腋生；萼片外面被疏柔毛；花冠淡蓝色，狭钟状，冠檐短三角形，具小短尖头，疏被黄褐色缘毛。蒴果长圆形，4 瓣裂。种子黑色，无毛。花、果期夏、秋季。

【适宜生境】生于海拔 1400~3000m 的山坡草丛、灌丛或草坡松林下。

【资源状况】分布于玉龙。偶见。

【入药部位】块根（蓝花土瓜）。

【功能主治】健脾消积。用于饮食积滞。

圆叶牵牛 白花、打碗花、喇叭花
Pharbitis purpurea (L.) Voigt

【标本采集号】533324180909775LY

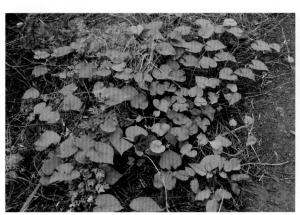
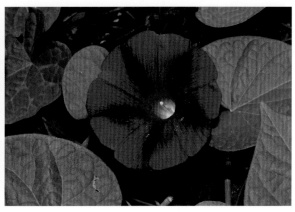

【形态特征】一年生缠绕草本。茎上被倒向的短柔毛杂有倒向或开展的长硬毛。叶圆心形或宽卵状心形，通常全缘，两面疏或密被刚伏毛。花腋生，组成伞形聚伞花序；花冠漏斗状，紫红色、红色或白色，花冠管通常白色，瓣中带于内面色深，外面色淡。蒴果近球形，3瓣裂。种子卵状三棱形，黑褐色或米黄色，被极短的糠秕状毛，花期5~10月，果期8~11月。

【适宜生境】生于平地至海拔2800m的田边、路边、宅旁或山谷林内，栽培或逸为野生。

【资源状况】分布于贡山、玉龙等地。偶见。

【入药部位】种子（牵牛子）。

【功能主治】有毒。泻水通便，消痰涤饮，杀虫攻积。用于水肿胀满，二便不通，痰饮积聚，气逆喘咳，虫积腹痛，蛔虫病，绦虫病。

牵　牛

朝颜、碗公花、筋角拉子

Pharbitis nil (Linn.) Choisy

【标本采集号】5334210733

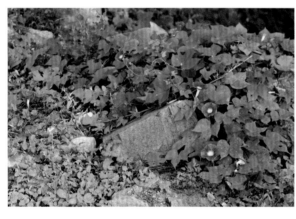 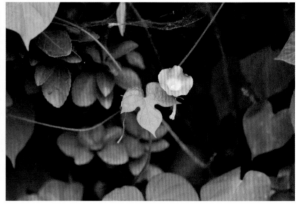

【形态特征】一年生缠绕草本。茎上被倒向的短柔毛及杂有倒向或开展的长硬毛。叶宽卵形或近圆形，深或浅的3裂，叶面或疏或密被微硬的柔毛。花腋生；花冠漏斗状，蓝紫色或紫红色，花冠管色淡。蒴果近球形，3瓣裂。种子卵状三棱状，黑褐色或米黄色。花期7~9月，果期8~10月。

【适宜生境】生于海拔100~200（~1600）m的山坡灌丛、干燥河谷路边、园边宅旁、山地路边，或为栽培。

【资源状况】分布于香格里拉等地。偶见。

【入药部位】种子（牵牛子）。

【功能主治】有毒。泻水通便，消痰涤饮，杀虫攻积。用于水肿胀满，二便不通，痰饮积聚，气逆喘咳，虫积腹痛，蛔虫病，绦虫病。

紫草科

多苞斑种草 <small>山蚂蝗、毛萝菜</small>
Bothriospermum secundum Maxim.

【标本采集号】5329320001

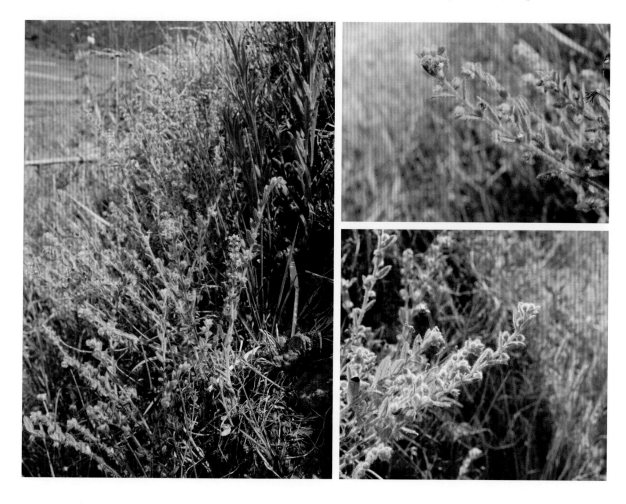

【形态特征】一年生或二年生草本。茎基部分枝，被向上开展的硬毛及伏毛。基生叶具柄，倒卵状长圆形；茎生叶无柄，长圆形或卵状披针形。花序生茎顶及腋生枝条顶端；花冠蓝色至淡蓝色，裂片圆形，喉部附属物梯形。小坚果卵状椭圆形，密生疣状突起，腹面有纵椭圆形的环状凹陷。花期 5~7 月。

【适宜生境】生于海拔 250~2100m 的山坡、道旁、河床、农田路边及山坡林缘灌木林下、山谷溪边阴湿处等。

【资源状况】分布于玉龙等地。偶见。

【入药部位】全草（野山蚂蝗）。

【功能主治】祛风解毒，杀虫。用于遍身暴肿，疮毒。

长蕊斑种草 蓝紫草、跌打药、漏绿根
Antiotrema dunnianum (Diels) Hand.-Mazz.

【标本采集号】5329320505

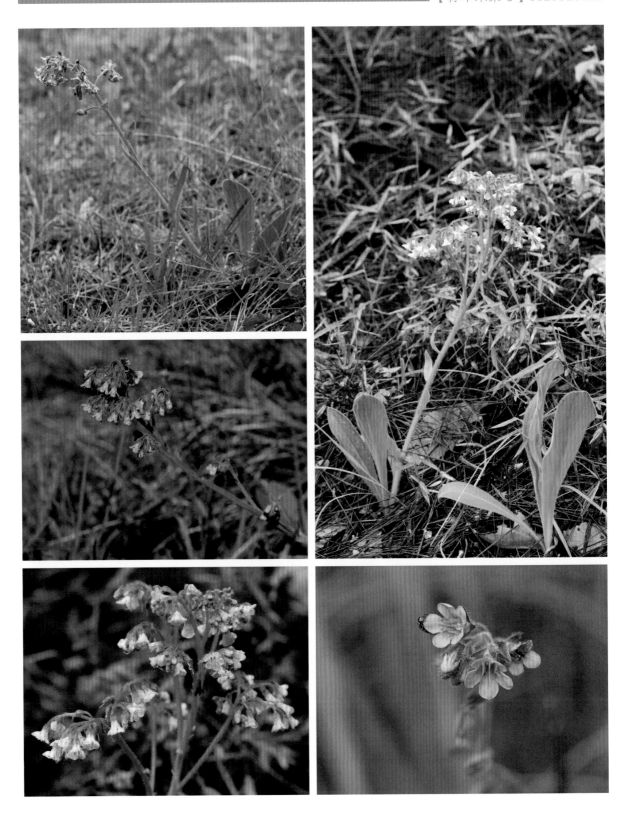

【形态特征】多年生草本。茎密生短柔毛，仅上部花序有分枝。基生叶匙形至狭椭圆形，两面密生具基盘的短硬毛；茎生叶倒披针形至狭卵状长圆形。花序顶生；花序轴、花梗及花萼均密生短柔毛；花萼线状披针形或三角状披针形；花多数，花冠蓝色或紫红色，无毛，檐部裂片近圆形，附属物梯形。小坚果稍内弯，淡褐色至黑褐色，密生疣状突起。花期5~6月，果期7~8月。

【适宜生境】生于海拔1600~2500m的山坡草地。

【资源状况】分布于玉龙。偶见。

【入药部位】根（黑阳参）。

【功能主治】养阴补虚，清热解毒。用于虚劳发热，头昏，热淋，痈肿，口疮，牙疳；外用于跌打损伤，红肿。

倒提壶　蓝布裙、一把抓、狗屎花
Cynoglossum amabile Stapf et Drumm.

【标本采集号】5334210553

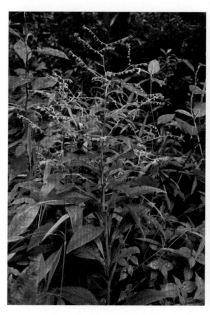
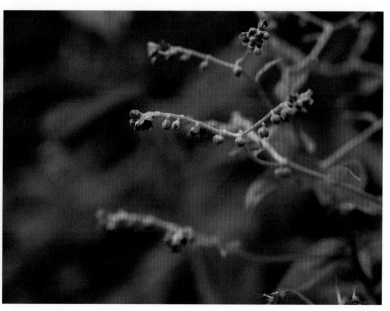

【形态特征】多年生草本。茎密生贴伏短柔毛。基生叶具长柄，披针形；茎生叶无柄，长圆形或披针形。花序圆锥状；花冠通常蓝色，稀白色，喉部具5个梯形附属物。坚果卵形，背面微凹，密生锚状刺，边缘锚状刺基部联合成狭或宽的翅状边。花、果期5~9月。

【适宜生境】生于海拔1250~4565m的山坡草地、山地灌丛、干旱路边及针叶林缘。

【资源状况】分布于维西、香格里拉、玉龙等地。偶见。

【入药部位】全草、根（倒提壶）。

【功能主治】清热利湿，散瘀止血，止咳。用于疟疾，肝炎，痢疾，尿痛，带下病，咳嗽；外用于创伤出血，骨折，关节脱臼。

琉璃草 铁道板、青菜参、贴骨散
Cynoglossum zeylanicum (Vahl) Thunb.

【标本采集号】3229010756

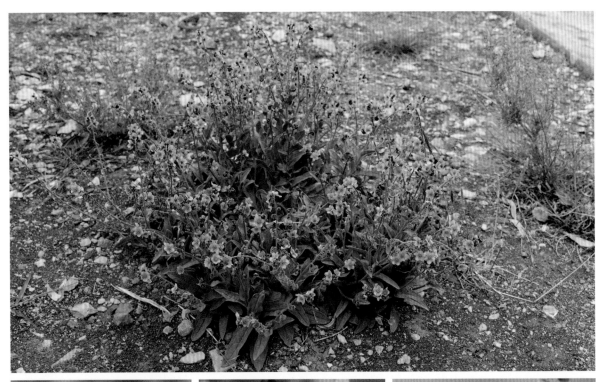

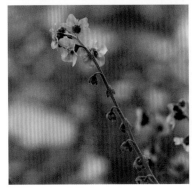 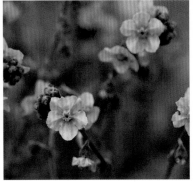 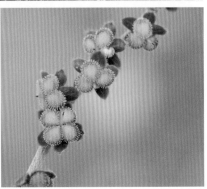

【形态特征】多年生草本。茎单一或数条丛生，密被黄褐色糙伏毛。基生叶及茎下部叶具柄，长圆形或长圆状披针形，两面密生贴伏的伏毛。花序顶生及腋生；花萼裂片卵形；花冠蓝色，漏斗状，裂片长圆形，喉部有 5 个梯形附属物，边缘密生白色柔毛。小坚果卵球形，背面突，密生锚状刺。花、果期 5~10 月。

【适宜生境】生于海拔 300~3040m 的林间草地、向阳山坡及路边。

【资源状况】分布于兰坪、泸水等地。偶见。

【入药部位】根、叶（贴骨散）。

【功能主治】清热解毒，活血散瘀，消肿止痛，拔脓生肌，调经。用于疮疖痈肿，毒蛇咬伤，跌打损伤，骨折，月经不调。

小花琉璃草

鹤虱、小花倒提壶、牙痛草

Cynoglossum lanceolatum Forsk.

【标本采集号】5329320508

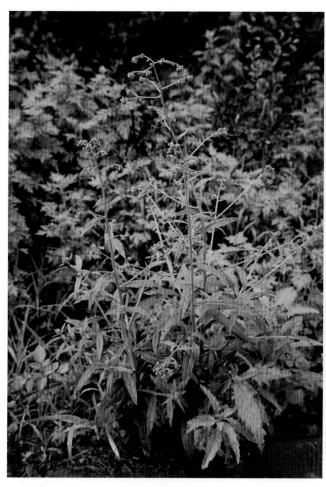
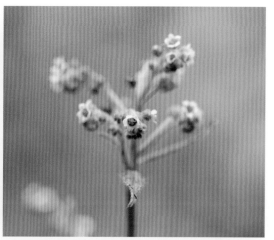
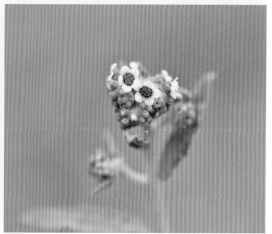

【形态特征】多年生草本。茎直立，密生基部具基盘的硬毛。基生叶及茎下部叶具柄，长圆状披针形；茎中部叶无柄或具短柄，披针形。花序顶生及腋生，分枝钝角叉状分开；花萼裂片卵形；花冠淡蓝色，钟状，喉部有 5 个半月形附属物。小坚果卵球形，背面突，密生长短不等的锚状刺，边缘锚状刺基部不联合。花、果期 4~9 月。

【适宜生境】生于海拔 300~2800m 的丘陵、山坡草地及路边。

【资源状况】分布于福贡、玉龙等地。偶见。

【入药部位】全草（牙痛草）。

【功能主治】清热解毒，利尿消肿，活血调经。用于急性肾炎，牙周炎，疮痈肿毒，月经不调，毒蛇咬伤。

心叶琉璃草 暗淡倒提壶
Cynoglossum triste Diels

【标本采集号】5334210380

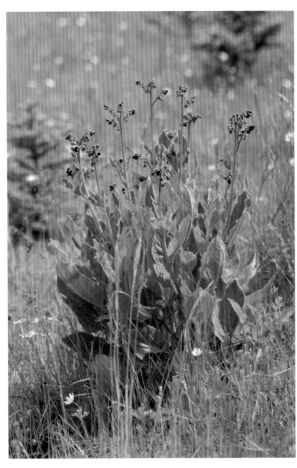
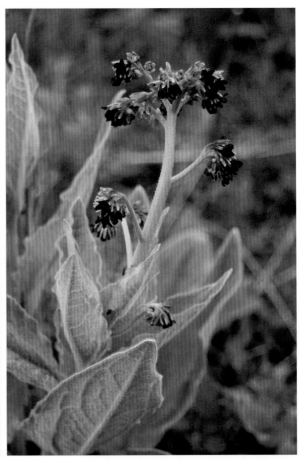

【形态特征】多年生草本。茎丛生或单一，被开展的硬毛。基生叶及茎下部叶有长柄，上下两面被贴伏或半贴伏的硬毛；茎上部叶有短柄，心形或长圆状卵形。顶生圆锥状花序；花萼具长硬毛，花后增大；花冠筒状，黑紫色，裂片近卵形，喉部附属物梯形。小坚果大，极扁平，背面凸，密生黄色锚状刺。花、果期 5~9 月。

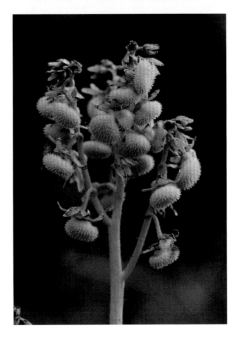

【适宜生境】生于海拔 2500~3100m 的阴湿山坡及松林下。

【资源状况】分布于香格里拉、玉龙等地。偶见。

【入药部位】根茎、叶（心叶琉璃草）。

【功能主治】清热解毒，活血调经，消肿散瘀，拔脓生肌。用于黄疸，肝炎，月经不调，白带异常，水肿；外用于疮痈肿毒，跌打损伤，毒蛇咬伤。

西南琉璃草　*Cynoglossum wallichii* G. Don

【标本采集号】5334210278

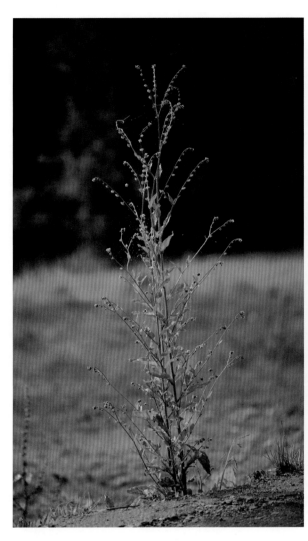
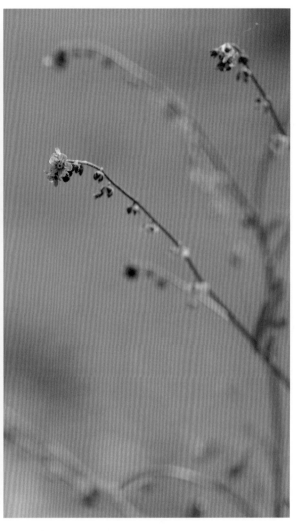

【形态特征】二年生直立草本。茎丛生，基部具基盘的硬毛及伏毛。基生叶及茎下部叶具柄，披针形或倒卵形；茎中部及上部叶两面均被硬毛及伏毛。花序顶生及腋生，叉状分枝，呈总状；花萼外面密生向上贴伏的柔毛；花冠蓝色或蓝紫色，钟形，喉部有 5 个梯形附属物。小坚果卵形，背面凹陷，有稀疏散生的锚状刺，边缘锚状刺基部极扩张，联合成宽翅边。花、果期 5~8 月。

【适宜生境】生于海拔 1300~3600m 的山坡草地、荒野路边及密林阴湿处。

【资源状况】分布于香格里拉、贡山等地。偶见。

【入药部位】根（西南琉璃草）。

【功能主治】清热，散瘀止血，止咳。用于疮疖痈肿，跌打损伤，毒蛇咬伤，黄疸，尿痛，肺结核。

垫紫草 *Chionocharis hookeri* (Clarke) Johnst.

【标本采集号】LGD-DW190

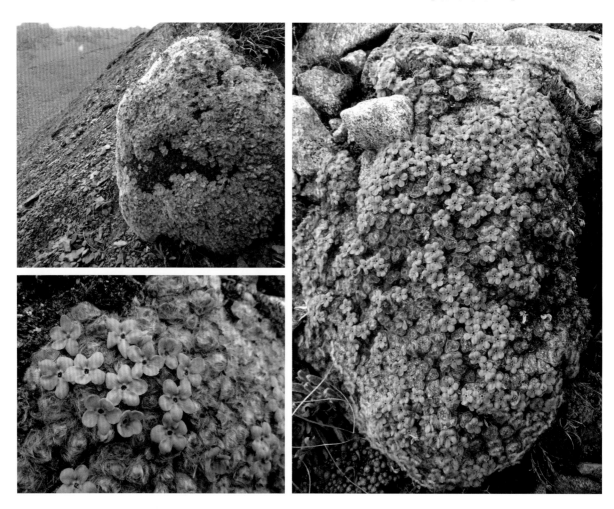

【形态特征】多年生草本，植物体近半球形。茎多4分枝，枝密集。叶扇状楔形，下面无毛或近无毛，上面的上部和上部的边缘密生白色长柔毛。花单生分枝的顶端；花萼裂片线状匙形，边缘和里面有长柔毛；花冠淡蓝色，无毛，裂片近圆形，喉部附属物横的皱褶状或半月形。小坚果背面鼓，有短伏毛，着生面小，居腹面基部。花、果期5月以后。

【适宜生境】生于海拔3500~5000m的石质山坡或陡峻的石崖上。

【资源状况】分布于德钦等地。偶见。

【入药部位】全草（垫紫草）。

【功能主治】清热解毒，养阴。用于阴虚发热，尿路感染，水肿，肝炎，热淋，血崩，白带异常，口疮，牙疳；外用于疮疖痈肿，跌打。

西南粗糠树 豆浆果、黄杆楸
Ehretia corylifolia C. H. Wright

【标本采集号】5329320509

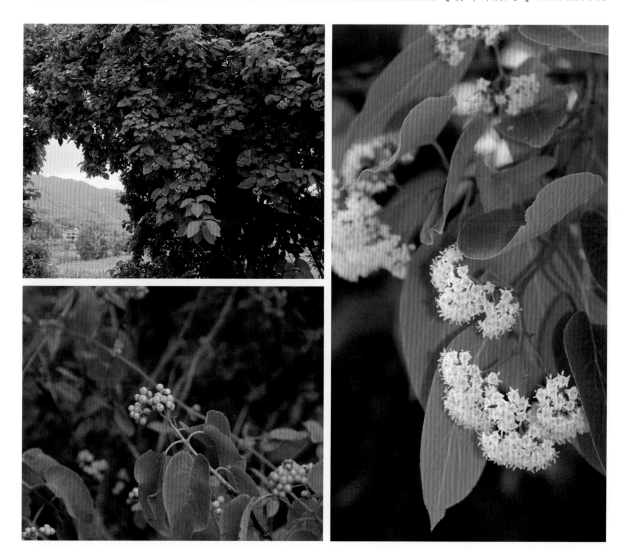

【形态特征】乔木，花序和小枝密生短柔毛。枝灰褐色，具黑灰色树皮，无毛。叶卵形或椭圆形，边缘有开展的钝锯齿，两面被柔毛。聚伞花序生小枝顶端，呈圆锥状；花萼裂片长圆形或披针形；花冠筒状钟形，白色，芳香，裂片长圆形或近圆形。核果红色、黄色或橘红色；核椭圆形或近球形。花期5月，果期6~7月。

【适宜生境】生于海拔1500~3000m的山谷疏林、山坡灌丛、干燥路边及湿润的砂质坡地。

【资源状况】广泛分布于横断山三江并流区。常见。

【入药部位】树皮（滇厚朴）。

【功能主治】燥湿，导滞，下气，除满。用于脘腹胀痛，食积气滞，泄泻，痢疾，气逆喘咳。

大叶假鹤虱 *Eritrichium brachytubum* (Diels) Lian et J. Q. Wang

【标本采集号】5334210595

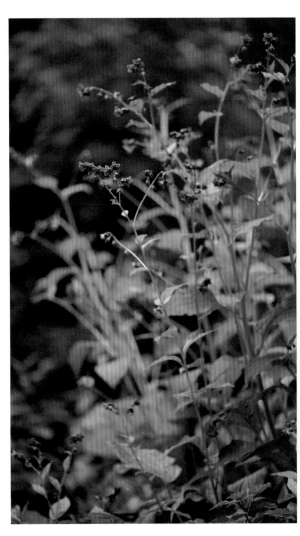
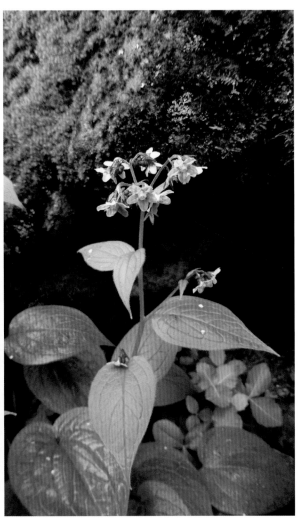

【形态特征】多年生草本。茎多分枝，疏生短毛。基生叶心形，两面疏生短毛；茎生叶卵形或狭卵形。花序生茎或分枝顶端，二叉状；花冠蓝色或淡紫色，钟状辐形，附属物梯形。小坚果背腹二面体形，腹面具龙骨状突起，着生面卵形，位腹面中部，先端有锚状钩。花、果期 7~8 月。

【适宜生境】生于海拔 2900~3800m 的山坡或林下。

【资源状况】分布于维西、香格里拉等地。偶见。

【入药部位】地上部分（大叶假鹤虱）。

【功能主治】抗炎。

卵果鹤虱 *Lappula patula* (Lehm.) Aschers. ex Gurke

【标本采集号】ZM144

【形态特征】一年生草本。茎中部以上有分枝，被灰白色细伏毛。基生叶莲座状，无柄，线形或匙形，两面被开展的灰白色糙毛；茎生叶与基生叶相似，但较小而狭多为线形。花序在花期较短，果期强烈伸长，常在一侧着生多数果实；花萼被开展的糙毛，裂片线形至狭长圆形；花冠淡蓝色，钟状。小坚果卵圆形，侧面有小瘤突，边缘有 1 行锚状刺。花期 5~7 月，果期 7 月以后。

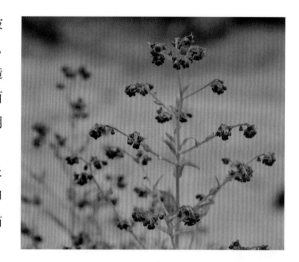

【适宜生境】生于荒地、田旁及河谷阶地的沙砾地。

【资源状况】分布于维西、兰坪等地。偶见。

【入药部位】地上部分（卵果鹤虱）。

【功能主治】抗炎。

大孔微孔草 *Microula bhutanica* (Yamazaki) Hara

【标本采集号】5334211004

【形态特征】二年生草本。茎直立或渐升，常自基部分枝。基生叶及茎下部叶有长柄或稍长柄，匙形；茎中部以上叶具短柄或无柄，狭椭圆形、狭卵形或卵形。花自茎下部或中部起对叶而生，少数在茎或分枝顶端组成短而密集的花序；花冠蓝色，无毛，裂片近圆形，附属物半月形。小坚果卵形，有小瘤状突起或皱褶，背孔椭圆形或近圆形。花期 6~9 月，果期 10 月开始。

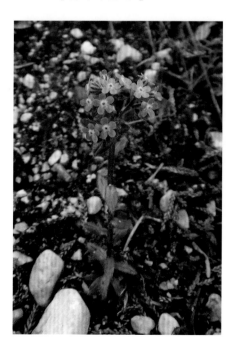

【适宜生境】生于海拔 3000~4100m 的石上、冷杉林边、荒坡上。

【资源状况】分布于香格里拉等地。少见。

【入药部位】全草（大孔微孔草）。

【功能主治】用于眼疾，痘疹。

甘青微孔草 *Microula pseudotrichocarpa* W. T. Wang

【标本采集号】ZM417

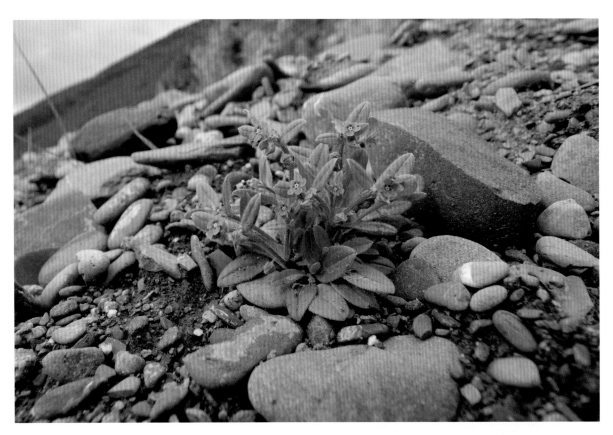

【形态特征】多年生草本。茎直立或渐升,有稀疏糙伏毛和稍密的开展刚毛。基生叶有长柄,披针状长圆形至狭长圆形;茎上部叶无柄或近无柄,狭椭圆形或狭长圆形,两面有糙伏毛。花序腋生或顶生,在花序之下有1朵无苞片的花;花冠蓝色,无毛,附属物低梯形或半月形。小坚果卵形,有小瘤状突起和极短的毛。花期7~8月,果期8~9月。

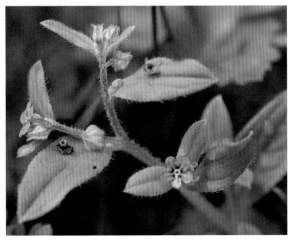

【适宜生境】生于海拔 2200~4500m 的高山草地。

【资源状况】分布于德钦等地。偶见。

【入药部位】根(甘青微孔草)。

【功能主治】清热凉血,消肿解毒。

微孔草 *Microula sikkimensis* (Clarke) Hemsl.

【标本采集号】5334210820

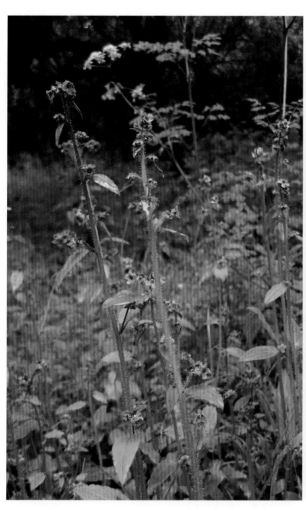
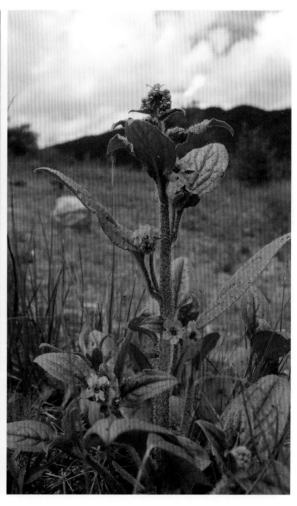

【**形态特征**】二年生草本。茎直立或渐升,被刚毛,有时还混生稀疏糙伏毛。基生叶有长柄,卵形、狭卵形至宽披针形;中部以上叶渐变小,狭卵形或宽披针形,无柄,两面有短伏毛。花序密集;花梗短,密被短糙伏毛;花冠蓝色或蓝紫色,附属物低梯形或半月形。小坚果卵形,有小瘤状突起和短毛。花、果期5~9月。

【**适宜生境**】生于海拔3000~4500m的山坡草地、灌丛下、林边、河边多石草地、田边或田中。

【**资源状况**】分布于香格里拉、德钦、维西等地。偶见。

【**入药部位**】全草(微孔草)。

【**功能主治**】清热凉血,消肿解毒。用于湿热黄疸。

细梗附地菜 *Trigonotis gracilipes* Johnst.

【标本采集号】5334210292

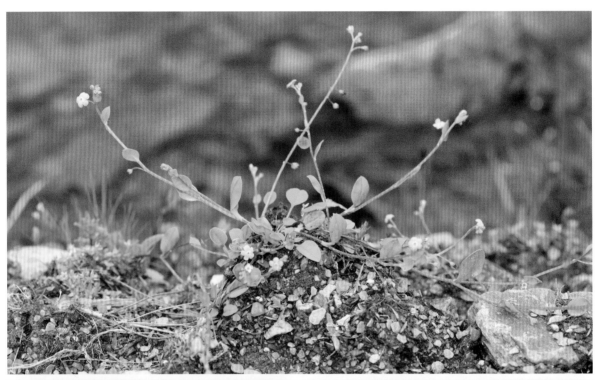

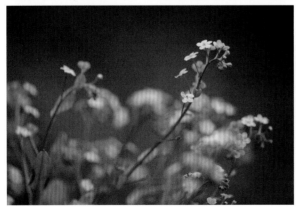
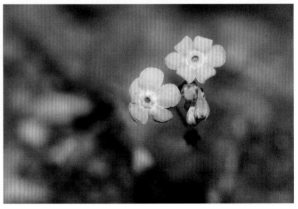

【形态特征】多年生草本。茎细弱，通常多条簇生，有糙伏毛。叶多数，椭圆形或长圆状披针形，两面有糙伏毛，下面具明显中肋。花在茎或小枝中下部的腋外单生，在茎顶端则聚集成无苞片的镰状聚伞花序；花冠淡蓝色，裂片近圆形。小坚果斜三棱锥状四面体形，具3个狭棱，腹面的基底面较小并向下方凸起。花期6~7月，果期7~8月。

【适宜生境】生于海拔2500~4200m的山坡草坡、林内或林缘、谷地或沟边。

【资源状况】分布于香格里拉、德钦、维西等地。偶见。

【入药部位】全草（细梗附地菜）。

【功能主治】行气止痛，解毒消肿。用于胃痛吐酸，痢疾，热毒痈肿。

毛脉附地菜　*Trigonotis microcarpa* (A. DC.) Benth. ex Clarke

【标本采集号】533324180910795LY

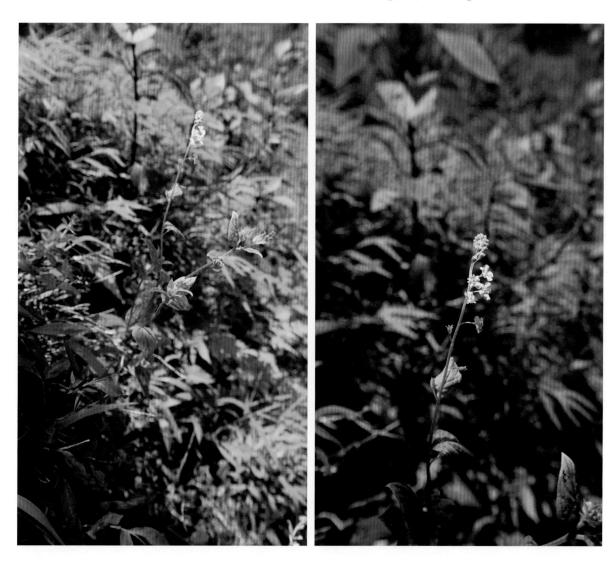

【**形态特征**】多年生草本。根状茎短，茎基残存深褐色叶柄；茎直立或斜升，有短伏毛。叶卵形或长圆形，两面有糙伏毛；基生叶和茎下部叶具长柄；上部叶之柄极短。花序细弱；花萼裂片披针形；花冠蓝紫色，裂片宽卵形，喉部附属物 5。小坚果 4，斜三棱锥状四面体形，深褐色，光亮，背面凸起而呈卵形，具 3 锐棱，具不明显的短柄。花、果期 5~10 月。

【**适宜生境**】生于海拔 1000~2800m 的山地草坡、灌丛、林缘及溪谷边。

【**资源状况**】分布于福贡、贡山、玉龙等地。偶见。

【**入药部位**】全草（毛脉附地菜）。

【**功能主治**】清热，解毒，凉血，止痛。用于风热感冒，胃脘冷痛，胃肠炎。

附地菜 *Trigonotis peduncularis* (Trev.) Benth. ex Baker et Moore

【标本采集号】5329290801

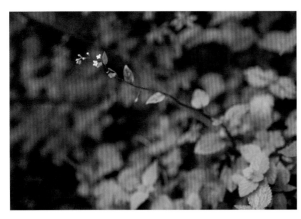 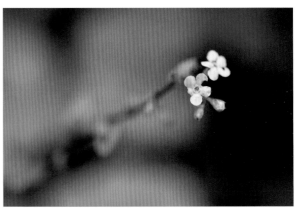

【形态特征】一年生或二年生草本。茎通常多条丛生，密集，基部多分枝，被短糙伏毛。基生叶呈莲座状，匙形，有叶柄，两面被糙伏毛；茎上部叶长圆形或椭圆形，无叶柄或具短柄。花序生茎顶；花冠淡蓝色或粉色，喉部附属 5，白色或带黄色。小坚果 4，斜三棱锥状四面体形，具 3 锐棱。花、果期 2~11 月。

【适宜生境】生于平原、丘陵草地、林缘、田间及荒地。

【资源状况】分布于香格里拉、玉龙等地。偶见。

【入药部位】全草（附地菜）。

【功能主治】温中健胃，消肿止痛，止血，止痢。用于胃痛，吐酸，吐血，跌打损伤，骨折。

白花滇紫草 *Onosma album* W. W. Smith et Jeffr.

【标本采集号】5334211142

【形态特征】多年生草本，植株灰白色，密生开展或向下的硬毛及向下的短伏毛，极粗糙。茎不分枝。基生叶丛生，叶线状披针形。花序顶生及腋生，集为疏松的圆锥状花序；花萼裂至近基部，密生向上的硬毛及伏毛；花冠白色，筒状钟形，内面仅裂片中肋被毛，边缘反卷。小坚果上端骤然渐尖成 1 小尖头，灰色，具小瘤状突起。花期 7 月，果期 9 月前后。

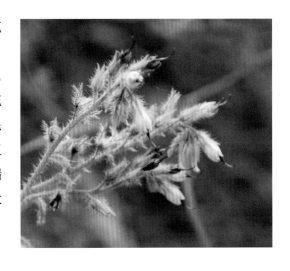

【适宜生境】生于海拔约 3000m 的山坡疏林砾石地或砂地。

【资源状况】分布于香格里拉等地。少见。

【入药部位】根（白花滇紫草）。

【功能主治】清肺热，解毒，止血，和血。用于肺炎，肺痈，肺结核，咯血，高山多血症。

密花滇紫草 *Onosma confertum* W. W. Smith

【标本采集号】ZM467

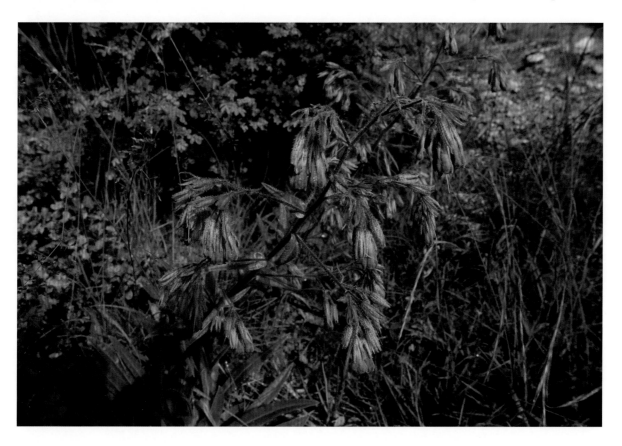

【形态特征】多年生草本，全株密生具基盘的硬毛及短伏毛。主根粗长。茎不分枝。基生叶倒披针形；茎中部及上部叶披针形，具白斑点。花序单一或分枝，顶生及腋生，排成圆锥花序；花冠红色或紫色，外面中部以上密生伏毛，内面裂片中肋有 1 列伏毛。小坚果灰褐色，具瘤状突起。花、果期 7~10 月。

【适宜生境】生于海拔 2300~3300m 的丘陵山地的矮灌丛下。

【资源状况】分布于香格里拉、玉龙等地。偶见。

【入药部位】根或根皮（密花滇紫草）。

【功能主治】凉血，活血，解毒透疹。用于麻疹并肺炎，斑疹，痘毒，湿疹，恶疮，大便燥结，水火烫伤，外伤出血。

毛柱滇紫草 *Onosma hookeri* Clarke var. *hirsutum* Y. L. Liu

【标本采集号】ZM336

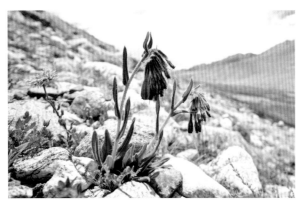 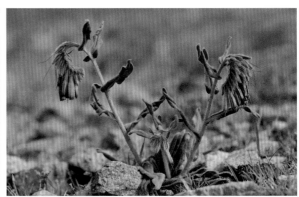

【形态特征】多年生草本，被开展的硬毛及贴伏的伏毛，硬毛基部具基盘。茎单一或数条丛生，不分枝。基生叶倒披针形；茎生叶无柄，披针形或狭披针形。花序通常单生茎顶，花多数，排列紧密；花萼裂片钻形，生硬毛或伏毛；花冠筒状钟形，较长，蓝色、紫色或淡红蓝色，反卷。花期7月，果期8月。

【适宜生境】生于海拔约3800m的山坡岩石沙砾地。

【资源状况】分布于德钦。偶见。

【入药部位】根（毛柱滇紫草）。

【功能主治】清热凉血。用于麻疹不透，湿疹，溃疡，痈肿，急、慢性肝炎。

多枝滇紫草 *Onosma multiramosum* Hand.-Mazz.

【标本采集号】ZM119

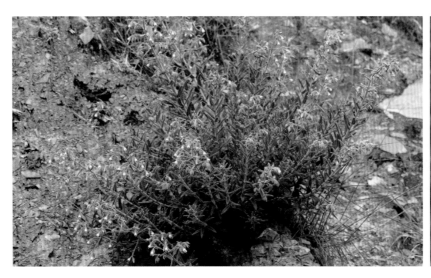 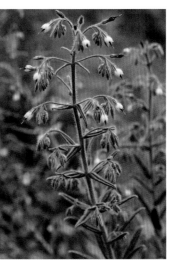

【形态特征】多年生草本，植株灰绿色。茎多分枝，被开展具基盘的稀疏硬毛及向下密伏的柔毛。茎下部叶倒披针形，茎中部叶长圆状披针形。花序单生枝顶；花萼裂片线状披针形，内面密生白色长柔毛；花冠黄色，筒状钟形，边缘反卷；花药蓝紫色。小坚果具皱褶及疣状突起。花、果期8月。

【适宜生境】生于海拔1650~3300m的干旱山坡。

【资源状况】分布于香格里拉、玉龙等地。偶见。

【入药部位】根（多枝滇紫草）。

【功能主治】清肺热，解毒，止血，和血。用于肺炎，肺痈，肺结核，咯血，高山多血症。

滇紫草 红紫草、紫草根、紫草皮
Onosma paniculatum Bur. et Franch.

【标本采集号】5334210616

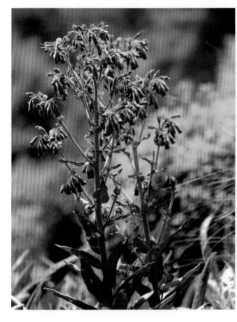 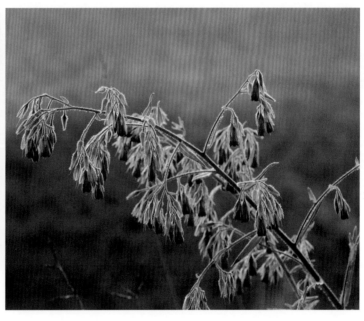

【形态特征】二年生草本。茎不分枝，上部叶腋生花枝，被伸展的硬毛及稠密的短伏毛，硬毛具基盘。基生叶丛生，线状披针形；茎生叶披针形，抱茎。花序顶生或上部腋生，集为圆锥花序；花冠蓝紫色，后变暗红色，筒状钟形，裂片小，边缘反卷，花冠外面密生向上的伏毛，内面仅裂片中肋有1列伏毛。小坚果暗褐色，具疣状突起。花、果期6~9月。

【适宜生境】生于海拔2000~3200m的干燥山坡及松栎林林缘。

【资源状况】分布于香格里拉、玉龙等地。偶见。

【入药部位】根（滇紫草）。

【功能主治】清热凉血，透疹解毒。用于麻疹并肺炎，斑疹，痘毒，湿疹，恶疮，大便燥结，水火烫伤，外伤出血。

丛茎滇紫草 *Onosma waddellii* Duthie

【标本采集号】ZM442

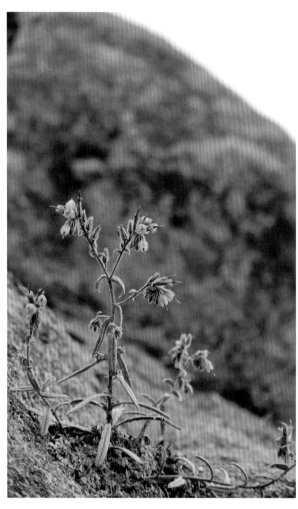
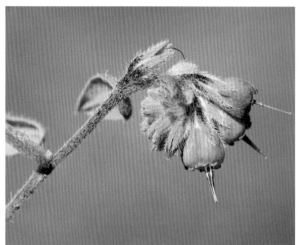
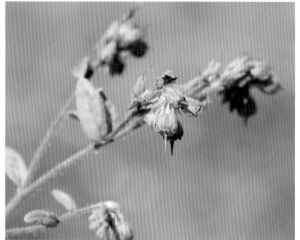

【形态特征】一年生或二年生草本，被稠密的伏毛及散生的硬毛。茎基部多分枝。叶披针形或倒披针形，上面被向上贴伏的硬毛及伏毛，下面密生伏毛。花生枝顶及茎顶，延伸成总状；花冠蓝色，筒状钟形，边缘反卷，外面裂片中肋被 1 列短伏毛。小坚果淡黄褐色，有稀疏的瘤状突起及不明显的皱纹。花、果期 8~9 月。

【适宜生境】生于海拔 1650~3100m 的河谷及干旱山坡。

【资源状况】分布于德钦。偶见。

【入药部位】根（丛茎滇紫草）。

【功能主治】清肺热，解毒，止血，和血。用于肺炎，肺痈，肺结核，咳血，高山多血病。

聚合草 友谊草
Symphytum officinale L.

【标本采集号】5334210299

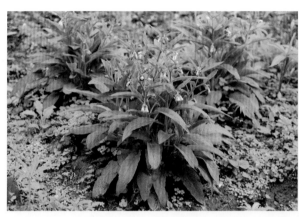
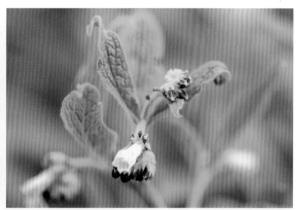

【形态特征】丛生型多年生草本，全株被向下稍弧曲的硬毛和短伏毛。根发达、主根粗壮，淡紫褐色。茎数条，有分枝。基生叶具长柄，带状披针形；茎中部和上部叶较小，无柄。花序含多数花；花萼裂片披针形；花冠淡紫色、紫红色至黄白色，裂片三角形，先端外卷，喉部附属物披针形。小坚果歪卵形，黑色，有光泽。花、果期5~10月。

【适宜生境】生于山林地带。

【资源状况】香格里拉、玉龙等地有栽培。少见。

【入药部位】全草、根、根茎。

【功能主治】补血，祛痰，抗菌，止泻，镇痛。用于肺部感染，胃溃疡，赤痢，肠出血，慢性黏膜炎，疲劳，肌肉骨骼疼痛，艾滋病。

马鞭草科

灰毛莸
兰香草、白叶莸、砰鸠占
Caryopteris forrestii Diels

【标本采集号】5307241809051014LY

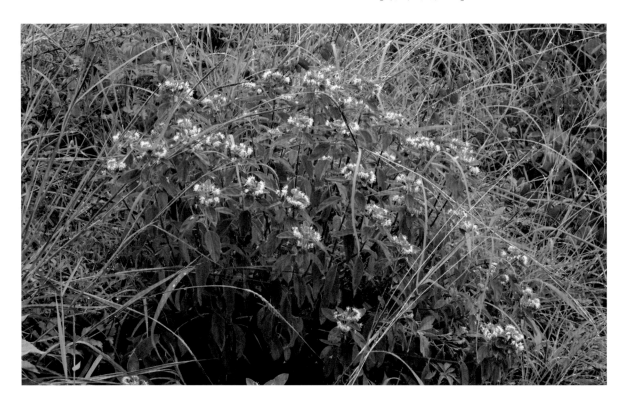

【形态特征】落叶小灌木。嫩枝密生灰棕色绒毛；老枝近无毛，灰棕色。叶片坚纸质，狭椭圆形或卵状披针形，两面被柔毛。伞房状聚伞花序腋生或顶生；花序梗密被灰白色绒毛；花萼钟状；花冠黄绿色或绿白色，外面被柔毛，内面毛较少，喉部具1圈柔毛。蒴果包藏在花萼内，4瓣裂，瓣缘稍具翅。花、果期6~10月。

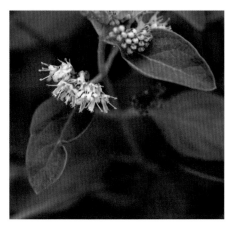

【适宜生境】生于海拔1700~3000m的阳性灌丛、山坡、路旁及荒地上。

【资源状况】分布于香格里拉、德钦等地。偶见。

【入药部位】全株（灰毛莸）、根（灰毛莸根）、叶（灰毛莸叶）。

【功能主治】全株：健脾消食，补中益气。用于急、慢性胃炎，小儿疳积。根、叶：疏风止咳，祛湿，行气。

毛球莸 香薷

Caryopteris trichosphaera W. W. Smith

【标本采集号】5334211140

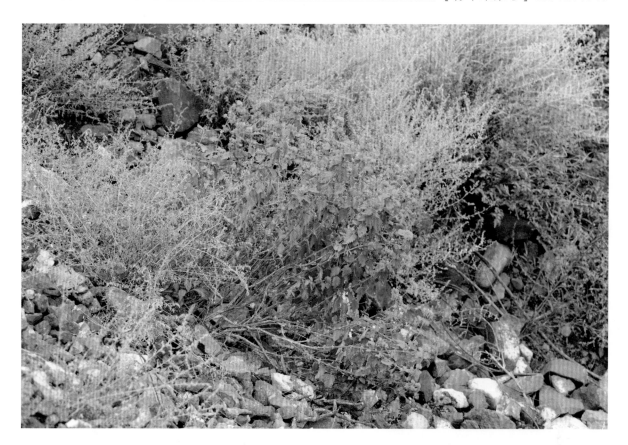

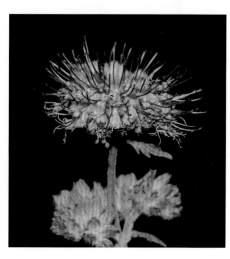

【形态特征】芳香灌木。嫩枝密生白色绒毛和腺点。叶片
纸质,宽卵形至卵状长圆形,边缘有规则钝齿,
两面均有绒毛和腺点。聚伞花序近头状,腋
生或顶生;花萼钟状;花冠淡蓝色或蓝紫色,
二唇形,裂片外有长柔毛和腺点,下唇中裂
片较大,边缘流苏状,花冠管喉部具毛环。
蒴果长圆球形,通常包藏于花萼内,4瓣裂。
花、果期8~9月。

【适宜生境】生于海拔2700~3300m的山坡灌丛中或河谷干
旱草地。

【资源状况】分布于香格里拉、德钦等地。偶见。

【入药部位】全草(毛球莸)、花(毛球莸花)、叶(毛球莸叶)。

【功能主治】全草:平喘。用于支气管炎。花、叶:祛风止痛。用于头痛,风湿痹痛,游走性关
节疼痛。

老鸦糊
鱼胆、紫珠、小米团花
Callicarpa giraldii Hesse ex Rehd.

【标本采集号】533324180919928LY

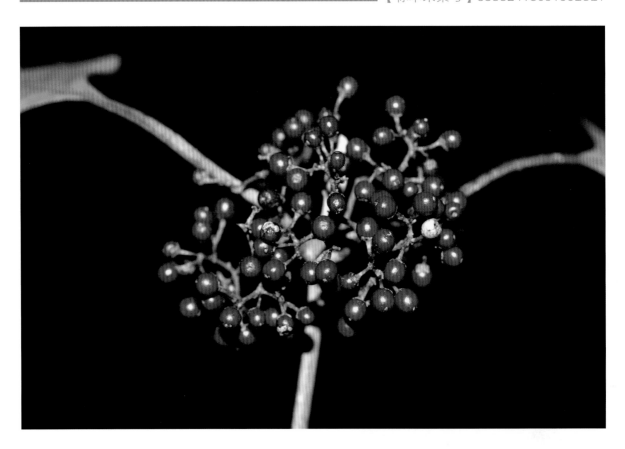

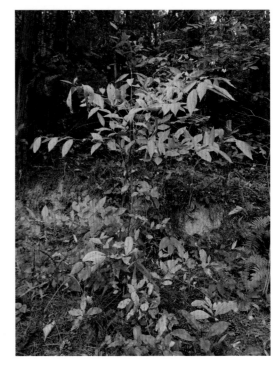

【形态特征】灌木。小枝灰黄色，被星状毛。叶片纸质，宽椭圆形至披针状长圆形，边缘有锯齿，疏被星状毛和细小黄色腺点。聚伞花序；花萼钟状，疏被星状毛；花冠紫色，具黄色腺点；花药紫色。果球形，初时疏被星状毛，熟时无毛，紫色。花期 5~6 月，果期 7~11 月。

【适宜生境】生于海拔 200~3400m 的疏林和灌丛中。

【资源状况】分布于维西、贡山等地。偶见。

【入药部位】全株（老鸦糊）、叶（老鸦糊叶）、根（老鸦糊根）。

【功能主治】全株：祛风除湿，散瘀解毒。用于风湿痛，跌打损伤，外伤出血，尿血。叶、根：止血，散瘀，消炎。用于咯血，胃肠出血，子宫出血，扁桃体炎。

臭牡丹

矮桐子、臭梧桐、臭八宝

Clerodendrum bungei Steud.

【标本采集号】5334211136

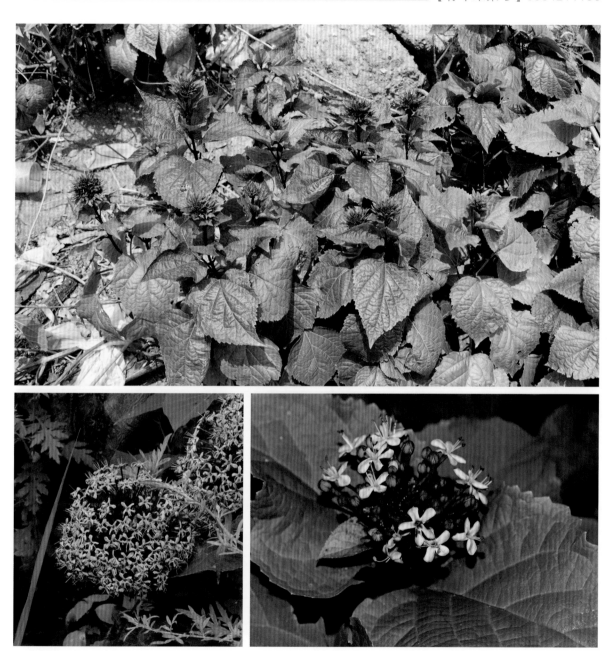

【形态特征】灌木，植株有臭味，花序轴、叶柄密被褐色、黄褐色或紫色的脱落性柔毛。小枝皮孔显著。叶片纸质，宽卵形或卵形，边缘具粗或细锯齿，基部脉腋有数个盘状腺体。伞房状聚伞花序顶生，密集；花萼钟状；花冠淡红色、红色或紫红色。核果近球形，成熟时蓝黑色。花、果期5~11月。

【适宜生境】生于海拔2500m以下的山坡、林缘、沟谷、路旁、灌丛润湿处。

【资源状况】分布于香格里拉、玉龙等地。偶见。

【入药部位】根（臭牡丹根）、叶（臭牡丹）。

【功能主治】行血散瘀，消肿解毒，收敛止血，祛风除湿。根：用于风湿关节痛，跌打损伤，高血压，头晕头痛，肺脓肿。叶：外用于痈疖疮疡，痔疮发炎，湿疹等。

海州常山 臭梧桐、泡火桐、追骨风
Clerodendrum trichotomum Thunb.

【标本采集号】5329290619

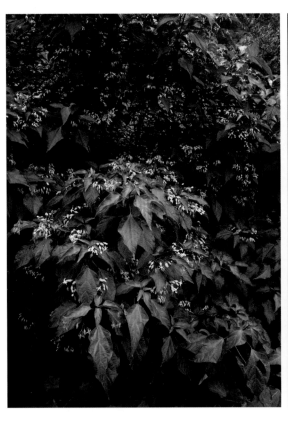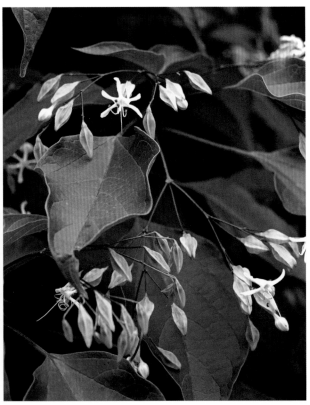

【形态特征】灌木或小乔木，幼枝、叶柄、花序轴等多少被黄褐色柔毛或近于无毛。老枝灰白色，具皮孔，髓白色，有淡黄色薄片状横隔。叶片纸质，卵状椭圆形或三角状卵形，全缘或有时边缘具波状齿。伞房状聚伞花序顶生或腋生，通常二歧分枝，疏散；花萼蕾时绿白色，后紫红色；花冠白色或带粉红色。核果近球形，包藏于增大的宿存萼内，成熟时外果皮蓝紫色。花、果期6~11月。

【适宜生境】生于海拔2400m以下的山坡灌丛中。

【资源状况】分布于玉龙、香格里拉等地。偶见。

【入药部位】根、茎、叶、嫩枝及果实（臭梧桐）。

【功能主治】祛风除湿，清热利尿，止痛。用于风湿关节痛，高血压，疟疾，痢疾。

滇常山
臭牡丹、矮桐子、臭茉莉
Clerodendrum yunnanense Hu ex Hand.-Mazz.

【标本采集号】3229010921

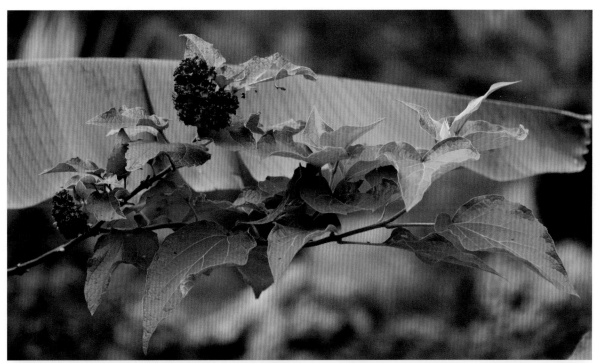

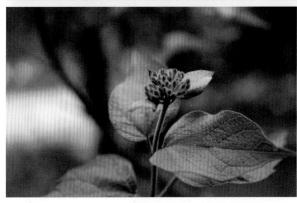
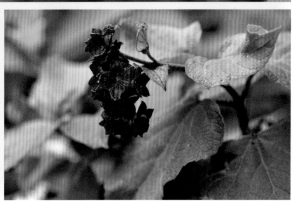

【形态特征】灌木，植株有臭味，幼枝、花序、幼叶及叶柄均密被黄褐色绒毛。老枝皮孔显著。叶片纸质，全缘或有不规则疏齿，表面被糙毛，背面密生淡黄色或黄褐色短柔毛。伞房状聚伞花序顶生；花冠白色或粉红色。核果近球形，成熟时蓝黑色，大部分为增大宿存萼所包。花、果期 4~10 月。

【适宜生境】生于海拔 2000~3000m 的山坡疏林或山谷沟边灌丛湿润处。

【资源状况】分布于玉龙。偶见。

【入药部位】根、叶、花（滇常山）。

【功能主治】祛风止痛，清热利湿，消肿，截疟，行气。用于风湿关节痛，腰腿痛，高血压；外用于痔疮，脱肛。

假连翘 白辣树、黄连翘、毛叶丁香
Duranta repens L.

【标本采集号】5329320516

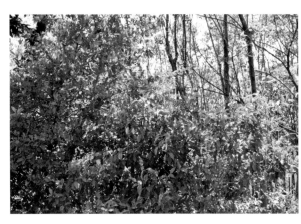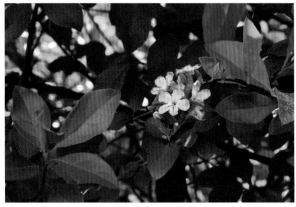

【形态特征】灌木。枝条有皮刺，幼枝有柔毛。叶对生，少有轮生，纸质，卵状椭圆形或卵状披针形，有柔毛。总状花序顶生或腋生，常排成圆锥状；花萼管状，有毛；花冠通常蓝紫色，裂片平展，内外有微毛。核果球形，无毛，熟时红黄色，有增大宿存萼包围。花、果期 5~10 月。

【适宜生境】栽培于路旁、庭院内。

【资源状况】横断山三江并流区河谷地区有栽培。常见。

【入药部位】叶（假连翘叶）、果实（假连翘）、根（假连翘根）。

【功能主治】叶、果实：散热透邪，行血祛瘀，止痛杀虫，消肿解毒。用于疟疾，跌打，胸痛，痈肿初起，脚底脓肿。根：止痛，止渴，驱虫，解毒，祛瘀。用于疟疾，跌打损伤。

小叶石梓 木质山海螺、西南石梓、矮子常山
Gmelina delavayana P. Dop

【标本采集号】5329320517

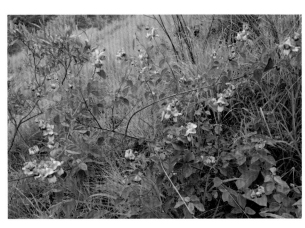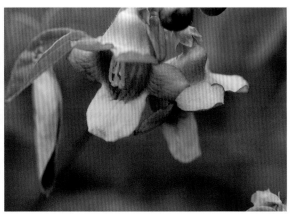

【形态特征】灌木或亚灌木。小枝纤细，有条纹，并有稀疏小皮孔。叶对生，广卵形或卵状菱形，上面无毛，下面密被灰白色腺点。聚伞花序组成侧生或顶生的圆锥花序式；花萼钟状，具灰白色腺点和少数黑色盘状腺点；花大，深紫色；花冠二唇形，上唇短，下唇3裂，中裂片呈盔状。核果倒卵圆形，着生于增大的碗状宿存萼上。花期5~7月，果期7~9月。

【适宜生境】生于海拔1500~2500m的石灰岩灌木林中或干燥的荒坡上。

【资源状况】分布于兰坪等地。偶见。

【入药部位】根（矮子常山）。

【功能主治】健胃消食，理气镇痛，化痞截疟。用于食欲不振，食积腹胀，胃痛，久疟。

马缨丹　五色梅、五彩花、臭草
Lantana camara L.

【标本采集号】5329320518

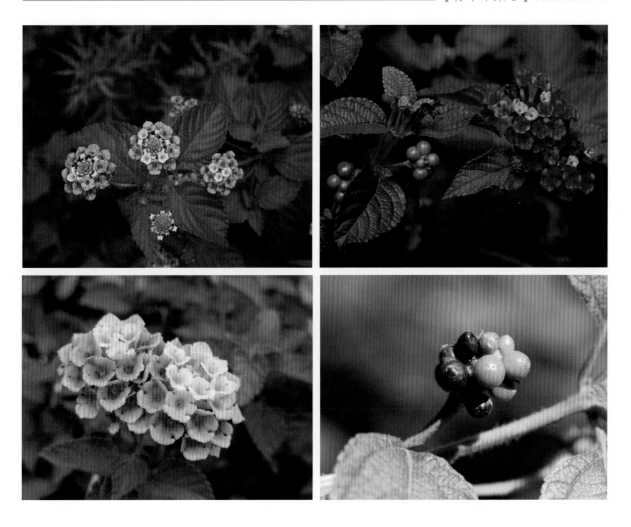

【形态特征】直立或蔓性的灌木，有时藤状。茎枝均呈四方形，有短柔毛，通常有短而倒钩状刺。单叶对生，揉烂后有强烈的气味，叶片卵形至卵状长圆形，边缘有钝齿，上面有粗糙的皱纹和短柔毛，下面有小刚毛。花萼管状，膜质，顶端有极短的齿；花冠黄色或橙黄色，开花后不久转为深红色。果圆球形，成熟时紫黑色。全年开花和结果。

【适宜生境】生于海拔 80~1500m 的空旷地区。

【资源状况】分布于泸水、福贡等地。少见。

【入药部位】根或全株（五色梅）、花（五色梅花）、叶（五色梅叶）。

【功能主治】根或全株：清热解毒，散结止痛。用于感冒高热，久热不退，瘰疬，风湿骨痛，胃痛，跌打损伤。花：清热解毒，止血消肿。用于湿疹，吐泻，肺痨咯血。叶：祛风止痒，解毒消肿；外用于湿疹，皮炎，皮肤瘙痒，跌打损伤，骨痛，疖肿。

马鞭草　白马鞭、风颈草、铁马草
Verbena officinalis L.

【标本采集号】5334210667

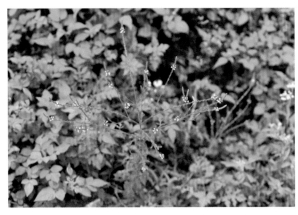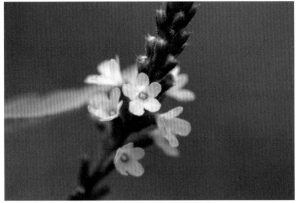

【形态特征】多年生草本。茎四方形，近基部可为圆形，节和棱上有硬毛。叶片卵圆形至倒卵形或长圆状披针形，两面均有硬毛。穗状花序顶生和腋生，花小，无柄，最初密集，结果时疏离；花冠淡紫色至蓝色，外面有微毛。果长圆形，外果皮薄，成熟时 4 瓣裂。花期 6~8 月，果期 7~10 月。

【适宜生境】生于低至高海拔的路边、山坡、溪边或林旁。

【资源状况】分布于香格里拉、德钦、玉龙等地。偶见。

【入药部位】全草（马鞭草）。

【功能主治】活血散瘀，截疟，解毒，利水消肿。用于外感发热，湿热黄疸，癥瘕积聚，经闭痛经，疟疾喉痹，痈肿，水肿，热淋。

小叶荆 莪卡卜尔、黄荆子

Vitex negundo L. var. *microphylla* Hand.-Mazz.

【标本采集号】5334210626

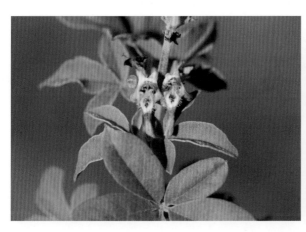
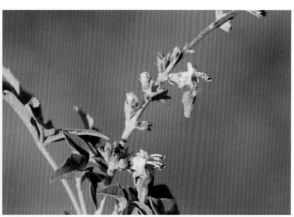

【形态特征】灌木。小枝四棱形，密生灰白色绒毛。掌状复叶；小叶片椭圆状披针形，全缘，背面密生灰白色绒毛。聚伞花序排成圆锥花序，顶生；花萼钟状，顶端5裂齿，外有灰白色绒毛；花冠淡紫色，外有微柔毛。核果近球形，有毛。花、果期7~11月。

【适宜生境】生于海拔1200~3200m的河边灌木丛中。

【资源状况】分布于香格里拉、德钦、兰坪等地。偶见。

【入药部位】根（小叶荆根）、果实（小叶荆果）、枝叶（小叶荆）。

【功能主治】散寒，止咳，行气止痛。根：用于外感风寒，疟疾，蛲虫病等。果实：用于寒咳哮喘，呃逆，胃病。枝叶：用于风寒，泄泻，中暑；外用于皮肤瘙痒。

唇形科

藿 香
猫巴虎、仁丹草、野苏子
Agastache rugosa (Fisch. et Mey.) O. Ktze.

【标本采集号】533324180829550LY

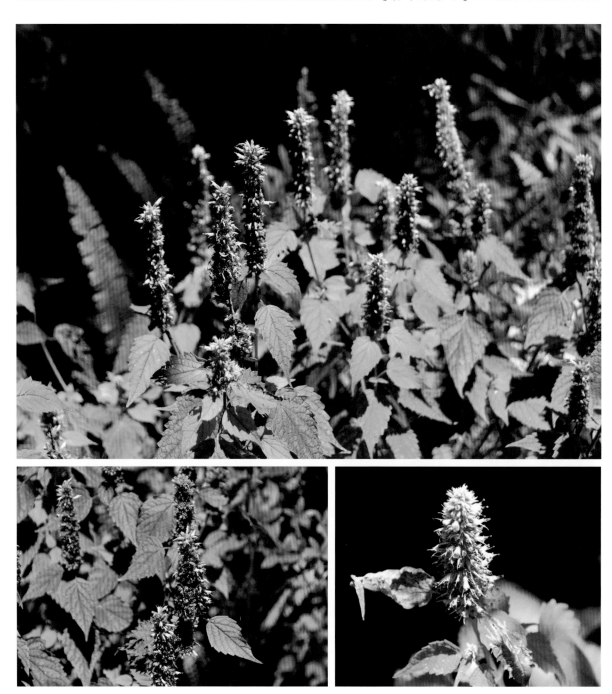

【形态特征】多年生草本。茎直立，四棱形，上部具能育的分枝。叶心状卵形至长圆状披针形，下面被微柔毛及点状腺体。轮伞花序多花，在主茎或侧枝上组成顶生密集的圆筒形穗状花序；花萼被腺微柔毛及黄色小腺体，多少染成浅紫色或紫红色；花冠淡紫蓝色；二强雄蕊；花盘厚环状；子房裂片顶部具绒毛。成熟小坚果卵状长圆形，腹面具棱，褐色。花期 6~9 月，果期 9~11 月。

【适宜生境】生于山坡或路旁，常见栽培。

【资源状况】分布于贡山、泸水、兰坪、玉龙等地。常见。

【入药部位】地上部分（藿香）。

【功能主治】祛暑解表，化湿和中，理气开胃。用于暑湿感冒，胸闷，腹痛吐泻，不思饮食，疟疾，痢疾；外用于手足癣。

九味一枝蒿　地胆草、赛西林、止痢蒿

Ajuga bracteosa Wall. ex Benth.

【标本采集号】3229010830

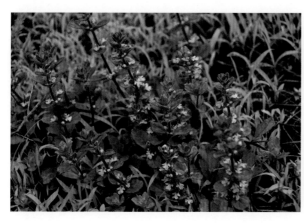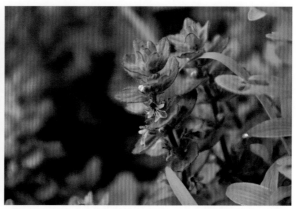

【形态特征】多年生草本，矮小。具匍匐茎，从基部分枝，细弱，具花的茎直立，被长柔毛。基生叶有柄，叶片坚纸质，基生者匙形或倒披针形，茎上者倒卵形或几圆形，边缘具圆齿，两面被疏柔毛或糙伏毛。轮伞花序生于茎中部以上叶腋内，向上渐密聚成穗状；花萼钟形，外被长柔毛；花冠紫色或淡紫色，有深紫色斑点，筒状，外面被微柔毛及淡色腺点；二强雄蕊；花盘环状。小坚果椭圆状或椭圆倒卵状三棱形。花期 4~6 月，果期 5~6 月或稍晚。

【适宜生境】生于海拔 1500~1900m 的开阔山坡的稀疏矮草丛、略肥沃土壤上。

【资源状况】分布于玉龙。偶见。

【入药部位】全草（大苞筋骨草）。

【功能主治】清热解毒，止痛，凉血止血。用于各种炎症，小儿高热，外伤出血。

弯花筋骨草 止痢蒿
Ajuga campylantha Diels

【标本采集号】5329320522

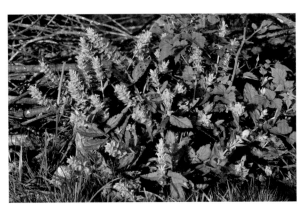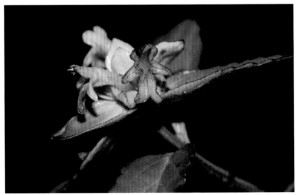

【形态特征】多年生近平卧草本。基部常具匍匐茎，根状茎膨大，四棱形，密被淡棕色蜷曲柔毛及糙伏毛。叶片纸质，长椭圆形至长圆状卵形，两面被糙伏毛。穗状聚伞花序顶生；花萼钟状，外被糙伏毛；花冠白色，具紫色条纹，筒状，冠檐二唇形；二强雄蕊；花盘环状。小坚果倒卵状三棱形。花期5~8月，果期6~9月。

【适宜生境】生于海拔2800~3500m的高山灌丛、杜鹃灌丛中、松林下及放牧草地上。

【资源状况】分布于玉龙。偶见。

【入药部位】全草（止痢蒿）。

【功能主治】清湿热，止痢。用于湿热痢疾，泄泻。

痢止蒿 白龙须、无名草、散血草
Ajuga forrestii Diels

【标本采集号】5334210172

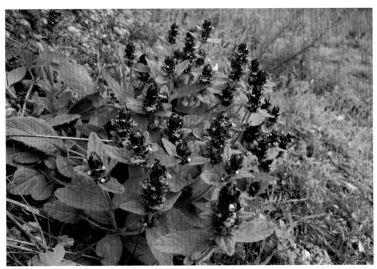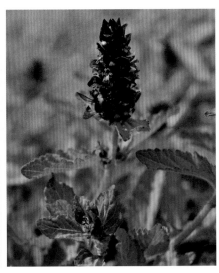

【**形态特征**】多年生草本。直立或具匍匐茎，根状茎膨大；茎基部木质化，具分枝，密被柔毛。叶片纸质，披针形至卵形或披针状长圆形，两面密被柔毛。穗状聚伞花序顶生，由轮伞花序组成；花萼漏斗状，紫色；花冠淡紫色、紫蓝色或蓝色，筒状，挺直，冠檐二唇形，下唇中裂片有深紫色条纹；二强雄蕊；花盘环状。小坚果倒卵状三棱形。花期4~8月，果期5~10月。

【**适宜生境**】生于海拔1700~3200(~4000)m的开阔路旁、溪边等潮湿的草地、矮草丛中，常成片生长。

【**资源状况**】分布于香格里拉、德钦、维西、贡山、福贡、玉龙等地。偶见。

【**入药部位**】全草或根（痢止草）。

【**功能主治**】清热消炎，利尿通淋，散瘀镇痛，止痢，驱虫。用于痢疾，水肿，咽喉痛，肺热咳嗽，蛔虫病，跌打损伤，炭疽，乳痈。

白苞筋骨草 甜格缩缩草、忽布筋骨草、白毛夏枯草
Ajuga lupulina Maxim.

【**标本采集号**】5334210503

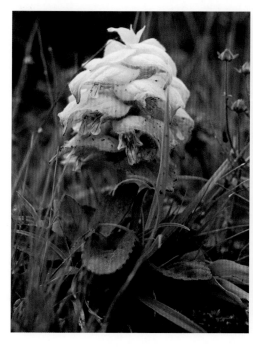 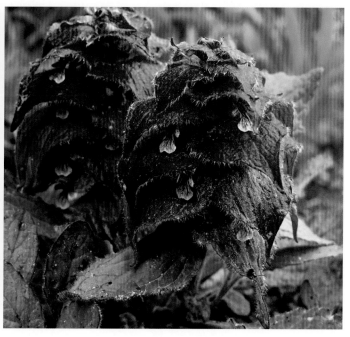

【**形态特征**】多年生草本。具地下走茎；茎粗壮，直立。叶柄具狭翅；叶片纸质，披针状长圆形。穗状聚伞花序由多数轮伞花序组成；苞叶大，白黄色、白色或绿紫色；花萼钟状或略呈漏斗状；花冠白色、白绿色或白黄色，具紫色斑纹，狭漏斗状；冠檐二唇形，上唇小，直立；二强雄蕊；花盘杯状。小坚果倒卵状或倒卵长圆状三棱形，具1个大果脐。花期7~9月，果期8~10月。

【**适宜生境**】生于海拔1900~3200m的河滩沙地、高山草地或陡坡石缝中，少有生于海拔1300m以下或3500m以上的地方。

【资源状况】分布于香格里拉、玉龙等地。偶见。

【入药部位】全草（白苞筋骨草）。

【功能主治】清热解毒，活血消肿。用于急性热病，感冒发热，咽喉痛，咳嗽，吐血，高血压，面瘫，梅毒，炭疽，跌打肿痛。

紫背金盘 破血丹、石灰菜、退血草
Ajuga nipponensis Makino

【标本采集号】533324180419033LY

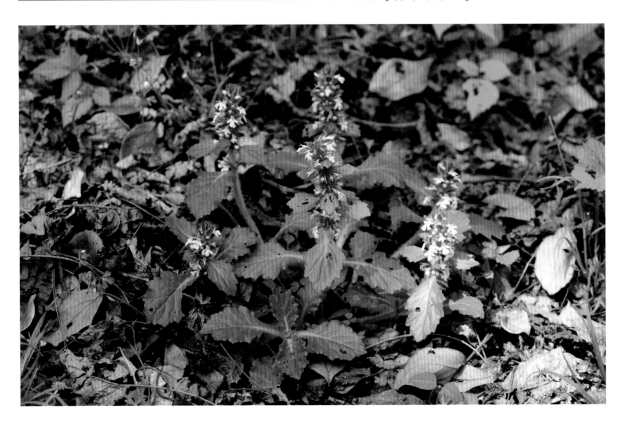

【形态特征】一年生或二年生草本。茎通常直立，常从基部分枝，四棱形，基部常带紫色。基生叶无或少数，茎生叶均具柄；叶片纸质，阔椭圆形或卵状椭圆形，下部茎叶背面常带紫色。轮伞花序多花，生于茎中部以上，向上渐密集组成顶生穗状花序；花萼钟形；花冠淡蓝色或蓝紫色，筒状，冠檐二唇形，上唇短，直立；二强雄蕊；花盘环状。小坚果卵状三棱形。花期 12 月至翌年 3 月，果期翌年 1~5 月。

【适宜生境】生于海拔 100~2300m 的田边、矮草地湿润处、林内及向阳坡地。

【资源状况】分布于贡山、福贡、玉龙等地。偶见。

【入药部位】全草（紫背金盘）。

【功能主治】清热，凉血，接骨。用于支气管炎，扁桃体炎，肺热咳嗽，疮疖，乳腺炎，脱肛，痔疮，外伤出血，烧烫伤，骨折。

心叶石蚕
野苏麻、咳嗽草、蟋蟀巴

Cardioteucris cordifolia C. Y. Wu

【标本采集号】5329320524

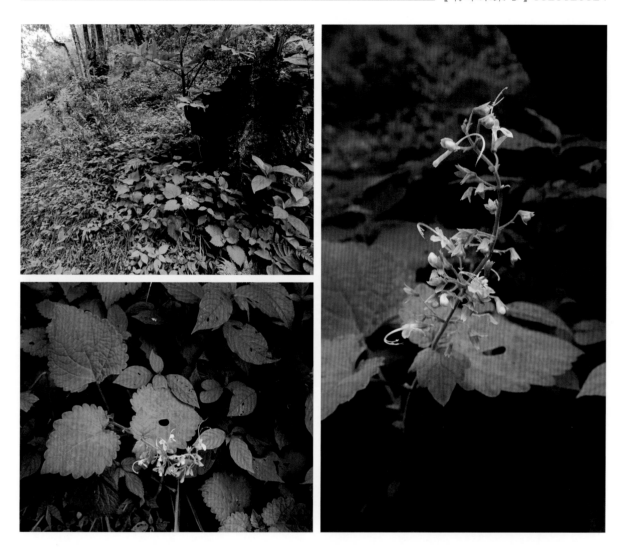

【**形态特征**】多年生草本。具根状茎；茎直立，上升，单一或有时分枝。叶具柄，叶片正圆状心形，先端钝或急尖，基部心形或近心形。花中等大，具梗，排成顶生松散的聚伞式圆锥花序；花萼钟形；花冠白色，冠檐具 5 裂片，后方缺弯深裂达喉部，其余裂片均长圆形。小坚果棕黑色。花期 8~9 月，果期 9~10 月。

【**适宜生境**】生于海拔 2000~2700m 的金沙江、南盘江谷地的山地亚热带林下及灌丛中。

【**资源状况**】分布于玉龙等地。偶见。

【**入药部位**】全草（野苏麻）。

【**功能主治**】宣肺止咳，疏风解表，解毒消肿。

三花莸 野荆芥、大风寒草、黄刺泡
Caryopteris terniflora Maxim.

【标本采集号】5329290200

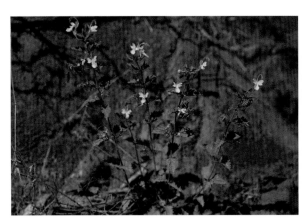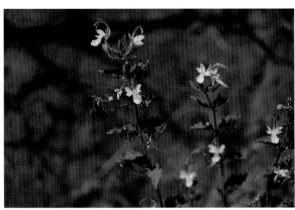

【形态特征】直立亚灌木，常自基部分枝。茎方形，密生灰白色向下弯曲柔毛。叶片纸质，卵圆形至长卵形，两面具柔毛和腺点，背面较密。聚伞花序腋生，通常3花；花萼钟状，两面有柔毛和腺点；花冠紫红色或淡红色，外面疏被柔毛和腺点，二唇形；二强雄蕊。蒴果成熟后4瓣裂，密被糙毛。花、果期6~9月。

【适宜生境】生于海拔550~2600m的山坡、平地或水沟河边。

【资源状况】分布于玉龙。偶见。

【入药部位】全草（六月寒）。

【功能主治】清热解毒，祛风除湿，消肿止痛。用于外感风湿，咳嗽，烫伤，产后腹痛；外用于刀伤，烧烫伤，瘰疬，痈疽，毒蛇咬伤。

细风轮菜 细密草、野凉粉草、假韩酸草
Clinopodium gracile (Benth.) Matsum.

【标本采集号】5329290547

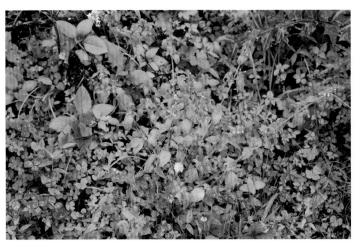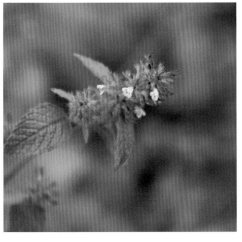

【形态特征】纤细草本。茎多数，自匍匐茎生出。最下部的叶圆卵形，细小；较下部或全部叶均为卵形，较大，上面榄绿色，下面较淡。轮伞花序分离，或密集于茎端排成短总状花序；花冠白色至紫红色，冠檐二唇形。小坚果卵球形，褐色，光滑。花期6~8月，果期8~10月。

【适宜生境】生于海拔2400m以上的路旁、沟边、空旷草地、林缘、灌丛中。

【资源状况】分布于泸水、兰坪等地。少见。

【入药部位】全草（瘦风轮）。

【功能主治】清热解毒，消肿止痛，凉血止痢，祛风止痒，止血。用于白喉，咽喉肿痛，泄泻，痢疾，乳痈，感冒，产后咳嗽及误食雷公藤中毒；外用于过敏性皮炎。

寸金草 麻布草、山夏枯草、灯笼花
Clinopodium megalanthum (Diels) C. Y. Wu et Hsuan ex H. W. Li

【标本采集号】3229010305

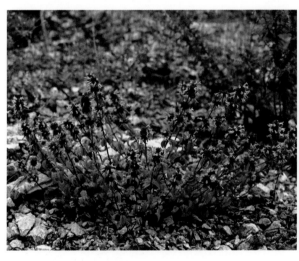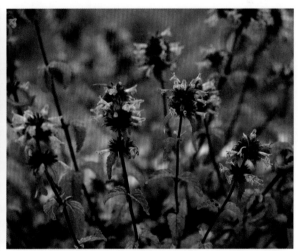

【形态特征】多年生草本。茎多数，自根状茎生出，基部匍匐生根，四棱形，常染紫红色，被极密白色平展刚毛。叶三角状卵圆形，两面被白色纤毛，下面有不明显小凹腺点。轮伞花序多花密集，半球形，生于茎枝顶部，向上聚集；花萼圆筒状，外被白色刚毛和微小腺点；花冠粉红色，较大，冠檐二唇形，上唇直伸，下唇3裂；二强雄蕊；花盘平顶。小坚果倒卵形，褐色。花期7~9月，果期8~11月。

【适宜生境】生于海拔1300~3200m的山坡、草地、路旁、灌丛中及林下。

【资源状况】分布于香格里拉、维西、福贡、玉龙等地。常见。

【入药部位】全草（寸金草）。

【功能主治】清热平肝，消肿活血。用于牙痛，小儿疳积，风湿跌打。

灯笼草

山藿香、走马灯笼草、漫胆草

Clinopodium polycephalum (Vaniot) C. Y. Wu et Hsuan ex P. S. Hsu

【标本采集号】533324180906739LY

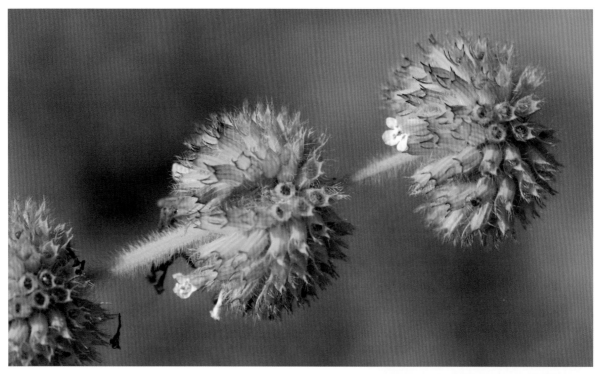

【形态特征】多年生直立草本，多分枝。基部有时匍匐生根。茎四棱形，被平展糙硬毛及腺毛。叶卵形，两面被糙硬毛。轮伞花序多花，圆球状，沿茎及分枝形成圆锥花序；花多部位被具节长柔毛及腺柔毛；花萼圆筒形，具脉；花冠紫红色，冠檐二唇形，上唇直伸，下唇3裂；二强雄蕊；花盘平顶。小坚果卵形，褐色，光滑。花期7~8月，果期9月。

【适宜生境】生于海拔3400m以下的山坡、路边、林下、灌丛中。

【资源状况】分布于德钦、维西、贡山、泸水、福贡、兰坪、玉龙等地。常见。

【入药部位】全草（铺地蜈蚣）。

【功能主治】舒筋活络，消肿解毒，收敛止血。用于风湿骨痛，四肢麻木，跌打损伤，小儿麻痹后遗症，小儿疳积，吐血，血崩，瘰疬，痈肿疮毒。

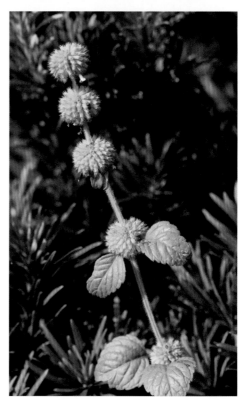

匍匐风轮菜 *Clinopodium repens* (D. Don) Wall. ex Benth.

【标本采集号】5334210701

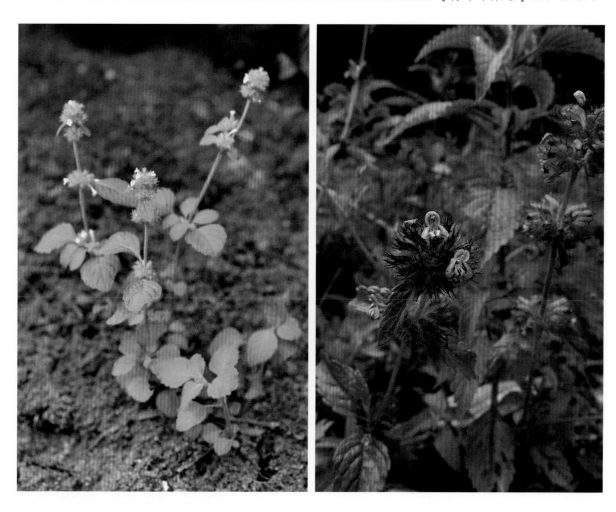

【形态特征】多年生柔弱草本。茎匍匐生根，上部上升，弯曲，四棱形，被疏柔毛。叶卵圆形，两面疏被短硬毛。轮伞花序小，近球状；花萼管状，具脉，外面被白色缘毛及腺微柔毛；花冠粉红色，冠檐二唇形，上唇直伸，下唇3裂。坚果近球形，褐色。花期6~9月，果期10~12月。

【适宜生境】生于海拔3300m以下的山坡、草地、林下、路边、沟边等处。

【资源状况】分布于香格里拉、德钦、贡山、兰坪、玉龙等地。常见。

【入药部位】全草（匍匐风轮菜）。

【功能主治】疏风清热，解毒消肿，止血。用于感冒，中暑，痢疾，肝炎，急性胆囊炎，流行性腮腺炎，目赤红肿，疔疮肿毒，皮肤瘙痒，妇女各种出血，尿血，外伤出血。

金江火把花 金江炮仗花
Colquhounia compta W. W. Smith

【标本采集号】5329320527

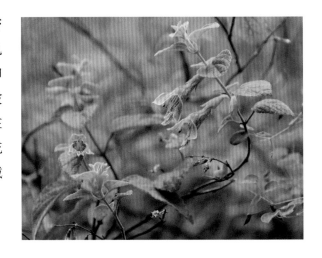

【形态特征】灌木，直立，多分枝。幼枝初时密被由单毛及星状毛混合组成的灰色短绒毛，老时皮层纵裂脱落。叶卵圆形或长卵圆形，坚纸质，两面被绒毛。聚伞花序腋生，少花，常在具小叶的短枝上组成簇状或头状花序；花萼管状钟形，外被星状短绒毛；花冠暗灰红色，冠檐二唇形，上唇全缘，下唇3裂；二强雄蕊；花盘平顶。花期9月。

【适宜生境】生于海拔 1800~2100m 的金沙江及澜沧江河谷开旷地干旱灌丛中。

【资源状况】分布于玉龙。偶见。

【入药部位】花。

【功能主治】清肝明目。用于肝热目赤翳障。

火把花 密蒙花、细羊巴巴花、炮仗花
Colquhounia coccinea Wall. var. *mollis* (Schlecht.) Prain

【标本采集号】5329260491

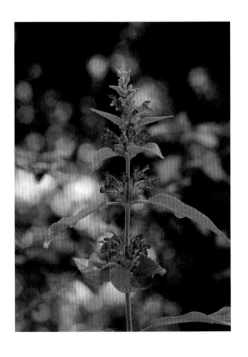

【形态特征】灌木。枝呈钝四棱形，密被锈色星状毛。叶卵圆形或卵状披针形，坚纸质，两面被锈色星状绒毛。轮伞花序常在侧枝上多数组成侧生簇状、头状至总状花序，各部均多少被星状毛；花冠橙红色至朱红色，冠檐二唇形，上唇卵圆形，下唇开张，3浅裂；花盘平顶；子房具腺点。小坚果倒披针形。花期 8~12 月，果期 11 月至翌年 1 月。

【适宜生境】生于海拔 1450~3000m 的多石草坡及灌丛中。

【资源状况】分布于玉龙。偶见。

【入药部位】花。

【功能主治】清肝明目。用于肝热目赤翳障。

秀丽火把花 秀丽炮仗花
Colquhounia elegans Wall.

【标本采集号】5309271071

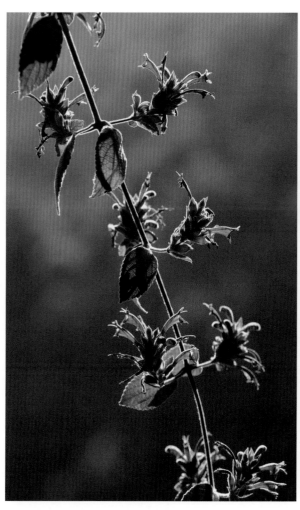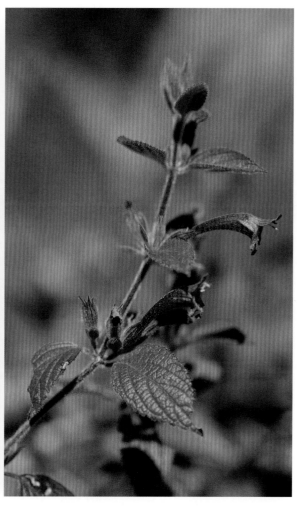

【形态特征】灌木。枝圆柱形，密被锈色倒向硬伏单毛。叶椭圆形，坚纸质，两面均被硬伏单毛，但尤以下面为密集。轮伞花序少花，在茎枝上多数紧缩成密集的花序，花部多处密被锈色硬毛；花冠黄色或红色，冠檐二唇形，上唇直伸，下唇 3 裂；二强雄蕊；花盘平顶；子房无毛。花期 11 月至翌年 2 月。

【适宜生境】生于海拔 1550~2000m 的阳性灌木丛或林中。

【资源状况】分布于泸水、福贡等地。常见。

【入药部位】根（秀丽火把花）。

【功能主治】消炎，止血，止痢。

皱叶毛建草 *Dracocephalum bullatum* Forrest ex Diels

【标本采集号】LGD—XGLL137

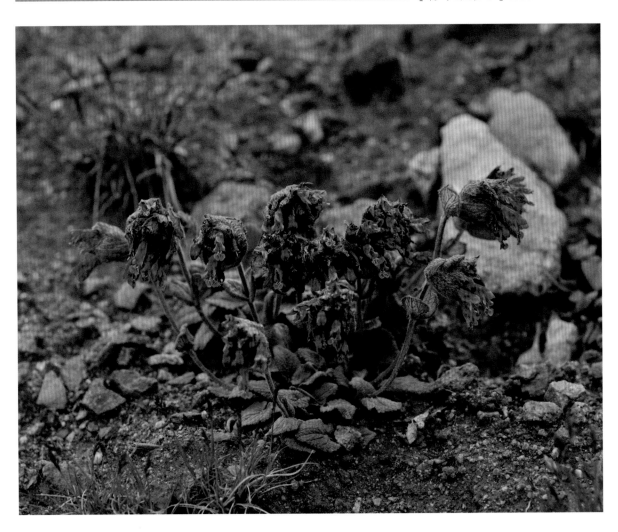

【形态特征】多年生草本。具粗的须状根。茎渐升或近直立，钝四棱形，密被倒向小毛，红紫色。基出叶及茎下部叶具长柄；叶片坚纸质，卵形或椭圆状卵形，下面带紫色。轮伞花序密集；花萼带红紫色；花冠蓝紫色，冠檐二唇形，上唇2浅裂，下唇有细的深色斑纹，3裂。花期7~8月。

【适宜生境】生于海拔3000~4000m的石灰质流石滩中。

【资源状况】分布于香格里拉、玉龙等地。偶见。

【入药部位】全草（皱叶毛建草）。

【功能主治】保胎。

美叶青兰 *Dracocephalum calophyllum* Hand.-Mazz.

【标本采集号】LGD—XGLL173

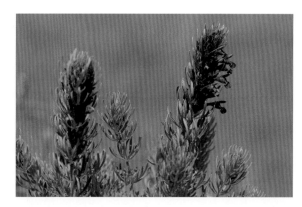

【形态特征】多年生草本。茎直立，钝四棱形，在棱上密被倒向的短柔毛，节多，上部者生花。叶基部具极短鞘，轮廓三角状卵形或宽卵形，羽状全裂，下面被短毛。轮伞花序生于茎或分枝上部；花萼紫色，外被短柔毛及短睫毛；花冠蓝紫色，外被短毛。花期 9 月。

【适宜生境】生于海拔 3100~3200m 的蒿类草坡中。

【资源状况】分布于香格里拉、德钦等地。偶见。

【入药部位】全草、幼苗（美叶青兰）。

【功能主治】清肝、胃、肺热，止血，愈疮，除湿止痒。用于肝炎，头晕，胃热，内脏脓水，风湿痒疹，便血，尿血，疮口不合，水肿，腹水。

松叶青兰 傅氏青兰

Dracocephalum forrestii W. W. Smith

【标本采集号】5334210868

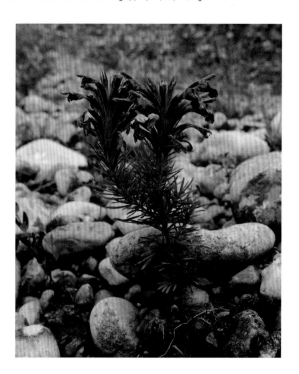

【形态特征】多年生草本。根状茎粗短，顶部生出多茎；茎直立，钝四棱形，被倒向的短毛，节多。叶基部具短鞘，叶片轮廓倒卵圆形，羽状全裂，下面被短毛。轮伞花序生于茎分枝上部，密集；花萼外密被短柔毛及短睫毛；花冠蓝紫色，外被短柔毛。花期 8~9 月。

【适宜生境】生于海拔 2300~3500m 的亚高山多石的灌丛草甸中。

【资源状况】分布于香格里拉、玉龙等地。偶见。

【入药部位】地上部分（松叶青兰）。

【功能主治】清肝、胃、肺热，止血，愈疮。用于干"黄水"病，便血，尿血，疮口不合。幼苗利水。用于水肿，腹水。

白萼青兰 *Dracocephalum isabellae* Forrest ex W. W. Sm.

【标本采集号】5334210761

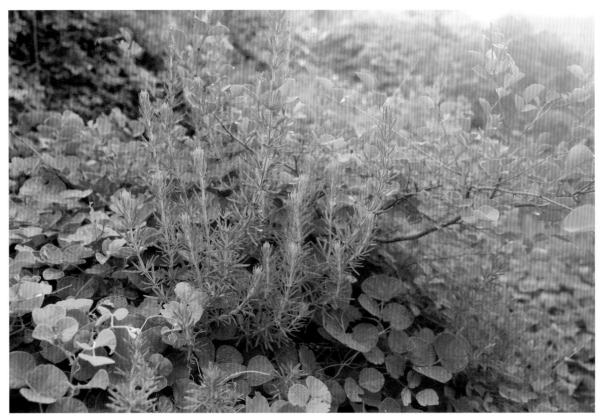

【形态特征】多年生草本。茎直立，不分枝，钝四棱形，在棱上密被倒向的短柔毛，节多数。叶基部具短鞘，轮廓阔卵形或菱状卵形，羽状全裂，边缘全缘，被睫毛，干时反卷。轮伞花序生于茎上部，疏松；花萼外面密被绵状长柔毛，边缘密被长睫毛；花冠蓝紫色，外面被柔毛。花期 7~8 月。

【适宜生境】生于海拔 3000~4000m 的林间石质草甸。

【资源状况】分布于香格里拉。偶见。

【入药部位】地上部分（白萼青兰）。

【功能主治】清肝、胃、肺热，止血，愈疮。用于干"黄水"病，便血，尿血，疮口不合。

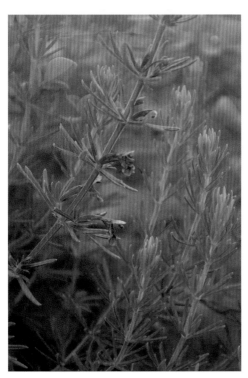

甘青青兰 唐古特青兰、在羊古、杂毕样

Dracocephalum tanguticum Maxim.

【标本采集号】LGD-XGLL314

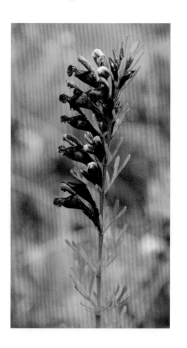

【形态特征】多年生草本，有臭味。茎直立，钝四棱形，上部被倒向
小毛，节多。叶具柄；叶片轮廓椭圆状卵形或椭圆形，
羽状全裂，下面密被灰白色短柔毛，边缘全缘，内卷。
轮伞花序生于茎顶部，形成间断的穗状花序；花萼外
面中部以下密被伸展的短毛及金黄色腺点，常带紫色；
花冠紫蓝色至暗紫色，下唇长为上唇的 2 倍。花期 6~8
月或 8~9 月（南部）。

【适宜生境】生于海拔1900~4000m的干燥河谷的河岸、田野、草滩
或松林边缘。

【资源状况】分布于香格里拉等地。偶见。

【入药部位】带根全草或地上部分（甘青青兰）。

【功能主治】清肝、胃、肺热，止血，愈疮。用于干"黄水"病，便血，
尿血，疮口不合。幼苗利水。用于水肿，腹水。

密花香薷 臭香茹、咳嗽草、媳蟋巴

Elsholtzia densa Benth.

【标本采集号】5334211138

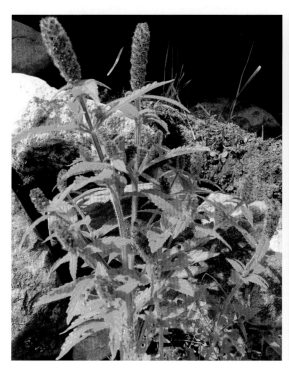

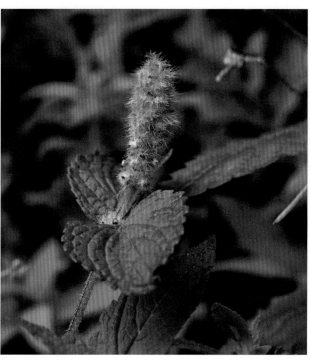

【形态特征】草本。密生须根。茎直立，自基部多分枝，茎、枝均四棱形，被短柔毛。叶长圆状披针形至椭圆形，草质，两面被短柔毛。穗状花序长圆形或近圆形，由密集的轮伞花序组成；花部多处密被紫色串珠状长柔毛；花萼钟状，果时膨大，近球形；花冠小，淡紫色，冠檐二唇形，上唇直立，下唇稍开展，3裂；二强雄蕊。坚果卵珠形，暗褐色。花、果期7~10月。

【适宜生境】生于海拔1800~4100m的林缘、高山草甸、林下、河边及山坡荒地。

【资源状况】分布于香格里拉、德钦、维西等地。偶见。

【入药部位】地上部分。

【功能主治】发汗解暑，利湿行水。用于伤暑感冒，肾炎；外用于脓疮，皮肤病。

毛穗香薷 散血王、山紫苏、切柔赛保
Elsholtzia eriostachya (Benth.) Benth.

【标本采集号】LGD-DQ249

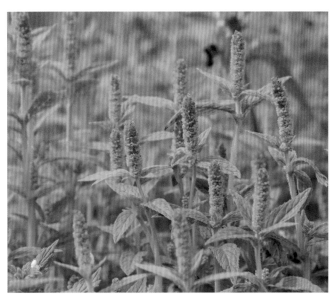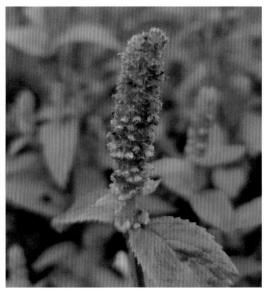

【形态特征】一年生草本。茎四棱形，常带紫红色，分枝能育，茎、枝均被微柔毛。叶长圆形至卵状长圆形，草质，两面黄绿色，均被小长柔毛。穗状花序圆柱状，于茎及小枝上顶生，由多花密集的轮伞花序所组成；花萼钟形，外面密被淡黄色串珠状长柔毛，果时花萼圆筒状；花冠黄色，外面被微柔毛，冠檐二唇形，上唇直立，下唇3裂；二强雄蕊。坚果椭圆形，褐色。花、果期7~9月。

【适宜生境】生于海拔3500~4100m的山坡草地。

【资源状况】分布于德钦、玉龙等地。偶见。

【入药部位】地上部分（黄花香薷）。

【功能主治】发散解表，化湿健胃，杀虫止痒。用于感冒湿滞，痞满食少，腹痛吐泻；外用于皮肤瘙痒。

毛萼香薷 绵萼香薷、黄花香薷
Elsholtzia eriocalyx C. Y. Wu et S. C. Huang

【标本采集号】5334210797

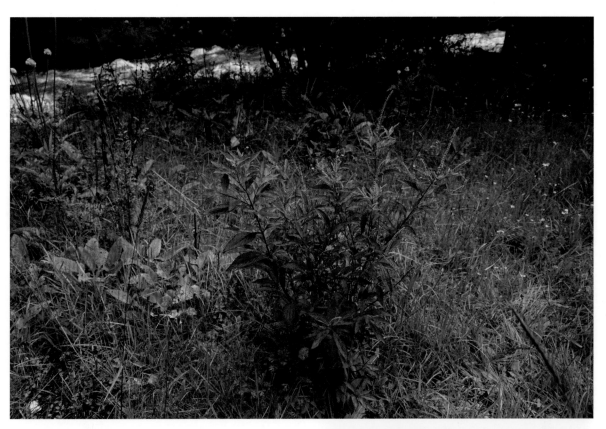

【**形态特征**】半灌木。小枝近圆柱形，干时褐紫色，具条纹，被灰色卷曲疏柔毛。叶椭圆形或长圆形，下面被微柔毛及腺点。穗状花序于茎、枝上顶生，由轮伞花序所组成；花萼钟形，外面密被绵毛状疏柔毛，间杂有淡黄色腺点；花冠黄白色，外面被短柔毛及腺点，冠檐二唇形，上唇直立，下唇开展，3 裂；二强雄蕊；子房无毛。小坚果。花、果期 9~10 月。

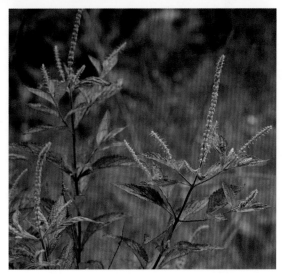

【**适宜生境**】生于海拔 2700~3400m 的草地湿润处或山坡上。

【**资源状况**】分布于香格里拉。偶见。

【**入药部位**】全草（毛萼香薷）。

【**功能主治**】健胃，止痒。用于食欲不振，皮肤瘙痒。

黄花香薷 野苏子、修仙果、大野坝艾
Elsholtzia flava (Benth.) Benth.

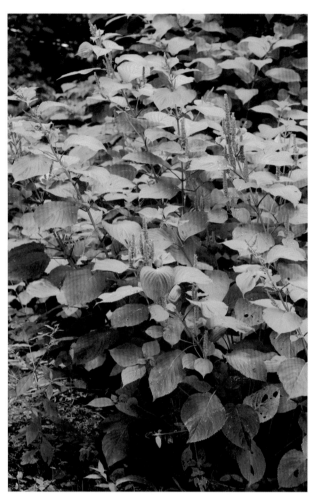
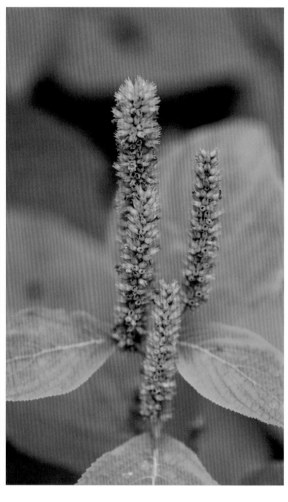

【形态特征】直立半灌木。茎分枝，枝钝四棱形，密被灰白色短柔毛。叶阔卵形或近圆形，上面被短柔毛，下面密布淡黄色腺点。穗状花序顶生或腋生，粗壮，由多花的轮伞花序组成；位于穗状花序下部的苞叶与叶同形；花萼钟形，外面被短柔毛及腺点，明显10脉，果时管状钟形；花冠黄色，外面被白色柔毛及腺点，冠檐二唇形，上唇直立，下唇开展，3裂；二强雄蕊。小坚果长圆形，黑褐色。花期7~10月，果期9~11月。

【适宜生境】生于海拔1050~2900m的开旷耕地、路边、沟谷旁、灌丛中或林缘。

【资源状况】分布于香格里拉、德钦、维西、贡山、泸水、兰坪、玉龙等地。常见。

【入药部位】全草（野苏子）。

【功能主治】清热解毒，发表宣肺，疏风散热。用于风热感冒，疥疮未溃，咽喉疼痛，疮疖肿痛。

鸡骨柴　双翅草、老妈妈棵、瘦狗还阳草
Elsholtzia fruticosa (D. Don) Rehd.

【标本采集号】5333241812051217LY

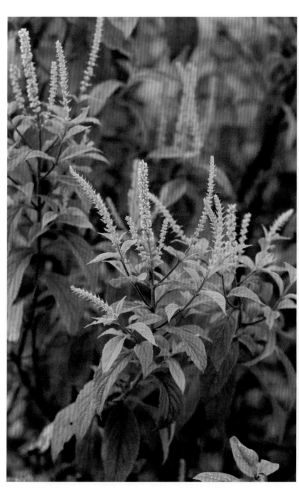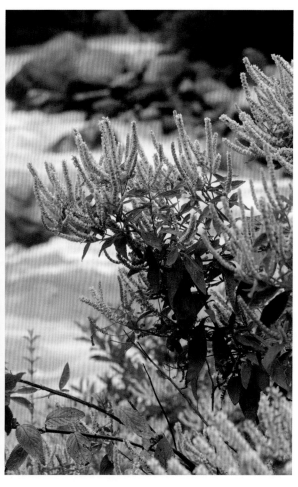

【形态特征】直立灌木，多分枝。茎、枝钝四棱形，黄褐色或紫褐色，老时皮层剥落。叶披针形或椭圆状披针形，上面被糙伏毛，下面被弯曲的短柔毛，两面密布黄色腺点。穗状花序圆柱状，顶生或腋生，由具短梗多花的轮伞花序所组成；苞叶位于花序下部者多少叶状；花萼钟形，果时圆筒状；花冠白色至淡黄色，外面被蜷曲柔毛，间夹有金黄色腺点，冠檐二唇形，上唇直立，下唇开展，3 裂；二强雄蕊。小坚果长圆形，褐色。花期 7~9 月，果期 10~11 月。

【适宜生境】生于海拔 1200~3200m 的山谷侧边、谷底、路旁、开旷山坡及草地中。

【资源状况】分布于香格里拉、德钦、维西、贡山、泸水、福贡、兰坪、玉龙等地。常见。

【入药部位】根、叶（鸡骨柴）。

【功能主治】温经通络，祛风除湿。用于风湿关节疼痛，疥疮。

野拔子 野巴子、狗尾巴香、香芝麻蒿
Elsholtzia rugulosa Hemsl.

【标本采集号】530702488

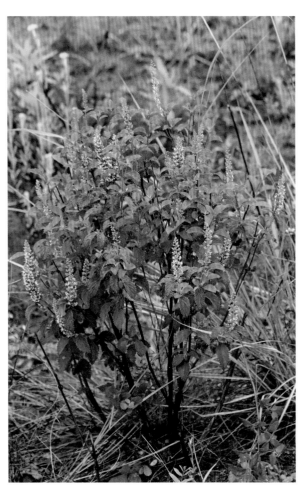 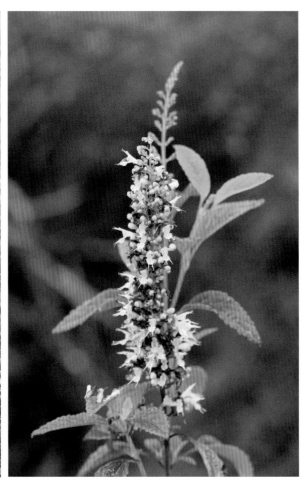

【形态特征】草本至半灌木。茎多分枝，枝钝四棱形，密被白色微柔毛。叶卵形、椭圆形至近菱状卵形，坚纸质，上面被粗硬毛，下面密被灰白色绒毛。穗状花序着生于主茎及侧枝的顶部，由具梗的轮伞花序所组成；下部的苞叶叶状；花萼钟形，外面被白色粗硬毛；花冠常白色，外面被柔毛，冠檐二唇形，上唇直立，下唇开展，3裂；二强雄蕊。小坚果长圆形，淡黄色，光滑。花、果期10~12月。

【适宜生境】生于海拔1300~2800m的山坡草地、旷地、路旁、林中或灌丛中。

【资源状况】分布于香格里拉、维西、福贡、兰坪、玉龙等地。常见。

【入药部位】全草（香苏草）。

【功能主治】清热解毒，疏风解表，消食化积，利湿，止血止痛。用于伤风感冒，消化不良，腹痛腹胀，吐泻，痢疾，鼻衄，咳血，外伤出血，疮疡，蛇咬伤。

川滇香薷 木姜菜、山芝麻、内酒药

Elsholtzia souliei Lévl.

【标本采集号】533324180828496LY

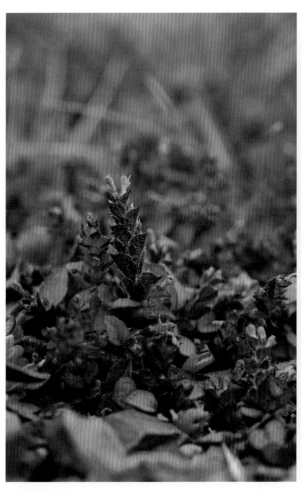
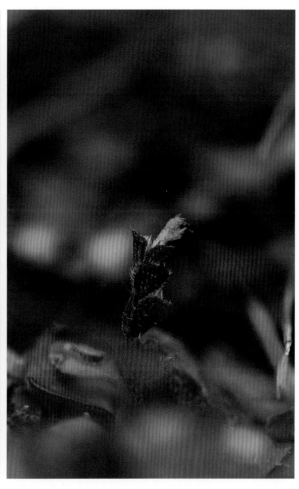

【形态特征】纤细草本。茎直立，自基部尖塔形分枝，被白色弯卷的短柔毛。叶披针形，上面常染紫红色，被微柔毛，下面被柔毛及淡黄色透明的腺点。穗状花序顶生，生于茎、枝顶上，由具多花的轮伞花序组成；苞片近圆形；花萼管状，外面被白毛及腺点；花冠紫色，外面被白色短柔毛及腺点，冠檐二唇形，上唇直立，边缘密被紫色具节长柔毛，下唇稍开展，3裂；二强雄蕊，花药黑紫色。小坚果长圆形，深棕色。花、果期9~11月。

【适宜生境】生于海拔 2800~3300m 的山坡、草丛。

【资源状况】分布于香格里拉、贡山等地。偶见。

【入药部位】全草。

【功能主治】清热解毒，祛风解表，驱虫杀虫。用于感冒，风湿痛，肛门虫病，胎虫病，皮肤虫病，胃肠虫病。

广防风
马衣叶、防风草、土防风
Epimeredi indica (Linn.) Rothm.

【标本采集号】5329320533

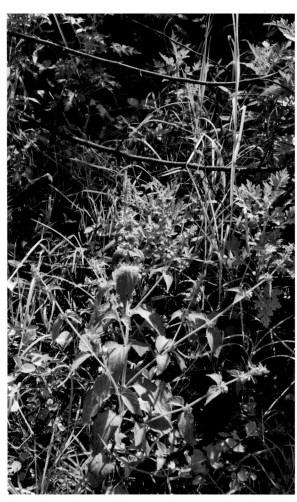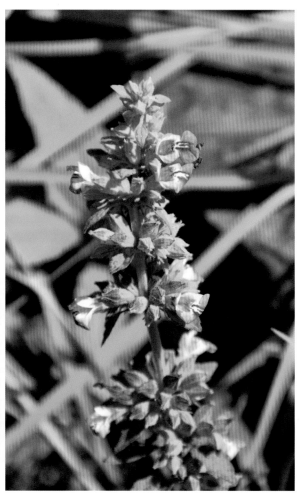

【形态特征】草本，直立，粗壮，分枝。茎四棱形，密被白色贴生短柔毛。叶阔卵圆形，草质，上面被短伏毛，下面有极密的白色短绒毛。轮伞花序；苞叶叶状；花萼钟形，外被长硬毛及混生的腺柔毛，间杂有黄色小腺点，果时增大；花冠淡紫色，冠檐二唇形，上唇直伸，下唇几水平扩展；二强雄蕊；花盘平顶。小坚果黑色，具光泽，近圆球形。花期 8~9 月，果期 9~11 月。

【适宜生境】生于海拔 40~1580（~2400）m 的热带及南亚热带地区的林缘或路旁等荒地上。

【资源状况】分布于福贡。偶见。

【入药部位】全草（防风草）。

【功能主治】祛风，除湿，解毒，理气止痛。用于感冒身热，呕吐，指痛，筋骨疼痛，疮疡，湿疹，痔疾；外用于皮肤湿疹，神经性皮炎，虫蛇咬伤，痈疮肿毒。

绵 参

绵毛参、毛药草、光杆穷

Eriophyton wallichii Benth.

【标本采集号】5334210845

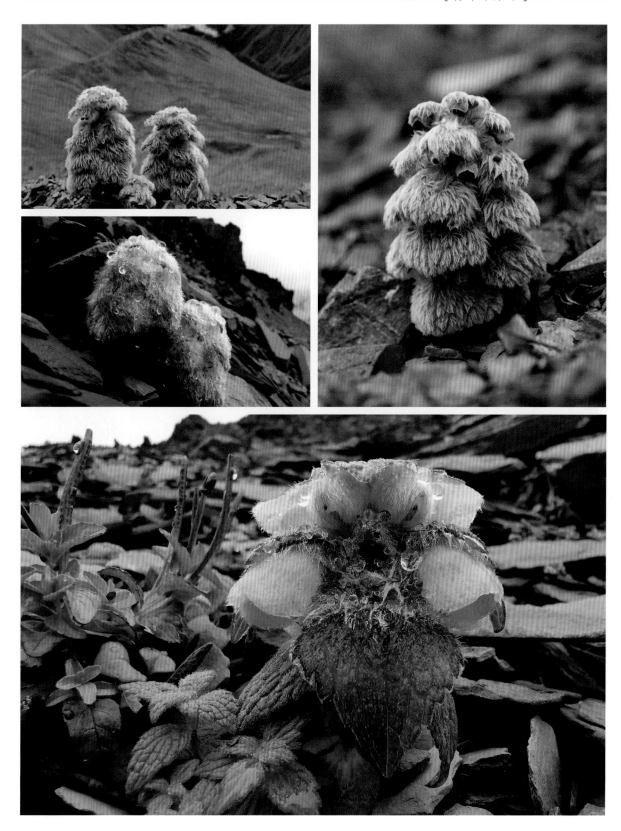

【形态特征】多年生草本。根肥厚，圆柱形，先端常分叉。茎直立，不分枝，钝四棱形，下部多少变肉质，带白色，上部被绵毛。叶变异很大，茎下部叶细小，苞片状，通常无色；茎上部叶大，两两交互对生，菱形或圆形，两面均密被绵毛。轮伞花序下承以刺状小苞片，密被绵毛；花萼宽钟形，膜质，外面密被绵毛；花冠淡紫色至粉红色，冠筒略下弯，冠檐二唇形，上唇宽大，盔状扁合，覆盖下唇，外面密被绵毛，下唇小。小坚果黄褐色。花期 7~9 月，果期 9~10 月。

【适宜生境】生于海拔（2700~）3400~4700m 的高山强度风化坍积形成的乱石堆中。

【资源状况】分布于香格里拉、德钦、玉龙等地。偶见。

【入药部位】全草（毛草）、根（绵参）。

【功能主治】全草：清热解毒。用于风热咳嗽，痢疾，食物中毒。根：滋补，调气血，补中气，催乳。用于贫血，病后体虚，乳少。

鼬瓣花 野芝麻、野苏子、壶瓶花
Galeopsis bifida Boenn.

【标本采集号】5334210769

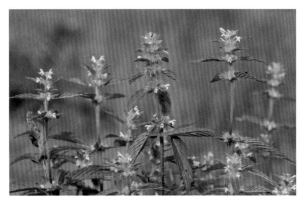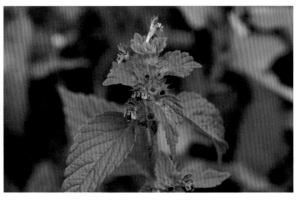

【形态特征】草本。茎直立，粗壮，钝四棱形，在节上加粗但在干时则明显收缩，此处密被多节长刚毛，节间混生下向具节长刚毛及贴生的短柔毛，在茎上部间或尚混杂腺毛。茎叶卵圆状披针形或披针形，上面贴生具节刚毛，下面疏生微柔毛，间夹有腺点。轮伞花序腋生，多花密集；花萼管状钟形，外面有平伸的刚毛；花冠白色、黄色或粉紫红色，冠筒漏斗状，喉部增大，冠檐二唇形，上唇外被刚毛；花盘前方呈指状增大。坚果倒卵状三棱形，褐色，有秕鳞。花期 7~9 月，果期 9 月。

【适宜生境】生于海拔约 4000m 的林缘、路旁、田边、灌丛、草地等空旷处。

【资源状况】分布于香格里拉、德钦、维西、兰坪、玉龙等地。偶见。

【入药部位】全草（鼬瓣花）、根（鼬瓣花根）、种子（鼬瓣花籽）。

【功能主治】全草：清热解毒，明目退翳，发汗解表，祛暑化湿，利尿。用于目赤肿痛，梅毒，疮痈，解肉中毒。根：止咳化痰，补虚，调经。用于体虚羸弱，肺虚久咳，月经不调。种子：补脾，养心，润肺。

独一味 大巴、打布巴、仙草
Lamiophlomis rotata (Benth.) Kudo

【标本采集号】5334210340

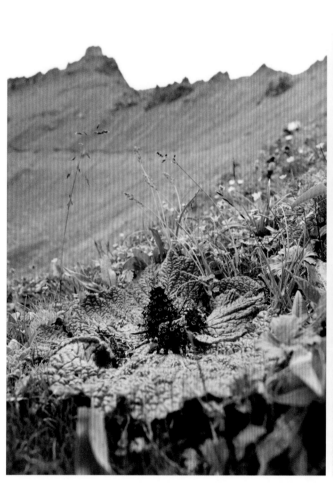
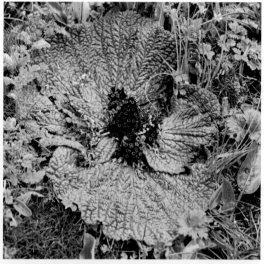
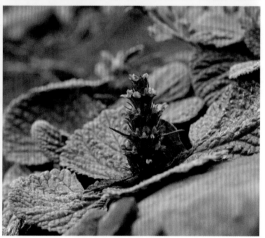

【**形态特征**】草本。根状茎伸长，粗厚。叶常 4，辐状两两相对，菱状圆形、菱形、扇形、横肾形至三角形，上面密被白色疏柔毛。轮伞花序密集成头状或短穗状花序；花序轴密被短柔毛；苞片下部者最大，向上渐小；花萼管状，干时带紫褐色，外面沿脉上被疏柔毛；花冠蓝紫色，冠筒管状，冠檐二唇形，上唇近圆形，边缘具齿牙。花期 6~7 月，果期 8~9 月。

【**适宜生境**】生于海拔 2700~4500m 的高原或高山上强度风化的碎石滩中或石质高山草甸、河滩地。

【**资源状况**】分布于香格里拉、德钦等地。偶见。

【**入药部位**】全草（独一味）。

【**功能主治**】活血祛瘀，消肿止痛。用于跌打损伤，骨折，腰部扭伤，关节积液。

夏至草

灯笼棵、夏枯草、白花夏枯

Lagopsis supina (Steph.) Ik.-Gal. ex Knorr.

【标本采集号】2353290048

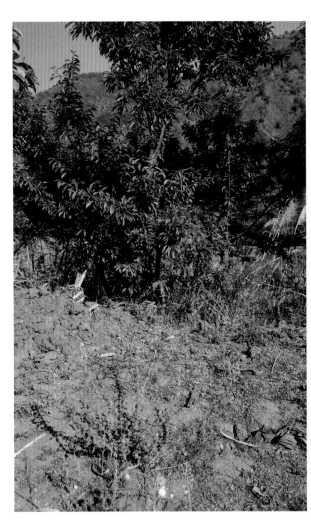
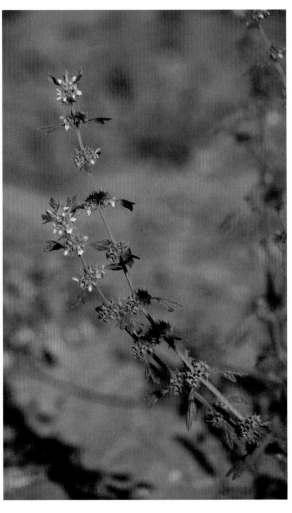

【形态特征】多年生草本，披散于地面或上升。具圆锥形的主根。茎四棱形，带紫红色，密被微柔毛。叶轮廓为圆形，先端圆形，基部心形，上面疏生微柔毛，下面沿脉被长柔毛，余部具腺点。轮伞花序疏花；花萼管状钟形，外密被微柔毛，果时明显展开；花冠白色，稀粉红色，稍伸出于萼筒，外面被绵状长柔毛；冠檐二唇形，上唇直伸，下唇斜展；二强雄蕊，内藏。小坚果长卵形，褐色，有鳞秕。花期 3~4 月，果期 5~6 月。

【适宜生境】生于海拔 2600m 以上的路旁、旷地上。

【资源状况】分布于玉龙。偶见。

【入药部位】全草（夏至草）。

【功能主治】活血调经。用于贫血性头晕，半身不遂，月经不调。

宝盖草
珍珠莲、接骨草、莲台夏枯草

Lamium amplexicaule L.

【标本采集号】5334210896

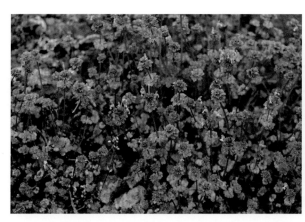
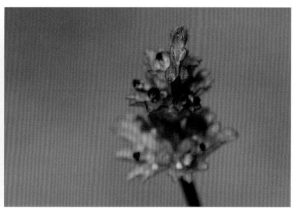

【形态特征】一年生或二年生草本。茎基部多分枝，上升，四棱形，常为深蓝色，中空。茎下部叶具长柄，叶片均圆形或肾形，边缘圆齿，两面均疏生小糙伏毛。轮伞花序中常有闭花受粉的花；苞片具缘毛；花萼管状钟形，外面密被白色直伸的长柔毛；花冠紫红色或粉红色，冠檐二唇形，上唇直伸，下唇稍长；花盘杯状。小坚果具 3 棱，淡灰黄色，表面有白色大疣状突起。花期 3~5 月，果期 7~8 月。

【适宜生境】生于海拔 4000m 以下的路旁、林缘、沼泽草地及宅旁，或为田间杂草。

【资源状况】分布于香格里拉、德钦、维西、贡山、福贡、玉龙等地。常见。

【入药部位】全草（宝盖草）。

【功能主治】清热利湿，活血祛风，消肿解毒。用于黄疸，高血压，筋骨疼痛，面神经麻痹，四肢麻木，半身不遂，跌打损伤，骨折，瘰疬，黄水疮。

益母草
益母蒿、坤草、野麻

Leonurus artemisia (Lour.) S. Y. Hu

【标本采集号】5334210748

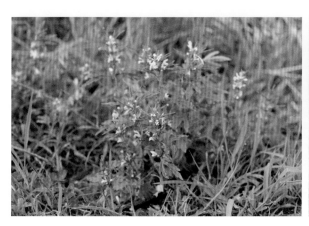
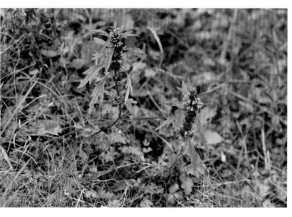

【形态特征】一年生或二年生草本。有密生须根的主根。茎直立，钝四棱形，有倒向糙伏毛，多分枝。叶轮廓变化很大，茎下部叶轮廓为卵形，掌状 3 裂，上面有糙伏毛，下面被疏柔毛及腺点；茎中部叶轮廓为菱形，较小，通常分裂；花序最上部的苞叶近于无柄，线形或线状披针形。轮伞花序腋生，组成穗状花序；花萼管状钟形，外面有贴生微柔毛；花冠粉红色至淡紫红色，外面被柔毛，冠檐二唇形，上唇直伸，下唇略短；二强雄蕊；花盘平顶。坚果长圆状三棱形，淡褐色，光滑。花期通常 6~9 月，果期 9~10 月。

【适宜生境】生于海拔 3400m 以下的多种生境，尤以阳处为多。

【资源状况】分布于香格里拉、德钦、维西、兰坪、玉龙等地。常见。

【入药部位】全草（益母草）、果实（茺蔚子）。

【功能主治】全草：活血调经，利尿消肿，清热解毒。用于月经不调，经闭，胎漏难产，胞衣不下，产后血晕，瘀血腹痛，跌打损伤，小便不利，水肿，痈肿疮疡。果实：活血调经，清肝明目。用于月经不调，经闭，痛经，目赤翳障。

细叶益母草 四美草、风葫芦草
Leonurus sibiricus L.

【标本采集号】2353290049

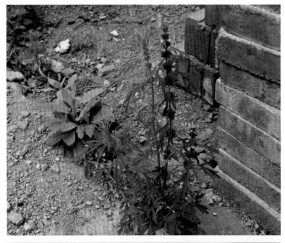

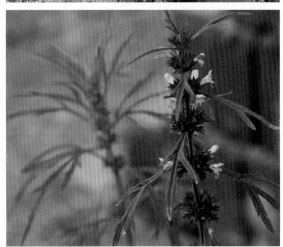

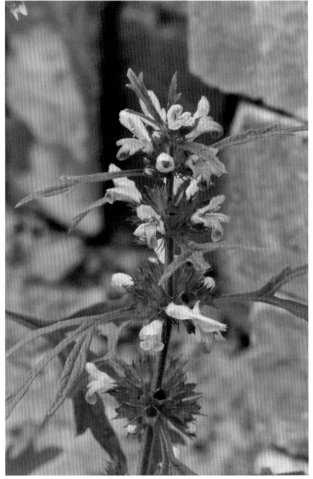

【形态特征】一年生或二年生草本。主根圆锥形。茎直立，钝四棱形，有短而贴生的糙伏毛。茎最下部的叶早落；中部的叶轮廓为卵形，掌状 3 全裂，其上再羽状分裂，叶两面被糙伏毛，下面还有腺点；花序最上部的苞叶轮廓近于菱形，3 全裂。轮伞花序腋生，多花，花时轮廓为圆球形，向顶渐次密集成长穗状；小苞片向下反折；花萼管状钟形；花冠粉红色至紫红色，冠檐二唇形，上唇直伸，外面密被长柔毛；二强雄蕊。小坚果长圆状三棱形，褐色。花期 7~9 月，果期 9 月。

【适宜生境】生于海拔可达 1500m 的石质及砂质草地上及松林中。

【资源状况】分布于玉龙。偶见。

【入药部位】地上部分。

【功能主治】活血调经，利尿消肿。用于月经不调，痛经，经闭，恶露不净，急性肾炎水肿。

绣球防风　拂风草、小萝卜、月亮花
Leucas ciliata Benth.

【标本采集号】3229010842

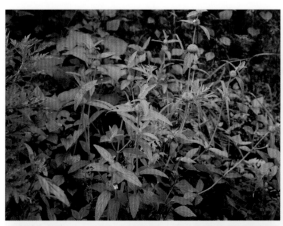
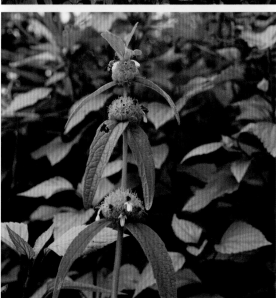
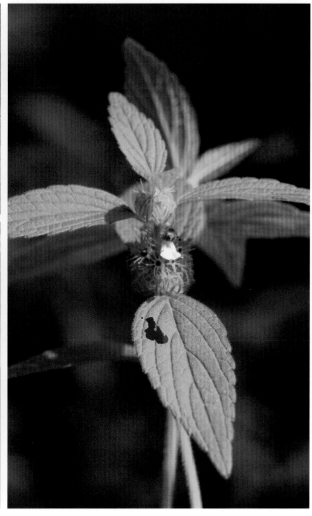

【形态特征】草本。须根纤细。茎直立，纤弱，通常在上部分枝，钝四棱形，密被金黄色长硬毛。叶卵状披针形或披针形，纸质，两面被短柔毛，下面明显密布淡黄色腺点。轮伞花序腋生，少数而远离地着生于枝条的先端，球形，多花密集，其下承以多数密集苞片；花萼管状，先端膨大而略折曲，外被刚毛，果时呈星状开张；花冠白色或紫色，冠檐二唇形，上唇盔状，外面密被金黄色长柔毛，下唇平展；二强雄蕊。小坚果卵珠形，褐色。花期7~10月，果期10~11月。

【适宜生境】生于海拔500~2750m的路旁、溪边、灌丛或草地。

【资源状况】广泛分布于横断山三江并流区。常见。

【入药部位】全草（绣球防风）、根（绣球防风根）。

【功能主治】全草：破血通经，明目退翳，解毒消肿。用于妇女血瘀经闭，小儿雀目，青盲翳障，皮疹，骨折，痈疽肿毒。根：祛风解毒，疏肝理气。用于风寒感冒，肝气郁结，风湿麻木疼痛，痢疾，小儿疳积，皮疹，脱肛。

米团花 山蜂蜜、渍糖树、羊巴巴
Leucosceptrum canum Smith

【标本采集号】5333241812061315LY

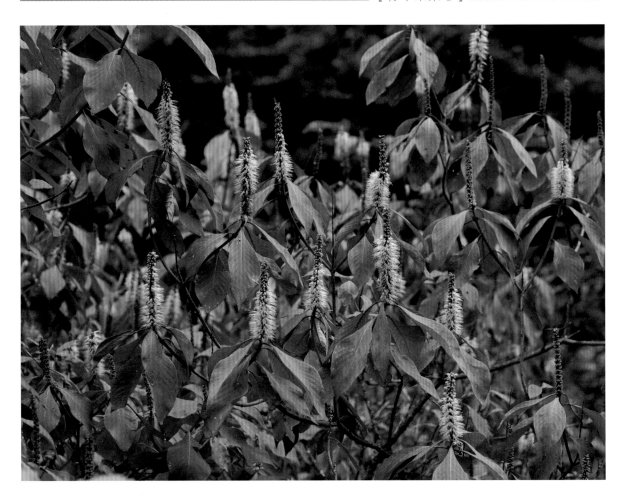

【形态特征】大灌木至小乔木，植物体多部位被淡黄色绒毛。树皮呈片状脱落。叶片纸质或坚纸质，椭圆状披针形。轮伞花序排列成顶生稠密圆柱状穗状花序；苞片大；花冠白色或粉红色至紫红色，筒状，冠檐二唇形。小坚果长圆状三棱形。花期 11 月至翌年 3 月，果期翌年 3~5 月。

【适宜生境】生于海拔 1000~1900m，沿河谷上升到 2400~2600m 的干燥开阔荒地、路边及谷地溪边、林缘、小乔木灌丛中及石灰岩上。

【资源状况】分布于贡山、泸水等地。偶见。

【入药部位】叶、树皮（米团花）。

【功能主治】清热解毒，利湿消肿，止血。用于皮肤溃疡，外伤出血，无名肿毒，骨折，附骨疽，肌腱炎，高热无汗，肝炎，肝痨。

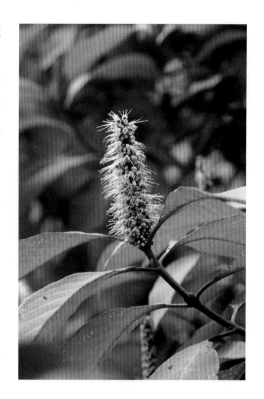

硬毛地笋 地瓜儿苗、地笋
Lycopus lucidus Turcz. ex Benth. var. *hirtus* Regel

【标本采集号】5329290520

【形态特征】多年生草本。根状茎横走，具节，先端肥大而呈圆柱形；茎直立，四棱形，棱上被向上小硬毛，节上密集硬毛。叶对生，具短柄或无柄，披针形，上面密被细刚毛状硬毛，叶缘具缘毛，下面主要在肋及脉上被刚毛状硬毛，边缘具锐齿。轮伞花序腋生，多花密集，呈球形；花萼钟形，外面具腺点；花冠白色，冠檐不明显二唇形，上唇近圆形，下唇 3 裂；雄蕊仅前对能育。小坚果倒卵状四边形，有腺点，暗褐色。花期 6~9 月，果期 8~11 月。

【适宜生境】生于海拔 2100m 以下的沼泽地、水边等潮湿处，亦有栽培。

【资源状况】分布于玉龙。偶见。

【入药部位】全草（泽兰）。

【功能主治】通经利尿。用于风湿关节痛。亦为金疮肿毒良剂。

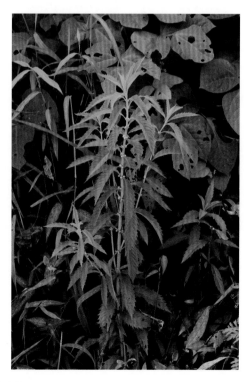

华西龙头草 水升麻、华西美汉花、红紫苏
Meehania fargesii (Lévl.) C. Y. Wu

【标本采集号】ZM091

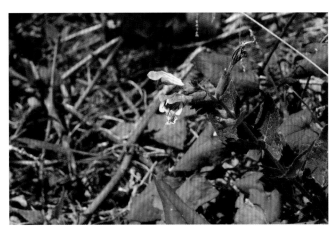
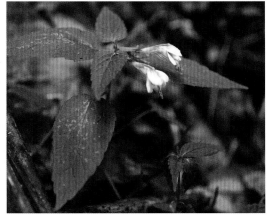

【形态特征】多年生草本，直立，具匍匐茎。茎细弱，不分枝。叶片纸质，心形至卵状心形或三角状心形，茎基部的叶片较大，两面疏被毛。花通常成对着生于茎顶部叶腋，有时亦组成轮伞花序；花萼花时管形，口部微张开；花冠淡红色至紫红色，冠筒直，管状，冠檐二唇形，上唇直立，下唇伸长，增大；雄蕊略二强；花盘杯状，前方呈指状膨大。小坚果。花期 4~6 月，果期 6 月以后。

【适宜生境】生于海拔 1900~3500m 的针阔叶混交林或针叶林下阴处。

【资源状况】分布于维西、泸水、玉龙等地。偶见。

【入药部位】全草（华西龙头草）、根（美汉草）。

【功能主治】全草：解表散寒，清热解毒。用于风寒感冒。根：发表清热，利湿解表。用于感冒发热，泻痢腹痛，肝炎，胆囊炎，蛇咬伤。

龙头草 鲤鱼、长穗美汉花、臭草
Meehania henryi (Hemsl.) Sun ex C. Y. Wu

【标本采集号】5329290957

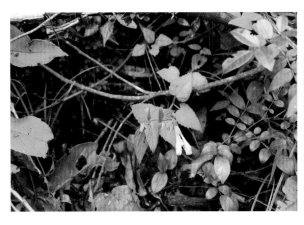
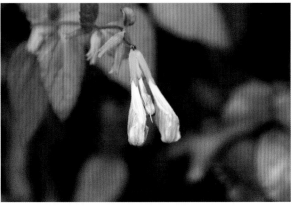

【**形态特征**】多年生草本，直立。茎四棱形。叶具长柄，叶片纸质或近膜质，卵状心形、心形或卵形。花序腋生和顶生，为聚伞花序组成的假总状花序；花冠淡红紫或淡紫色；花盘杯状。小坚果圆状长圆形。花期9月，果期9月以后。

【**适宜生境**】生于低海拔地区的常绿林或混交林下。

【**资源状况**】分布于玉龙等地。偶见。

【**入药部位**】根、叶（龙头草）。

【**功能主治**】根：补血。叶：外用于蛇咬伤。

蜜蜂花 滇荆芥、土荆芥、荆芥
Melissa axillaris (Benth.) Bakh. f.

【**标本采集号**】5329320539

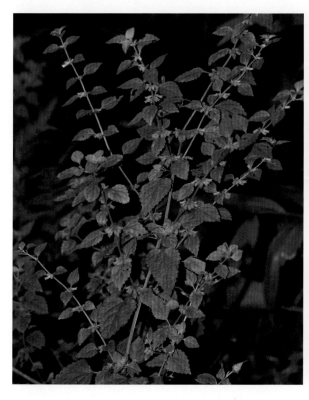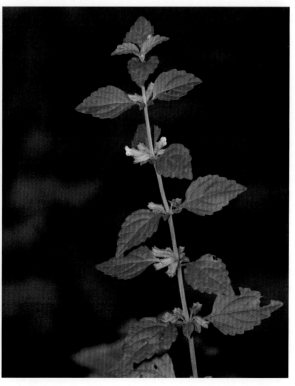

【**形态特征**】多年生草本。具地下茎；地上茎近直立或直立，分枝，四棱形。叶片卵圆形，草质。轮伞花序，腋生，疏离；花萼钟形，常水平伸出；花冠白色或淡红色，冠檐二唇形，上唇直立，下唇开展；二强雄蕊；花盘浅盘状。小坚果卵圆形，腹面具棱。花、果期6~11月。

【**适宜生境**】生于海拔600~2800m的路旁、山地、山坡、谷地。

【**资源状况**】分布于维西、贡山、泸水、福贡等地。常见。

【**入药部位**】全草（鼻血草）。

【**功能主治**】清热，解毒，止血。用于吐血，鼻出血，麻风，皮肤瘙痒，疔疮。

薄 荷

宝塔花、接骨草、南薄荷、夜息香、鱼香草、野薄荷、水薄荷
Mentha haplocalyx Briq.

【标本采集号】5334210745

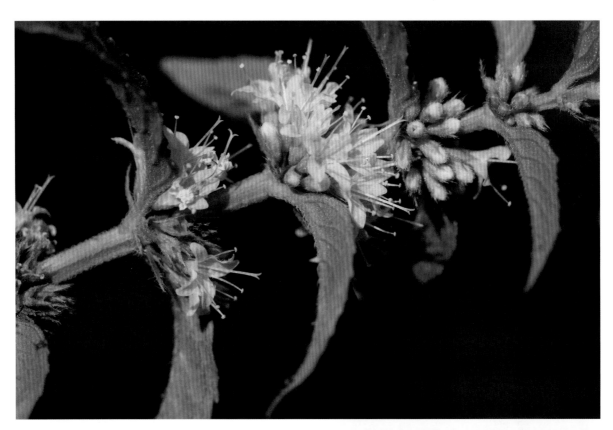

【形态特征】多年生草本。茎直立，下部数节具纤细的须根及水平匍匐根状茎。叶片长圆状披针形、披针形、椭圆形或卵状披针形，稀长圆形；叶柄腹凹背凸，被微柔毛。轮伞花序腋生，轮廓球形；花萼管状钟形；花冠淡紫色。小坚果卵珠形，黄褐色，具小腺窝。花期7~9月，果期10月。

【适宜生境】生于海拔可高达3500m的水旁潮湿地。

【资源状况】分布于香格里拉、泸水、福贡、贡山等地。常见。

【入药部位】地上部分（薄荷）。

【功能主治】散风热，清头目。用于风热感冒，风温初起，头痛，目赤，喉痹，口疮，风疹，麻疹，胸胁胀闷。

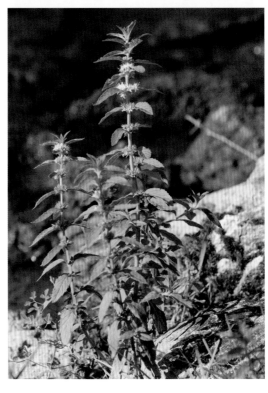

云南冠唇花 野香薷
Microtoena delavayi Prain

【标本采集号】5334210690

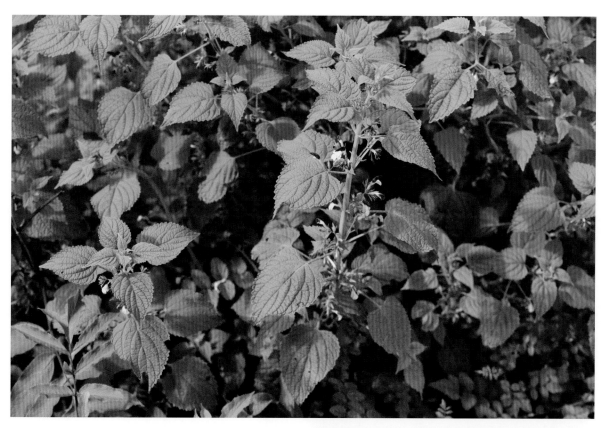

【形态特征】多年生草本。根状茎粗厚，木质；茎直立，四棱形，被柔毛。叶心形至心状卵圆形；苞叶与茎叶同形。二歧聚伞花序多花，腋生，或组成顶生的圆锥花序；花萼花时钟形，果时囊状增大；花冠黄色，盔红色；冠檐二唇形，上唇盔状，直立；花盘杯状。坚果扁圆状三棱形，黑褐色。花期8月，果期9~10月。

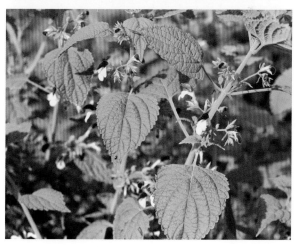

【适宜生境】生于海拔2200~2600m的阴湿林内、灌丛中或林缘、路边及草坡上。

【资源状况】分布于香格里拉、维西、贡山、泸水、兰坪、玉龙等地。偶见。

【入药部位】全草（野香薷）。

【功能主治】用于腹痛，风湿痛。

蓝花荆芥 密叶荆芥

Nepeta coerulescens Maxim.

【标本采集号】5334210813

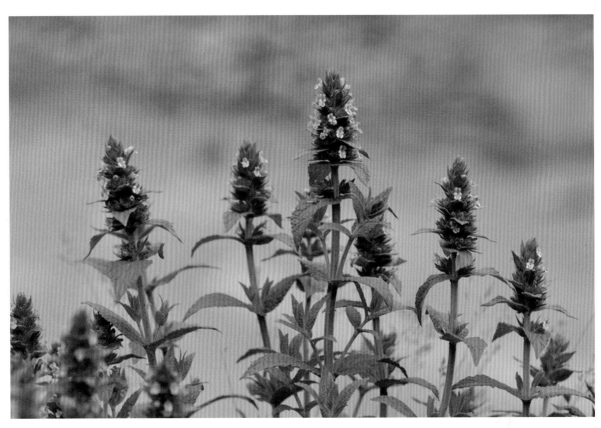

【形态特征】多年生草本。根纤细而长。茎不分枝或多茎，被短柔毛。叶披针状长圆形，纸质，两面密被短柔毛，下面满布黄色腺点。轮伞花序生于茎端，密集成卵形的穗状花序；苞叶叶状，向上渐变小；花萼口部极斜；花冠蓝色，外被微柔毛，冠檐二唇形，上唇直立，下唇 3 裂；二强雄蕊。坚果卵形，褐色。花期 7~8 月，果期 8 月以后。

【适宜生境】生于海拔 3300~4400m 的山坡上或石缝中。

【资源状况】分布于香格里拉。偶见。

【入药部位】全草（蓝花荆芥）。

【功能主治】散瘀消肿，止血止痛。用于排脓。

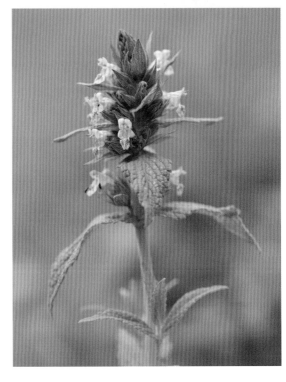

穗花荆芥 水大觥、马鹿菜
Nepeta laevigata (D. Don) Hand.-Mazz.

【标本采集号】5334210561

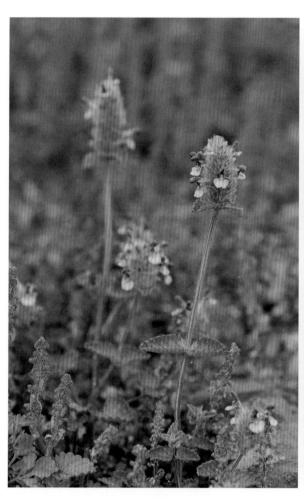
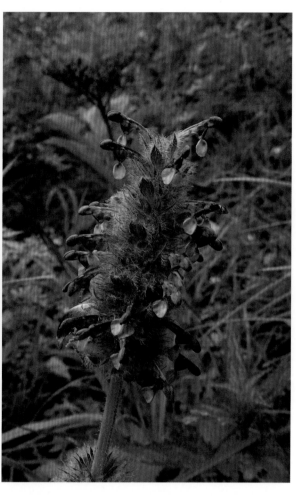

【形态特征】草本。茎钝四棱形，被白色短柔毛。叶卵圆形或三角状心形，坚纸质，两面被白色短柔毛；叶柄具狭翅。穗状花序顶生，密集成圆筒状；最下部的苞叶叶状；花萼管状，脉明显，果时萼增大；花冠蓝紫色，冠檐二唇形，上唇 2 深裂，下唇 3 裂；二强雄蕊；花盘浅杯状。小坚果卵形，灰绿色，十分光亮。花期 7~8 月，果期 9~11 月。

【适宜生境】生于海拔 2300~4100m 的针叶林或混交林的林缘及林中草地、灌木草地或灌丛草坡上。

【资源状况】分布于香格里拉、德钦、维西、福贡、玉龙等地。偶见。

【入药部位】全草。

【功能主治】解表，透疹，止血。

康藏荆芥 野藿香
Nepeta prattii Lévl.

【标本采集号】5334210713

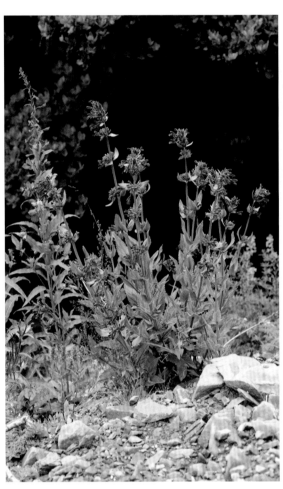
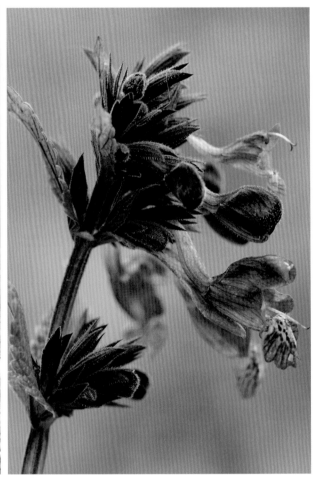

【形态特征】多年生草本。茎四棱形,散布淡黄色腺点。叶卵状披针形、宽披针形至披针形,下面被黄色小腺点。轮伞花序,下部的远离,顶部的密集成穗状;苞叶与茎叶同形,向上渐变小;花萼喉部极斜;花冠紫色或蓝色,伸出萼筒后骤然宽大,冠檐二唇形,上唇2裂,下唇3裂;二强雄蕊。小坚果倒卵状长圆形,褐色,光滑。花期7~10月,果期8~11月。

【适宜生境】生于海拔1920~4350m的山坡草地、湿润处。

【资源状况】分布于香格里拉、兰坪等地。偶见。

【入药部位】全草。

【功能主治】解表,透疹,止血。

多花荆芥 *Nepeta stewartiana* Diels

【标本采集号】5334210822

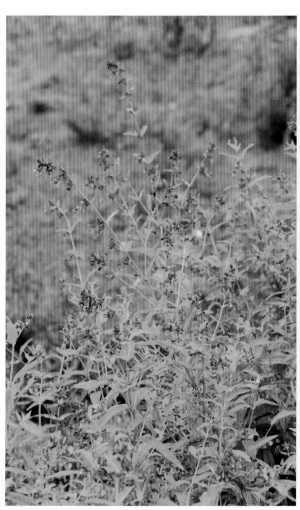
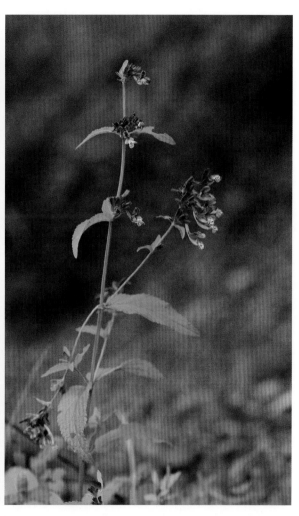

【形态特征】多年生草本，植物体多处被微柔毛及腺点。茎多具分枝，钝四棱形。茎下部叶在开花时多枯萎；中部叶长圆形或披针形，坚纸质，上面橄榄绿色，下面发灰白色。轮伞花序稀疏，生茎及分枝上部；苞叶叶状；花萼喉部极斜，果时增大；花冠紫色或蓝色；冠檐二唇形；二强雄蕊。坚果长圆形，略扁，褐色。花期8~10月，果期9~11月。

【适宜生境】生于海拔2700~3300m的山地草坡或林中。

【资源状况】分布于香格里拉、德钦、维西、兰坪、玉龙等地。偶见。

【入药部位】全草。

【功能主治】解表，透疹，止血。

细花荆芥 *Nepeta tenuiflora* Diels

【标本采集号】ZM446

【形态特征】多年生草本，植物体多处被微柔毛及腺点。根木质，分叉，上部过渡成根状茎。茎多数，四棱形，自叶腋间常有不育的短枝。叶宽披针形至长圆状披针形，薄纸质。轮伞花序；苞叶叶状；花萼喉部极斜；花冠紫蓝色或浅蓝色，下唇中裂片基部具黄色髯毛；有雌花和两性花之分；冠檐二唇形。小坚果长圆形，腹部具棱。花期8~9月，果期9月以后。

【适宜生境】生于海拔2750~3600m的山坡草地、灌丛及松林边缘。

【资源状况】分布于香格里拉、兰坪、玉龙等地。偶见。

【入药部位】全草。

【功能主治】解表，透疹，止血。

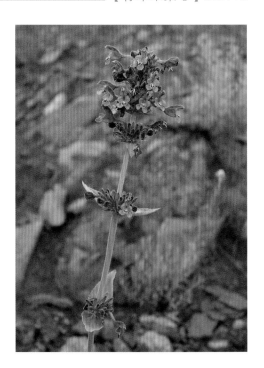

圆齿荆芥 *Nepeta wilsonii* Duthie

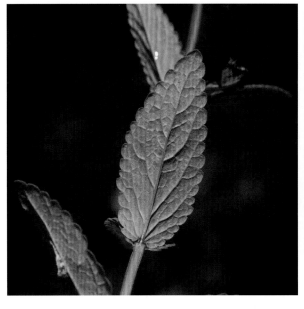

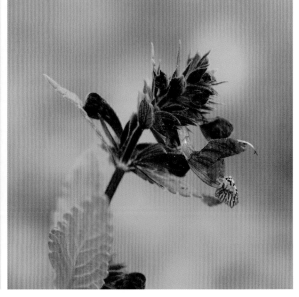

【**形态特征**】多年生草本。根木质，暗褐色，向上过渡成根茎。茎不分枝，疏被短柔毛。叶长圆状卵或椭圆状卵形，坚纸质，上面密被短柔毛，下面疏被短柔毛及淡黄色腺点。轮伞花序生于茎端，上部的 2~3 节常连接成穗状；苞叶叶状，向上渐变小；花萼喉部极斜；花冠紫色或蓝色，有时白色，外被微柔毛，冠檐二唇形，上唇深裂成 2 钝裂片，下唇中裂片倒心形；二强雄蕊。坚果扁长圆形，黑褐色。花期 7~9 月，果期 9~11 月。

【**适宜生境**】生于海拔 2580~4060m 的山坡上或石缝中。

【**资源状况**】分布于香格里拉、德钦。偶见。

【**入药部位**】花序（圆齿荆芥）。

【**功能主治**】用于精神病，癫痫。

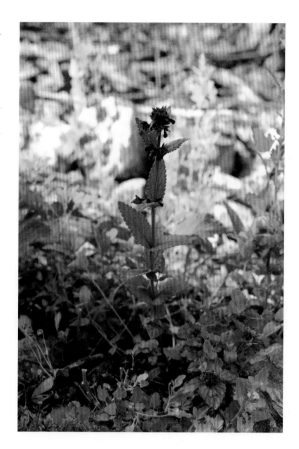

罗　勒　零陵香、兰香、香菜、九层塔
Ocimum basilicum L.

【标本采集号】5329290524

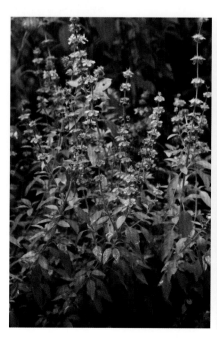

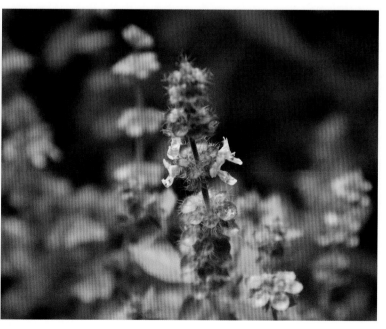

【形态特征】一年生草本。具圆锥形主根及密集须根。茎直立，钝四棱形，常染有红色，多分枝。叶卵圆形至卵圆状长圆形，两面近无毛，下面具腺点。总状花序顶生于茎、枝上，各部均被微柔毛；果时花萼宿存，明显增大并下倾，脉纹显著；花冠淡紫色，冠檐二唇形，上唇宽大，下唇全缘。小坚果卵珠形，黑褐色，有具腺的穴陷。花期通常 7~9 月，果期 9~12 月。

【适宜生境】生于海拔 1200~3200m 的草坡、山坡灌丛或松林下。

【资源状况】横断山三江并流区河谷地区有栽培。偶见。

【入药部位】根（罗勒根）、全草（罗勒）、种子（罗勒子）、茎叶（罗勒）。

【功能主治】根：收湿敛疮。用于小儿黄烂疮。全草：发汗解表，祛风利湿，散瘀止痛。用于风寒感冒，头痛，胃腹胀满，消化不良，胃痛，泄泻，月经不调，跌打损伤；外用于虫蛇咬伤，湿疹，皮炎。种子：明目。用于目赤肿痛，目翳。茎叶：疏风行气，活血，化湿。用于外感风热，跌打损伤，胸闷不舒，胃肠气胀，痉挛，经闭。

牛 至
滇香薷、五香草、俄力冈叶
Origanum vulgare L.

【标本采集号】5329320541

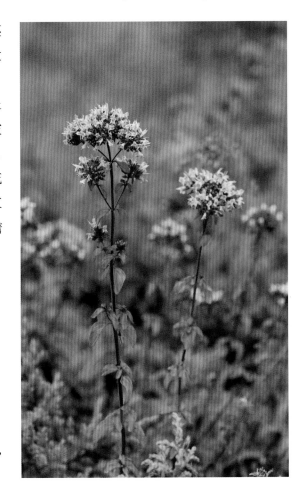

【形态特征】多年生草本或半灌木，芳香。根状茎斜生，多少木质；茎直立或近基部伏地，四棱形，中上部有具花的分枝，下部有不育的短枝。叶片卵圆形或长圆状卵圆形，上面常带紫晕，两面被柔毛及腺点。花序呈伞房状圆锥花序，开张，多花密集；花有两性花和雌花之分；花萼钟状，脉显著；花冠紫红色、淡红色至白色，管状钟形，冠檐明显二唇形，上唇直立，下唇开张。小坚果卵圆形，褐色。花期 7~9 月，果期 10~12 月。

【适宜生境】生于海拔 500~3600m 的路旁、山坡、林下及草地。

【资源状况】分布于香格里拉、德钦、玉龙等地。常见。

【入药部位】全草（牛至）。

【功能主治】消暑解表，利水消肿。用于暑湿感冒，头痛身重，腹痛吐泻，水肿。

鸡脚参　山青菜、普渡、地葫芦

Orthosiphon wulfenioides (Diels) Hand.-Mazz.

【标本采集号】5329320542

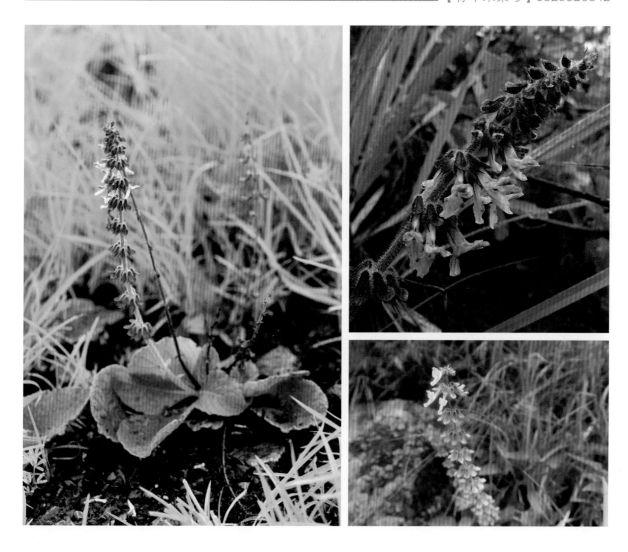

【形态特征】多年生草本。根粗厚，木质。茎常丛生，直立，茎、枝均钝四棱形，常带紫红色，密被毛。叶卵形、倒卵形或舌状，坚纸质，上面疏被毛、密被腺点。轮伞花序排成简单的总状花序；花萼紫红色，宽管状，果时花萼增大，上唇明显反折；花冠浅红色至紫色，冠檐二唇形，上唇4裂，下唇全缘；二强雄蕊，内藏；花盘前方呈指状膨大。小坚果球形，浅褐色。花期3~10月，果期6月以后。

【适宜生境】生于海拔1200~2900m的松林下或草坡上。

【资源状况】分布于兰坪、玉龙等地。偶见。

【入药部位】根（鸡脚参）。

【功能主治】清肺润燥，益阴敛汗，祛风除湿，镇痛化积，接骨生肌。用于消化不良，食积，蛔虫病，风湿痛，虚弱头晕，虚汗，咳嗽，骨折，脱疽。

紫 苏 香苏、赤苏、苏麻
Perilla frutescens (L.) Britt.

【标本采集号】5333241812141371LY

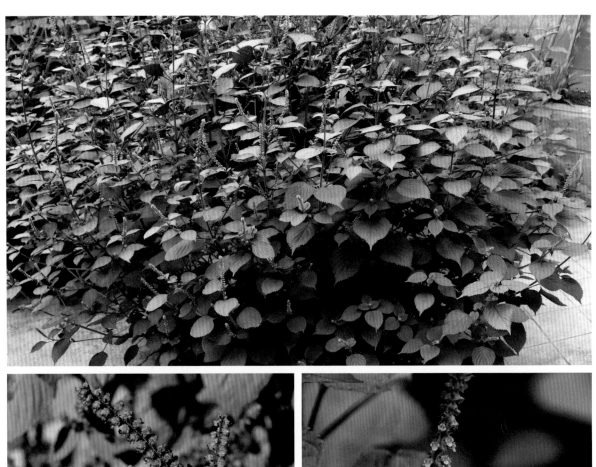

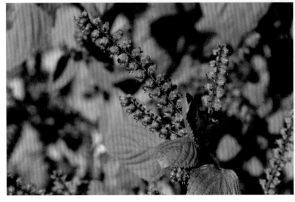
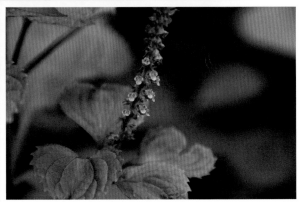

【形态特征】一年生直立草本。茎绿色或紫色，钝四棱形，密被长柔毛。叶阔卵形或圆形，两面绿色或紫色。轮伞花序组成密被长柔毛、偏向一侧的顶生及腋生总状花序；苞片外被红褐色腺点；花萼钟形，果时增大，平伸或下垂；花冠白色至紫红色，冠筒短，冠檐近二唇形，上唇微缺，下唇3裂；二强雄蕊。小坚果近球形，灰褐色，具网纹。花期8~11月，果期8~12月。

【适宜生境】山地路旁、村边荒地等处均适宜栽培。

【资源状况】横断山三江并流区大部分地区有栽培。

【入药部位】果实（紫苏子）、叶（紫苏叶）、茎（紫苏梗）、根及近根老茎（苏头）、宿存萼（紫苏苞）。

【功能主治】果实：降气消痰，平喘，润肠。用于痰壅气逆，咳嗽气喘，肠燥便秘。叶：发表散寒，理气和营。用于感冒风寒，恶寒发热，咳嗽呕吐，气喘，妊娠呕吐，胸腹胀满，胎动不安，解鱼蟹毒。茎：理气宽中。用于胸膈痞闷，胃脘疼痛，嗳气呕吐，胎动不安。根及近根老茎：祛风散寒，祛痰降气。用于咳逆上气，胸膈痰饮，头晕身痛及鼻塞流涕，胎动不安。宿存萼：用于血虚感冒。

野生紫苏
白丝草、红香师菜、蚊草、青叶紫苏、紫苏

Perilla frutescens (L.) Britt. var. *acuta* (Thunb.) Kudo

【标本采集号】533324180918922LY

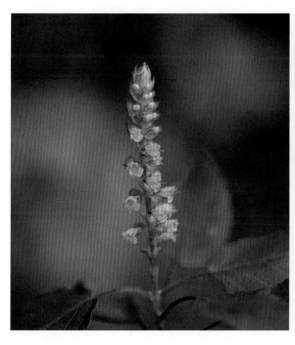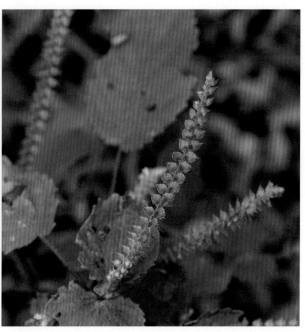

【形态特征】一年生直立草本。茎绿色或紫色，钝四棱形，密被长柔毛。叶卵形，两面绿色或紫色。轮伞花序组成密被长柔毛、偏向一侧的顶生及腋生总状花序；苞片外被红褐色腺点；果萼小，下部被疏柔毛和腺点；花冠白色至紫红色，冠筒短，冠檐近二唇形，上唇微缺，下唇3裂；二强雄蕊。小坚果近球形，土黄色。花期8~11月，果期8~12月。

【适宜生境】生于山地路旁、村边荒地，或栽培于舍旁。

【资源状况】分布于贡山、玉龙等地。偶见。

【入药部位】叶（紫苏叶）、根及近根老茎（紫苏根）、宿存萼（紫苏萼）、茎（野生紫苏梗）。

【功能主治】叶：发表散寒，理气和营。用于感冒风寒，恶寒发热，咳嗽呕吐，气喘，妊娠呕吐，胸腹胀满，胎动不安，解鱼蟹毒。根及近根老茎：祛风散寒，祛痰降气。用于咳逆上气，胸膈痰饮，头晕身痛及鼻塞流涕，胎动不安。宿存萼：用于血虚感冒。茎：理气宽中。用于胸膈痞闷，胃脘疼痛，嗳气呕吐，胎动不安。

深紫糙苏 *Phlomis atropurpurea* Dunn

【标本采集号】5334210558

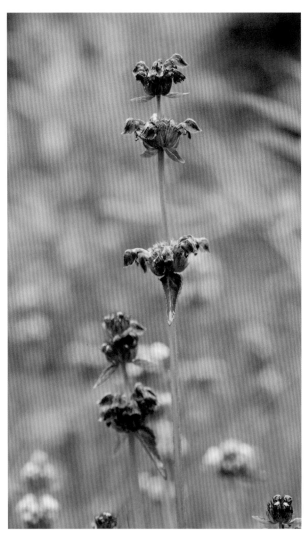 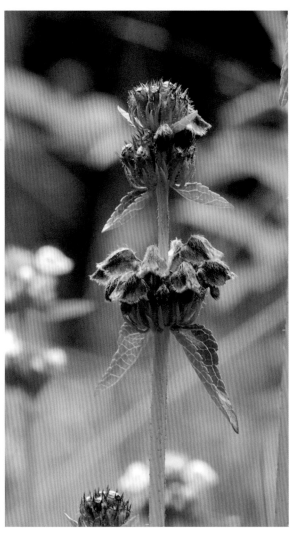

【形态特征】多年生草本。根粗厚。茎钝四棱形，近无毛。基生叶及茎生叶卵形，稀狭卵状长圆形，有的茎生叶长圆状披针形。轮伞花序多花；苞叶叶状；花萼管状钟形，外面沿脉疏被具节刚毛；花冠紫色，上唇带紫黑色，冠檐二唇形，上唇外密被贴生短柔毛，下唇3圆裂；雄蕊内藏。坚果无毛。花期7月。

【适宜生境】生于海拔2800~3900m的沼泽草甸上。

【资源状况】分布于香格里拉、玉龙等地。偶见。

【入药部位】全草（深紫糙苏）。

【功能主治】清热，利水，消肿，解毒。

假秦艽 雪山甘草、白洋参、白元参
Phlomis betonicoides Diels

【标本采集号】530724180730699LY

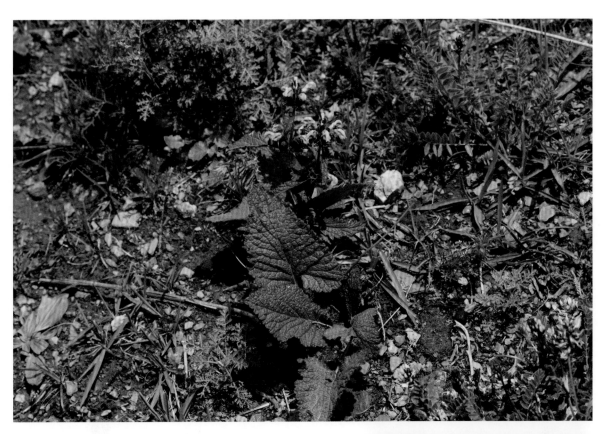

【形态特征】多年生草本，植物体多处被星状糙毛。根状
　　　　　　茎肥厚，疙瘩状串联；茎直立，四棱形。基
　　　　　　生叶狭卵形、卵状披针形、三角形或卵圆形；
　　　　　　茎生叶卵圆形至披针形。轮伞花多花密集；
　　　　　　苞片深紫色，刺毛状；花萼管状钟形；花冠
　　　　　　粉红色，冠檐二唇形，上唇边缘为不整齐齿
　　　　　　状，下唇3圆裂；雄蕊内藏，花丝具长毛。
　　　　　　小坚果幼时顶端被微鳞毛。花期6~8月，果
　　　　　　期9~10月。

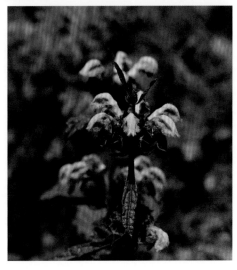

【适宜生境】生于海拔2700~3000m的林间草地、林下或
　　　　　　草坡上。

【资源状况】分布于香格里拉、玉龙等地。偶见。

【入药部位】块根（辛参）。

【功能主治】清热解毒，理气健脾。用于消化不良，腹胀，咽喉疼痛，感冒，各种药物中毒。

萝卜秦艽 老鼠刺、白秦艽
Phlomis medicinalis Diels

【标本采集号】3229010891

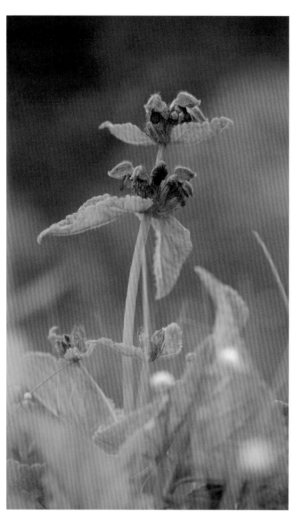 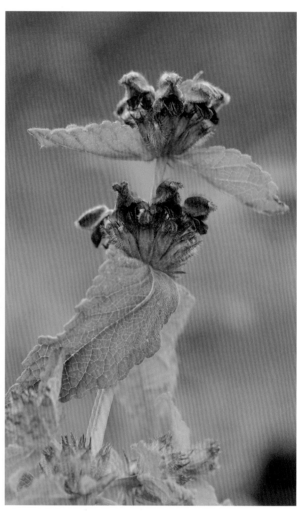

【形态特征】多年生草本。茎具分枝，不明显的四棱形，被星状疏柔毛。基生叶卵形或卵状长圆形，茎生叶卵形或三角形。轮伞花序多花；苞片线状钻形；花萼管状钟形；花冠紫红色或粉红色，外面在唇瓣及冠筒近喉部密被星状绒毛及绢毛。小坚果顶端被微鳞毛。花期5~7月。

【适宜生境】生于海拔1700~3600m的山坡上。

【资源状况】分布于香格里拉等地。偶见。

【入药部位】全草（大花糙苏）、块根（萝卜秦艽）。

【功能主治】祛风，清热，解毒。块根用于咽喉疫疠，肺病。

扭连钱

榜参布柔、溪黄草、蛇总管

Phyllophyton complanatum (Dunn) Kudo

【标本采集号】LGD-DQ151

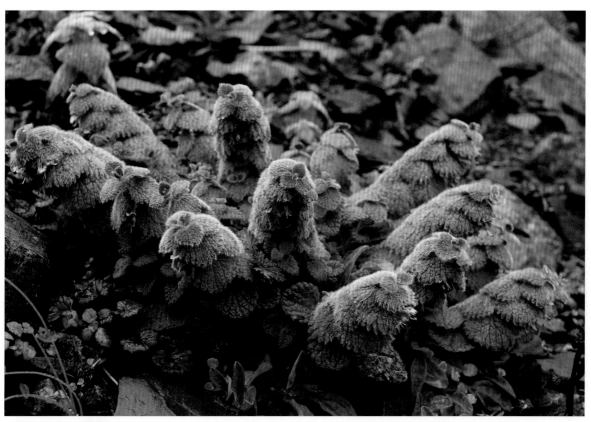

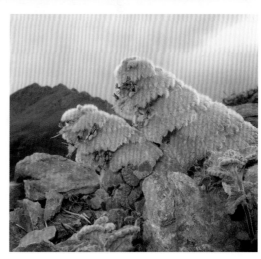

【形态特征】多年生草本。根状茎木质，褐色；茎通常在基部分枝，上升或匍匐状，四棱形，被白色长柔毛和细小腺点，下部呈紫红色。叶通常呈覆瓦状紧密地排列于茎上部，中部叶较大，纸质或坚纸质，宽卵状圆形、圆形或近肾形，上面被白色长柔毛。聚伞花序少花；苞叶与茎叶同形；花萼管状，口部偏斜；花冠淡红色，冠筒管状，冠檐二唇形，倒扭；二强雄蕊。小坚果长圆形或长圆状卵形。花期 6~7 月，果期 7~9 月。

【适宜生境】生于海拔 4130~5000m 的高山上强度风化的乱石滩石隙间。

【资源状况】分布于香格里拉、德钦等地。偶见。

【入药部位】全草（扭连钱）。

【功能主治】消炎，止痛。用于白喉，乳蛾，虫病，胃痛。

刺蕊草 走马胎、鸡挂骨草、野藿
Pogostemon glaber Benth.

【标本采集号】5333241812061317LY

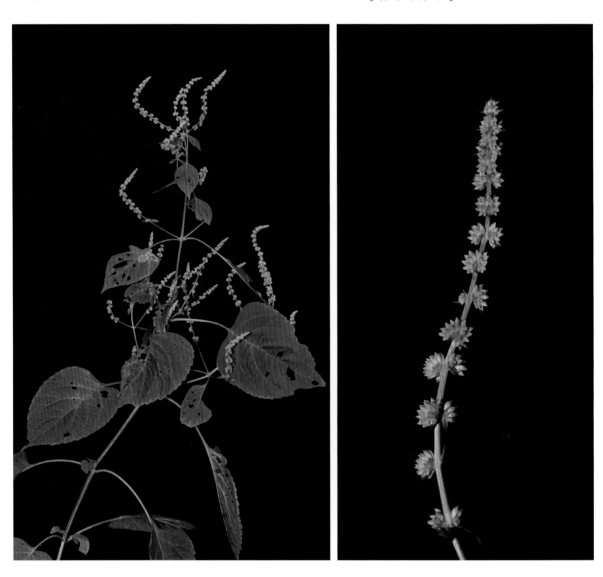

【形态特征】直立草本。茎钝四棱形，分枝。叶卵圆形。轮伞花序多花，组成顶生或腋生穗状花序；花萼卵状管形；花冠白色或淡红色，冠檐二唇形，上唇裂片外被短髯毛；花丝中部被髯毛。小坚果圆形，稍压扁状。花、果期11月至翌年3月。

【适宜生境】生于海拔1300~2700m的山坡、路旁、荒地、山谷、林中等阴处。

【资源状况】分布于贡山。偶见。

【入药部位】全草（鸡排骨草）。

【功能主治】清热解毒，凉血止血。用于肺痨，吐血，吐泻。

硬毛夏枯草 麦穗夏枯草、夏枯草
Prunella hispida Benth.

【标本采集号】5329320547

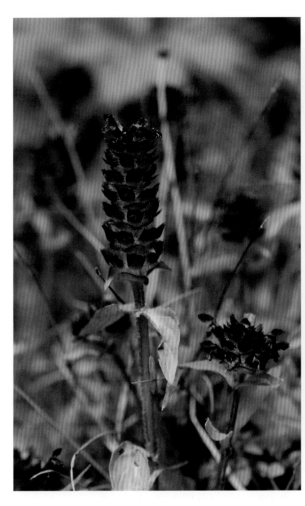
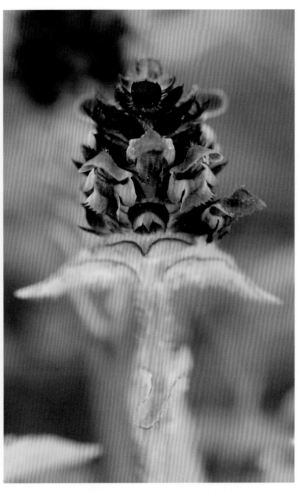

【形态特征】多年生草本。地下根状茎匍匐；茎直立上升，基部伏地，钝四棱形，密被具节硬毛。叶卵形至卵状披针形，两面均密被具节硬毛。轮伞花序密集组成顶生穗状花序，每一轮伞花序下承以宽大苞片；花萼紫色，管状钟形；花冠深紫色至蓝紫色，冠檐二唇形，上唇长圆形，龙骨状，外面在脊上有 1 明显的硬毛带，下唇宽大；二强雄蕊。小坚果卵珠形，棕色。花期 4~6 月，果期 7~10 月。

【适宜生境】生于海拔 3000m 以下的荒坡、草地、溪边及路旁等湿润地上。

【资源状况】分布于香格里拉、德钦、玉龙等地。常见。

【入药部位】花序、果序。

【功能主治】清肝火，散郁结，降血压。用于瘰疬，瘿瘤，乳痈，乳腺癌，目珠夜痛，头目眩晕，口眼㖞斜，筋骨疼痛，肺结核，血崩，带下病，急性黄疸性病毒性肝炎。

夏枯草 麦穗夏枯草、麦夏枯、铁色草
Prunella vulgaris L.

【标本采集号】5334210306

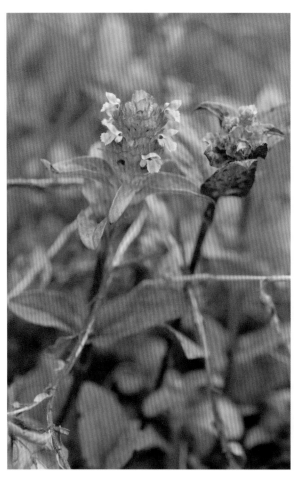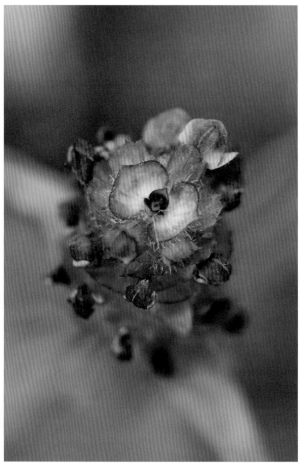

【形态特征】多年生草本。根状茎匍匐；茎上升，下部伏地，自基部多分枝，钝四棱形，紫红色。茎叶卵状长圆形或卵圆形。轮伞花序密集组成顶生穗状花序，每一轮伞花序下承以苞片；苞片宽心形；花萼钟形；花冠紫色、蓝紫色或红紫色，冠檐二唇形，上唇近圆形，多少呈盔状，下唇3裂；二强雄蕊。小坚果黄褐色，长圆状卵珠形。花期4~6月，果期7~10月。

【适宜生境】生于海拔3000m以下的荒坡、草地、溪边及路旁等湿润地上。

【资源状况】分布于香格里拉、德钦、维西、贡山、兰坪、玉龙等地。常见。

【入药部位】带花的果穗（夏枯草）。

【功能主治】清火，明目，散结，消肿。用于目赤肿痛，目珠夜痛，头痛眩晕，瘰疬，瘿瘤，乳痈肿痛，乳腺增生症，高血压。

腺花香茶菜　路边金、大钮子七、铁石元
Rabdosia adenanthus (Diels) Kudo

【标本采集号】5334210834

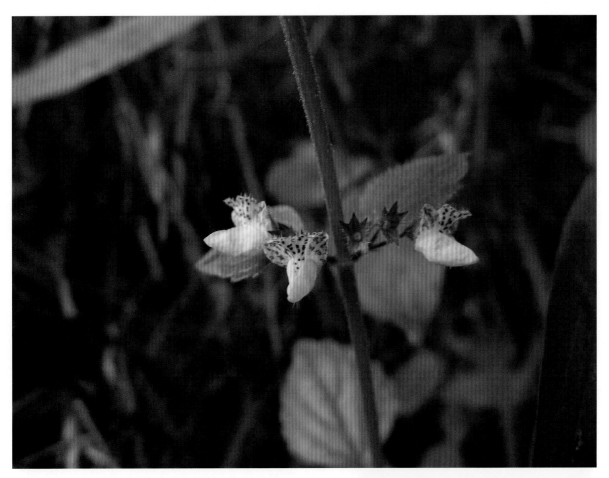

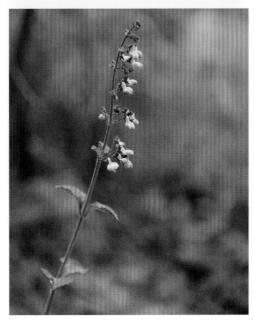

【形态特征】多年生半木质草本。根状茎常结节状增大；茎斜向上升，四棱形，密被微柔毛。茎叶对生，边缘圆齿状粗锯齿，草质。聚伞花序，多数疏离成顶生总状具苞叶花序；花冠蓝色、紫色、淡红色至白色。坚果卵圆形，棕褐色。花期6~8月，果期7~9月。

【适宜生境】生于海拔1600~2300m的松林、竹林下、林缘草地上。

【资源状况】分布于香格里拉、玉龙等地。少见。

【入药部位】全草（腺花香茶菜）。

【功能主治】清热解毒，消炎止痛，健脾利湿，镇呕理气。用于食积饱胀，吐泻，痢疾，狂犬咬伤。

香茶菜 九头狮子草、山薄荷、蛇总管
Rabdosia amethystoides (Benth.) Hara

【标本采集号】5333241812021086LY

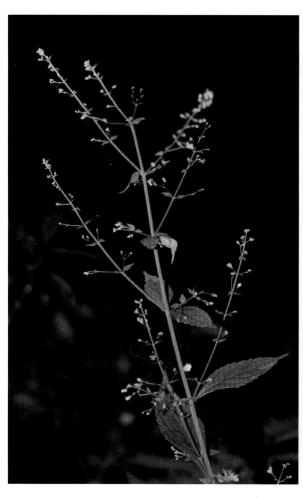
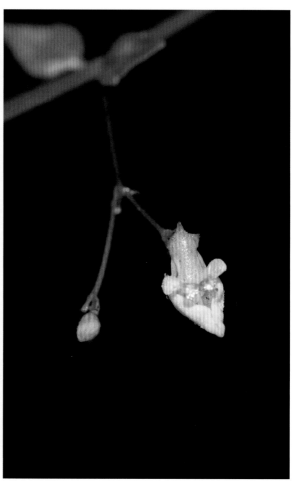

【形态特征】多年生直立草本。根状茎肥大，疙瘩状，木质；茎四棱形，密被毛，草质，叶腋内常有不育短枝。叶卵状圆形、卵形至披针形，大小不一，草质，两面密被小腺点。花序为由聚伞花序组成的顶生圆锥花序，聚伞花序多花；苞叶与茎叶同形；花萼钟形，外面满布腺点，果萼直立，阔钟形；花冠白色、蓝白色或紫色，上唇带紫蓝色，冠檐二唇形，上唇4圆裂，下唇阔圆形；雄蕊内藏；花盘环状。成熟小坚果卵形，黄栗色，被腺点。花期6~10月，果期9~11月。

【适宜生境】生于海拔200~920m的林下或草丛中的湿润处。

【资源状况】分布于贡山、玉龙、香格里拉等地。偶见。

【入药部位】全草或根（香茶菜）。

【功能主治】全草：清热解毒，散瘀消肿。用于闭经，乳痈，跌打损伤。根：清热解毒，祛瘀止痛。用于劳伤，毒蛇咬伤，跌打肿痛，筋骨酸痛，疮疡。

狭叶香茶菜
鸡肝散、三叶青、小红花

Rabdosia angustifolia (Dunn) Hara

【标本采集号】5329320550

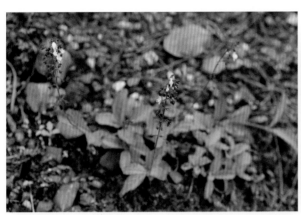
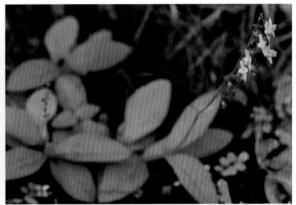

【形态特征】多年生草本。根粗厚，木质。茎丛生，钝四棱形。茎叶对生，线状长圆形、披针形、倒披针形或长圆状倒披针形，纸质，两面被短柔毛及腺点。花序为由聚伞花序组成的顶生圆锥花序；下部苞片叶状；花萼花时钟形，果时管状钟形，外被短硬毛及腺点；花冠蓝色，冠檐二唇形，上唇先端4圆裂，下唇近圆形，舟形，内凹；雄蕊内藏；花盘厚环状。小坚果紫褐色，近圆形。花期9~10月，果期10~11月。

【适宜生境】生于海拔1200~2600m的草坡或松林下。

【资源状况】分布于玉龙。偶见。

【入药部位】根（狭叶香茶菜）。

【功能主治】消食导滞，解郁消肿，解热。用于克山病，消化不良，肚胀，嗳腐贪酸，气瘿。

细锥香茶菜
地痹、六棱麻、癫克巴草

Rabdosia coetsa (Buch.-Ham. ex D. Don) Kudo

【标本采集号】5333241812051230LY

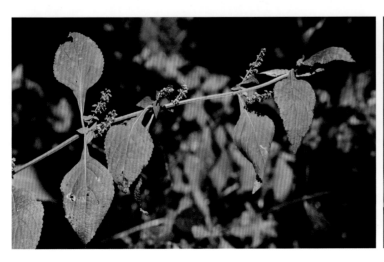
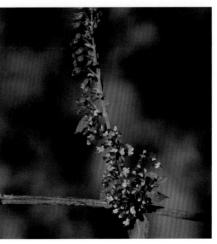

【形态特征】多年生草本或半灌木。根状茎木质；茎直立，多分枝，钝四棱形。茎叶对生，卵圆形，两面散布腺点。狭圆锥花序顶生或腋生，由聚伞花序组成；最下 1 对苞叶叶状；花萼钟形，果时增大为管状钟形；花冠紫色、紫蓝色，冠檐二唇形，上唇反折，下唇内凹，舟形；雄蕊内藏；花盘环状。成熟小坚果倒卵球形，褐色。花、果期 10 月至翌年 2 月。

【适宜生境】生于海拔 650~2700m 的草坡、灌丛、林中旷地、路边、溪边、河岸、林缘及常绿阔叶林中。

【资源状况】分布于贡山。偶见。

【入药部位】根（野苏麻根）。

【功能主治】行血止痛。用于跌打损伤，胁肋疼痛。

毛萼香茶菜 沙虫药、黑头草、虎尾草
Rabdosia eriocalyx (Dunn) Hara

【标本采集号】5333241812051202LY

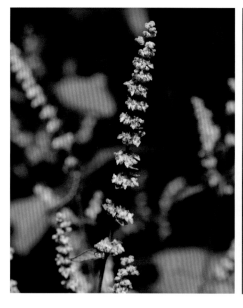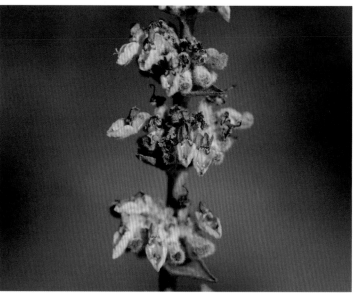

【形态特征】多年生草本或灌木。具匍匐茎；茎钝四棱形，常带紫红色。叶对生，卵状椭圆形或卵状披针形，坚纸质。穗状圆锥花序顶生及腋生，到处密被白色卷曲短柔毛，由密集多花的聚伞花序组成；花萼花时钟形，果时直立增大；花冠淡紫色或紫色；雌雄蕊内藏。小坚果卵形，极小，污黄色。花期 7~11 月，果期 11~12 月。

【适宜生境】生于海拔 750~2600m 的山坡阳处、灌丛中。

【资源状况】分布于贡山、玉龙等地。偶见。

【入药部位】根（沙虫草根）、叶（沙虫草叶）、全草（沙虫草）。

【功能主治】根：止泻，止痢。用于痢疾、泄泻。叶：除湿，杀虫。用于脚癣。全草：芳香化湿，舒筋活络，消炎止痛，温中理气。用于牙疳，牙痛，牙龈肿烂，风寒感冒，头痛，风湿关节痛，痢疾，消化不良，咳喘气急，无名肿毒，脚湿气。

大叶香茶菜　*Rabdosia grandifolia* (Hand.-Mazz.) Hara

【标本采集号】5334210666

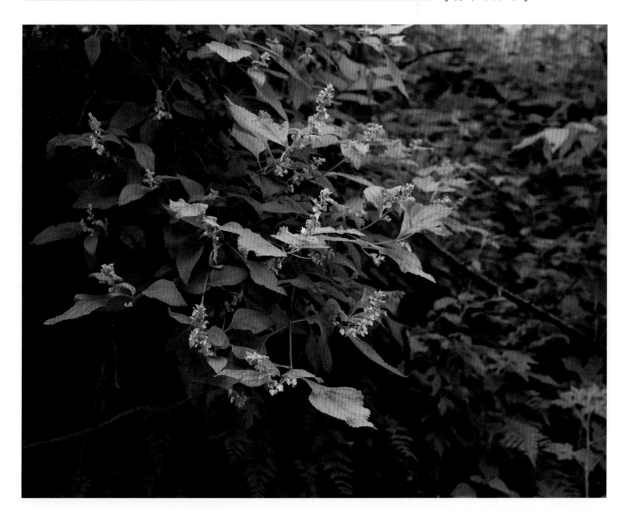

【形态特征】灌木，极多分枝。当年生枝近圆柱形，与叶柄被星状厚绒毛；老枝近无毛，皮层褐色，具条纹。叶卵圆状披针形或稀倒卵圆形，坚纸质，上面密被星状疏柔毛，下面被厚星状绒毛。圆锥花序顶生或于上部叶内腋生，尖塔形，极密集；苞叶披针形；花梗、花萼及苞叶被绒毛；花萼开花时钟形；花冠淡紫色，下唇前伸，上唇外翻，外面被细星状疏柔毛。小坚果。

【适宜生境】生于海拔约 2750m 的山地上。

【资源状况】分布于香格里拉等地。罕见。

【入药部位】全草（大叶香茶菜）。

【功能主治】用于急性黄疸性肝炎，急性胆囊炎。

内折香茶菜 山薄荷、山薄荷香茶菜、对口元宝草
Rabdosia inflexa (Thunb.) Hara

【标本采集号】5334210805

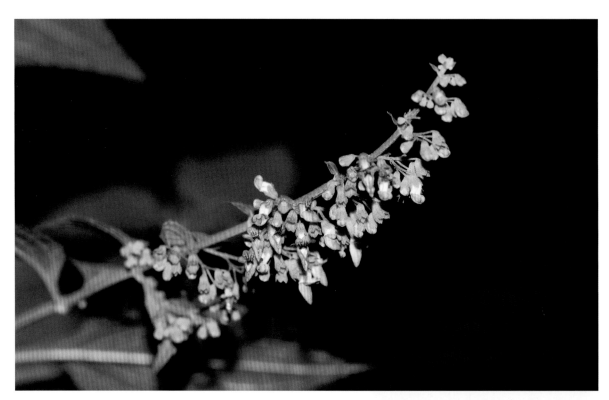

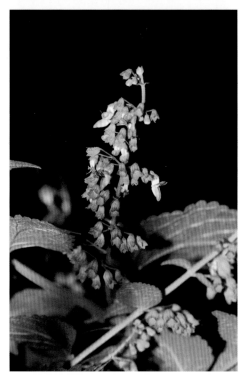

【形态特征】多年生草本。根状茎木质，疙瘩状；茎曲折，直立，自下部多分枝，钝四棱形，褐色，沿棱上密被下曲具节白色疏柔毛。茎叶三角状阔卵形或阔卵形，边缘具粗大圆齿状锯齿，坚纸质，两面多少被具节柔毛。狭圆锥花序，着生于花茎及分枝顶端及上部茎叶腋内，整体呈复合圆锥花序；苞叶卵圆形；花萼钟形，果时稍增大；花冠淡红色至青紫色，外被短柔毛及腺点，冠檐二唇形，上唇外翻，下唇内凹，舟形；雄蕊内藏；花盘环状。小坚果。花期8~10月。

【适宜生境】生于海拔1200m以下的山谷溪旁疏林中或阳处。

【资源状况】分布于香格里拉等地。偶见。

【入药部位】全草（内折香茶菜）。

【功能主治】清热解毒，祛湿，止痛。用于急性胆囊炎。

线纹香茶菜 草三七、黑疙瘩、黑节草

Rabdosia lophanthoides (Buch.-Ham. ex D. Don) Hara

【标本采集号】5329320552

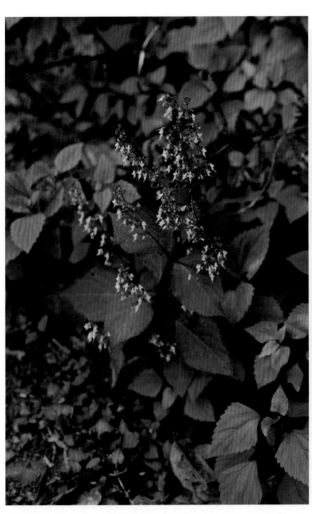
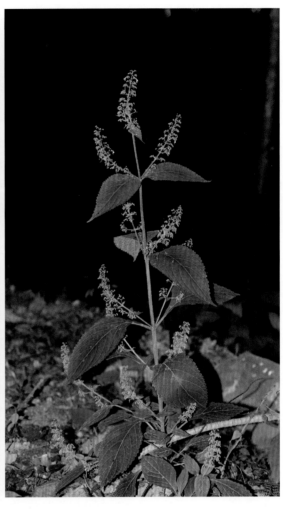

【**形态特征**】多年生柔弱草本。基部匍匐生根，并具小球形块根。茎直立或上升，四棱形，具槽。茎叶卵形、阔卵形或长圆状卵形，草质，下面满布褐色腺点。圆锥花序顶生及侧生，由聚伞花序组成，分枝蝎尾状；下部的苞叶叶状，但远较小；花萼钟形，外面被串珠状具节长柔毛，满布红褐色腺点；花冠白色或粉红色，冠檐二唇形，上唇极外翻，下唇伸展，扁平。花、果期 8~12 月。

【**适宜生境**】生于海拔 500~2700m 的沼泽地上或林下潮湿处。

【**资源状况**】分布于香格里拉、贡山、玉龙等地。偶见。

【**入药部位**】全草（溪黄草）。

【**功能主治**】清热利湿，凉血散瘀，退黄，驱虫。用于黄疸，急性胆囊炎，咽喉痛，痢疾，泄泻，跌打肿痛，妇科病，瘤型麻风，皮炎，误食草乌中毒。

多叶香茶菜 *Rabdosia pleiophylla* (Diels) C. Y. Wu et H. W. Li

【标本采集号】5334211147

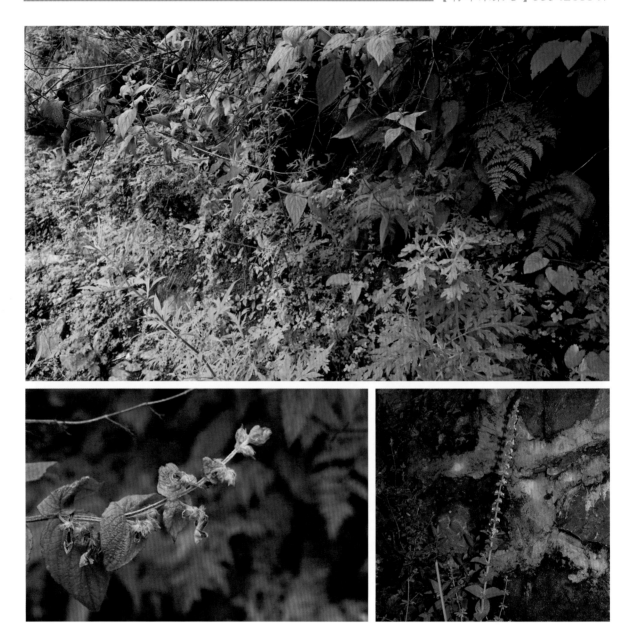

【形态特征】灌木。茎直立，多分枝，具纵向剥落的皮层，髓部白色。茎叶对生，卵圆形或近圆形。聚伞花序；花冠浅蓝色、蓝紫色或深蓝色；花柱丝状。成熟坚果长圆状三棱形，浅褐色，无毛。花期6~8月，果期9月。

【适宜生境】生于海拔2800~3500m的山坡灌丛或云南松林下。

【资源状况】分布于香格里拉、玉龙等地。少见。

【入药部位】全草（多叶香茶菜）。

【功能主治】消炎，止血。用于刀伤。

柄叶香茶菜　泡骨丹、田芹菜、翻天雷公
Rabdosia phyllopoda (Diels) Hara

【标本采集号】5329320553

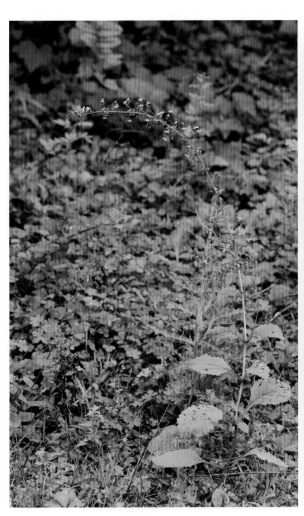
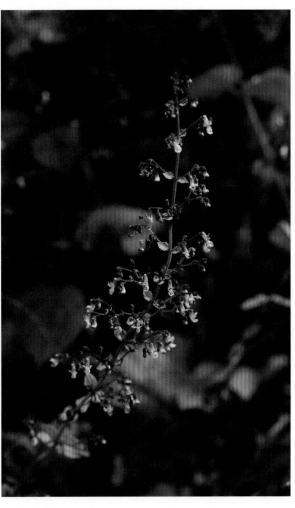

【形态特征】多年生草本。根状茎长，先端呈疙瘩状，木质；茎四棱形，基部无叶，向上具叶。中、下部叶具长柄或由叶片基部楔状下延呈具翅的假柄，草质，两面被极密具节疏柔毛，下面具红色腺点。狭圆锥花序疏散，顶生于茎及分枝上，由聚伞花序组成；下部苞叶与叶同形，向上渐变小；花萼钟形，被腺毛和腺点，果时稍增大；花冠白色，上唇有紫斑，冠檐上常具红褐色腺点，二唇形，上唇裂片外翻，下唇内凹，舟形；雄蕊内藏；花盘环状。小坚果卵形，黄白色。花期 6~9 月，果期 8~10 月。

【适宜生境】生于海拔 2100~3000m 的林缘、荒地或灌丛中。

【资源状况】分布于玉龙。偶见。

【入药部位】根（柄叶香茶菜）。

【功能主治】用于细菌性痢疾，腹泻。

叶穗香茶菜 血盆草、红博落、气喘药
Rabdosia phyllostachys (Diels) Hara

【标本采集号】3229010995

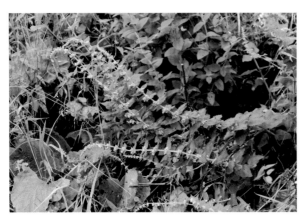 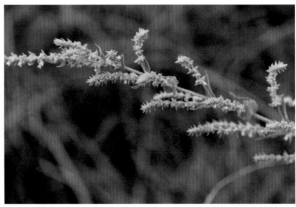

【形态特征】灌木或半灌木，具直立的分枝。分枝四棱形。叶对生，卵形，有时心形。聚伞花序常在主茎及分枝上部组成穗状圆锥花序；苞叶叶状，超过聚伞花序；花萼钟形，果时增大；花冠淡黄色或白色，具紫斑，冠檐二唇形，上唇4圆裂，下唇内凹。小坚果圆状卵形，栗色。花期8~10月，果期10月。

【适宜生境】生于海拔 1600~3000m 的灌丛中或路边草坡上。

【资源状况】分布于香格里拉、玉龙等地。偶见。

【入药部位】根（虎尾草）。

【功能主治】清热，收敛，止血。用于腹泻，痢疾，胃寒痛。

碎米桠 冰凌草、冬凌草、破血丹
Rabdosia rubescens (Hemsl.) Hara

【标本采集号】5334210723

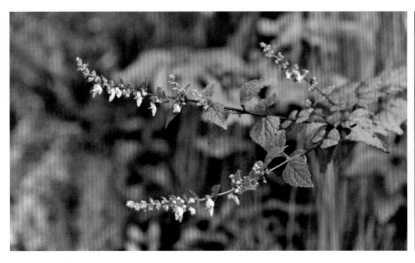 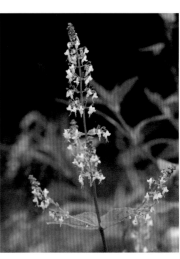

【形态特征】小灌木。根状茎木质；茎直立，多数，基部近圆柱形，皮层纵向剥落，茎上部及分枝均四棱形，密被疏柔毛。茎叶对生，卵圆形或菱状卵圆形，膜质至坚纸质，脉纹常带紫红色。聚伞花序在茎及分枝顶上排列成狭圆锥花序；苞叶在花序下部者十分超出于聚伞花序；花萼钟形，外密被灰色微柔毛及腺点，果时增大为管状钟形，脉纹明显；花冠紫色，冠檐二唇形，外翻，下唇内凹；二强雄蕊；花盘环状。坚果倒卵状三棱形，淡褐色。花期 7~10 月，果期 8~11 月。

【适宜生境】生于海拔 100~2800m 的山坡、灌木丛、林地、砾石地及路边等向阳处。

【资源状况】分布于香格里拉。偶见。

【入药部位】地上部分（冬凌草）。

【功能主治】清热解毒，祛风除湿，活血止痛。用于咽喉肿痛，感冒头痛，咳嗽，慢性肝炎，风湿关节痛，蛇虫咬伤，癌症。

黄花香茶菜 臭蒿子、方茎紫苏、鸡苏
Rabdosia sculponeata (Vaniot) Hara

【标本采集号】5334211161

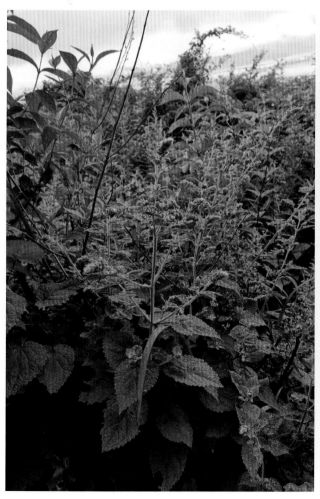
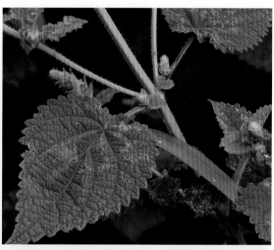
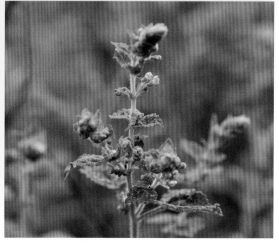

【形态特征】直立草本。根粗厚，木质。茎丛生，四棱形，被糙硬毛及短柔毛。茎叶对生，阔卵状心形或卵状心形，草质，下面全部被黄色小腺点。聚伞花序通常在主茎及分枝顶端组成圆锥花序；苞叶与叶同形，向上渐变小至苞片状；花萼花时钟形，果时管状钟形，下部囊状增大；花冠黄色，上唇内面具紫斑，外被短柔毛及腺点，冠檐二唇形，上唇微外翻，下唇近圆形，内凹，舟形；雄蕊内藏。小坚果卵状三棱形，栗色，具不明显锈色小疣。花期8~10月，果期10~11月。

【适宜生境】生于海拔500~2800m的空旷草地上或灌丛中。

【资源状况】分布于香格里拉、玉龙等地。偶见。

【入药部位】全草（白沙虫药）。

【功能主治】理气，利湿，清热，解毒。用于感冒，小儿疳积，口腔破溃，痢疾，皮肤瘙痒，脚癣，误食草乌中毒。

橙色鼠尾草 红秦艽、大叶丹参、马蹄叶红仙茅
Salvia aerea Lévl.

【标本采集号】5329320557

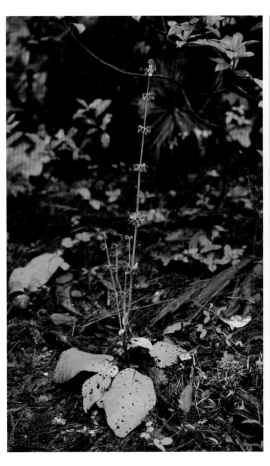
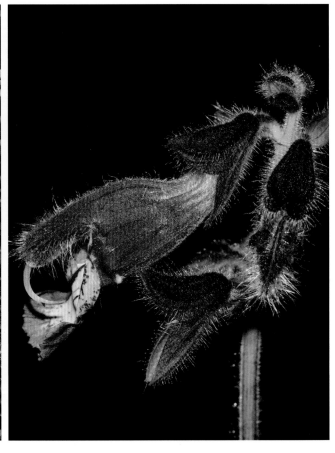

【形态特征】多年生草本。根粗壮，木质，扭曲状，圆柱形，外皮剥落，紫褐色。茎钝四棱形，密被细长而具节的黄褐色柔毛。叶大多数基生；基生叶簇生，叶片椭圆形或椭圆状披针形，草质，两面密被长柔毛，下面满布紫褐色腺点；茎生叶较小。轮伞花序组成总状花序；花萼钟形，果时增大为宽钟形；花冠颜色多种，有橙黄色、白色、深蓝色及紫色等；杠杆状雄蕊，能育雄蕊伸入花冠上唇。小坚果腹面具棱，褐色，顶端具腺点。花期4~6月。

【适宜生境】生于海拔 2550~3300m 的林内、灌丛中、草地或山坡上。

【资源状况】分布于香格里拉、玉龙等地。偶见。

【入药部位】根（红丹参）。

【功能主治】清热凉血，活血调经，强筋壮骨，舒筋活络。用于头晕，血崩，月经不调，经闭，吐血，便血，肾虚腰痛，风湿痛。

开萼鼠尾草 *Salvia bifidocalyx* C. Y. Wu et Y. C. Huang

【标本采集号】5334210794

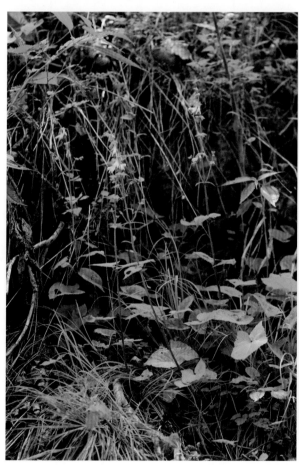
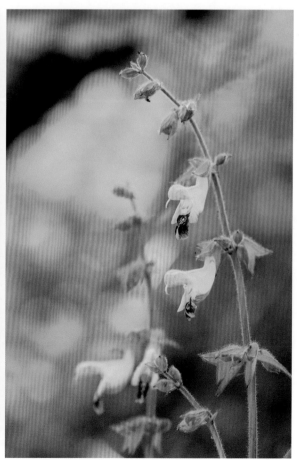

【形态特征】多年生草本。根状茎粗短，主根外皮黑褐色。茎丛生，纤细，钝四棱形。叶有基出叶及茎生叶，叶片均戟形，纸质，下面满布紫黑色腺点。轮伞花序组成顶生总状或总状圆锥花序；花部多处被毛及紫黑色腺点；最下部苞叶叶状；花萼钟形，花后增大；花冠黄褐色，下唇有紫黑色斑点，冠檐二唇形；杠杆状雄蕊，能育雄蕊伸出上唇。小坚果。花期7月。

【适宜生境】生于海拔约 3500m 的石山上。

【资源状况】分布于香格里拉、玉龙等地。偶见。

【入药部位】根（开萼鼠尾草）。

【功能主治】用于肝炎，牙痛。

短冠鼠尾草　挖耳草、牙刷草、四方马兰
Salvia brachyloma Stib.

【标本采集号】5334210871

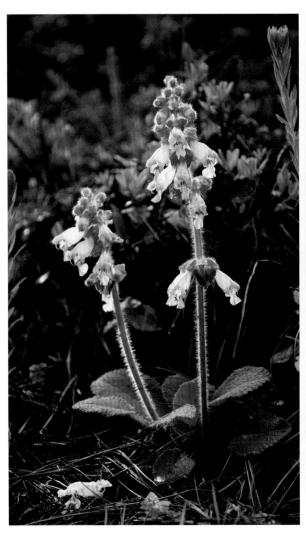
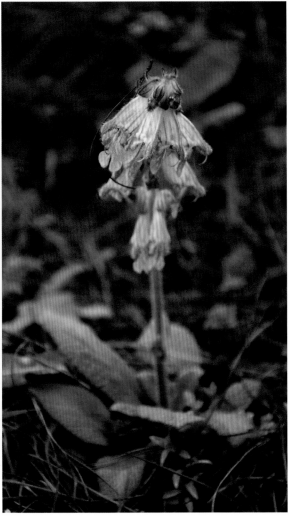

【形态特征】多年生草本，植物体多处被毛及红褐色腺点。根状茎粗短；茎直立，钝四棱形。叶有基出叶及茎生叶，叶片均戟形或长卵圆形，草质。轮伞花序，顶生单一总状花序；花冠淡紫色，冠檐二唇形，上唇倒心形，下唇宽大；杠杆状雄蕊，能育雄蕊伸至上唇片下。坚果倒卵圆形，黑色。花期 6~7 月。

【适宜生境】生于海拔 3200~3800m 的林下、林边草坡或草地上。

【资源状况】分布于香格里拉、贡山等地。偶见。

【入药部位】根（短冠鼠尾草根）、花（短冠鼠尾草花）。

【功能主治】活血化瘀，调经，排脓生肌。根：用于经络瘀滞，心悸，月经病，口腔病，创伤。花：用于咳嗽，肝炎。

栗色鼠尾草　藏丹参、背单紫苏苏让、山小紫苏
Salvia castanea Diels

【标本采集号】5334210719

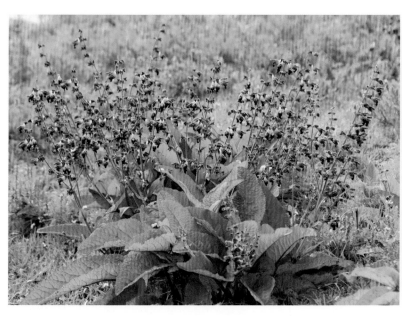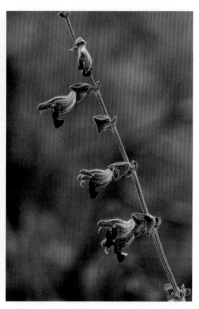

【形态特征】多年生草本。根状茎粗短，其下生出肥厚扭曲状紫褐色条状根；茎不分枝，四棱形。叶片椭圆状披针形或长圆状卵圆形，纸质，下面满布黑褐色腺点。轮伞花序排列成总状或总状圆锥花序；花萼外密被腺毛及腺点；花冠紫褐色、栗色或深紫色，冠檐二唇形；杠杆状雄蕊，能育雄蕊伸至上唇下。坚果倒卵圆形。花期 5~9 月。

【适宜生境】生于海拔 2500~2800m 的疏林、林缘或林缘草地。

【资源状况】分布于香格里拉、玉龙等地。偶见。

【入药部位】根、根茎（栗色鼠尾草）。

【功能主治】祛瘀止痛，活血调经，清心除烦。

犬形鼠尾草 山藿香
Salvia cynica Dunn

【标本采集号】ZM088

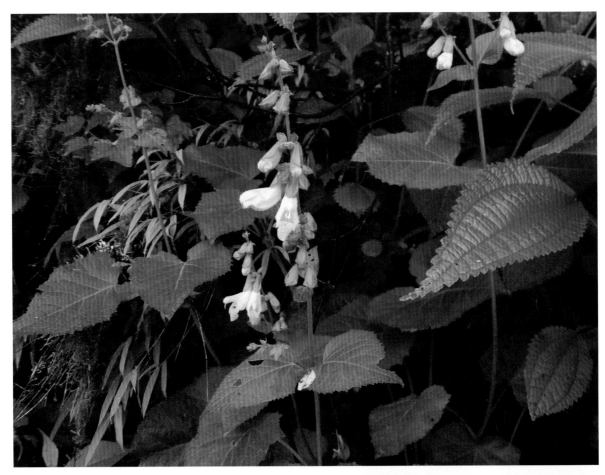

【形态特征】多年生草本。根状茎木质，深褐色，被宿存的叶鞘，其下生出条状根及纤细的须根。茎直立，钝四棱形。茎生叶宽卵圆形或戟状宽卵圆形，纸质，下面散布黄褐色腺点。轮伞花序组成总状圆锥花序；花萼常带紫色，疏布红褐色腺点；花冠黄色，冠檐二唇形；杠杆状雄蕊，能育雄蕊伸在花冠上唇下。小坚果圆形，褐色。花期7~8月。

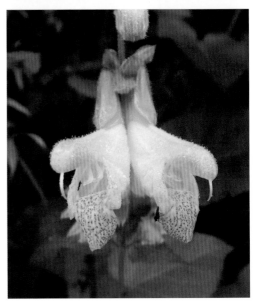

【适宜生境】生于海拔1500~3200m的林下、路旁、沟边等处。

【资源状况】分布于维西。偶见。

【入药部位】全草（犬形鼠尾草）。

【功能主治】清热解毒。

毛地黄鼠尾草 白元参、银紫丹参、黄花丹参
Salvia digitaloides Diels

【标本采集号】5334210080

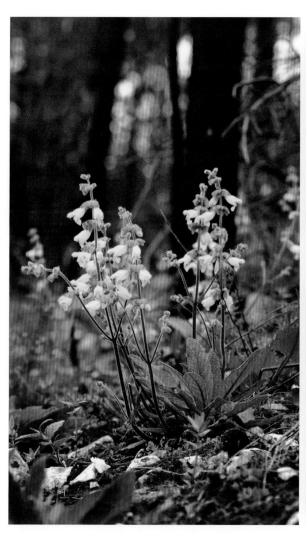
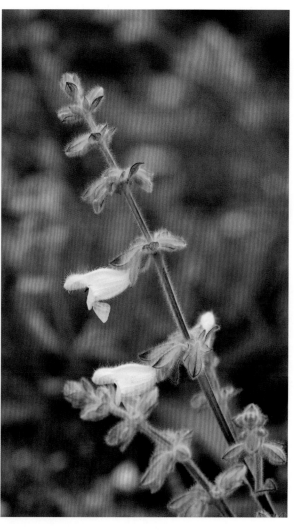

【**形态特征**】多年生直立草本。茎密被长柔毛。叶通常为基出叶，叶片长圆状椭圆形，坚纸质，下面密被白色短绒毛。轮伞花序组成顶生的总状花序，有时成圆锥花序；花萼外面被长柔毛，具紫脉；花冠黄色，有淡紫色的斑点，冠檐二唇形；杠杆状雄蕊，能育雄蕊略伸出花冠。坚果灰黑色，倒卵圆形，光滑。花期 4~6 月。

【**适宜生境**】生于海拔 2500~3400m 的松林下阴燥地或旷坡草地上。

【**资源状况**】分布于香格里拉、德钦、玉龙等地。常见。

【**入药部位**】根（白背丹参）。

【**功能主治**】补中益气，调经，止血。用于月经不调，阴挺，崩漏，带下病，恶疮肿毒，痛经。

雪山鼠尾草 紫花丹参、金汤匙、烟管草
Salvia evansiana Hand.-Mazz.

【标本采集号】LGD-DQ159

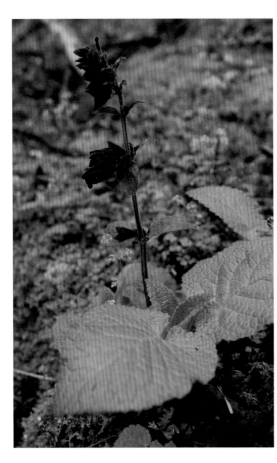 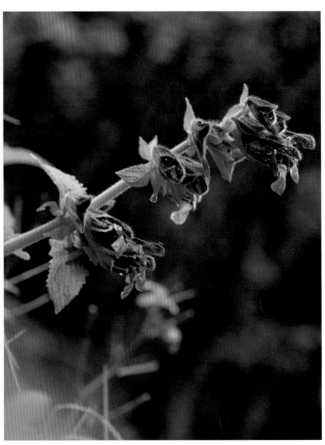

【形态特征】多年生草本。根状茎粗大，其上密生鳞片，根状茎下方有斜升扭曲状的条状根。茎直立，具条纹，密被棕色长柔毛或变无毛。叶片均卵圆形或三角状卵圆形，草质，上面密被平伏长柔毛，下面沿脉网上被平展褐色长柔毛，全面散布深褐色腺点。轮伞花序组成总状花序或总状圆锥花序；花萼外面散布深褐色腺点；花冠蓝紫色或紫色，基部为黄色，冠檐二唇形；杠杆状雄蕊，能育雄蕊伸在上唇下。小坚果。花期7~10月。

【适宜生境】生于海拔3400~4200m的高山草地、山坡或林下。

【资源状况】分布于香格里拉、德钦、维西、贡山、玉龙等地。少见。

【入药部位】根（雪山鼠尾草）。

【功能主治】祛瘀止痛，活血调经，安神宁心，调经止痛，排脓。用于心绞痛，月经不调，痛经，经闭，血崩带下，癥瘕，瘀血腹痛，骨节疼痛，惊悸不眠，恶疮肿瘤，乳腺炎，痈肿，吐血，风湿痹痛，肝脾肿大。

黄花鼠尾草 黄花丹参、大紫丹参

Salvia flava Forrest ex Diels

【标本采集号】3229010953

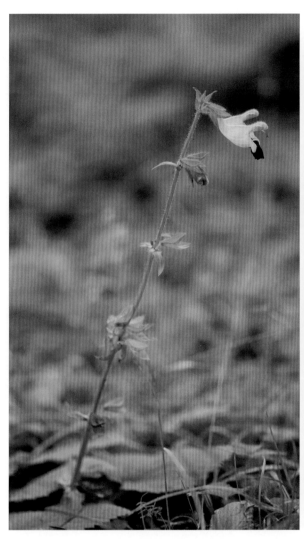
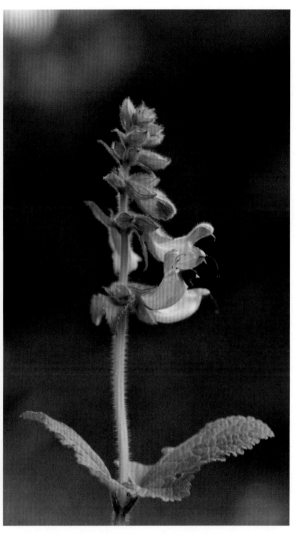

【形态特征】多年生草本。根状茎粗短，其上覆有褐色鳞片及残存叶鞘，向下直伸粗大扭曲状条状根；茎直立，钝四棱形，具4浅槽。叶片卵圆形或三角状卵圆形，纸质，上面被平伏的疏柔毛，下面除脉外密布紫褐色腺点。轮伞花序组成顶生总状花序；花萼钟形，散布明显紫褐色腺点；花冠黄色，冠檐二唇形；杠杆状雄蕊，能育雄蕊伸至上唇。小坚果。花期7月。

【适宜生境】生于海拔2500~4000m的林下及山坡草地。

【资源状况】分布于香格里拉、德钦、维西、玉龙等地。偶见。

【入药部位】根（黄花鼠尾草）。

【功能主治】祛瘀止痛，活血调经。用于月经不调，痛经，经闭，吐血，风湿骨痛，乳痈，疮肿。

鼠尾草 秋丹参、霸王鞭、消炎草
Salvia japonica Thunb.

【标本采集号】5329290970

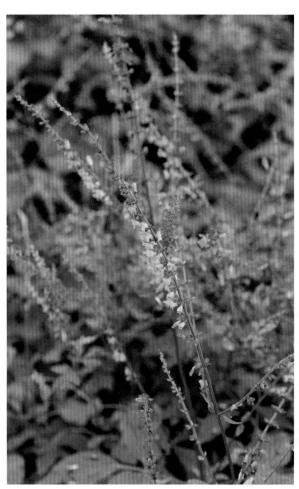
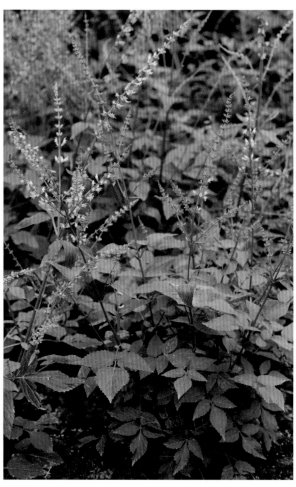

【形态特征】一年生草本。须根密集。茎直立，钝四棱形。茎上部叶为一回羽状复叶，顶生小叶披针形或菱形，侧生小叶卵圆状披针形。轮伞花序组成伸长的总状花序或分枝组成总状圆锥花序，花序顶生；花萼筒形；花冠淡红色、淡紫色、淡蓝色至白色。小坚果椭圆形，褐色，光滑。花期 6~9 月。

【适宜生境】生于海拔 220~1100m 的山坡、路旁、荫蔽草丛、水边及林荫下。

【资源状况】分布于兰坪。偶见。

【入药部位】地上部分（鼠尾草）。

【功能主治】清热解毒，活血祛瘀，消肿，止血。用于跌打损伤，风湿骨痛，水肿，带下病，痛经，产后流血过多，瘰疬，肝炎，丝虫病，面神经麻痹，神经痛，乳痈，疔肿。

丹　参

白花丹参、赤参、木兰乳

Salvia miltiorrhiza Bunge

【标本采集号】5329320560

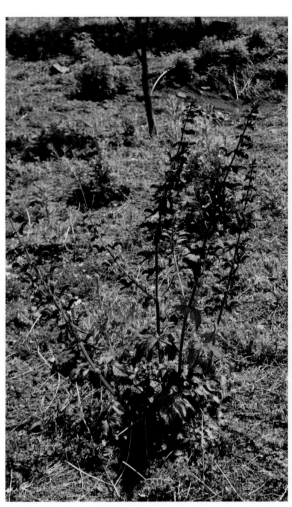
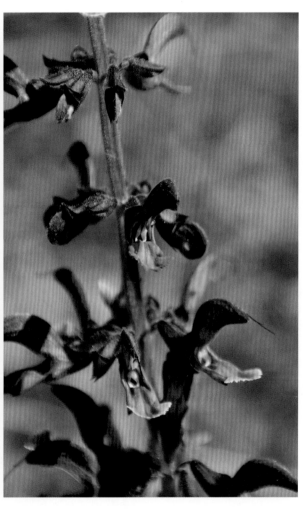

【形态特征】多年生直立草本。根肥厚，肉质，外面朱红色。茎直立，四棱形，具槽，密被长柔毛。叶常为奇数羽状复叶，卵圆形或椭圆状卵圆形或宽披针形，草质，两面被柔毛。轮伞花序组成顶生或腋生的总状花序；花萼钟形，带紫色，花后稍增大；花冠紫蓝色，冠檐二唇形；杠杆状雄蕊，能育雄蕊伸至上唇片。小坚果黑色，椭圆形。花期 4~8 月，花后见果。

【适宜生境】生于海拔 120~1300m 的山坡、林下草丛或溪谷旁。

【资源状况】分布于香格里拉，栽培。偶见。

【入药部位】根及根茎（丹参）。

【功能主治】祛瘀止痛，活血调经，清心除烦。用于月经不调，经闭痛经，癥瘕积聚，胸腹刺痛，热痹疼痛，疮痈肿毒，心烦不眠，肝脾肿大，心绞痛。

荔枝草 皱皮葱、雪里青、赖师草

Salvia plebeia R. Br.

【标本采集号】5329320561

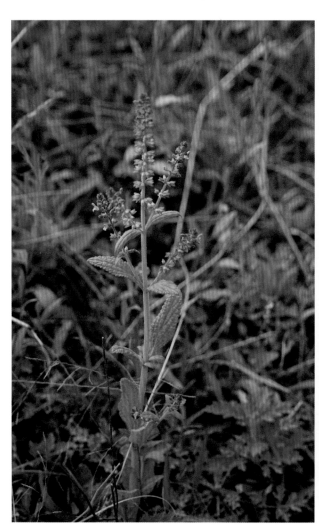
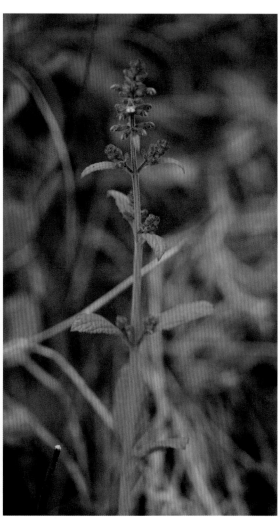

【形态特征】一年生或二年生草本。主根肥厚，有多数须根。茎直立，粗壮，多分枝。叶椭圆状卵圆形或椭圆状披针形，草质，下面散布黄褐色腺点。轮伞花序在茎、枝顶端组成总状或总状圆锥花序；花萼钟形，外面散布黄褐色腺点；花冠淡红色、淡紫色、紫色、蓝紫色至蓝色，冠檐二唇形；杠杆状雄蕊，能育雄蕊略伸出花冠外。小坚果倒卵圆形，成熟时干燥，光滑。花期4~5月，果期6~7月。

【适宜生境】生于海拔2800m以下的山坡、路旁、沟边、田野潮湿的土壤上。

【资源状况】分布于香格里拉、维西、玉龙等地。偶见。

【入药部位】地上部分（荔枝草）。

【功能主治】清热，解毒，凉血，利尿。用于咽喉肿痛，支气管炎，肾炎水肿，疮痈肿毒，咳血，吐血；外用于乳腺炎，痔疮肿痛，出血，跌打损伤，蛇犬咬伤。

甘西鼠尾草 甘西鼠尾、红秦艽、紫丹参
Salvia przewalskii Maxim.

【标本采集号】5334210567

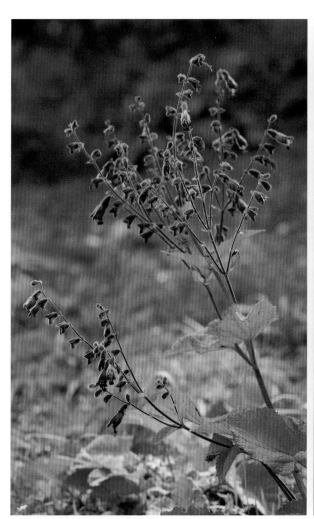
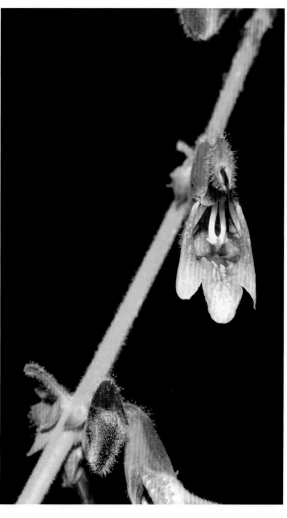

【形态特征】多年生草本。根木质，直伸，圆柱锥状，外皮红褐色。茎丛生，密被短柔毛。叶具柄，叶片三角状或椭圆状戟形。轮伞花序组成顶生的总状花序，有时具腋生的总状花序而形成圆锥花序；花萼外面密被具腺长柔毛，其间杂有红褐色腺点；花冠紫红色，冠檐二唇形；杠杆状雄蕊，能育雄蕊伸于上唇下面。小坚果倒卵圆形，灰褐色，无毛。花期 5~8 月。

【适宜生境】生于海拔 2100~4050m 的林缘、路旁、沟边、灌丛下。

【资源状况】分布于香格里拉、德钦、维西、玉龙等地。常见。

【入药部位】根、花。

【功能主治】祛瘀止痛，活血调经，清心除烦，凉血消痈。用于慢性咳嗽，肝炎。

粘毛鼠尾草 野芝麻、黄花鼠尾草、龙老根
Salvia roborowskii Maxim.

【标本采集号】5329320564

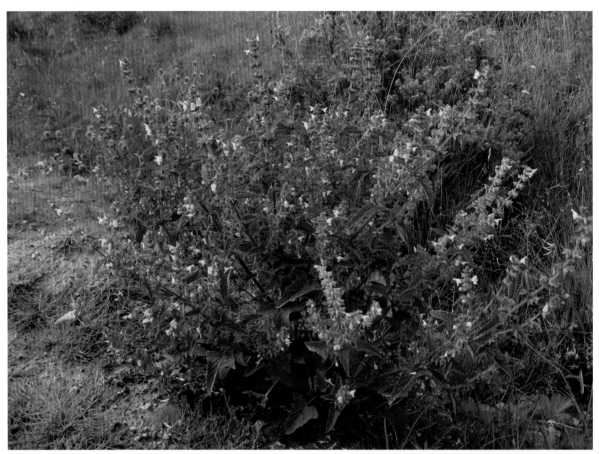

【形态特征】一年生或二年生草本。根长锥形褐色。茎直立，多分枝，钝四棱形，具4槽，密被有黏腺的长硬毛。叶片戟形或戟状三角形，两面被粗伏毛，下面尚被有浅黄色腺点。轮伞花序组成顶生或腋生的总状花序；花萼花后增大，外被长硬毛及腺短柔毛，其间混生浅黄褐色腺点；花冠黄色，冠檐二唇形；杠杆状雄蕊，能育雄蕊伸至上唇。小坚果倒卵圆形，暗褐色，光滑。花期6~8月，果期9~10月。

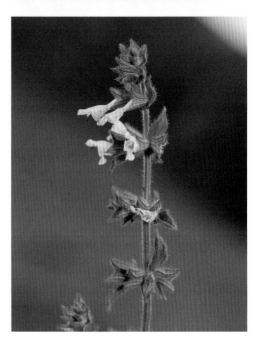

【适宜生境】生于海拔2500~3700m的山坡草地、沟边阴处、山脚山腰。

【资源状况】分布于香格里拉、德钦、玉龙等地。偶见。

【入药部位】全草（粘毛鼠尾草）、果实（粘毛鼠尾草果）。

【功能主治】全草：清肝，明目，止痛。用于目赤肿痛，翳膜遮睛。果实：滋肾补肝，明目。用于产后体虚，乳汁不足，视物昏花。

一串红 象牙红、西洋红、墙下红
Salvia splendens Ker-Gawl.

【标本采集号】5329291072

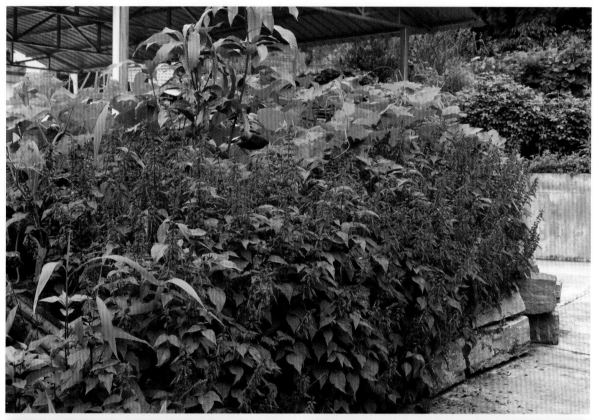

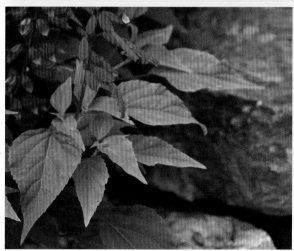
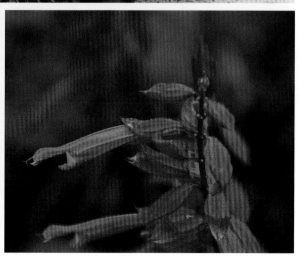

【形态特征】亚灌木状草本。茎钝四棱形，具浅槽。叶卵圆形或三角状卵圆形。轮伞花序组成顶生总状花序；花萼钟形，红色；花冠红色，冠筒筒状，直伸。小坚果椭圆形，暗褐色，边缘或棱具狭翅，光滑。花期 3~10 月，果期 7~10 月。

【适宜生境】喜阳，也耐半阴。

【资源状况】分布于玉龙。常栽培作观赏用。

【入药部位】全草（一串红）。

【功能主治】清热凉血，消肿。外用于疮痈肿毒，脱臼，跌打肿痛。

三叶鼠尾草 小红参、紫丹参、小红丹参
Salvia trijuga Diels

【标本采集号】5334210325

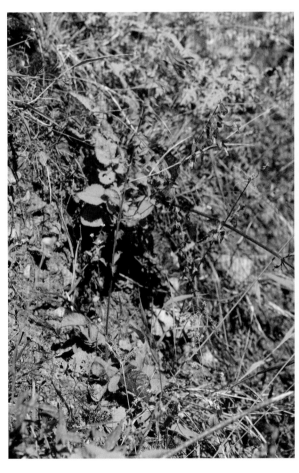
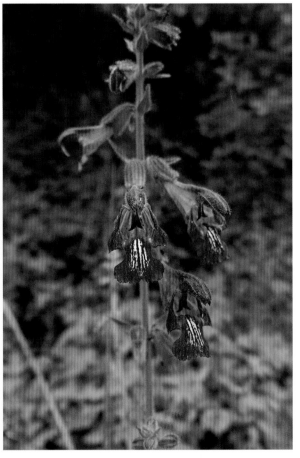

【形态特征】多年生草本。根肥厚，朱红色，长锥形。茎直立，钝四棱形，具槽，被长柔毛。叶有单叶及三出羽状复叶，上面被刚毛，下面被柔毛，散布淡黄色腺点。轮伞花序组成顶生总状花序或总状圆锥花序；花萼钟形，外被具腺长柔毛；花冠蓝紫色，冠檐二唇形；杠杆状雄蕊，能育雄蕊伸至上唇内。小坚果长椭圆形，暗棕色。花、果期 7~9 月。

【**适宜生境**】生于海拔 1900~3900m 的山坡、山谷、沟边、灌丛中、林下或草地上。

【**资源状况**】分布于香格里拉、德钦、贡山、兰坪、玉龙等地。偶见。

【**入药部位**】根（小红参）。

【**功能主治**】调经活血，祛瘀生新。用于月经不调，血崩，痛经，血虚经闭，肾虚腰痛，失眠，阳痿。

云南鼠尾草 赤参、红青菜、山槟榔
Salvia yunnanensis C. H. Wright

【**标本采集号**】5329320566

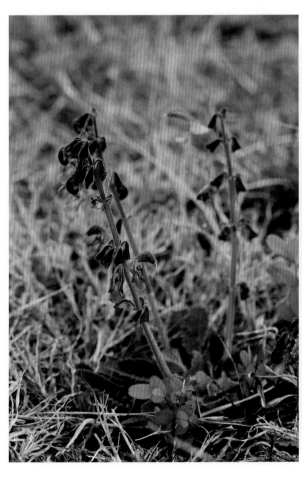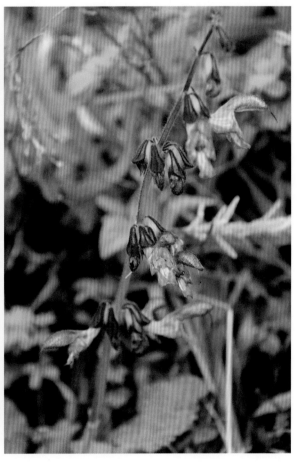

【**形态特征**】多年生草本。块根朱红色，纺锤形。根状茎短缩而匍匐；茎直立，钝四棱形，具槽，密被平展白色长柔毛。叶通常基出，为单叶或 3 裂或为羽状复叶，坚纸质，下面带紫色，两面被长柔毛。轮伞花序组成顶生总状花序或总状圆锥花序；花萼背面常染紫色，外面沿脉被长柔毛，余部被腺体；花冠蓝紫色，喇叭形，冠檐二唇形；杠杆状雄蕊，能育雄蕊包在花冠上唇内。小坚果椭圆形，黑棕色，光滑。花期 4~8 月。

【**适宜生境**】生于海拔 1800~2900m 的山坡草地、林边路旁或疏林干燥地上。

【**资源状况**】分布于香格里拉、德钦、玉龙等地。常见。

【入药部位】根（云南丹参）。

【功能主治】活血调经，清心除烦，行瘀止痛，安神。用于月经不调，经闭，痛经，产后腹痛，跌打损伤，关节疼痛，疝痛，腰痛，肝硬化，疮疡肿毒。

滇黄芩 枯芩、野苏子、土黄芩
Scutellaria amoena C. H. Wright

【标本采集号】5334210211

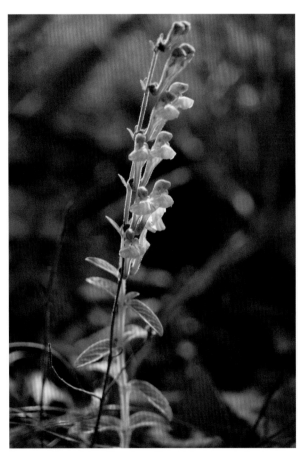 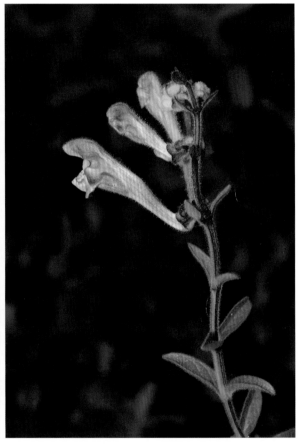

【形态特征】多年生草本。根状茎近垂直或斜行，肥厚；茎锐四棱形，常带紫色。叶草质，长圆状卵形或长圆形，上面绿色，下面较淡。花对生，排列成顶生总状花序，花部多处被具腺微柔毛；花萼果时增大；花冠紫色或蓝紫色，冠筒近基部前方微囊大，明显膝曲状；二强雄蕊；花盘肥厚。成熟小坚果黑色。花期5~9月，果期7~10月。

【适宜生境】生于海拔1300~3000m的云南松林下草地中。

【资源状况】分布于香格里拉、维西、玉龙等地。偶见。

【入药部位】根（西南黄芩）。

【功能主治】清湿热，泻火，解毒，安胎。用于温病发热，肺热咳嗽，咯血，黄疸，痢疾，胎动不安，痈肿疔疮。

半枝莲

并头草、韩信草、赶山鞭

Scutellaria barbata D. Don

【标本采集号】5334211090

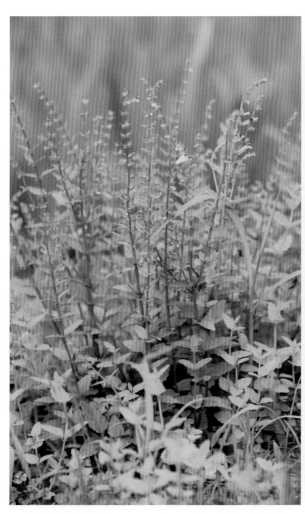
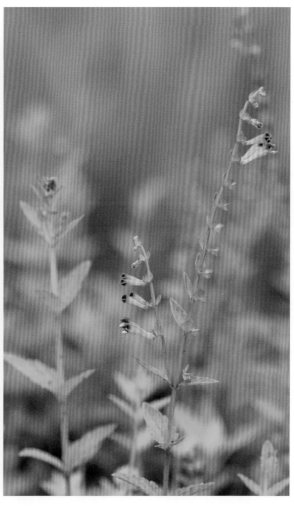

【形态特征】多年生草本。须状根簇生。根状茎短粗；茎四棱形。叶片三角状卵圆形或卵圆状
披针形，上面橄榄绿色，下面淡绿色，有时带紫色。花单生于茎或分枝上部叶腋内；
花萼边缘具短缘毛；花冠紫蓝色，外被短柔毛，内在喉部被疏柔毛，冠筒基部囊大；
二强雄蕊；花盘盘状，前方隆起。小坚果褐色，具小疣状突起。花、果期 4~7 月。

【适宜生境】生于海拔 2000m 以下的水田边、溪边或湿润草地上。

【资源状况】分布于香格里拉。偶见。

【入药部位】全草（半枝莲）。

【功能主治】清热解毒，化瘀利尿。用于疔疮肿毒，咽喉肿痛，跌打伤痛，水肿，黄疸，蛇虫咬伤。

中甸黄芩 *Scutellaria chungtienensis* C. Y. Wu

【标本采集号】5334210545

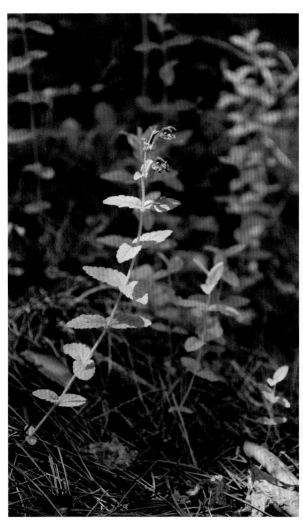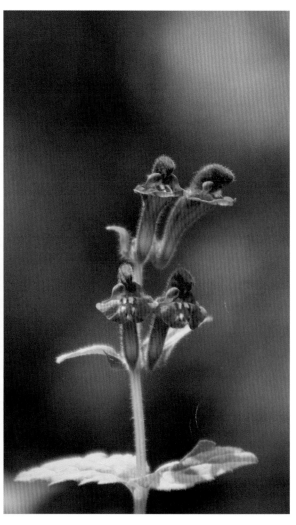

【形态特征】多年生草本。根状茎垂直或斜行，粗，淡褐色；茎多数，四棱形，常带紫色。叶坚纸质，卵圆形或椭圆状卵圆形，下面干时常带紫色。花对生，顶生总状花序；花萼被白色具腺疏柔毛，盾片开花时平展，果时直立；花冠紫色或深蓝色，外密被白色具腺小疏柔毛，冠筒近基部前方囊状，十分膝曲；二强雄蕊；花盘肥厚，前方隆起。小坚果。花期6~7月，果期7~8月。

【适宜生境】生于海拔3000~3300m的草坡地上。

【资源状况】分布于香格里拉。少见。

【入药部位】根（中甸黄芩）。

【功能主治】泻火，除湿热。

地盆草 结筋草
Scutellaria discolor Wall. var. *hirta* Hand.-Mazz.

【标本采集号】5329320569

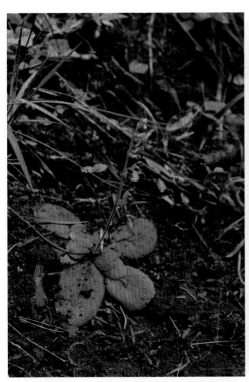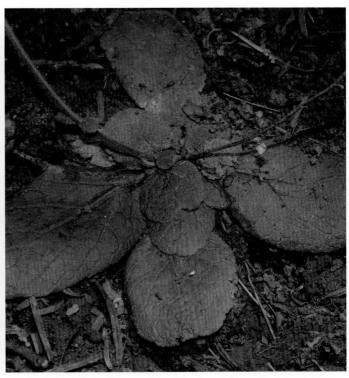

【形态特征】多年生草本。根状茎匍匐，节上密生纤维状须根；茎4棱形，具槽，通常带红色。茎生叶常密集于茎基部如基生叶状；叶片坚纸质，椭圆形、卵圆形或宽椭圆形，下面绿色或常带紫色。花全然对生；花序花葶状；花萼外被短柔毛及具腺短柔毛，盾片开张，果时增大，盾片高起且外卷；花冠紫色，花冠筒基部呈膝曲状，具明显的毛环；二强雄蕊；花盘肥厚，边缘具泡状突起。小坚果成熟时褐色或棕褐色，具瘤。花期6~11月，果渐次成熟。

【适宜生境】生于海拔约2000m的向阳山坡草地上或路旁。

【资源状况】分布于玉龙。偶见。

【入药部位】全草（地盆草）。

【功能主治】清热燥湿。用于咳嗽，吐血，白痢，筋结。

灰岩黄芩 *Scutellaria forrestii* Diels

【标本采集号】ZM149

【形态特征】多年生草本，多部位被具节疏柔毛。根状茎匍匐，增粗；茎直立，四棱形，具条纹。叶草质，边缘有圆齿状锯齿，上面绿色，下面带紫色或紫堇色。花对生，排列成顶生总状花序；花冠深蓝色，外密被具腺小疏柔毛，冠筒近基部前方囊状膨大，呈膝曲状；二强雄蕊；花盘肥大，环状。小坚果。花期6月。

【适宜生境】生于海拔3100~3400m的石灰岩上高山栎丛及落叶松林中。

【资源状况】分布于玉龙。偶见。

【入药部位】根（灰岩黄芩）。

【功能主治】清湿热，泻火，解毒，安胎，止血。用于壮热烦渴，肺热咳嗽，湿热泻痢，黄疸，热淋，吐血，衄血，崩漏，目赤肿痛，胎动不安，痈肿疔疮，小腹疼痛，肠胃不利。

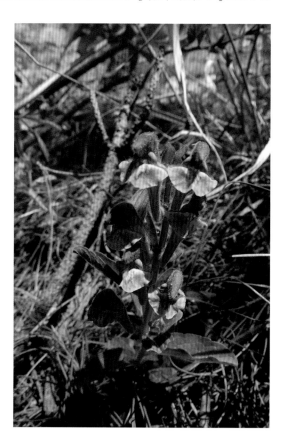

韩信草 半枝莲、大力草、耳挖草
Scutellaria indica L.

【标本采集号】5329290595

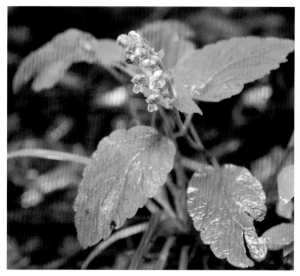
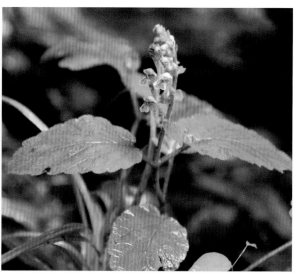

【形态特征】多年生草本，植株多部位被微柔毛。纤维状根多数，簇生。根状茎短；茎1至多数，四棱形，通常带暗紫色。叶草质至近坚纸质，心状卵圆形或圆状卵圆形至椭圆形。花对生，在茎或分枝顶上排列成总状花序；花萼果时十分增大，盾片果时竖起，增大1倍；花冠蓝紫色，冠筒前方基部膝曲；二强雄蕊；花盘肥厚，前方隆起。成熟小坚果栗色或暗褐色，具瘤。花、果期2~6月。

【适宜生境】生于海拔1500m以下的山地或丘陵地、疏林下、路旁空地及草地上。

【资源状况】分布于兰坪。偶见。

【入药部位】全草（韩信草）。

【功能主治】清热解毒，活血，疏肝，止痛。用于胸胁闷痛，肺痈，肠痈，痢疾，肠炎，白带异常，跌打损伤，痈肿；外用于疮痈，疔疮，蛇咬伤。

丽江黄芩　小黄芩、白花黄芩、假紫苏
Scutellaria likiangensis Diels

【标本采集号】5329320571

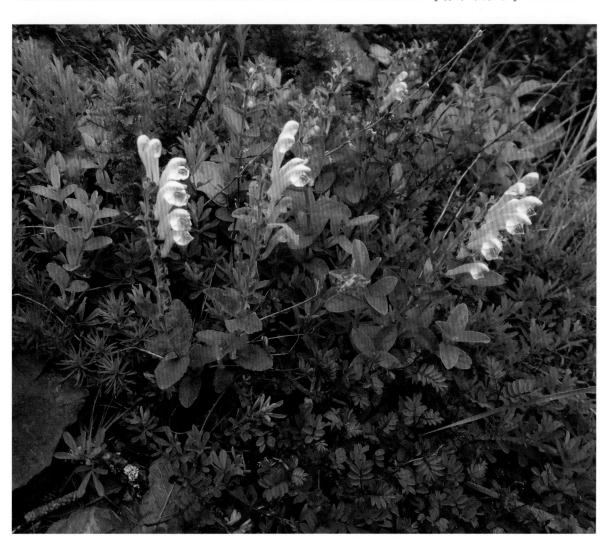

【形态特征】多年生草本，植株多部位被具腺微柔毛。根状茎肥厚，内部黄色，常分叉；茎直立，多数，褐紫色，四棱形。叶坚纸质，椭圆状卵圆形或椭圆形。花对生，在茎顶排列成顶生总状花序；花萼盾片平展，果时竖立，反折；花冠黄白色、黄色至绿黄色，常染粉紫斑或条纹，冠筒近基部前方囊状膨大，几成直角膝曲；二强雄蕊。成熟小坚果黑褐色，具瘤。花期 6~8 月，果期 8~9 月。

【适宜生境】生于海拔 2500~3100m 的山地干燥灌丛或草坡上。

【资源状况】分布于兰坪、玉龙等地。偶见。

【入药部位】根（丽江黄芩）。

【功能主治】清热凉血，泻火解毒，安胎。用于更年期崩漏，胎动不安，热证，肺热咳嗽，泄泻，痢疾，吐血，衄血，便血，热淋，高血压。

子宫草 龙老根、葶花、地麦子
Skapanthus oreophilus (Diels) C. Y. Wu et H. W. Li

【标本采集号】5334210939

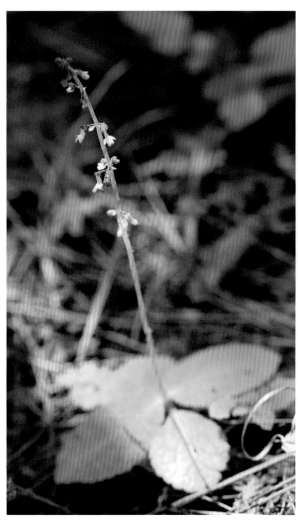
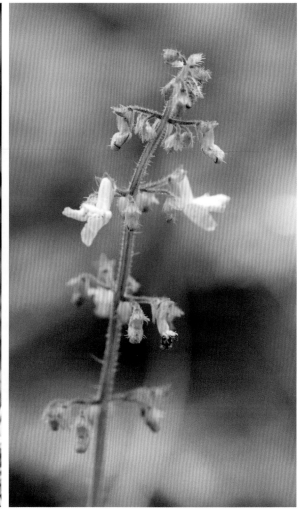

【**形态特征**】多年生草本，植株多部位有具节毛。根状茎细长，末端呈疙瘩状；茎单一，花葶状，四棱形。叶常呈密莲座状生于茎基部，阔卵圆形或菱状卵圆形，下面密布棕褐色腺点；茎上的叶仅 1 对。聚伞花序在茎上部排列成向上延伸的狭圆锥花序；苞片紫红色至淡紫蓝色；花萼宽钟形，外面密被腺微柔毛及棕色腺点，果时增大；花冠紫蓝色，下倾，外面散布棕色腺点；二强雄蕊；花盘杯状。坚果浅黄色，光滑。花期 7~8 月，果期 9~10 月。

【**适宜生境**】生于海拔 2700~3100m 的松林下或林缘草坡上。

【**资源状况**】分布于香格里拉。偶见。

【**入药部位**】根（子宫草）。

【**功能主治**】调经养血。用于月经不调，经行腹痛，小腹胀痛，产后瘀阻胀痛，恶露不净。

茄 科

三分三 野烟、大搜山虎、山茄子
Anisodus acutangulus C. Y. Wu et C. Chen

【标本采集号】5329320574

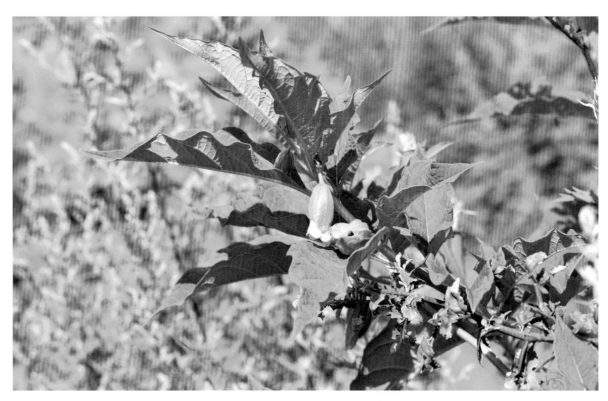

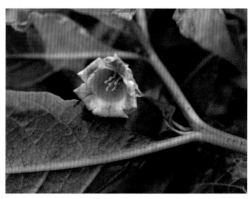

【形态特征】多年生草本。主根粗大，根皮黄褐色，断面浅黄色。叶片纸质或近膜质，卵形或椭圆形，全缘或呈微波状。花单生，腋生或侧生，或生于枝叉间，通常俯垂；花萼漏斗状钟形，萼齿不整齐，花后花萼伸长；花冠漏斗状钟形，淡黄绿色，近基部具5对紫斑。蒴果近球状，果萼长，紧包果。花期6~7月，果期10~11月。

【适宜生境】生于海拔2750~3000m的山坡、田埂上或林中路旁，亦有栽培。

【资源状况】分布于玉龙。少见。

【入药部位】根、茎、叶、种子（三分三）。

【功能主治】解痉止痛，祛风除湿，止血。用于肾痛，胆、肾绞痛，肠痉挛，震颤麻痹，风湿痹痛，骨折，跌打损伤。

铃铛子

藏茄、山茄子、山野烟

Anisodus luridus Link et Otto

【标本采集号】5329320575

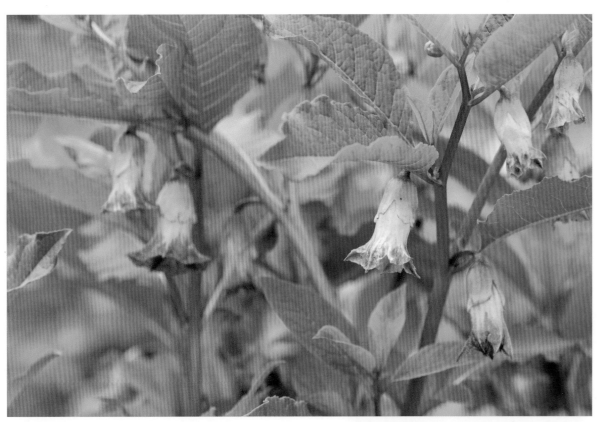

【形态特征】多年生草本，全株密被绒毛和星状毛。根粗壮，黄褐色。叶片纸质或近坚纸质，卵形至椭圆形。花俯垂；花萼钟状；花冠钟状，浅黄绿色或有时裂片带淡紫色，通常仅檐部伸出萼外；花盘黄白色；花后花萼增长，脉隆起，呈折扇状。果球状或近卵状。花期 5~7 月，果期 10~11 月。

【适宜生境】生于海拔 3200~4200m 的草坡、山地溪旁。

【资源状况】分布于德钦。偶见。

【入药部位】根。

【功能主治】解痉止痛，祛风除湿。用于胃及十二指肠溃疡，胆绞痛，肾绞痛，肠痉挛，震颤麻痹，风湿痹痛。

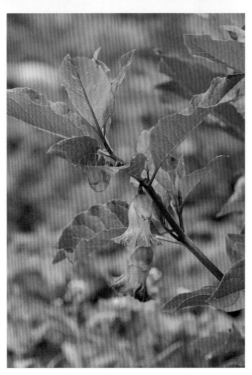

山莨菪 樟柳、黄花山莨菪、唐古特莨菪、唐川那保
Anisodus tanguticus (Maxim.) Pascher

【标本采集号】LGD-XGLL331

【形态特征】多年生宿根草本。根粗大，近肉质。茎无毛或被微柔毛。叶片纸质或近坚纸质，矩圆形至狭矩圆状卵形。花俯垂或有时直立；花萼钟状或漏斗状钟形；花冠与花萼同形，紫色或暗紫色，内藏或仅檐部露出萼外；花盘浅黄色。果球状或近卵状。花期5~6月，果期7~8月。

【适宜生境】生于海拔2800~4200m的山坡、草坡阳处。

【资源状况】分布于香格里拉。偶见。

【入药部位】根（山莨菪）。

【功能主治】镇痛解痉，活血去瘀，止血生肌，麻醉。用于溃疡病，吐泻，胃肠神经官能症，胆道蛔虫病和胆道结石症等引起的疼痛；外用于疮疖痈疽肿毒，骨折，跌打损伤，外伤出血。

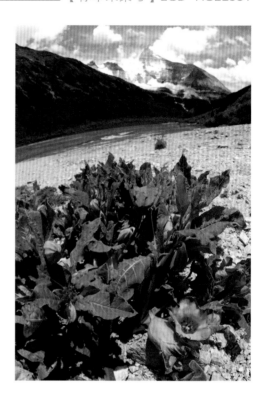

小米辣 辣角、牛角椒、红海椒
Capsicum frutescens L.

【标本采集号】5334211088

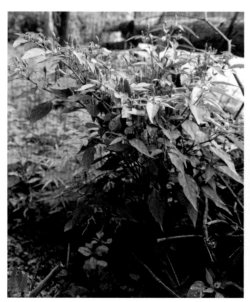
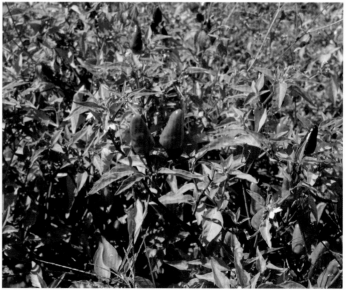

【形态特征】灌木或亚灌木。分枝稍呈"之"字形曲折。叶柄短缩；叶片卵形，中脉在背面隆起。花通常双生；花萼边缘近截形；花冠绿白色。果纺锤状，绿色变红色，味极辣。几全年均开花结果。

【适宜生境】生于山腰路旁。

【资源状况】分布于香格里拉。大部分地区有栽培，野生偶见。

【入药部位】根（辣椒头）、茎（辣椒茎）、果实（辣椒）。

【功能主治】根：活血消肿。外用于冻疮。茎：除寒湿，逐冷痹，散瘀血凝滞。用于风湿冷痛，冻疮。果实：温中，散寒，开胃，消食。用于咳嗽，吐血，消化不良，感冒，风湿腰痛，寒滞腹痛，呕吐，泻痢，冻疮，疥癣。

夜香树 洋素馨、夜香花、洋丁香、夜来香、夜丁香
Cestrum nocturnum L.

【标本采集号】5329320576

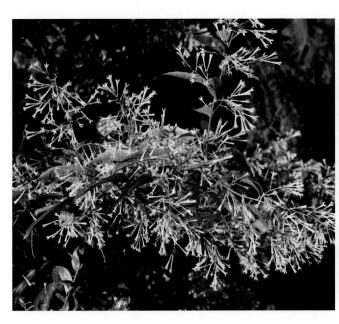
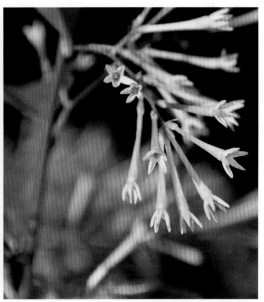

【形态特征】直立或近攀缘状灌木。枝条细长而下垂。叶片矩圆状卵形或矩圆状披针形，全缘，两面秃净而发亮。伞房式聚伞花序，腋生或顶生，疏散；花绿白色至黄绿色，晚间极香；花萼钟状；花冠高脚碟状；雄蕊伸达花冠喉部，每花丝基部有1齿状附属物；子房有短的子房柄，花柱伸达花冠喉部。浆果矩圆状，有1颗种子。种子长卵状。

【适宜生境】广植于热带及亚热带地区。

【资源状况】分布于兰坪。偶见。

【入药部位】叶（夜来香）、花（夜来香花）。

【功能主治】叶：清热消肿。外用于乳腺炎，疮痈。花：行气止痛，散寒。用于胃脘疼痛。

树番茄 _{缅茄}
Cyphomandra betacea Sendt.

【标本采集号】5329290151

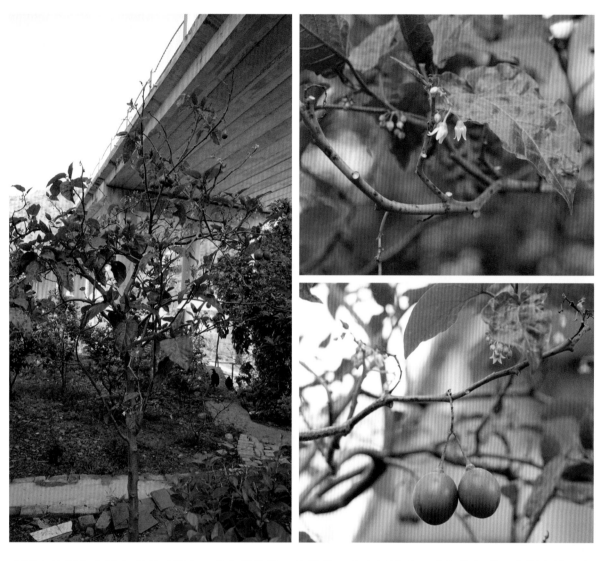

【形态特征】小乔木或有时灌木。茎上部分枝，枝粗壮，密生短柔毛。叶卵状心形，有深弯缺，弯缺的 2 角通常靠合或心形。2~3 歧分枝蝎尾式聚伞花序，近腋生或腋外生；花萼与花冠同形，辐状，花冠粉红色；花药矩圆形。果卵状，多汁液，光滑，橘黄色或带红色。种子圆盘形，周围有狭翼。花期 4~5 月，果期 8~10 月。

【适宜生境】喜深厚、肥沃的土壤。

【资源状况】泸水有栽培。少见。

【入药部位】果实（树番茄）。

【功能主治】解毒。

曼陀罗 白花曼陀罗、臭麻子、山膀子、狗核桃
Darura stramonium Linn.

【标本采集号】5334210511

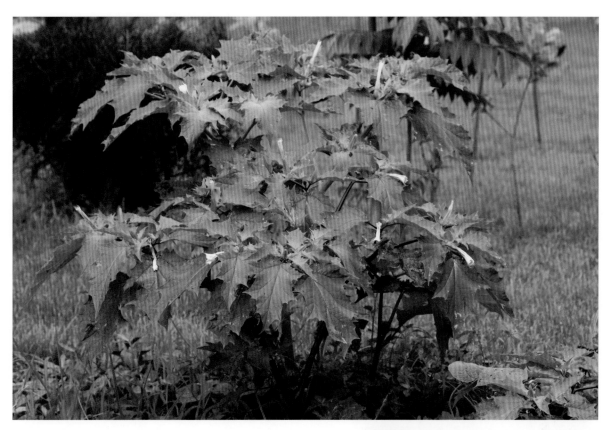

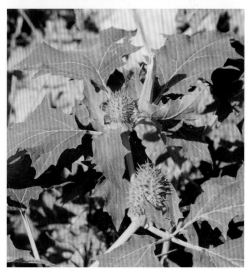

【形态特征】草本或半灌木状。茎粗壮，圆柱状，淡绿色或带紫色。叶广卵形，边缘有不规则波状浅裂。花单生；花萼筒状，宿存部分随果而增大并向外反折；花冠漏斗状，下半部带绿色，上部白色或淡紫色。蒴果直立，表面生有坚硬针刺或有时无刺而近平滑，成熟后淡黄色，规则4瓣裂。种子黑色卵圆形。花期6~10月，果期7~11月。

【适宜生境】生于住宅旁、路边或草地上，也有作药用或观赏而栽培。

【资源状况】分布于香格里拉、德钦、玉龙等地。常见。

【入药部位】花、叶和种子（曼陀罗）。

【功能主治】麻醉，平喘，止咳，拔脓，止痛。用于支气管哮喘，慢性喘息性支气管炎，胃痛，风湿痛，损伤疼痛，手术麻醉，疥癣，恶疮，狂犬咬伤，惊痫，泻痢，脱肛。

天仙子
小天仙子、闹羊花、黄桔鹃
Hyoscyamus niger L.

【标本采集号】ZM369

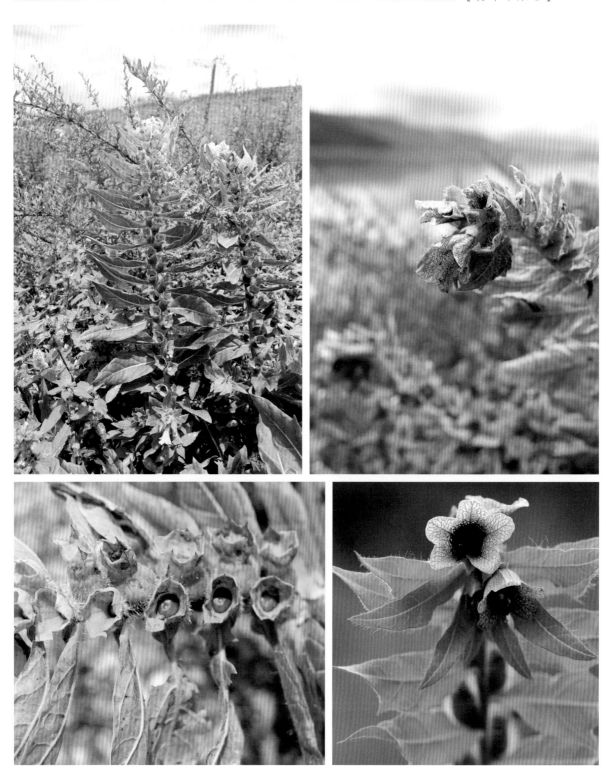

【形态特征】二年生草本，全体被黏性腺毛。根较粗壮，肉质而后变纤维质。一年生叶有叶柄，基部半抱根状茎；第二年生叶无叶柄而基部半抱茎或宽楔形，叶边缘羽状，茎顶端叶浅波状。蝎尾式总状花序；花萼花后增大，果时包围蒴果；花冠钟状或漏斗状，黄色而脉纹紫堇色。蒴果包藏于宿存萼内。种子淡黄棕色。花、果期夏季。

【适宜生境】生于山坡、路旁、住宅区及河岸沙地。

【资源状况】分布于香格里拉、德钦等地。偶见。

【入药部位】种子（天仙子）、根（天仙子根）、叶（天仙子叶）。

【功能主治】种子：解痉，止痛，安神。用于胃痉挛疼痛，咳喘，泄泻，癫狂，震颤性麻痹，眩晕；外用于痈肿疮疖，龋齿疼痛。根：用于疥癣。叶：镇痛，解痉。用于胃痛，牙痛，支气管炎，咳喘。

红丝线　十萼茄、衫钮子、野灯笼花
Lycianthes biflora (Lour.) Bitter

【标本采集号】533324180918924LY

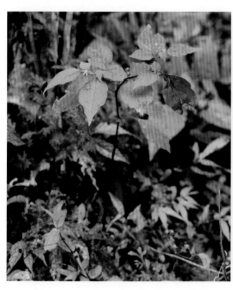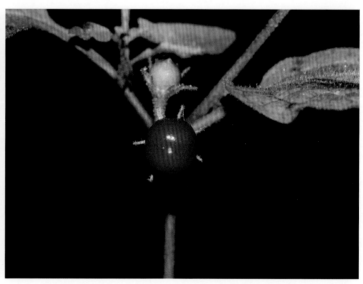

【形态特征】灌木或亚灌木，植株大部分密被单毛或绒毛。上部叶常假双生，大小不相等。花序无柄；花萼杯状，萼齿钻状线形；花冠淡紫色或白色，星形，基部具斑点。浆果球形，成熟果绯红色，宿存萼盘形。种子多数，淡黄色，近卵形至近三角形，具网纹。花期5~8月，果期7~11月。

【适宜生境】生于海拔150~2000m的荒野阴湿地、林下、路旁、水边及山谷中。

【资源状况】分布于维西、贡山、福贡等地。偶见。

【入药部位】全株（红丝线）。

【功能主治】祛痰止咳，清热解毒。用于感冒，虚劳咳嗽，气喘，消化不良，疟疾，跌打，外伤出血，骨鲠喉，疮疥，狂犬咬伤。

枸 杞 地骨、红耳坠根、狗地芽皮
Lycium chinense Mill.

【标本采集号】3229010965

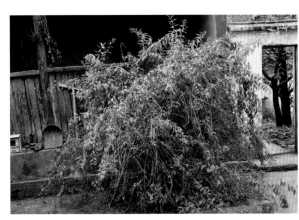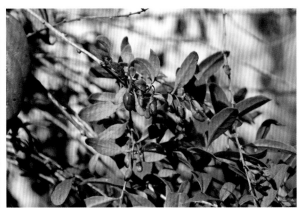

【形态特征】多分枝灌木。枝条细弱，弓状弯曲或俯垂，淡灰色，有纵条纹和棘刺。叶卵形、卵状菱形、长椭圆形、卵状披针形。花在长枝上单生或双生于叶腋，在短枝上则同叶簇生；花冠漏斗状，淡紫色，冠檐部 5 深裂；花丝在近基部处密生绒毛。浆果红色，卵状，栽培者可成长矩圆状或长椭圆状。种子扁肾形，黄色。花、果期 6~11 月。

【适宜生境】生于山坡、荒地、丘陵地、盐碱地、路旁及村边宅旁。

【资源状况】分布于德钦。偶见。

【入药部位】根皮（地骨皮）、果实（枸杞子）。

【功能主治】根皮：凉血除蒸，清肺降火。用于虚劳潮热，盗汗，肺热咳嗽，咯血，吐血，衄血，内热消渴，血淋，高血压，痈肿恶疮。果实：滋补肝肾，益精明目。用于虚劳精亏，腰膝酸痛，眩晕耳鸣，内热消渴，血虚萎黄，目昏不明。

番 茄 番柿、六月柿、西红柿
Lycopersicon esculentum Mill.

【标本采集号】5329291074

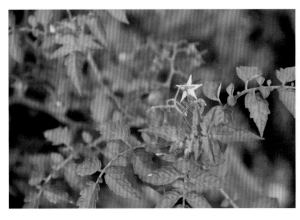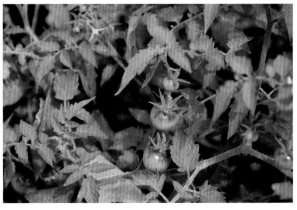

【**形态特征**】一年生草本，全体生黏质腺毛，有强烈气味。茎易倒伏。叶羽状复叶或羽状深裂，边缘有不规则锯齿或裂片。花萼辐状，裂片披针形，果时宿存；花冠辐状，黄色。浆果扁球状或近球状，肉质而多汁液，橘黄色或鲜红色，光滑。种子黄色。花、果期夏、秋季。

【**资源状况**】横断山三江并流区常栽培作蔬菜。常见。

【**入药部位**】新鲜果实（番茄）。

【**功能主治**】生津止渴，健胃消食。用于口渴，食欲不振。

茄　参　向阳花、天山一支龙、野洋芋
Mandragora caulescens C. B. Clarke

【**标本采集号**】LGD–XGLL172

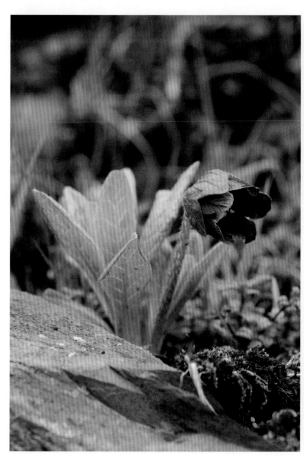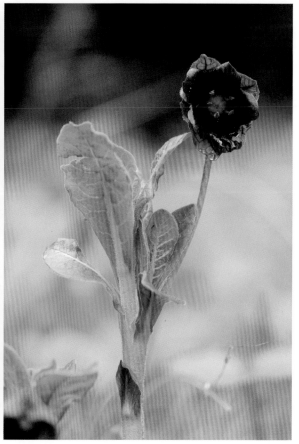

【**形态特征**】多年生草本，全株具短柔毛。根粗壮，肉质。茎上部常分枝。叶在茎上端不分枝时则簇集，分枝时则在茎上者较在枝条上者小，倒卵状矩圆形至矩圆状披针形，基部下延至叶柄成狭翼状。花单独腋生，通常多花同叶集生于茎端似簇生；花萼宿存；花冠暗紫色。浆果球状，多汁液。花、果期5~8月。

【**适宜生境**】生于海拔2200~4200m的山坡草地。

【**资源状况**】分布于香格里拉、德钦等地。偶见。

【入药部位】根（曼陀茄根）、果实（曼陀茄）。

【功能主治】根：温中散寒，解郁止痛，疏肝下气，杀虫。用于胃痛，腹痛，跌打损伤；外用于痈肿疔毒，皮肤疥癣。果实：生津止渴，健胃消食。用于口渴，食欲不振。

假酸浆

鞭打绣球、冰粉子、大千生、蓝花天仙子

Nicandra physalodes (Linn.) Gaertn.

【标本采集号】5334211154

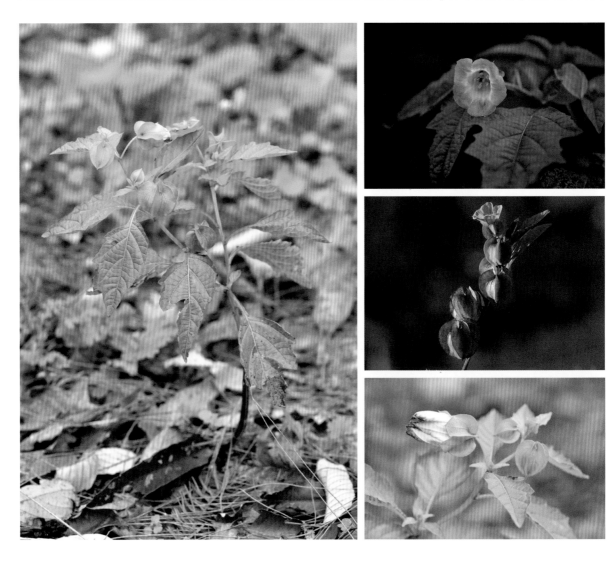

【形态特征】一年生草本。茎直立，有棱条，无毛。叶卵形或椭圆形，草质，边缘有粗齿或浅裂，两面有稀疏毛。花单生于枝腋而与叶对生，俯垂；花萼5深裂，果时包围果实；花冠钟状，浅蓝色，檐部有折襞。浆果球状，黄色。花、果期夏、秋季。

【适宜生境】生于田边、荒地或住宅区。

【资源状况】分布于香格里拉、玉龙等地。栽培，逸为野生。常见。

【入药部位】全草（假酸浆）、花（假酸浆花）、果实（假酸浆子）、种子（大千生）。

【功能主治】全草：镇静，祛痰，清热，解毒，利尿。用于感冒，咳嗽，狂犬病，精神病，癫痫，风湿痛，疮疖，痧气，疥癣。花、果实或种子：清热解毒，祛风退火，利尿。用于发热，胃热，热淋，风湿关节痛，疮痈肿毒。

烟　草

草烟、旱烟、烤烟
Nicotiana tabacum L.

【标本采集号】5333241812141381LY

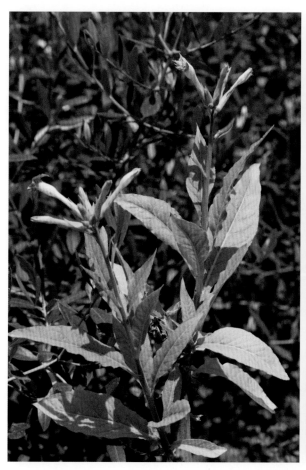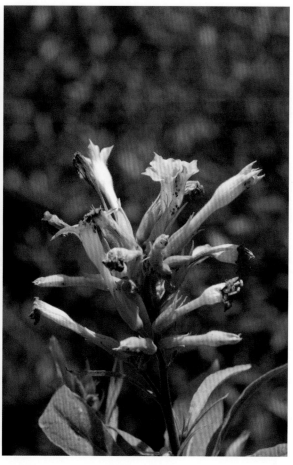

【形态特征】一年生或有限多年生草本，全体被腺毛。根粗壮。茎基部稍木质化。叶矩圆状披针形、披针形、矩圆形或卵形，基部耳状半抱茎。花序顶生圆锥状，多花；花萼筒状或筒状钟形，宿存；花冠漏斗状，淡红色；雄蕊中 1 枚显著较其余 4 枚短。蒴果卵状或矩圆状。种子圆形或宽矩圆形，褐色。花、果期夏、秋季。

【资源状况】分布于德钦、贡山、福贡等地。均为栽培。常见。

【入药部位】全草（烟草）。

【功能主治】行气止痛，麻醉，发汗，镇静，催吐，解毒，杀虫。用于食滞饱胀，气结疼痛，骨折疼痛，偏头痛，疟疾，痈疽，疔疮，肿毒，头癣，白癣，秃疮，蛇、犬咬伤。

云南散血丹 *Physaliastrum yunnanense* Kuang et A. M. Lu

【标本采集号】5329290348

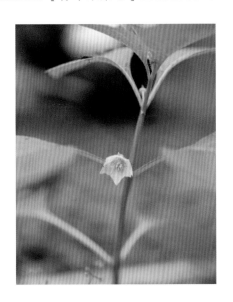

【形态特征】一年生草本。根单生，粗壮。茎直立，基部木质。叶片草质，多为椭圆形，顶端短渐尖或锐尖，全缘或浅波状。花白色，单生或双生；果梗顶端渐增粗；花萼短钟状，外面密被柔毛，花后紧密而全部包闭浆果；花冠钟状，外面密被细毛；雄蕊达到花冠檐部裂片间的弯缺；子房圆锥状。浆果球状。

【适宜生境】生于林下。

【资源状况】分布于泸水。偶见。

【入药部位】根（散血丹）。

【功能主治】滋阴补虚。用于虚弱劳伤。

小酸浆 灯笼草、红姑娘、挂金灯
Physalis minima L.

【标本采集号】5329291015

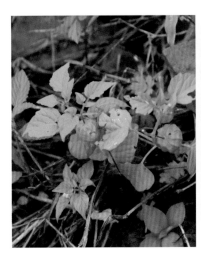 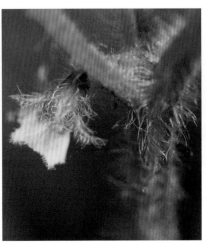 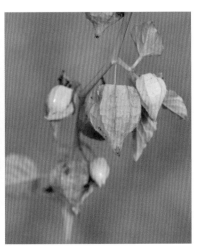

【形态特征】一年生草本，植株大部分被短柔毛，主轴短缩。根细瘦。叶片卵形或卵状披针形。花具细弱的花梗；花萼钟状，裂片三角形，缘毛密；花冠黄色；花药黄白色。果梗细瘦，俯垂；果萼近球状或卵球状；果球状。花、果期夏、秋季。

【适宜生境】生于海拔 1000~1300m 的山坡。

【资源状况】分布于德钦。偶见。

【入药部位】全草或果实（天泡子）。

【功能主治】清热利湿，祛痰止咳，软坚散结，杀虫。用于黄疸，胆囊炎，感冒发热，咽喉肿痛，咳嗽痰喘，肺痈，痄腮，子痈，小便涩痛，尿血，瘰疬；外用于脓疱疮，湿疹，疔肿。

刺天茄　颠茄、丁茄子、钉茄
Solanum indicum L.

【标本采集号】5333241812041182LY

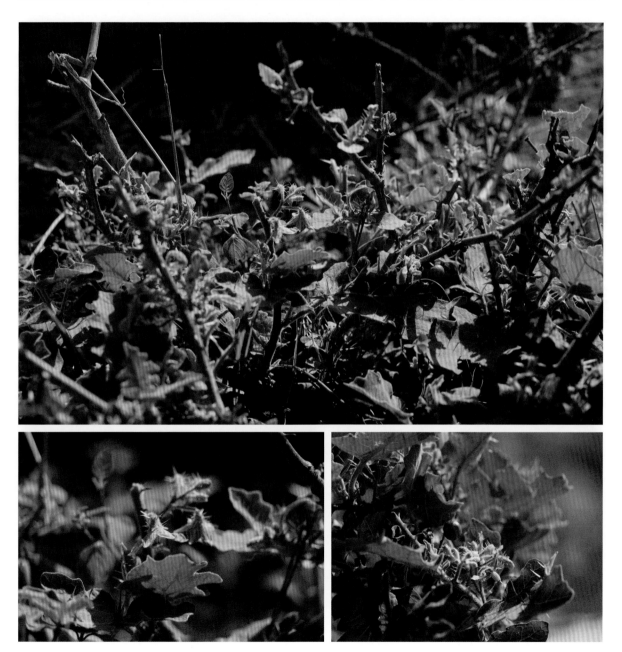

【**形态特征**】多枝灌木，植株多被星状绒毛。小枝褐色，密被尘土色渐老逐渐脱落的星状绒毛及基部宽扁的淡黄色钩刺。叶卵形，裂片边缘有时又呈波状浅裂。蝎尾状花序腋外生；花梗密被星状绒毛及钻形细直刺；花萼杯状；花蓝紫色，花冠辐状。浆果球形，光亮，成熟时橙红色，宿存萼反卷。种子淡黄色。全年开花结果。

【**适宜生境**】生于海拔 180~1700m 的林下、路边、荒地，在干燥灌丛中有时成片生长。

【**资源状况**】分布于贡山、玉龙等地。偶见。

【**入药部位**】果实、叶。

【**功能主治**】果实：清热除湿，祛瘀消肿。用于风湿痹痛，疝气腹痛，头痛，牙痛，咽喉痛，疳积，跌打损伤，瘰疬；外用于癣疥。叶：消炎止痛，解毒止疼。用于小儿惊厥；外用于癣疥。

喀西茄 钉茄、黄狗茄、苦颠茄
Solanum khasianum C. B. Clarke

【**标本采集号**】2353290339

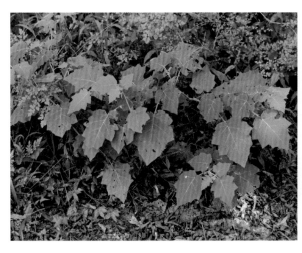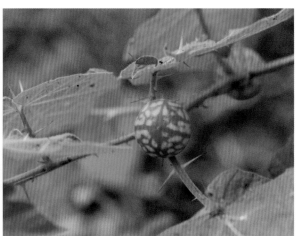

【**形态特征**】直立草本至亚灌木，茎、枝、叶及花柄多混生黄白色具节的硬毛、腺毛及淡黄色基部宽扁的直刺。叶阔卵形。蝎尾状花序腋外生；花冠筒淡黄色，隐于萼内，冠檐白色，5裂，开放时先端反折。浆果球状，初时绿白色，具绿色花纹，成熟时淡黄色。种子淡黄色，扁平。花期春、夏季，果熟期冬季。

【**适宜生境**】生于海拔 1300~2300m 的沟边、路边灌丛、荒地、草坡或疏林中。

【**资源状况**】分布于玉龙。常见。

【**入药部位**】根（刺天茄根）、果实（刺天茄）。

【**功能主治**】清热解毒，镇痉止痛。用于风湿，跌打疼痛，神经性头痛，胃痛，牙痛，乳痈，疟腮。

白 英
白草、白毛藤、鬼目草
Solanum lyratum Thunb.

【标本采集号】5329320580

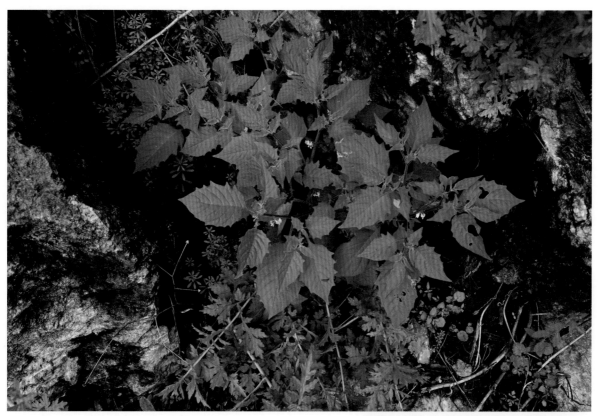

【形态特征】草质藤本。茎及小枝均密被具节长柔毛。叶互生，多数为琴形，中脉明显，侧脉在下面较清晰，被与茎枝相同的毛被。聚伞花序顶生或腋外生，疏花，花冠蓝紫色或白色，花冠筒隐于萼内；花药长圆形。浆果球状，成熟时红黑色。种子近盘状。花期夏、秋季，果熟期秋末。

【适宜生境】生于海拔 600~2800m 的山谷草地或路旁、田边。

【资源状况】分布于德钦、维西等地。偶见。

【入药部位】全草（白英）、根（白英根）。

【功能主治】清湿热，解毒，消肿；抗癌。全草：用于风热感冒，发热，咳嗽，黄疸性肝炎，胆囊炎；外用于痈疖肿毒。根：用于风湿痹痛。

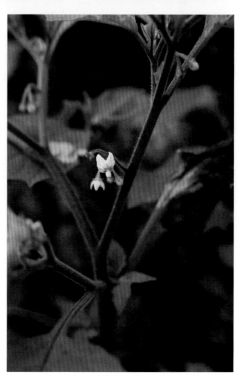

龙 葵 黑茄子、野葡萄、山辣椒
Solanum nigrum L.

【标本采集号】5334210629

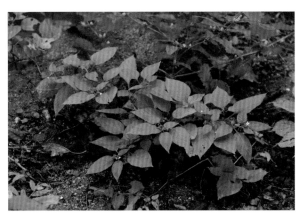
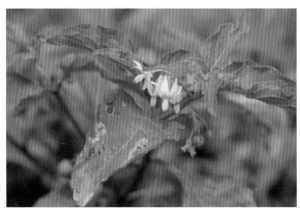

【形态特征】一年生直立草本。茎无棱或棱不明显，绿色或紫色。叶卵形，全缘或每边具波状粗齿，光滑或两面均被柔毛。蝎尾状花序腋外生；萼小，浅杯状；花冠白色，筒部隐于萼内。浆果球形，熟时黑色。种子多数，近卵形。

【适宜生境】生于田边、荒地及村庄附近。

【资源状况】分布于香格里拉、贡山、玉龙等地。偶见。

【入药部位】地上部分（龙葵）。

【功能主治】清热解毒，消肿散结，利尿。用于感冒发热，牙痛，慢性支气管炎，痢疾，尿路感染，乳腺炎，白带异常，肿痛；外用于痈疖疔疮，天疱疮，蛇咬伤。

海桐叶白英 *Solanum pittosporifolium* Hemsl.

【标本采集号】3229010485

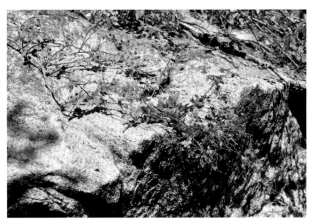
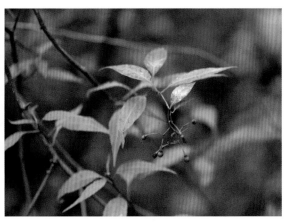

【形态特征】无刺蔓生灌木，植株光滑无毛。小枝纤细，具棱角。叶互生，披针形至卵圆状披针形，侧脉在两面均较明显。聚伞花序腋外生；萼小，浅杯状；花冠白色，少数为紫色，花冠筒隐于萼内，基部具斑点，开放时向外反折。浆果球状，成熟后红色。种子多数，扁平。花期 6~8 月，果期 9~12 月。

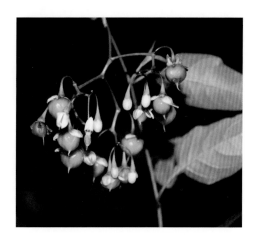

【适宜生境】生于海拔 500~2500m 的密林或疏林下。

【资源状况】分布于泸水。偶见。

【入药部位】全草。

【功能主治】清热解毒，散瘀消肿，祛风除湿。用于癌症。

珊瑚豆　刺石榴、冬珊瑚、陈龙茄
Solanum pseudocapsicum L. var. *diflorum* (Vell.) Bitter

【标本采集号】5329290336

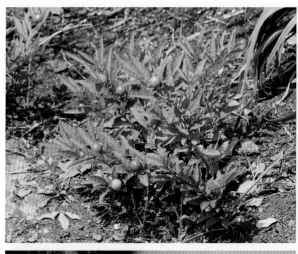

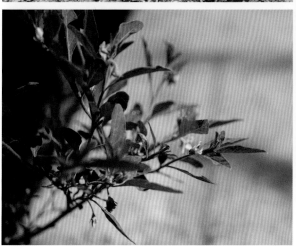

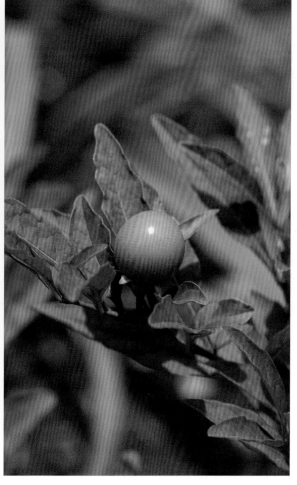

【形态特征】直立分枝小灌木，植株幼时被树枝状簇绒毛。叶双生，大小不相等。花序短，腋生，单生或组成蝎尾状花序；萼绿色，5 深裂；花冠白色，筒部隐于萼内。浆果单生，球状，珊瑚红色或橘黄色。花期 4~7 月，果熟期 8~12 月。

【适宜生境】生于海拔 1350~2800m 的田边、路旁、丛林中或水沟边。

【资源状况】分布于玉龙。常见。

【入药部位】全株（珊瑚豆）。

【功能主治】祛风湿，通经络，消积，利膈，下热毒。用于风湿麻痹，湿热痒疮，跌打损伤。

假烟叶树 臭枇杷、臭屎花、大发散、酱钗树、三杈树
Solanum verbascifolium L.

【标本采集号】5329320582

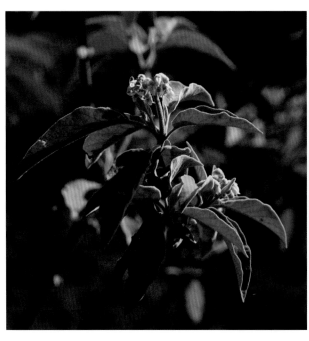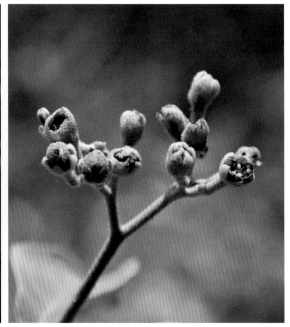

【形态特征】小乔木，植株多被簇绒毛。叶大而厚，卵状长圆形。聚伞花序多花，形成近顶生圆锥状平顶花序；花萼钟状，中脉明显；花白色，花冠筒隐于萼内；雄蕊 5 枚；子房卵形，密被硬毛状簇绒毛。浆果球状，具宿存萼，黄褐色，初被星状簇绒毛，后渐脱落。几全年开花结果。

【适宜生境】生于海拔 300~2100m 的荒山荒地灌丛中。

【资源状况】分布于福贡。偶见。

【入药部位】根、叶（野茄树）。

【功能主治】清热解毒，止痛，祛风解表。用于胃痛，腹痛，骨折，跌打损伤，慢性粒细胞性白血病；外用于疮毒，癣疥。

水　茄 *Solanum torvum* Swartz

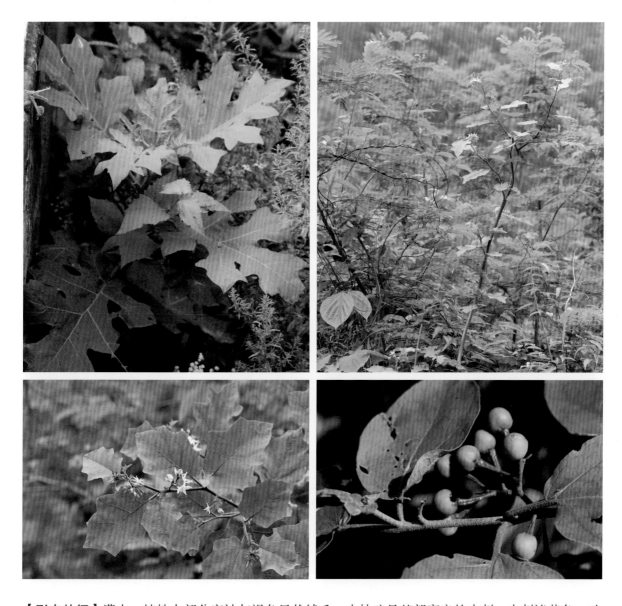

【形态特征】灌木，植株大部分密被灰褐色星状绒毛。小枝疏具基部宽扁的皮刺，皮刺淡黄色。叶单生或双生，卵形至椭圆形，下面灰绿色，密被分枝多而具柄的星状毛。伞房花序腋外生，2~3歧；花白色，花冠辐形。浆果黄色，光滑无毛，圆球形。种子盘状。花期夏季，果熟期冬季。

【适宜生境】生于海拔200~1650m的路旁、荒地、灌木丛中以及沟谷、村庄附近等潮湿地方。

【资源状况】分布于泸水。偶见。

【入药部位】根、叶。

【功能主治】根：活血散瘀，消肿止痛，清热镇咳，发汗，通经。用于跌打瘀痛，腰肌劳损，感冒咳嗽，咳血，痧证，经闭，牙痛，胃痛，疬疮，痈肿。叶：用于无名肿毒。

玄参科

短腺小米草 *Euphrasia regelii* Wettst.

【标本采集号】5334210997

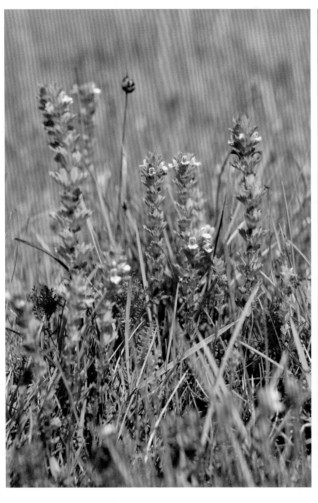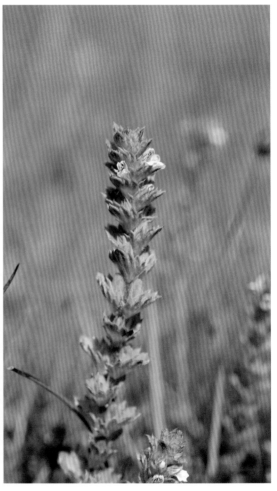

【形态特征】一年生草本，植株干时几乎变黑。茎直立，不分枝或分枝，被白色柔毛。叶和苞叶无柄，下部的楔状卵形，顶端钝，具锯齿，同时被刚毛和短腺毛。花序通常在花期短，果期伸长；花萼管状，与叶被同类毛；花冠白色，上唇常带紫色，裂片顶端明显凹缺。蒴果长矩圆状。花期5~9月。

【适宜生境】生于海拔2700~3300m的亚高山及高山草地、湿草地及林中。

【资源状况】分布于香格里拉、维西、福贡、玉龙等地。偶见。

【入药部位】全草（短腺小米草）。

【功能主治】清热，除烦，利尿。用于热病口渴，头痛，小便不利。

鞭打绣球　地石榴、红顶珠、地红豆、小伸筋草、千金草
Hemiphragma heterophyllum Wall.

【标本采集号】5334210158

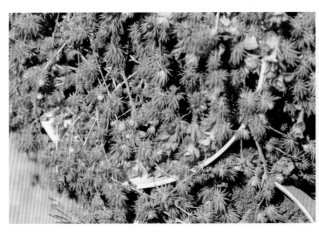 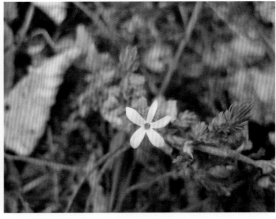

【形态特征】多年生铺散匍匐草本，全体被短柔毛。茎纤细，多分枝，节上生根。主茎上的叶对生，叶片圆形、心形至肾形；分枝上的叶簇生，稠密，针形。花单生叶腋；花冠白色至玫瑰色，辐射对称，花冠裂片 5，近相等；雄蕊 4，内藏。果卵球形，红色。花期 4~6 月，果期 6~8 月。

【适宜生境】生于海拔 3000~4000m 的高山草地或石缝中。

【资源状况】分布于香格里拉、德钦、维西、贡山、福贡、玉龙等地。偶见。

【入药部位】全草（鞭打绣球）。

【功能主治】活血调经，舒筋活络，祛风除湿，益气止痛。用于经闭，月经不调，肺痨，乳蛾，跌打损伤，风湿腰痛，瘰疬，疮疡，砂淋，疝气。

革叶兔耳草　*Lagotis alutacea* W. W. Smith

【标本采集号】5334210459

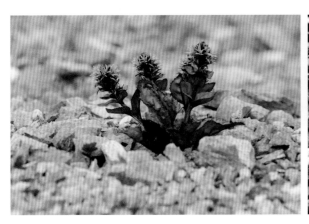 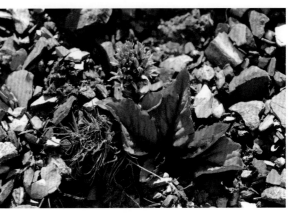

【形态特征】多年生矮小草本。根多数，条形。根状茎斜走，粗壮，肉质，不分枝。基生叶扁平，有翅，基部扩大成鞘状，叶片近圆形、宽卵形至宽卵状矩圆形；茎生叶少数，与基生叶同形。穗状花序卵圆状至矩圆形，花稠密；花萼佛焰苞状，有缘毛；花冠淡蓝紫色或白色微带褐黄色；雄蕊 2 枚。花期 5~9 月，果期 10 月。

【适宜生境】生于海拔 3600~4800m 的高山草地及沙砾坡地。

【资源状况】分布于香格里拉。偶见。

【入药部位】全草（革叶兔耳草）。

【功能主治】清热解毒。用于小儿高热抽搐，高热吐泻。

全缘兔耳草 *Lagotis integra* W. W. Smith

【标本采集号】LGD-DQ94

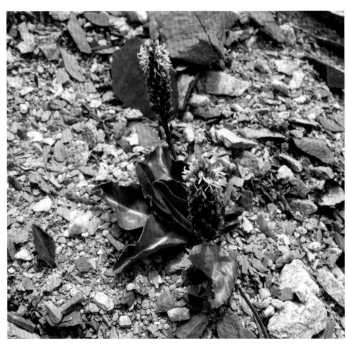
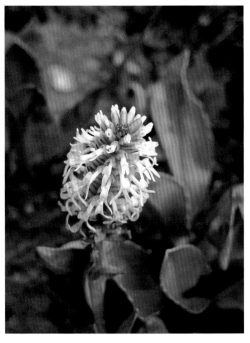

【形态特征】多年生草本。根多数，条形，簇生。根状茎肥厚；茎直立或外倾，较粗壮。基生叶具长柄，翅宽，基部扩大成鞘状，叶片卵形至卵状披针形；茎生叶近无柄，全缘或有不明显齿状缺刻。穗状花序；花萼大，佛焰苞状，被细缘毛；花冠浅黄色、绿白色，少紫色；雄蕊 2。核果圆锥状，黑色。种子 2。花、果期 6~8 月。

【适宜生境】生于海拔 3200~4800m 的高山草地及高山针叶林下。

【资源状况】分布于香格里拉、德钦等地。偶见。

【入药部位】全草（洪连）。

【功能主治】清热解毒。用于肺热咳嗽，高热烦渴，小儿高热抽搐或高热吐泻。

紫叶兔耳草 *Lagotis praecox* W. W. Smith

【标本采集号】5334211061

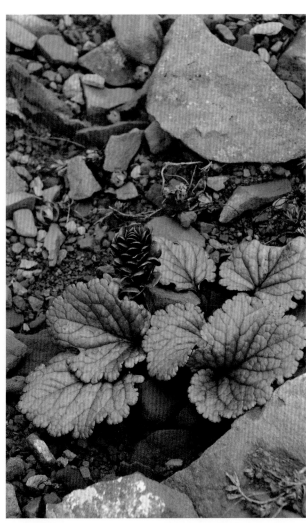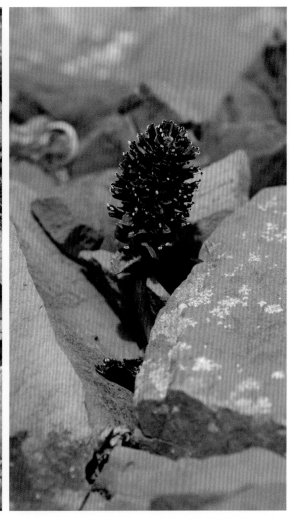

【形态特征】多年生草本。根状茎伸长，粗壮，肉质。叶基生，近革质，叶柄及叶下面均为紫红色；叶柄有窄翅，基部强烈扩张成鳞鞘状，老时残留于根颈外；叶片肾形、圆形至卵形，边缘具大圆齿。花葶 1~5 条，蜿蜒状上升；穗状花序卵球状；苞片密覆瓦状排列，花全部被包于内；花萼边缘具细微流苏状；花冠蓝色；雄蕊 2，伸出于花冠外。果椭圆状矩圆形。种子 1。花、果期 7~8 月。

【适宜生境】生于海拔 4500~5200m 的高山草地、沙砾及风化的页岩上。

【资源状况】分布于香格里拉、德钦等地。偶见。

【入药部位】全草（紫叶兔耳草）。

【功能主治】清热解毒，凉血，除烦。用于赤巴病，高热，烦热，诸脏热，血热，肠瘵，炭疽，疮热，刺痛，筋伤。

肉果草 兰石草、巴雅杂巴、哇牙巴
Lancea tibetica Hook. f. et Thoms.

【标本采集号】5334210104

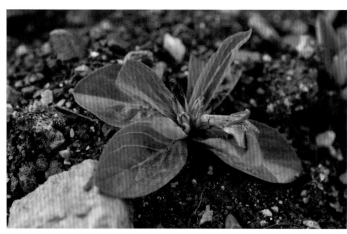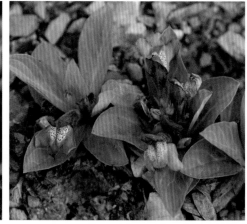

【形态特征】多年生矮小草本，除叶柄有毛外其余无毛。根状茎细长，节上有 1 对膜质鳞片。叶几呈莲座状。花簇生或伸长成总状花序；苞片钻状披针形；花萼钟状；花冠深蓝色或紫色，喉部稍带黄色或紫色斑点。果卵状球形，红色至深紫色，被包于宿存的花萼内。种子棕黄色。花期 5~7 月，果期 7~9 月。

【适宜生境】生于海拔 2000~4500m 的草地、疏林中或沟谷旁。

【资源状况】分布于香格里拉。偶见。

【入药部位】全草（肉果草）。

【功能主治】清肺，祛痰，解毒，排脓，消肿。用于肺热咳喘，肺痈，咳嗽，时行感冒，痢疾，咽喉肿痛。

母 草 *Lindernia crustacea* (L.) F. Muell

【标本采集号】5334210898

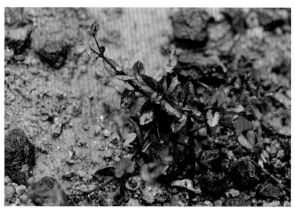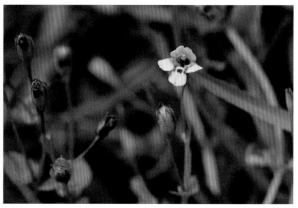

【形态特征】草本，植株铺散成密丛，多分枝，无毛。根须状。叶片三角状卵形或宽卵形，边缘有浅钝锯齿。花单生于叶腋或在茎枝之顶组成极短的总状花序；花梗细弱，有沟纹；花萼坛状，5齿；花冠紫色，上唇直立，卵形，钝头，下唇3裂；二强雄蕊。蒴果椭圆形。种子近球形，浅黄褐色，有明显的蜂窝状瘤突。花、果期全年。

【适宜生境】生于田边、草地、路边等低湿处。

【资源状况】分布于香格里拉。偶见。

【入药部位】全草（母草）。

【功能主治】清热利尿，解毒，健脾止泻，消肿。用于细菌性痢疾，肠炎，消化不良，肝炎，肾炎水肿，白带异常；外用于痈疖肿毒。

宽叶母草　小地扭、飞疗药、野荞麦
Lindernia nummularifolia (D. Don) Wettst.

【标本采集号】5329320584

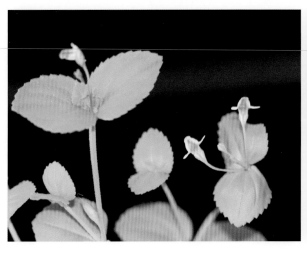 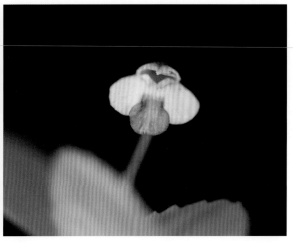

【形态特征】一年生草本。根须状。茎直立，茎枝四棱形，棱上有细毛。叶无柄或有短柄；叶片宽卵形或近圆形，边缘有浅圆锯齿或波状齿，齿顶有小突尖。花少数，在茎枝顶端和叶腋中排成亚伞形，有2种型式，生于每一花序中央者花梗极短，或无，生于花序外方之1对或2对则为长梗，花期较晚甚久，在短梗花种子成熟时才开放；萼齿5，卵形或披针状卵形；花冠紫色，上唇直立，卵形，下唇3裂；雄蕊4，前方1对花丝基部有附属物。蒴果长椭圆形。种子棕褐色。花期7~9月，果期8~11月。

【适宜生境】生于海拔1800m以下的田边、沟旁等湿润处。

【资源状况】分布于维西、玉龙等地。偶见。

【入药部位】全草（宽叶母草）。

【功能主治】清热解毒，凉血止血。用于呛咳出血，疔疮；外用于蜂蜇伤，毒蛇咬伤，狂犬病。

通泉草 绿兰花、白花草、脓泡药
Mazus japonicus (Thunb.) O. Kuntze

【标本采集号】3229010051

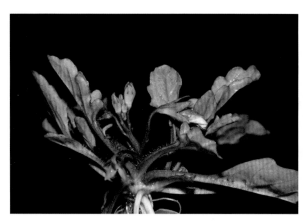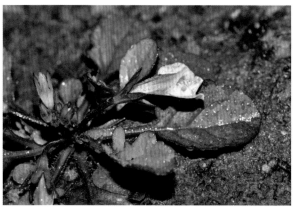

【形态特征】一年生草本，无毛或疏生短柔毛。主根伸长，垂直向下或短缩；须根纤细，多数。基生叶少至多数，有时呈莲座状或早落，倒卵状匙形至卵状倒披针形，下延成带翅的叶柄，边缘具粗齿或基部有浅羽裂。总状花序生于茎、枝顶端，常在近基部即生花，伸长或上部呈束状；花冠二唇形。蒴果球形。种子小而多数，黄色，有网纹。花、果期4~10月。

【适宜生境】生于海拔 2500m 以下的湿润草坡、沟边、路旁及林缘。

【资源状况】分布于玉龙。偶见。

【入药部位】全草（通泉草）。

【功能主治】止痛，健胃，解毒消肿。用于偏头痛，消化不良，疔疮，脓疱疮，无名肿毒，烧烫伤，毒蛇咬伤。

莲座叶通泉草 小仙桃草
Mazus lecomtei Bonati

【标本采集号】5329320585

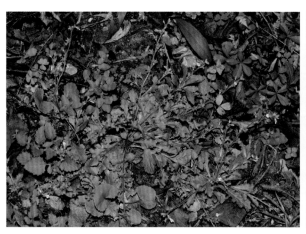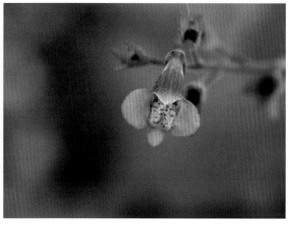

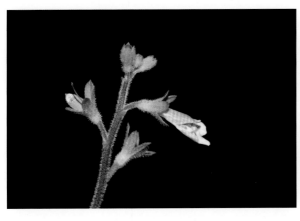
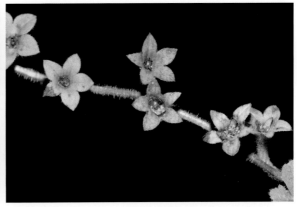

【形态特征】多年生草本，被多细胞白色长柔毛。主根短缩，陀螺状，常肉质肥大。叶几乎全为基生，莲座状，倒披针形，基部渐狭成带宽翅的柄，边缘具不整齐的缺刻状尖齿。总状花序；花萼钟状，萼齿与萼筒等长，披针形，急尖；花冠紫堇色。蒴果球形。种子小而多数，棕黄色。花、果期 3~5 月。

【适宜生境】生于海拔 1000~2600m 的湿润草坡、路旁、水边。

【资源状况】分布于玉龙。偶见。

【入药部位】全草（莲座叶通泉草）。

【功能主治】清热解毒，润肺止咳，解表利湿。用于感冒头痛，鼻塞，黄疸性肝炎，肺热咳嗽。

匍茎通泉草 野田菜
Mazus miquelii Makino

【标本采集号】5329290009

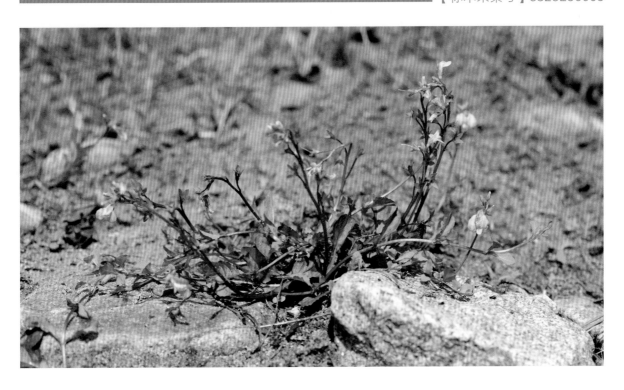

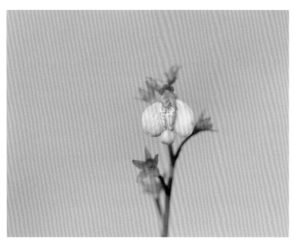
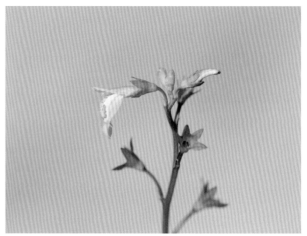

【形态特征】多年生草本。茎有直立茎和匍匐茎，直立茎倾斜上升，匍匐茎花期发出。基生叶常多数呈莲座状，倒卵状匙形，有长柄，边缘具粗锯齿；茎生叶在直立茎上的多互生，在匍匐茎上的多对生。总状花序顶生，花疏稀；花萼钟状漏斗形；花冠紫色或白色而有紫斑，二唇形，上唇端深 2 裂。蒴果圆球形。花、果期 2~8 月。

【适宜生境】生于潮湿路旁、荒林及疏林中。

【资源状况】分布于泸水。偶见。

【入药部位】全草（匍茎通泉草）。

【功能主治】止痛，健胃，解毒。用于尿路感染，黄疸性肝炎，心源性水肿；外用于指头炎，疔疮，烧烫伤。

滇川山罗花 *Melampyrum klebelsbergianum* Soo

【标本采集号】2353290326

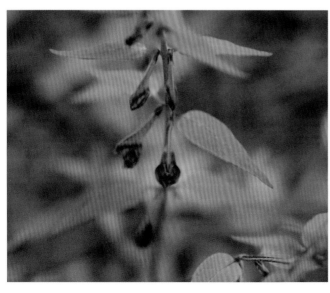
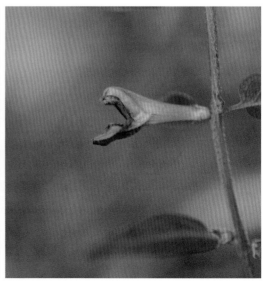

【形态特征】直立草本。茎四棱形，多分枝，生 2 列柔毛。叶片多为披针形，两面被糙毛。苞叶长，狭披针形；花萼脉上被短毛，萼齿有睫毛；花冠紫红色或红色，上唇内面密被须毛。蒴果卵状锥形，被糙毛。种子黑色。花期夏、秋季，果期 9~11 月。

【适宜生境】生于海拔 1200~3400m 的山坡草地及林中。

【资源状况】分布于德钦、维西、玉龙等地。偶见。

【入药部位】全草（山罗花）。

【功能主治】清热解毒。用于痈疮肿毒，肺痈，肠痈。

匍生沟酸浆 *Mimulus bodinieri* Vant.

【标本采集号】533324180521335LY

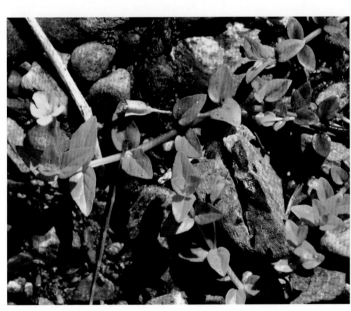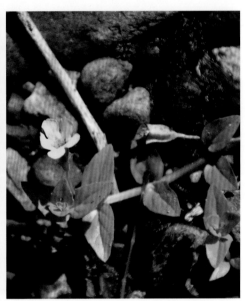

【形态特征】多年生匍匐草本，小型。茎平卧或斜倚，四方形，多少具翅。叶宽卵形，羽状脉。花少数，单生于茎枝顶端叶腋；花萼钟状，果萼膨大；花冠黄色，喉部有紫斑，花冠筒稍长于萼，唇瓣近相等；花柱内藏，无毛，柱头 2 片状，相等。蒴果倒卵形至矩圆形。种子近球形。花期 4~5 月，果期 5~6 月。

【适宜生境】生于海拔 1900~2400m 的水沟边、池边及湖旁。

【资源状况】分布于贡山。偶见。

【入药部位】全草。

【功能主治】清热，解毒，利湿，消肿，止血。用于湿热痢疾，脾虚泄泻，带下病。

四川沟酸浆 喇叭花
Mimulus szechuanensis Pai

【标本采集号】533324180827449LY

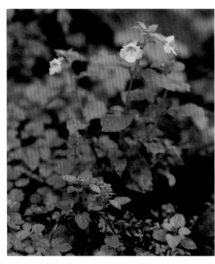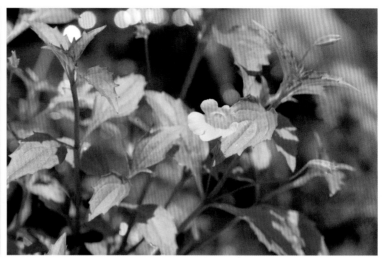

【形态特征】多年生直立草本。根状茎长；茎四方形，常分枝，角处有狭翅。叶卵形，顶端锐尖，羽状脉。花单生于茎枝近顶端叶腋；花梗有微毛或腺状微毛；萼圆筒形，果期膨大成囊泡状，肋有狭翅，萼口斜形，被多细胞柔毛，萼齿刺状；花冠黄色，喉部有紫斑。蒴果长椭圆形，包于宿存的萼内。种子棕色，卵圆形，有网纹。花期6~8月。

【适宜生境】生于海拔1300~2800m的林下阴湿处、水沟边、溪旁。

【资源状况】分布于贡山。偶见。

【入药部位】全草。

【功能主治】清热，解毒，利湿，消肿，止血。

沟酸浆 *Mimulus tenellus* Bunge

【标本采集号】5309220034

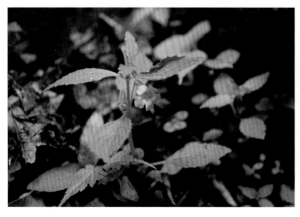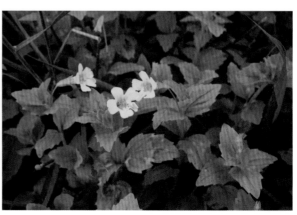

【形态特征】多年生草本，柔弱，无毛。小茎多分枝，下部匍匐生根，四方形，角处具窄翅。叶卵形，边缘具明显的疏锯齿，羽状脉。花单生叶腋；花萼圆筒形，果期肿胀成囊泡状；花冠漏斗状，黄色，喉部有红色斑点；唇短，端圆形，竖直，沿喉部被密的髯毛。蒴果椭圆形。种子卵圆形。花、果期 6~9 月。

【适宜生境】生于海拔 700~1200m 的水边、林下湿地。

【资源状况】分布于维西、玉龙等地。偶见。

【入药部位】全草（猫眼睛）。

【功能主治】收敛止泻，止带。用于湿热痢疾经年不愈，脾虚泄泻，带下病，体倦乏力，形寒肢冷，毒蛇咬伤。

头花马先蒿　齿叶马先蒿
Pedicularis cephalantha Franch. ex Maxim.

【标本采集号】5329320586

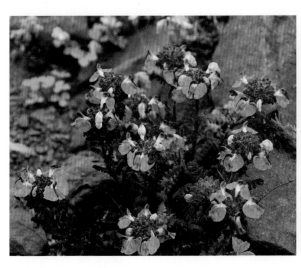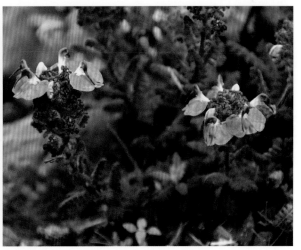

【形态特征】多年生草本，干时多少变黑。根状茎短或伸长，节上常有宿存的膜质鳞片；茎单条，或自根颈发出多条，外围者常基部倾卧，色暗而光滑。叶多基生，基生叶有长柄，茎生叶叶柄相似而短；基生叶的叶片椭圆状长圆形至披针状长圆形，羽状全裂，裂片不很紧密，具刺尖的锯齿。花序亚头状，含少数花；苞片叶状；萼膜质，主脉明显；花冠深红色，盔直立，以直角转折成地平部分，其下缘在细缩处形成高凸的额部。蒴果长卵形，渐尖，上部偏斜。花期 7 月，果期 8 月。

【适宜生境】生于海拔 4000~4185m 的高山草地中，亦见于云杉林中。

【资源状况】分布于玉龙、香格里拉、德钦、贡山等地。偶见。

【入药部位】全草（头花马先蒿）。

【功能主治】用于胃痛。

舟形马先蒿 *Pedicularis cymbalaria* Bonati

【标本采集号】5334210771

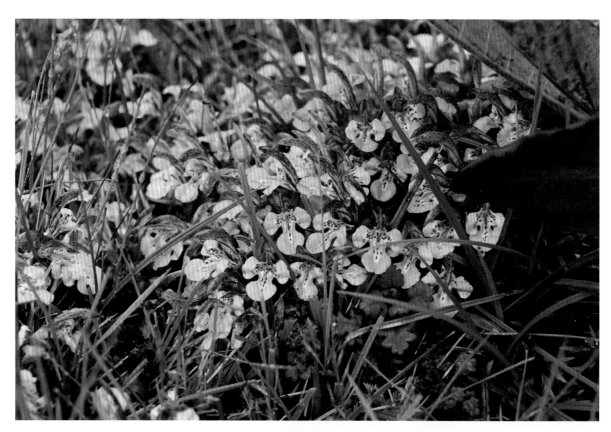

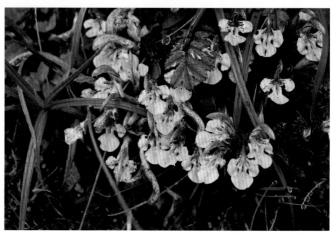

【形态特征】一年生或二年生草本，干时略变黑色。根老时多少木质化，在顶端有丛生须状支根。茎纤细而不柔弱，枝均对生。叶基出者早枯；茎生者成对，叶片肾形至心状卵形，较小，密被腺毛，背面在碎冰纹的网脉之间有锈色突起，并另有白色肤屑状物，缘为羽状至掌状半裂至深裂。花成对散生于茎枝端之叶腋中，疏散；苞片叶状；萼管状，密被短柔毛，萼齿5，不等，后方1枚较小，后侧方1对最大，前侧方1对较小；花冠黄白色至玫瑰色，管喉密被短柔毛，盔外形多少尖削而作舟形，子房后方生有代表花盘的披针形附属物1枚。蒴果斜披针状长圆形，端有小凸尖。花期8月，果期9月。

【适宜生境】生于海拔3400~4000m的高山草原上。

【资源状况】分布于香格里拉、德钦等地。偶见。

【入药部位】根（舟形马先蒿）。

【功能主治】用于遗尿。

长舟马先蒿 *Pedicularis dolichocymba* Hand.-Mazz.

【标本采集号】5334210587

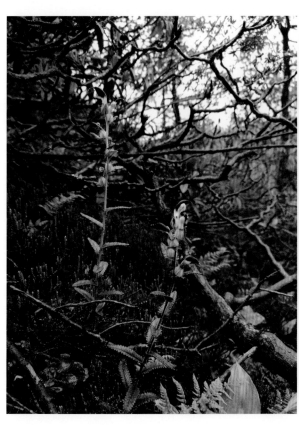 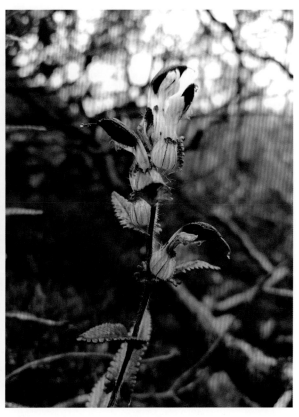

【形态特征】多年生草本，干时变为黑色，高低多变化。须根成丛。茎有沟棱，沟中生有成条的褐色毛，上部较密。叶卵状长圆形至披针状长圆形，基部者鳞片状，缘上有细齿。花序从头状少花至短总状多花；苞片叶状而短；萼宽钟形，5 齿；花冠无毛，下唇斜展，盔指向前上方，含有雄蕊部分膨大，全面有疏毛，下缘密生长须毛，前端狭缩为短而清晰的小喙。蒴果包于宿存萼内，黑色，扁卵圆形，有小凸尖。种子有蜂窝状孔纹。花期 8 月，果期 8~10 月。

【适宜生境】生于海拔 3500~4300m 的荒山高草坡与岩石间。

【资源状况】分布于香格里拉、德钦、维西等地。偶见。

【入药部位】根（长舟马先蒿）。

【功能主治】用于遗尿。

邓氏马先蒿 *Pedicularis dunniana* Bonati

【标本采集号】5334210564

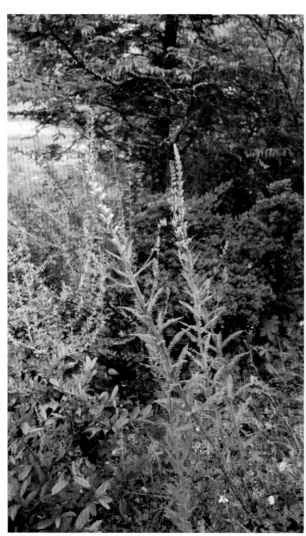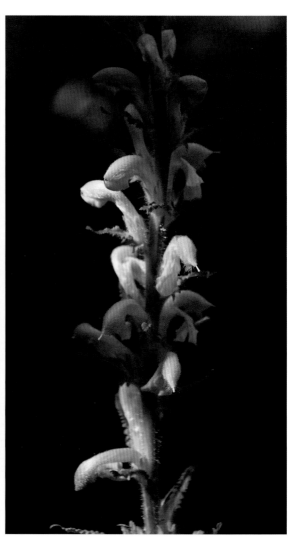

【形态特征】高大草本，干时多少变黑，全身多褐色长毛。根状茎粗壮，肉质；茎单出或数条，粗壮，中空。叶中部者最大，下部者较小而早枯，上部者渐小而变苞片，基部抱茎；叶片长披针形，两面均有疏毛，齿有胼胝。花序除下部稍疏外常稠密，多腺毛；花冠较大，黄色有毛，盔的直立部分稍向前弓曲，含有雄蕊的部分转折向前作舟形。蒴果较大，卵状长圆形，有小尖凸。种子三角状肾形。花期7月，果期8~9月。

【适宜生境】生于海拔3400~3700m的草坡与林中。

【资源状况】分布于香格里拉、玉龙等地。偶见。

【入药部位】根、茎（邓氏马先蒿）。

【功能主治】滋阴补肾，补虚健脾，消炎止痛。用于身体虚弱，肾虚，骨蒸潮热，关节疼痛。

纤细马先蒿 *Pedicularis gracilis* Wall.

【标本采集号】5334210854

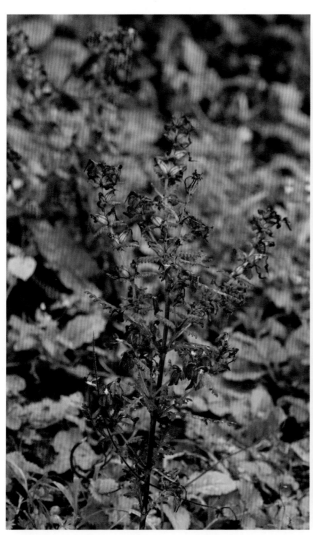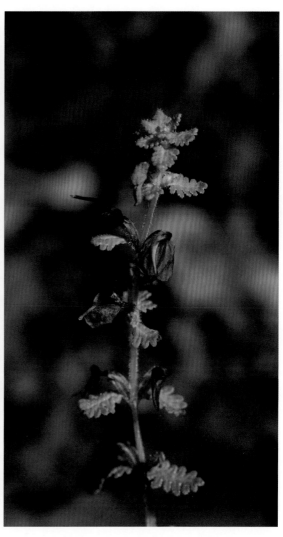

【形态特征】一年生草本，干时略变黑色。根状茎常木质化而粗壮，生有须状根；茎略作方形，枝较多。叶常 3~4 枚轮生，基出者早枯，茎生者几无柄；叶卵状长圆形，羽状全裂，长圆形钝头，有缺刻状锯齿，齿有胼胝。花序总状，生于主茎及分枝的顶端，花排列疏远；萼管状；花冠亚圆形，盔稍膨大，以直角转折。蒴果宽卵形。种子卵圆形，灰褐色，有清晰网纹。花期 8~9 月，果期 9~10 月。

【适宜生境】生于高山草坡中。

【资源状况】分布于香格里拉、泸水等地。偶见。

【入药部位】花（纤细马先蒿）。

【功能主治】清热，敛毒。用于腹泻，食物中毒。

鹤首马先蒿 *Pedicularis gruina* Franch. ex Maxim.

【标本采集号】5334210677

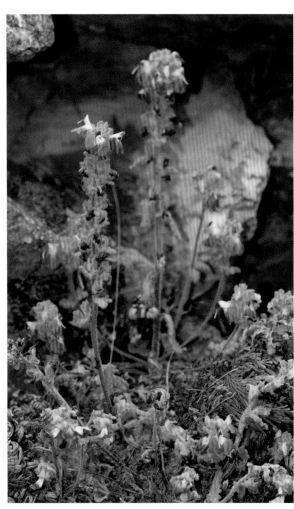
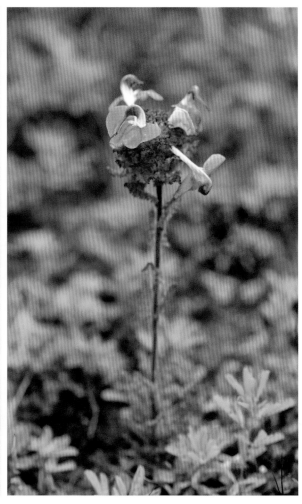

【形态特征】多年生草本。根状茎细长，节上生有小丛须状根。叶互生，常稀疏；叶片多少卵状长圆形，缘多向背面反卷，有具刺尖的缺刻状重锯齿，齿有胼胝。花生于茎枝上部叶腋中，仅近端处有时集成亚头状；萼膜质，圆筒形至卵状圆筒形，密被锈色之毛；花冠红色至紫红色，盔直立，前缘有 1 对三角形的齿，顶端约以直角向前转折，额部高凸，额下突然细缩成为一伸长而多少向下弓曲的喙，其盔部全形极似朱鹭的头部。蒴果卵圆形，端有偏指的小凸尖。花期 8~10 月，果期 9~10 月。

【适宜生境】生于海拔 2600~3000m 的高山草地中、沟边与杂木林下等处。

【资源状况】分布于香格里拉、维西、兰坪、玉龙等地。偶见。

【入药部位】花（鹤首马先蒿）。

【功能主治】用于水肿，并有滋补作用。

全叶马先蒿　马先蒿
Pedicularis integrifolia Hk. f.

【标本采集号】ZM376

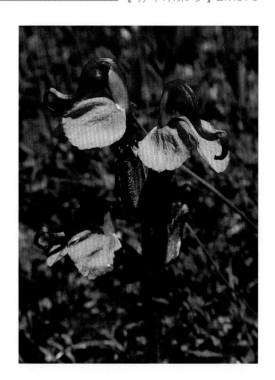

【形态特征】多年生低矮草本。根状茎变粗，发出纺锤形肉质的根；茎单条或多条，弯曲上升。叶狭长圆状披针形，基生叶成丛，茎生叶无柄，均有波状圆齿。花无梗，花轮聚生茎端；萼圆筒状钟形，有腺毛，缘有波齿而常反卷；花冠深紫色，盔直立，端以直角转折为含有雄蕊的部分，前方多少骤狭为S形弯曲的长喙；雄蕊着生于管的顶端，花丝2对均有毛。蒴果卵圆形而扁平，包于宿存萼之内。花期6~7月，果期7~9月。

【适宜生境】生于海拔约4000m的高山石砾草原中。

【资源状况】分布于香格里拉、玉龙等地。偶见。

【入药部位】花（全叶马先蒿）。

【功能主治】用于水肿，并有滋补作用。

绒舌马先蒿　*Pedicularis lachnoglossa* Hk. f.

【标本采集号】5334210504

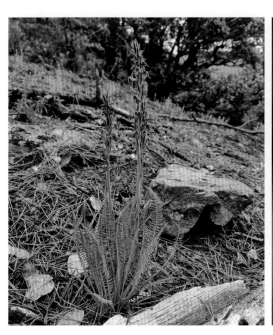

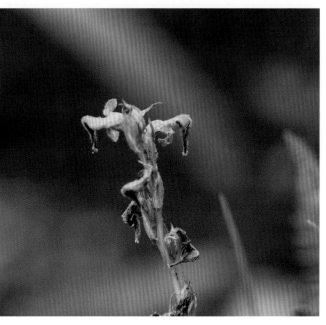

【形态特征】多年生草本，植株多少密生褐色柔毛。根状茎略木质化，粗壮，粗如食指，少分枝；茎直立，有条纹。叶多基生成丛，有长柄；叶片披针状线形，羽状全裂，叶基部截形或楔形，叶端锐尖头。花序总状；萼圆筒状长圆形，略在前方开裂，无毛，萼齿线状披针形，有重锯齿，下半部常全缘，缘有长柔毛；花冠紫红色，管圆筒状，盔与管的上部同一指向，在含有雄蕊的部分突然以略小于直角的角度转折而指向前下方，前方又多少急细而为细直之喙。蒴果黑色，长卵圆形，端有刺尖。种子黄白色。花期6~7月，果期8月。

【适宜生境】生于海拔2500~5335m的高山草原与疏云杉林中多石之处。

【资源状况】分布于香格里拉、德钦、玉龙等地。偶见。

【入药部位】全草、花（绒舌马先蒿）。

【功能主治】清热解毒，祛湿利尿，愈疮滋补。用于胃痛，胃溃疡出血。

长花马先蒿 *Pedicularis longiflora* Rudolph

【标本采集号】5334210786

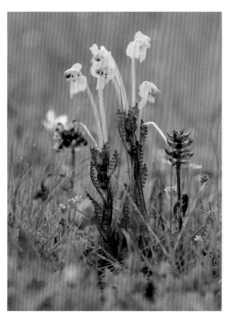
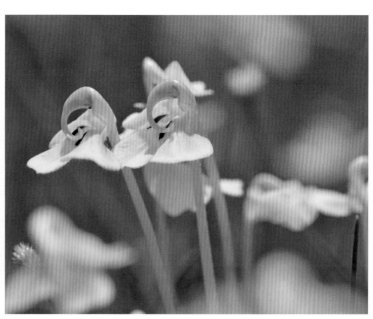

【形态特征】低矮草本，全株少毛。根束生。茎多短，极少伸长。叶常成密丛，有长柄；叶片羽状浅裂至深裂，披针形至狭长圆形，背面网脉显明而细，常有疏散的白色肤屑状物，有重锯齿，齿常有胼胝而反卷。花均腋生，花冠黄色，盔直立部分稍向后仰，上端转向前上方成为多少膨大的含有雄蕊部分，其前端很快狭细为一半环状卷曲的细喙，其端指向花喉，下唇有长缘毛。蒴果披针形。种子狭卵圆形，有黑色种阜，具纵条纹。花期7~9月。

【适宜生境】生于海拔 3350~3950m 的高山湿草地中及溪流旁。

【资源状况】分布于香格里拉。偶见。

【入药部位】全草（长花马先蒿）。

【功能主治】清热利湿，利水固精。用于肝炎，胆囊炎，水肿，遗精，小便带脓血等。

尖果马先蒿 *Pedicularis oxycarpa* Franch. ex Maxim.

【标本采集号】5334210559

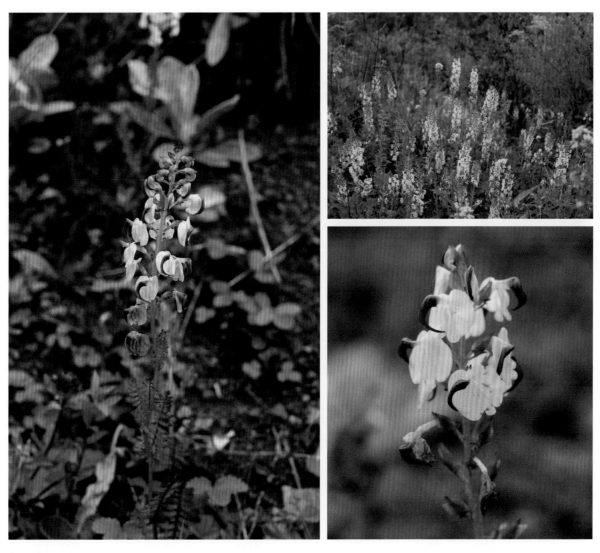

【形态特征】多年生草本，直立，疏被短柔毛。根垂直向下，多中等粗细，或偶然粗壮，肉质。茎单出，具明显的棱角。叶稠密，互生；叶片厚膜质，线状长圆形或披针状长圆形，上部的变为苞片，无毛，下面常满布白色肤屑状物，羽状全裂，边缘有羽状重锯齿，齿端具浅色胼胝质反卷的短刺尖。总状花序生于茎枝顶端，伸长，稀疏；花冠白色，有紫色的喙，盔的直立部分稍宽于管，端以近似直角的角度转折向前方而多少稍偏上方，其含雄蕊部分很短，前方即为渐细而作镰状弓曲的细长之喙，喙似膝状屈曲，顶端微缺，下唇大多以钝角开展，宽过于长。蒴果披针状长卵圆形。种子肥大，灰褐色，有细波纹。花期 5~8 月，果期 8~10 月。

【适宜生境】生于海拔 2800~4360m 的高山草地。

【资源状况】分布于香格里拉、兰坪、玉龙等地。偶见。

【入药部位】根（尖果马先蒿根）、全草（尖果马先蒿）。

【功能主治】根：补虚弱，补气血，活络。用于头昏耳鸣，心慌，筋骨疼痛，虚热不退。全草：补气血，通筋络，止咳平喘。

假多色马先蒿 *Pedicularis pseudoversicolor* Hand.-Mazz.

【标本采集号】5334210477

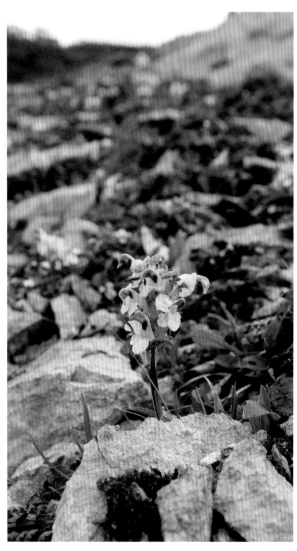 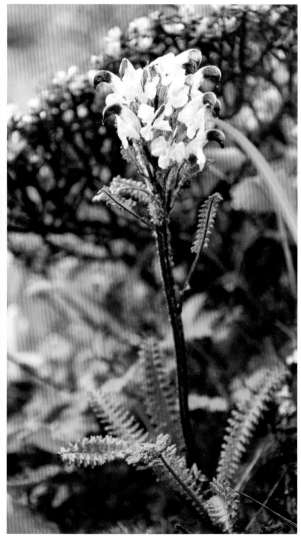

【形态特征】多年生草本，低矮。根状茎粗短，在其上发出多条纺锤形或萝卜形的根，根颈常有披针形膜质鳞片。茎多单条，粗壮，有毛。叶多基生，叶柄长，披针形，羽状全裂，轴有翅，齿常重出而有凸尖，背面有白色肤屑状物，脉有紫晕。穗状花序极密；花冠黄色而盔红色，盔背直，前缘中部以下向前膨鼓，缘较厚而反卷，有腺点，顶圆形，前缘上部向前弓弯，两者汇合，而向前凸出作喙状，有斜截头，端微凹或有短钝齿 1 对，下唇甚短于盔，深 3 裂，开展。花期 8 月，果期 9 月。

【适宜生境】生于海拔 4300~4500m 的高山草坡上。

【资源状况】分布于香格里拉、德钦、维西等地。少见。

【入药部位】根（尖果马先蒿根）、全草（尖果马先蒿）。

【功能主治】根：补虚弱，补气血，活络。用于头昏耳鸣，心慌，筋骨疼痛，虚热不退。全草：补气血，通筋络，止咳平喘。

大王马先蒿
还阳草根、太白参、羊肝狼头草
Pedicularis rex C. B. Clarke ex Maxim.

【标本采集号】5334210549

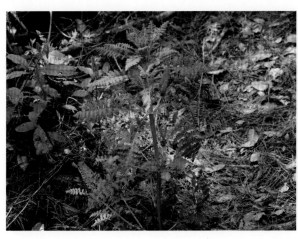 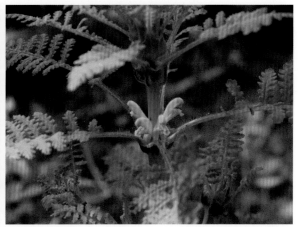

【形态特征】多年生草本。主根粗壮，向下，在接近地表的根颈上生有丛密细根。茎直立，有棱角和条纹。叶有叶柄，其柄在最下部者常不膨大而各自分离，其较上者多强烈膨大；叶片羽状全裂或深裂，变异极大。花序总状，苞片基部均膨大而结合；萼膜质，无毛，齿 2，宽而圆钝；花冠黄色，直立，在萼内微微弯曲使花前俯，盔背部有毛，先端下缘有细齿 1 对，下唇以锐角开展，中裂小；雄蕊花丝 2 对，均被毛。蒴果卵圆形。种子具浅蜂窝状孔纹。花期 6~8 月，果期 8~9 月。

【适宜生境】生于海拔 2500~4300m 的空旷山坡草地与稀疏针叶林中，有时也见于山谷中。

【资源状况】分布于香格里拉、德钦、维西、贡山、兰坪、玉龙等地。偶见。

【入药部位】根（还阳草根）、地上部分（五凤朝阳草）。

【功能主治】根：补益气血，健脾利湿。用于阴虚潮热，风湿瘫痪，肝硬化腹水，慢性肝炎，小儿疳积，妇女乳汁少，宫寒不孕。地上部分：清热解表。用于麻疹，温病。

红毛马先蒿 *Pedicularis rhodotricha* Maxim.

【标本采集号】5334210586

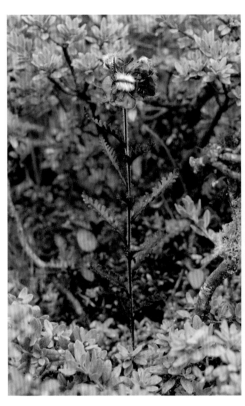 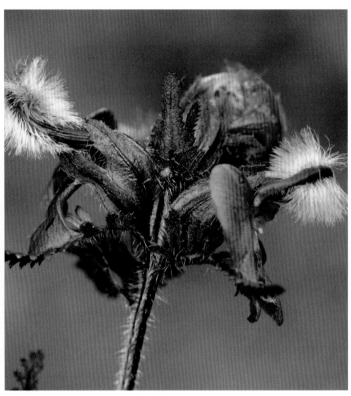

【形态特征】多年生草本，干时变黑。鞭状根状茎很长，茎基偶有鳞片状叶数枚，生有排列成条的毛。叶线状披针形，偶为披针状长圆形。花序头状至总状，花多密生，偶亦稀疏；花紫红色；花萼钟形，带紫红色；花冠无毛，下唇极宽阔，两侧裂片略似褶扇形，内侧有大耳，已互相接触，而重叠于圆卵形的中裂之上，盔直立部分很短，作半月形弓曲而后渐狭为指向下前方的喙，除喙与直立部分前半外，均厚被长而淡红色的毛，喙端有凹缺；花柱伸出喙外，向内弓曲。花期6~8月，果期8~9月。

【适宜生境】生于海拔2660~4000m的高山草地上。

【资源状况】分布于香格里拉、德钦、维西、玉龙等地。偶见。

【入药部位】根（凤尾参）。

【功能主治】益气补血，止咳祛痰。用于肾虚，病后体虚，虚寒咳嗽，哮喘，筋骨疼痛，虚热不退。

岩居马先蒿 *Pedicularis rupicola* Franch. ex Maxim.

【标本采集号】5334210358

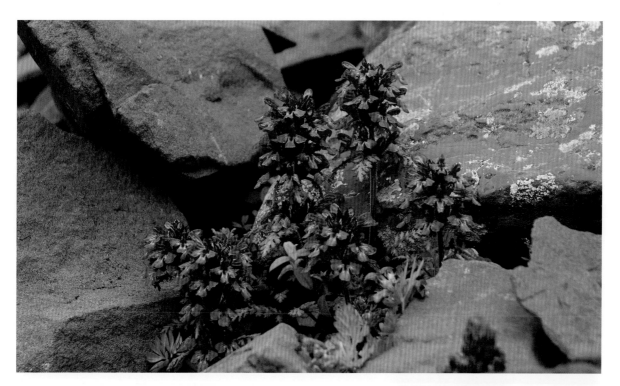

【形态特征】多年生草本。根粗壮，有环状之痕。主茎直立而侧茎或长枝则多弯斜上升，具有纵棱，棱上有成行的密毛。基出叶常长久宿存，与茎叶均4枚成轮，均有长柔毛；叶片卵状长圆形或更常为长圆状披针形。花序顶生，穗状；苞片叶状，有长缘毛；花冠紫红色，花冠管近基部以近乎直角的角度向前膝屈，向喉渐扩大，瓣片宽过于长，有明显狭缩之柄，盔粗壮，略作镰状弓曲，额顶圆形，似有狭仄的鸡冠状突起1条，颊部在大型的花中有纵褶1条，前缘先端三角形向前微凸；花丝2对均无毛。蒴果为歪斜之披针

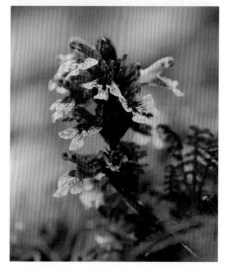

状卵形，一半为膨大膜质的宿存萼所包裹。种子肾状狭卵形，淡褐色，有网纹。花、果期7~8月。

【适宜生境】生于海拔2700~4700m的高山草地中。

【资源状况】分布于香格里拉、德钦、玉龙等地。偶见。

【入药部位】根（凤尾参）。

【功能主治】益气补血，止咳祛痰。用于肾虚，病后体虚，虚寒咳嗽，哮喘，筋骨疼痛，虚热不退。

管花马先蒿 *Pedicularis siphonantha* Don

【标本采集号】5334210349

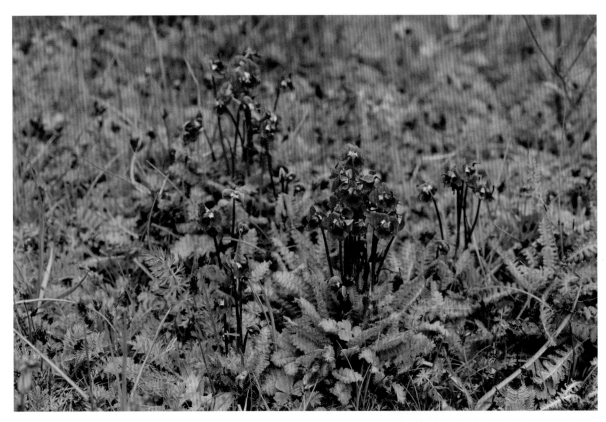

【形态特征】多年生草本。根为圆锥状主根。根状茎短，常有少数宿存鳞片。叶基出与茎生，均有长柄，两侧有明显的膜质之翅；叶片披针状长圆形至线状长圆形，羽状全裂，背面碎冰纹网纹常清晰。花全部腋生；苞片完全叶状；花萼多少圆筒形，有毛，齿两枚，有柄；花冠玫瑰红色，有细毛，盔的直立部分前缘有清晰的耳状突起，端强烈扭折，使含有雄蕊部分顶向下而缘向上，后者略膨大，前方渐细为卷成半环状的喙，下唇宽过于长；雄蕊着生于管端，前方1对花丝有毛。蒴果卵状长圆形，锐头。花期6~7月，果期7~8月。

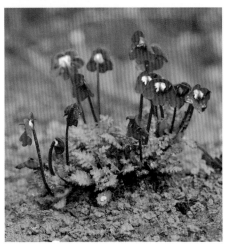

【适宜生境】生于海拔3500~4500m的高山湿草地中。

【资源状况】分布于香格里拉、德钦等地。偶见。

【入药部位】花（管花马先蒿）。

【功能主治】清热，敛毒。用于热性腹泻，食物中毒。

华丽马先蒿 _{莲座参}

Pedicularis superba Franch. ex Maxim.

【标本采集号】5334210487

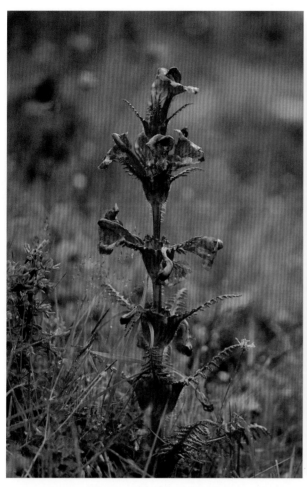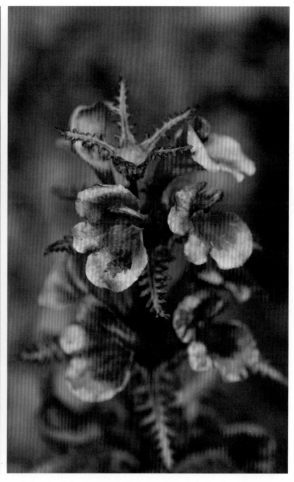

【形态特征】多年生草本。根粗壮而长。茎直立，中空，不分枝，节明显。叶片长椭圆形，羽状全裂。穗状花序，生于植株顶端；苞片被毛，基部膨大结合成斗状体；花萼膨大，脉纹显著；花冠紫红色或红色，盔部直立，近端处转折成指向前下方的三角形短喙，下唇宽过于长，边缘有纤毛；雄蕊花丝 2 对均被毛。蒴果卵圆形而稍扁，两室不等。花期 6~8 月，果期 7~8 月。

【适宜生境】生于海拔 2800~3900m 的高山草地或开旷山坡，有时见于林缘阴处。

【资源状况】分布于香格里拉、德钦、兰坪、玉龙等地。偶见。

【入药部位】全草（华丽马先蒿）。

【功能主治】清热解毒，利湿消肿。

纤裂马先蒿 *Pedicularis tenuisecta* Franch. ex Maxim.

【标本采集号】5329320592

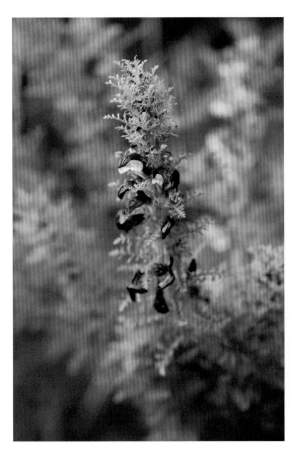 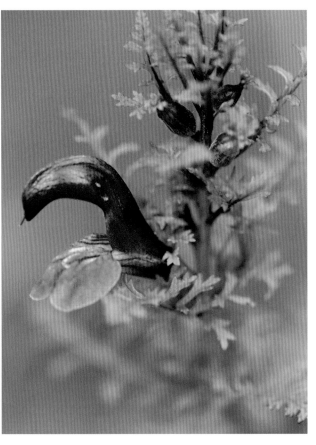

【形态特征】多年生草本，直立。侧根成丛，细长，茎坚挺，中空而为圆筒形。叶互生，极端茂密，叶片卵状椭圆形至披针状长圆形，二回羽状开裂。花序总状生于茎枝之端；苞片完全叶状；花萼卵圆形，主脉明显，齿5；花冠紫红色，管长，花前俯，近端处扩大，盔直立部分由其基部转向前上方，与管的基部取同一指向，而后向前方作膝盖状屈曲，作膝盖状屈曲转向下前方而为圆钝的粗短喙，截头；雄蕊着生于花管基部，花丝两对均有长柔毛。蒴果斜披针状卵形，一半以上包于宿存萼内。种子卵圆形，两端尖，有细螺纹。花期8~11月，果期9~11月。

【适宜生境】生于海拔1500~3660m的草原与松柏林的林缘。

【资源状况】分布于香格里拉、德钦、维西、贡山、玉龙等地。偶见。

【入药部位】根（凤尾参）。

【功能主治】益气补血，止咳祛痰，通经活络。用于肾虚，病后体虚，虚寒咳嗽，哮喘，筋骨疼痛，虚热不退。

毛盔马先蒿 *Pedicularis trichoglossa* Hook. f.

【标本采集号】5333241809221007LY

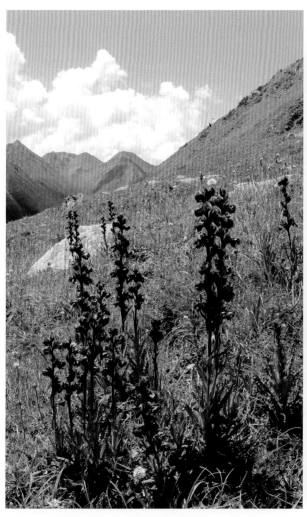
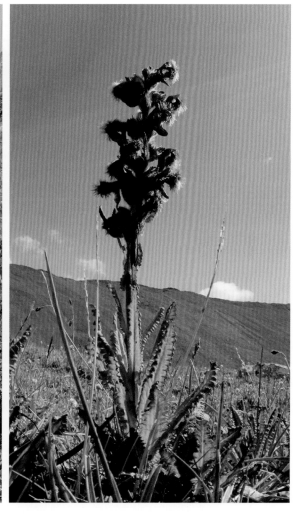

【形态特征】多年生草本。根须状成丛。茎不分枝，有沟纹。叶无柄而抱茎，长披针形至线状披针形，羽状浅裂或深裂。花序总状，始密后疏；花萼斜钟形而浅，密生黑紫色长毛，齿5，缘有齿而常反卷；花冠黑紫红色，其管在近基处弓曲，使花全部前俯，下唇很宽，盔强大，背部密被紫红色长毛，由斜上的直的部分转而向下，然后再狭而为细长无毛且转指后方的喙；花柱后来多少伸出于喙端。果广卵形而短，黑色无毛。花期7~8月，果期8~9月。

【适宜生境】生于海拔3600~5000m的高山草地与疏林中。

【资源状况】分布于德钦、维西、贡山、玉龙等地。偶见。

【入药部位】全草（毛盔马先蒿）、花（毛盔马先蒿花）。

【功能主治】用于胃溃疡，腹泻，食物中毒。

三色马先蒿 *Pedicularis tricolor* Hand.-Mazz

【标本采集号】5334210918

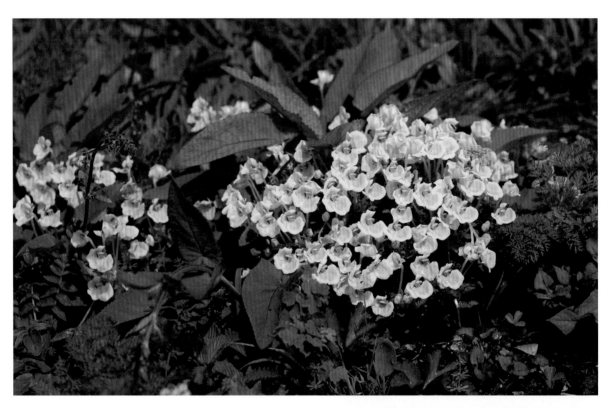

【形态特征】一年生草本。根仅结一次果即枯死。叶基生者多数，茎生者为对生，叶柄有狭翅，叶片披针形。花多数，下方者常疏距，上方者呈穗状；苞片的柄具膜质之翅；萼管卵形，密被长白毛；花冠管粗圆筒形，盔红色，直立部分前俯，被无柄的腺，前方具有比其自身为长的喙，弯卷成环，喙端深2裂为宽舌状、细而席卷的裂片，其基部的上方有鸡冠状突起，下唇基部为宽而深的心形，缘波动，黄色，近缘处带白色；雄蕊着生于管口，均有毛。花期8~9月，果期9~10月。

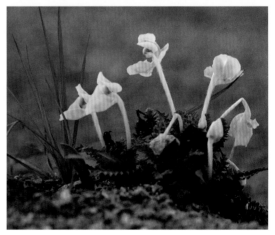

【适宜生境】生于海拔约3600m的高山草地。

【资源状况】分布于香格里拉。偶见。

【入药部位】根（三色马先蒿）。

【功能主治】大补元气，生津安神，强心，降血压。用于气血虚损，虚劳多汗，虚脱衰竭。

马鞭草叶马先蒿 *Pedicularis verbenaefolia* Franch. ex Maxim.

【标本采集号】5334210462

【形态特征】多年生草本。根肉质，须根纤维状。茎中空，基部稍木质化。叶基生者常早脱落，具长柄；茎生叶为对生，叶片卵形或卵状长圆形，羽状浅裂至半裂。穗状花序顶生；花萼卵圆形，脉纹显著；花冠紫色，花管伸直，盔直立，顶端以直角转折成为地平部分，其中含雄蕊的部分向前平展，前端突然狭缩成细喙，顶端浅2裂，下唇与盔等长3裂，边缘被长缘毛；雄蕊着生在花管的中部，2对花丝均无毛。蒴果狭卵圆形，有小尖凸。种子灰褐色，有网纹。花期7~9月，果期8~10月。

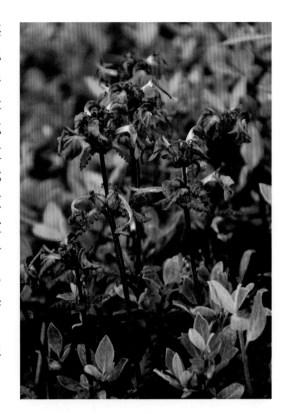

【适宜生境】生于海拔3100~4000m的岩缝、草地及灌丛中。

【资源状况】分布于香格里拉、德钦、维西、贡山、福贡等地。偶见。

【入药部位】根（马鞭草叶马先蒿）。

【功能主治】大补元气，生津安神，强心，降血压。用于气血虚损，虚劳多汗，虚脱衰竭。

松 蒿

糯蒿、小盐灶菜、小岩灶草
Phtheirospermum japonicum (Thunb.) Kanitz

【标本采集号】5334211163

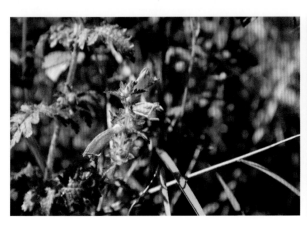
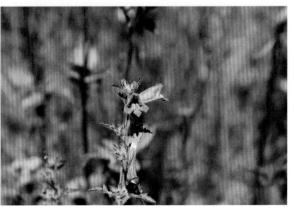

【形态特征】一年生草本，植体被多细胞腺毛。茎直立或弯曲而后上升，多分枝。叶具有狭翅之柄，叶片长三角状卵形，羽状全裂。花萼齿叶状，披针形，羽状浅裂至深裂；花冠紫红色至淡紫红色，外面被柔毛；上唇裂片三角状卵形，下唇裂片先端圆钝；花丝基部疏被长柔毛。蒴果卵珠形。种子卵圆形，扁平。花、果期6~10月。

【适宜生境】生于海拔150~1900m的山坡灌丛阴处。

【资源状况】分布于香格里拉。偶见。

【入药部位】全草（松蒿）。

【功能主治】清热，利湿。用于黄疸，水肿，风热感冒，鼻炎，口疮。

细裂叶松蒿 松叶接骨草、松叶蒿、蜈蚣草
Phtheirospermum tenuisectum Bur. et Franch.

【标本采集号】5334210615

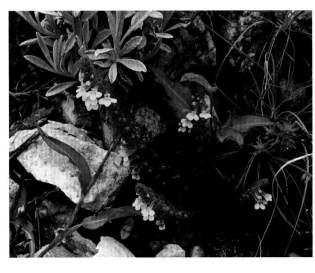 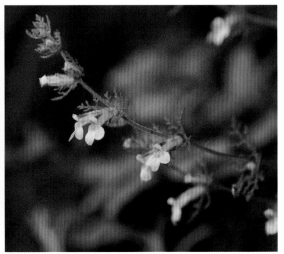

【形态特征】多年生草本，植物体被多细胞腺毛。茎多数，细弱，成丛。叶对生，三角状卵形，羽状全裂。花单生；萼齿卵形至披针形；花冠通常黄色或橙黄色，喉部被毛，上唇裂片卵形，下唇3裂片均为倒卵形；雄蕊内藏。蒴果卵形。种子小，扁平，卵形，具网纹。花、果期5~10月。

【适宜生境】生于海拔1800~3650m的山坡松林灌丛、河谷路旁、荒坡乱石堆、田边。

【资源状况】分布于香格里拉、维西、玉龙等地。偶见。

【入药部位】全草（草柏枝）。

【功能主治】清热解毒，养心安神，止痛。用于心脏衰弱，心悸怔忡，咳嗽，痰中带血，咽喉肿痛；外用于蛇犬咬伤，骨折疼痛。

胡黄连 甲黄连
Picrorhiza scrophulariiflora Pennell

【标本采集号】5333241812071351LY

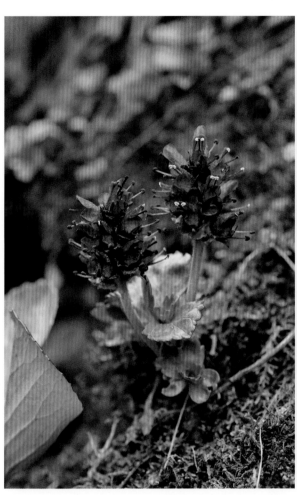 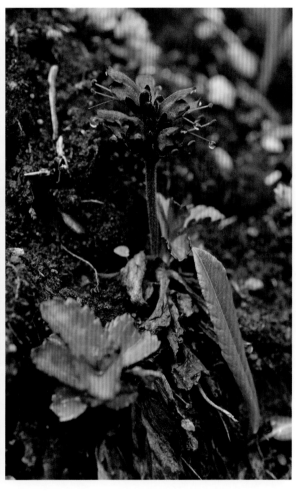

【形态特征】多年生草本，植株矮小。根状茎上端密被老叶残余，节上有粗的须根。叶匙形至卵形，基部渐狭成短柄状，边缘具锯齿，干时变黑。花葶生棕色腺毛，穗状花序；花冠深紫色，外面被短毛，上唇略向前弯成盔状，顶端微凹，下唇3裂，两侧裂片顶端微有缺刻或有2~3小齿；雄蕊4，花丝无毛。蒴果长卵形。花期7~8月，果期8~9月。

【适宜生境】生于海拔3600~4400m的高山草地及石堆中。

【资源状况】分布于德钦、贡山、玉龙等地。罕见。

【入药部位】地上部分（胡黄连）。

【功能主治】清热凉血，燥湿，退热消疳。用于小儿疳积，惊痫，湿热泻痢，劳热骨蒸，自汗，盗汗，黄疸，吐血，衄血，风火眼，痔漏，疮疡。

大花玄参 *Scrophularia delavayi* Franch.

【标本采集号】5334210054

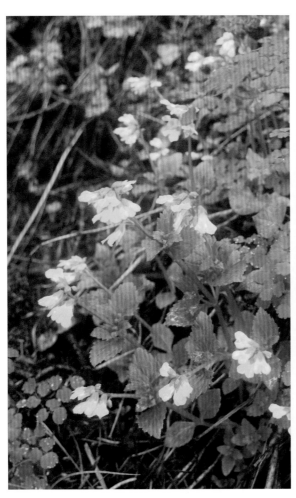
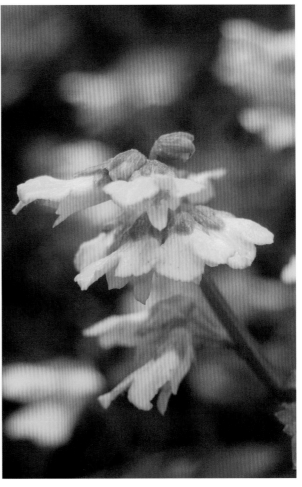

【形态特征】多年生草本。根较茎粗壮。茎常丛生，中空，有疏毛，基部各节具苞片状鳞叶。叶柄扁平，有狭翅；叶片卵形至卵状菱形。花序近头状或为穗状，有腺毛，聚伞花序具少花；花梗极短；花萼歪斜，二唇形，顶端锐尖；花冠黄色，上唇长于下唇，裂片圆形，边缘互相重叠，花冠筒几呈钟形，雄蕊达下唇裂片的一半，退化雄蕊圆形或多少肾形。蒴果狭尖卵形。花期 5~7 月，果期 8 月。

【适宜生境】生于海拔 3100~3800m 的山坡草地或灌木丛中湿润岩隙。

【资源状况】分布于香格里拉、维西、玉龙等地。偶见。

【入药部位】根（大花玄参）。

【功能主治】外用于疮毒。

单齿玄参 *Scrophularia mandarinorum* Franch.

【标本采集号】5329320594

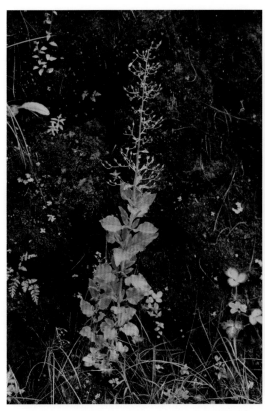
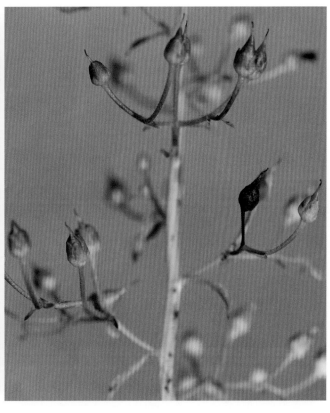

【形态特征】草本。根垂直向下。茎四棱形或下部微作四棱形，有白色髓心。叶片卵形至卵状披针形，基部宽楔形、圆形至近心形，边缘锯齿整齐。花序狭聚伞圆锥状，花稀疏；聚伞花序总梗和花梗均有腺毛；花冠筒肿胀，上唇长于下唇，裂片圆大，相邻边缘相互重叠，下唇侧裂片宽过于长，中裂片较小；雄蕊与下唇等长或稍短，退化雄蕊小。蒴果卵形。花期 7~8 月，果期 8~10 月。

【适宜生境】生于海拔 1800~3800m 的林下、山坡草地或河滩。

【资源状况】分布于泸水、玉龙等地。偶见。

【入药部位】根（单齿玄参）。

【功能主治】滋阴降火，清喉热。用于喉炎。

穗花玄参 *Scrophularia spicata* Franch.

【标本采集号】5334210699

【形态特征】多年生草本。地下茎垂直向下，有须根，端有膨大结节。茎四棱形，有白色髓心，棱上有狭翅。叶柄扁薄，有狭翅，叶片矩圆状卵形至卵状披针形。花序顶生，狭长穗状，聚伞花序复出，花多而密，多对轮状；总花梗和花梗极短，有密腺毛；花冠绿色或黄绿色，上唇长于下唇，裂片卵形，边缘相重叠，下唇中裂片较小；雄蕊稍短于下唇，退化雄蕊倒卵形至近圆形。蒴果长卵至卵形。花期 7~8 月，果期 8~9 月。

【适宜生境】生于海拔 2800~3300m 的高山草地、灌丛和山谷中。

【资源状况】分布于香格里拉、玉龙等地。偶见。

【入药部位】根（穗花玄参）。

【功能主治】解热，透疹，滋阴降火，生津，解毒。用于麻疹，水痘，热病烦渴。

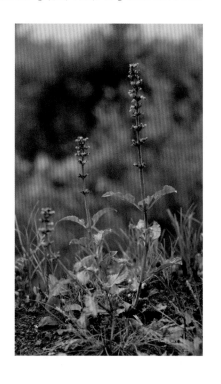

阴行草 刘寄奴、土茵陈、金钟茵陈
Siphonostegia chinensis Benth.

【标本采集号】5334210334

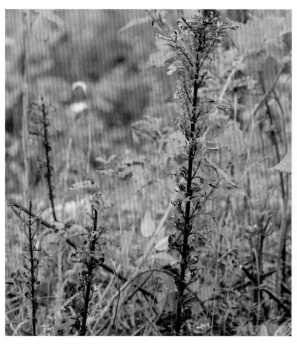

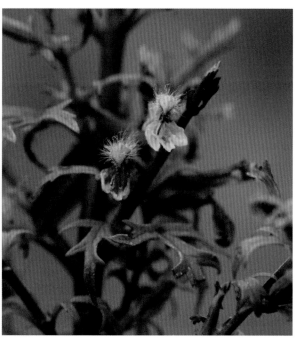

【形态特征】一年生草本，密被锈色短毛。主根木质，侧根纤维状。茎多单条，中空。叶对生，全部为茎出；叶片厚纸质，广卵形，二回羽状全裂。花对生，疏稀的总状花序；花萼管部很长，厚膜质，密被短毛，主脉凸出；花冠上唇红紫色，下唇黄色，管顶端伸出于萼管外，上唇镰状弓曲，前方作斜截形，下唇顶端 3 裂，裂片卵形，端均具小凸尖，褶襞的前部高凸并作袋状伸长，向前伸出与侧裂等长，向后方渐低而终止于管喉，有啮痕状齿。蒴果披针状长圆形，有短尖头，黑褐色。种子多数，黑色，具纵横突起，一面有 1 条龙骨状宽厚而肉质半透明之翅。花期 6~8 月，果期 9~10 月。

【适宜生境】生于海拔 800~3400m 的干山坡与草地中。

【资源状况】分布于香格里拉、德钦、玉龙等地。偶见。

【入药部位】全草（阴行草）。

【功能主治】清热利湿，凉血祛瘀，止痛。用于黄疸性肝炎，尿路结石，小便不利，便血，外伤出血，痛经，瘀血经闭，跌打损伤，关节炎。

大独脚金 *Striga masuria* (Ham. ex Benth.) Benth.

【标本采集号】5329320596

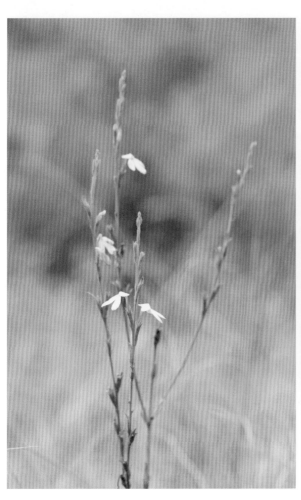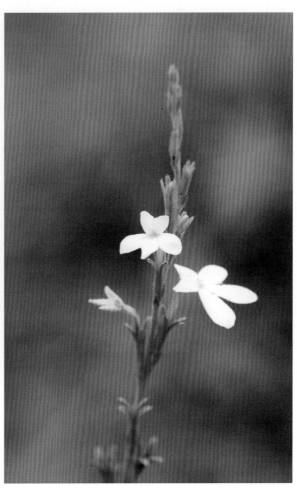

【形态特征】多年生草本，植株直立，全体被刚毛。茎不分枝或有少数分枝。叶片条形，茎中部的最长。花单生，少在茎顶端集成穗状花序；花萼果期增大，裂片几乎与筒部等长，具多条棱，条状椭圆形；花冠粉红色，白色或黄色，花冠近顶端向前弯曲，上唇为下唇一半长，叉状凹缺。蒴果卵圆状。花期夏、秋季。

【适宜生境】生于山坡草地及杂木林内。

【资源状况】分布于玉龙、香格里拉等地。偶见。

【入药部位】全草（小白花苏）。

【功能主治】健脾消食，清热渗湿，利尿，清肝，杀虫，解毒。用于小儿疳积，食欲不振，小便淋涩疼痛，水肿，黄疸，臌胀。

紫萼蝴蝶草 *Torenia violacea* (Azaola) Pennell

【标本采集号】533324180818356LY

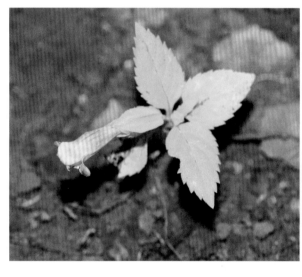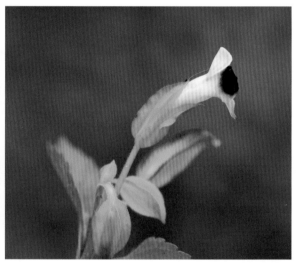

【形态特征】直立草本，自近基部起分枝。叶片卵形或长卵形，边缘具略带短尖的锯齿，两面疏被柔毛。花在分枝顶部排成伞形花序或单生叶腋；花萼矩圆状纺锤形，具翅；花冠淡黄色或白色，上唇多少直立，近于圆形，下唇3裂片彼此近于相等，各有1枚蓝紫色斑块，中裂片中央有1黄色斑块。花、果期8~11月。

【适宜生境】生于海拔200~2000m的山坡草地、林下、田边及路旁潮湿处。

【资源状况】分布于贡山。偶见。

【入药部位】全草（紫萼蝴蝶草）。

【功能主治】清热解毒，利湿止咳，化痰。用于小儿疳积，结膜炎，胃肠炎，痢疾，目赤，黄疸，尿血，疔疮痈肿，毒蛇咬伤。

毛蕊花　黄花一炷香、毛叶花
Verbascum thapsus L.

【标本采集号】5334210700

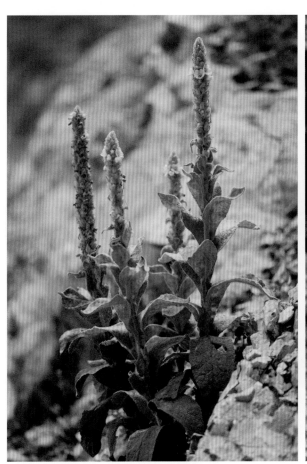
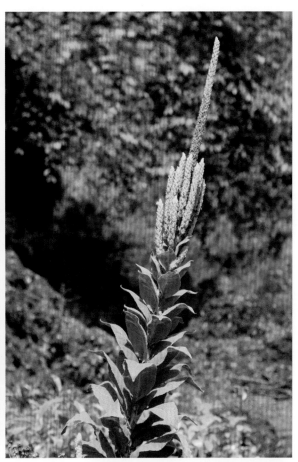
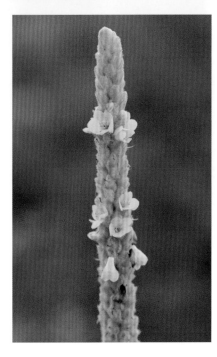

【形态特征】二年生草本，全株被密而厚的浅灰黄色星状毛。基生叶和下部的茎生叶倒披针状矩圆形，边缘具浅圆齿；上部茎生叶为矩圆形至卵状矩圆形，基部下延成狭翅。穗状花序圆柱状，花密集，数朵簇生；花萼裂片披针形；花冠黄色；雄蕊5，后方3枚的花丝有毛，前方2枚的花丝无毛，花药呈个字形。蒴果卵形。花期6~8月，果期7~10月。

【适宜生境】生于海拔1400~3200m的山坡草地、河岸草地。

【资源状况】分布于香格里拉、德钦、维西、贡山、福贡、兰坪、玉龙等地。常见。

【入药部位】全草、种子（毛蕊花）。

【功能主治】清热解毒，止血散瘀。用于咳喘，肠痈，肺炎，慢性阑尾炎；外用于外伤出血，关节扭痛，疮毒。

察隅婆婆纳 *Veronica chayuensis* Hong

【标本采集号】5334210779

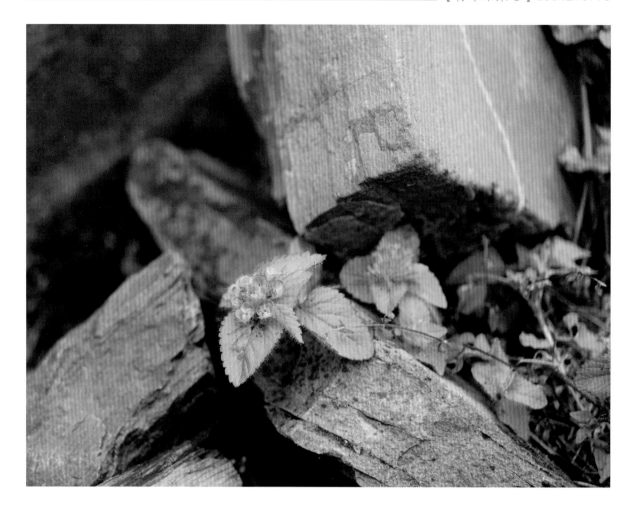

【形态特征】多年生草本。茎直立或上升,生有2列多细胞白色柔毛。叶对生,常鳞片状,叶片圆形至卵圆形。花少数簇生上部叶腋,茎顶端不再发育,因而好像花序顶生;苞片宽条形,生睫毛;花萼裂片条状椭圆形;花冠白色,冠筒前方裂片倒卵状椭圆形,侧方2裂片倒卵形,后方裂片横矩圆形,顶端近平截状;雄蕊远短于花冠。蒴果扁平,倒心状肾形。种子多枚。花期8月。

【适宜生境】生于海拔3500~4200m的山坡水边碎砾石堆、草丛中及林下。

【资源状况】分布于香格里拉。偶见。

【入药部位】全草(婆婆纳)。

【功能主治】补肾壮阳,凉血,止血,理气止痛。用于吐血,疝气,子痫,带下病,崩漏,小儿虚咳,阳痿,骨折。

光果婆婆纳　*Veronica rockii* Li

【标本采集号】ZM754

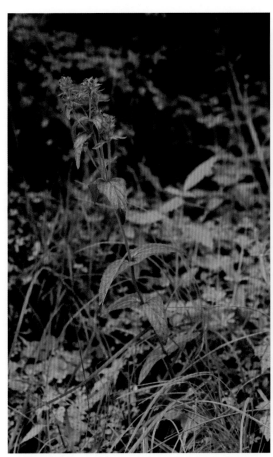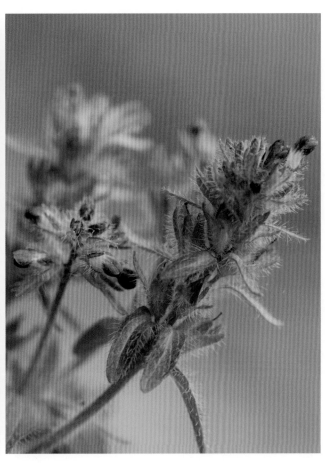

【形态特征】草本。茎直立，不分枝，有2列多细胞柔毛。叶无柄，叶片卵形至卵状披针形，边缘有三角状尖锯齿，两面疏被柔毛或变无毛。总状花序2至数枝，侧生于茎顶端叶腋；苞片宽条形；花萼裂片条状椭圆形，果期伸长，后方1枚很小或缺失；花冠蓝色或紫色；花丝短于花冠，贴生于花冠上。蒴果卵状锥形，狭长。花期6~8月。

【适宜生境】生于高山草地。

【资源状况】分布于泸水、福贡等地。偶见。

【入药部位】地上部分（光果婆婆纳）。

【功能主治】生肌愈疮。用于疥痈。

疏花婆婆纳 *Veronica laxa* Benth.

【标本采集号】2353290197

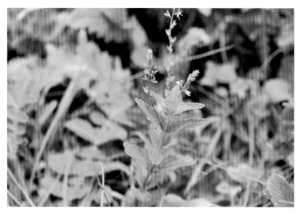 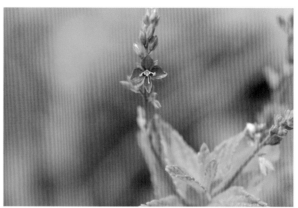

【形态特征】草本，植株高，全体被白色多细胞柔毛。茎直立或上升，不分枝。叶无柄或具极短的叶柄，叶片卵形或卵状三角形，边缘具深刻的粗锯齿，多为重锯齿。总状花序单枝或成对，侧生于茎中上部叶腋；苞片宽条形或倒披针形；花萼裂片条状长椭圆形；花冠辐状，紫色或蓝色，裂片圆形至菱状卵形。蒴果倒心形，基部楔状浑圆。种子南瓜子形。花期6月。

【适宜生境】生于海拔1500~2500m的沟谷阴处或山坡林下。

【资源状况】分布于维西。偶见。

【入药部位】全草（疏花婆婆纳）。

【功能主治】清热解毒，活血祛瘀。用于疮疡肿毒。

阿拉伯婆婆纳 波斯婆婆纳、大婆婆纳、灯笼草
Veronica persica Poir.

【标本采集号】533324180420055LY

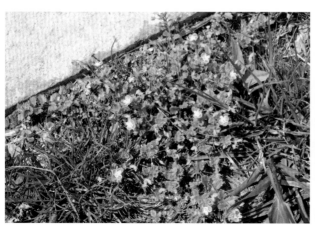 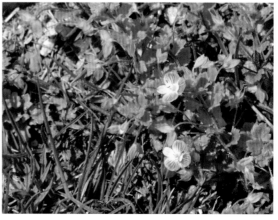

【形态特征】铺散多分枝草本。茎密生 2 列多细胞柔毛。叶具短柄，卵形或圆形，边缘具钝齿，两面疏生柔毛。总状花序很长；苞片互生，与叶同形且几乎等大；花梗比苞片长；花萼裂片卵状披针形，有睫毛，三出脉；花冠蓝色、紫色或蓝紫色，喉部疏被毛；雄蕊短于花冠。蒴果肾形，被腺毛，网脉明显。种子背面具横纹。花期 3~5 月。

【适宜生境】生于路边及荒野。

【资源状况】分布于贡山等地。常见。

【入药部位】全草（肾子草）。

【功能主治】解热毒，祛风湿，截疟。用于肾虚，风湿疼痛，疟疾，小儿阴囊肿大，疥疮。

小婆婆纳 百里香叶婆婆纳、仙桃草、地涩涩
Veronica serpyllifolia L.

【标本采集号】5329320599

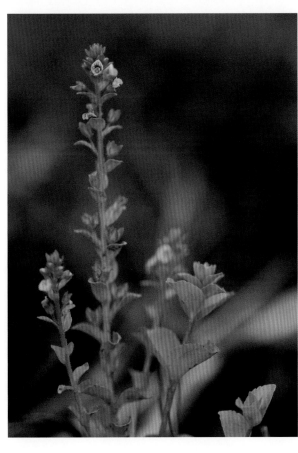
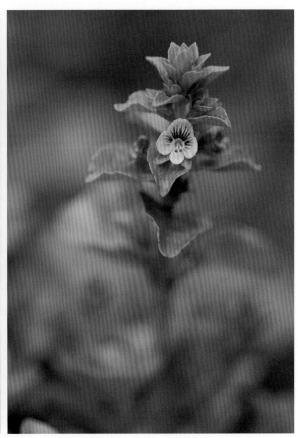

【形态特征】一年生草本。茎多枝丛生，下部匍匐生根，中上部直立，被多细胞柔毛，上部常被多细胞腺毛。叶卵圆形至卵状矩圆形，边缘具浅齿缺。总状花序多花，单生或复出，花序各部分密或疏地被多细胞腺毛；花冠蓝色、紫色或紫红色。蒴果肾形或肾状倒心形。花期 4~6 月。

【适宜生境】生于中山至高山湿草甸。

【资源状况】分布于香格里拉、德钦、维西、贡山、玉龙等地。偶见。

【入药部位】带虫瘿的全草（小婆婆纳）。

【功能主治】活血散瘀，止血，解毒。用于月经不调，跌打损伤；外用于外伤出血，烧烫伤，蛇咬伤。

四川婆婆纳多毛亚种 *Veronica szechuanica* Batal subsp. *sikkimensis* (Hook. f.) Hong

【标本采集号】5334210406

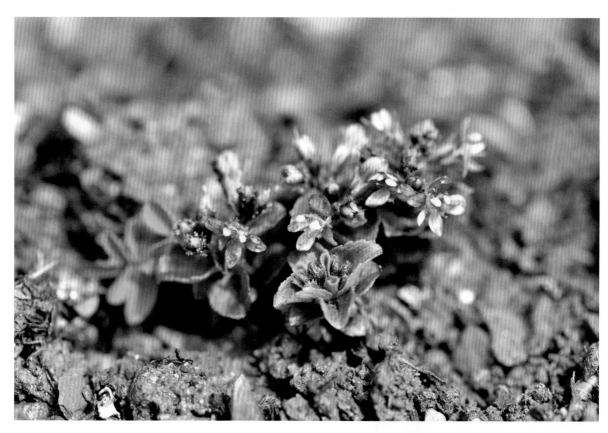

【形态特征】一年生至二年生草本，植株矮小。茎常多分枝，分枝倾卧或上升。叶片较小，叶常浅心形或平截形，少宽楔形，两面被毛；叶柄较短。总状花序有花数朵，侧生于茎顶端叶腋，故花序集成伞房状；花冠白色，裂片卵形至圆卵形；雄蕊略短于花冠。蒴果倒心状三角形，边缘生多细胞睫毛。种子卵状矩圆形。花期7月。

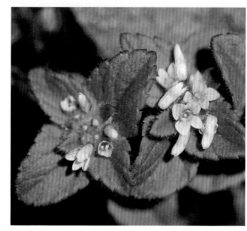

【适宜生境】生于海拔 2800~4400m 的高山草地及林下。

【资源状况】分布于香格里拉。偶见。

【入药部位】全草（四川婆婆纳）。

【功能主治】清热解毒。用于风湿疼痛，疟疾，小儿阴囊肿大，疥疮。

水苦荬 芒种草、婆婆纳
Veronica undulata Wall.

【标本采集号】5334210952

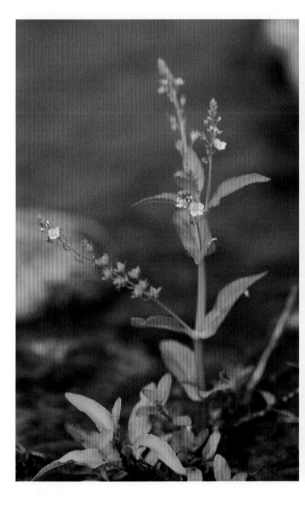 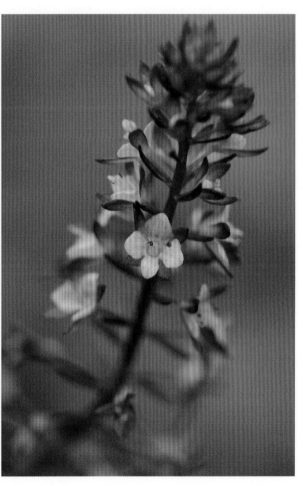

【形态特征】多年生草本，茎、花序轴、花萼和蒴果上多少有大头针状腺毛。根状茎长。叶片有时为条状披针形，通常叶缘有尖锯齿。花梗在果期挺直，横叉开，与花序轴几乎成直角；花萼裂片卵状披针形；花冠蓝色、淡紫色或白色；花柱较短。花期 4~9 月。

【适宜生境】生于水边及沼地。

【资源状况】分布于香格里拉、维西等地。偶见。

【入药部位】带虫瘿全草（水苦荬）。

【功能主治】解热，利尿，活血，止血，解毒消肿，止痛。用于血滞痛经，跌打损伤，咳血，吐血，血崩，咽喉肿痛，疮疖肿痛，血小板减少性紫癜。

美穗草 高山四方麻、黑升麻、叶下红

Veronicastrum brunonianum (Benth.) Hong

【标本采集号】3229010663

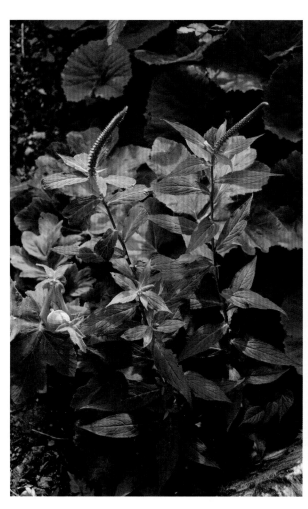
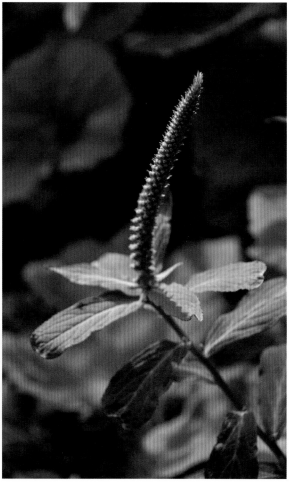

【形态特征】多年生草本。根状茎长；茎直立，如有分枝亦极少发育，圆柱形，有狭棱，上部和花序轴密生多节的腺毛。叶长椭圆形，边缘具钝或尖的细齿。花序顶生，常单生；花冠白色、黄白色、绿黄色至橙黄色，向前作 30° 角的弓曲，上唇 3 裂，下唇条状披针形，反折。蒴果卵圆状。种子具棱角，有透明而网状的厚种皮。花期 7~8 月。

【适宜生境】生于海拔 1500~3000m 的山谷、阴坡草地及林下。

【资源状况】分布于兰坪、泸水、玉龙等地。偶见。

【入药部位】根茎及叶（美穗草）。

【功能主治】消炎，解毒，止咳化痰，降气平喘，消肿止痛。用于乳蛾，胃痛，小便涩痛，乳痈，疮痈肿毒，痢疾，咳嗽。

云南腹水草 金钩莲

Veronicastrum yunnanense (W. W. Smith) Yamazaki

【标本采集号】5329290986

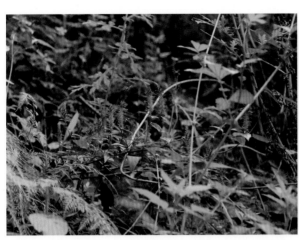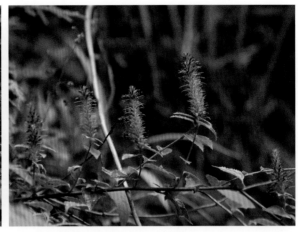

【形态特征】多年生草本。茎下部多少木质化，中部多分枝，灌丛中攀缘，被多细胞长柔毛或棕色倒卷毛，圆柱形。叶片卵形至卵状披针形。花序顶生于侧枝上，各部分被大头针状腺毛；花冠白色或蓝色，稍向前弓曲，檐部二唇形，下唇裂片宽条形，常反折；花丝伸出，下部被毛。种子卵形，外种皮薄而透明，网纹明显。花期5~8月，果期8~9月。

【适宜生境】生于灌丛中及林缘。

【资源状况】分布于兰坪。偶见。

【入药部位】全草（云南腹水草）。

【功能主治】利尿消肿，散瘀解毒，祛瘀生肌。用于腹水，水肿，小便不利，肝炎，月经不调，经闭，跌打损伤；外用于流行性腮腺炎，疔疮，烧烫伤，毒蛇咬伤。

紫葳科

凌 霄 紫葳、五爪龙、倒挂金钟
Campsis grandiflora (Thunb.) Schum.

【标本采集号】3229010979

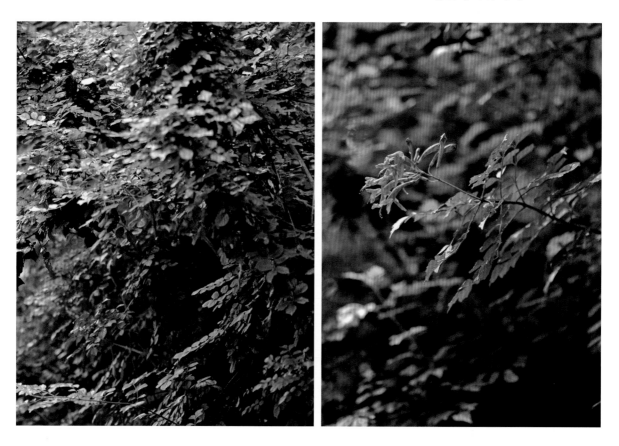

【形态特征】攀缘藤本。茎木质，表皮脱落，枯褐色，以气生根攀附于他物之上。叶对生，为奇数羽状复叶；小叶卵形至卵状披针形，边缘有粗锯齿。顶生疏散的短圆锥花序；花萼钟状；花冠内面鲜红色，外面橙黄色；雄蕊着生于花冠筒基部，花药黄色，个字形着生；花柱线形，柱头扁平。蒴果顶端钝。花期 5~8 月。

【适宜生境】生于温湿环境。

【资源状况】分布于玉龙。偶见。

【入药部位】花（凌霄花），根（凌霄根），茎、叶（凌霄）。

【功能主治】花：行血祛瘀，凉血祛风。用于经闭癥瘕，产后乳肿，风疹发红，皮肤瘙痒，痤疮。根：活血散瘀，解毒消肿。用于风湿痹痛，跌打损伤，骨折，脱臼，吐泻。茎、叶：凉血，散瘀。用于血热生风，皮肤瘙痒，瘾疹，手脚麻木，咽喉肿痛。

楸

楸木、金丝楸、梓桐

Catalpa bungei C. A. Mey.

【标本采集号】5329290624

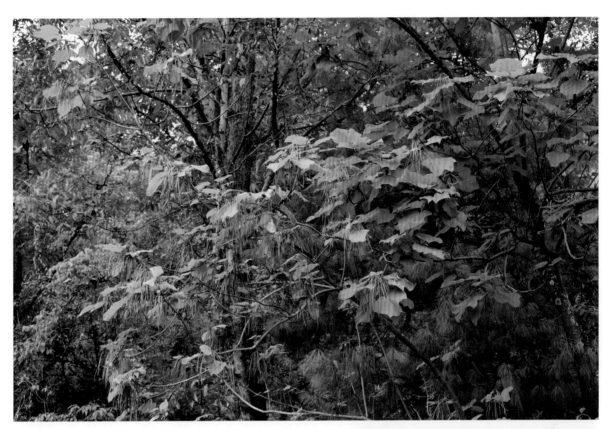

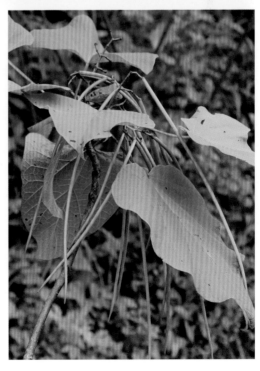

【形态特征】小乔木。叶三角状卵形或卵状长圆形。顶生伞房状总状花序；花萼蕾时圆球形，二唇开裂，顶端有2尖齿；花冠淡红色，内面具有2黄色条纹及暗紫色斑点。蒴果线形。种子狭长椭圆形，两端生长毛。花期5~6月，果期6~10月。

【适宜生境】生于田间地头或林缘。

【资源状况】分布于泸水、兰坪等地。常见。

【入药部位】根皮、树皮（楸木皮），叶（楸叶），果实（楸木果）。

【功能主治】树皮、根皮：清热解毒，散瘀消肿。用于跌打损伤，骨折，疮痈肿毒，吐逆，咳嗽。叶：解毒。外用于疮疡脓肿。果实：清热利尿。用于尿路结石，尿路感染。

灰 楸 _{楸树}
Catalpa fargesii Bur.

【标本采集号】3229010414

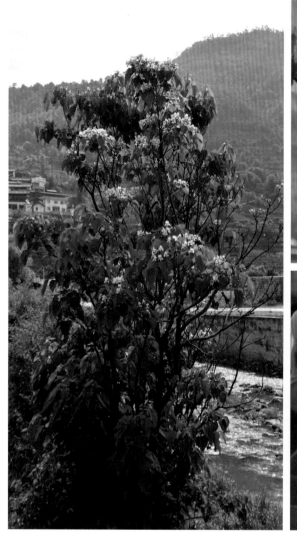

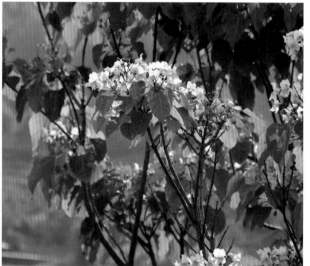

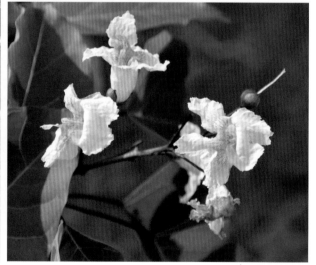

【形态特征】乔木，幼枝、花序、叶柄均有分枝毛。叶厚纸质，卵形或三角状心形，基部有 3 出脉。顶生伞房状总状花序；花冠淡红色至淡紫色，内面具紫色斑点，钟状；雄蕊 2，内藏，退化雄蕊 3，花丝着生于花冠基部。蒴果细圆柱形，下垂。种子椭圆状线形，薄膜质，两端具丝状种毛。花期 3~5 月，果期 6~11 月。

【适宜生境】生于海拔 700~1300（1450~2500）m 的村庄边、山谷中。

【资源状况】分布于香格里拉、德钦、维西、福贡、玉龙等地。常见。

【入药部位】根皮、树皮（灰楸皮），果实（灰楸果）。

【功能主治】根皮、树皮：清热，止痛，消肿。用于风湿潮热，肢体困痛，关节炎，浮肿，热毒，疥疮。果实：利尿。

两头毛

毛子草、千把刀、破碗花

Incarvillea arguta (Royle) Royle

【标本采集号】5334210195

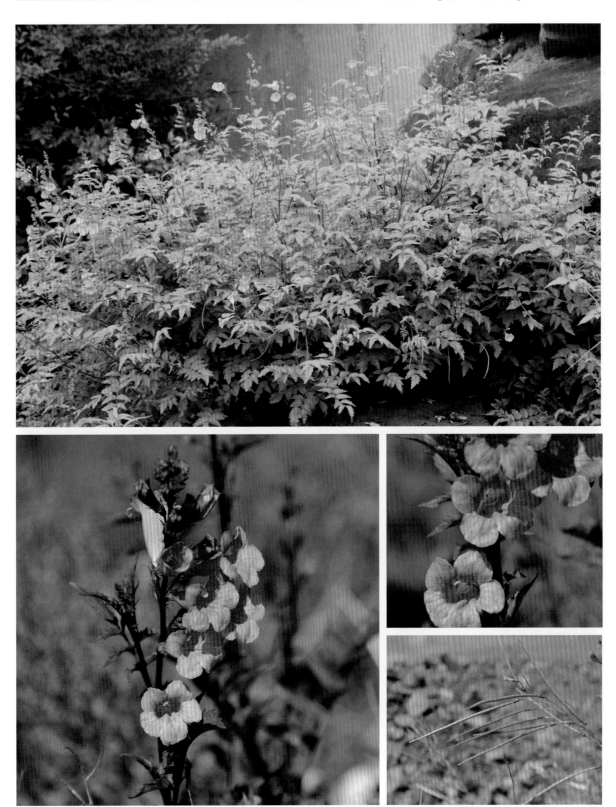

【形态特征】多年生具茎草本。分枝。叶互生，为一回羽状复叶；小叶多数，卵状披针形，边缘具锯齿，上面疏被微硬毛。顶生总状花序；花萼钟状；花冠淡红色、紫红色或粉红色，钟状长漏斗形，花冠筒基部紧缩成细筒。二强雄蕊，花药成对连着，丁字形着生。果线状圆柱形，革质。种子细小，长椭圆形，被丝状种毛。花期 3~7 月，果期 9~12 月。

【适宜生境】生于海拔 1400~3400m 的干热河谷、山坡灌丛中。

【资源状况】分布于香格里拉、德钦、维西、兰坪、玉龙等地。常见。

【入药部位】根茎或全草（唢呐花）。

【功能主治】祛风除湿，消炎止痛，健脾理气，活血散瘀。用于风湿骨痛，月经不调，泄泻，痢疾，胃痛胁痛；外用于疮疖，痈肿，骨折。

密生波罗花 全缘角蒿、野萝卜
Incarvillea compacta Maxim.

【标本采集号】ZM159

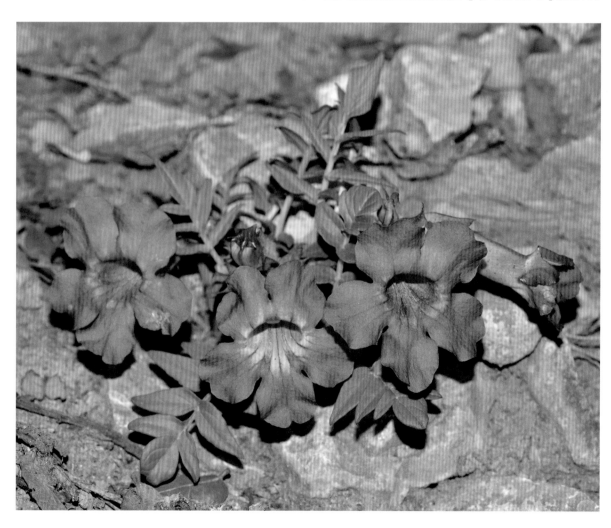

【形态特征】多年生草本。根肉质，圆锥状。叶为一回羽状复叶，聚生于茎基部；侧生小叶卵形，顶端小叶近卵圆形，全缘。总状花序密集，聚生于茎顶端，花从叶腋中抽出；花萼钟状，绿色或紫红色，具深紫色斑点；花冠红色或紫红色，花冠筒外面紫色，具黑色斑点，内面具少数紫色条纹，裂片顶端微凹，具腺体；二强雄蕊，着生于花冠筒基部，花药两两靠合，退化雄蕊小，弯曲。蒴果长披针形，两端尖，木质，具明显的4棱。花期5~7月，果期8~12月。

【适宜生境】生于海拔2600~4100m的空旷石砾山坡及灌丛中。

【资源状况】分布于德钦、维西、玉龙等地。偶见。

【入药部位】花、种子、根（密花角蒿）。

【功能主治】消食，调经，利肺，清热，解毒，燥湿。用于胃病，黄疸，消化不良，聤耳流脓，耳聋，月经不调，高血压，肺出血等。

红波罗花 角蒿、鸡肉参、波罗花
Incarvillea delavayi Bur. et Franch.

【标本采集号】5334210268

【形态特征】多年生草本，全株无毛。无茎。叶基生，一回羽状分裂；侧生小叶多对，长椭圆状披针形，边缘具粗锯齿或钝齿；顶生小叶叶柄极短至无柄。总状花序着生于花葶顶端，花葶从植株根部抽出；花萼钟状，萼齿顶端呈尾状尖；花冠钟状，红色，花冠裂片5，开展；二强雄蕊，花药卵圆形，丁字形着生。蒴果木质，灰褐色。种子阔卵形，上面无毛，下面被毛。花期7月。

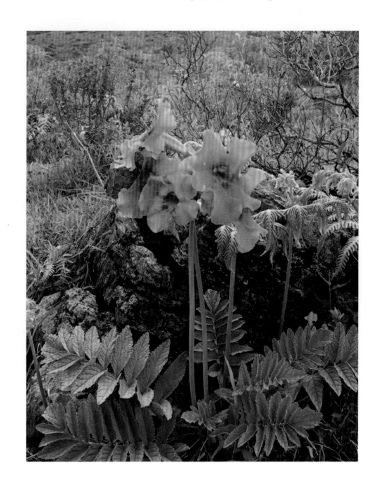

【适宜生境】生于海拔2400~3900m的高山草坡。

【资源状况】分布于香格里拉、玉龙等地。罕见。

【入药部位】根（红花鸡肉参）。

【功能主治】滋补强壮，补养气血。用于产后少乳，体虚，久病，虚弱，头晕，贫血。

单叶波罗花 *Incarvillea forrestii* Fletcher

【标本采集号】530724180528206LY

【形态特征】多年生草本，全株近无毛。具茎。单叶互生，不分裂，纸质，卵状长椭圆形，边缘具圆钝齿。总状花序顶生，密集在植株顶端；花萼钟状，萼齿顶端细尖或突尖；花冠红色，花冠筒内面有紫红色条纹及斑点，裂片圆形，被短柄腺体。蒴果披针形，扁而具4棱，顶端渐尖。种子卵形，具翅。花期5~7月，果期8~11月。

【适宜生境】生于海拔3040~3500m的多石高山草地及灌丛中。

【资源状况】分布于香格里拉、玉龙等地。罕见。

【入药部位】花、种子、根、叶。

【功能主治】花：消臌胀，敛黄水。用于协日乌素病，臌胀，气滞，消化不良。

种子：消炎，利耳。用于中耳炎，耳痛，耳脓。根：滋补，止咳。用于虚弱，头晕，胸闷，腹胀，咳嗽，月经不调。叶：用于咳嗽。

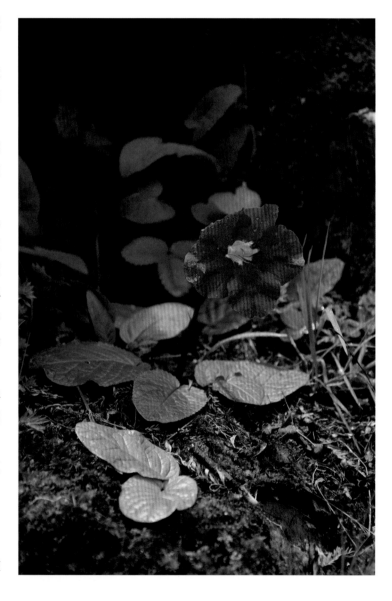

黄波罗花

土生地、圆麻参、黄花角蒿

Incarvillea lutea Bur. et Franch.

【标本采集号】5329320604

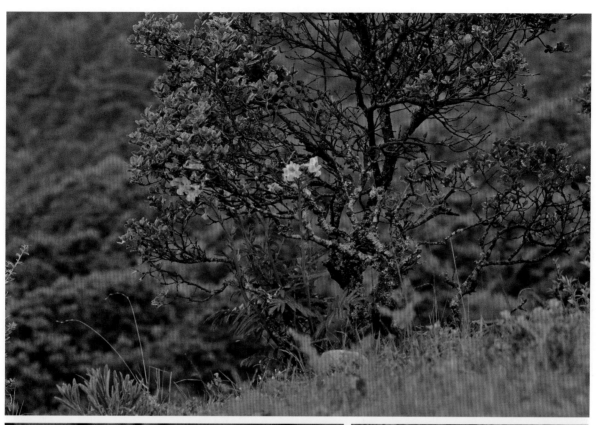

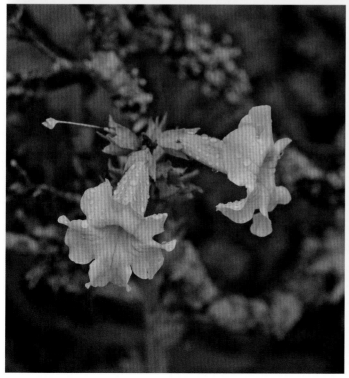

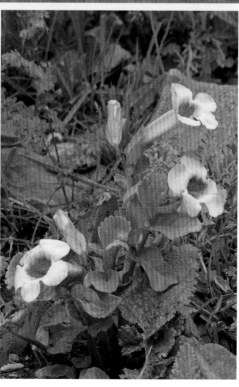

【形态特征】多年生草本，全株被淡褐色细柔毛。根肉质。具茎。叶一回羽状分裂；侧生小叶多对，椭圆状披针形，边缘具粗锯齿，无柄。顶生总状花序，着生于茎的近顶端；小苞片线形；花萼钟状，绿色，具紫色斑点，脉深紫色；花冠黄色，基部深黄色至淡黄色，具紫色斑点及褐色条纹，花冠裂片圆形，被具短柄的腺体。蒴果木质，披针形，淡褐色。种子卵形或圆形，密被灰色柔毛，有翅。花期 5~8 月，果期 9 月至翌年 1 月。

【适宜生境】生于海拔 2000~3350m 的高山草坡或混交林下。

【资源状况】分布于玉龙。罕见。

【入药部位】根（黄波罗花）。

【功能主治】滋补。用于病后体弱。

鸡肉参
大花角蒿、土生地、山羊参
Incarvillea mairei (Lévl.) Grierson

【标本采集号】5334210873

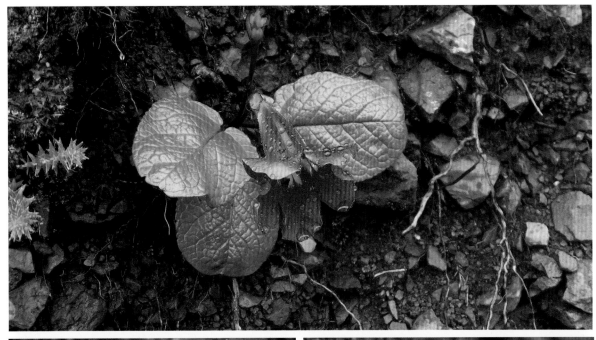

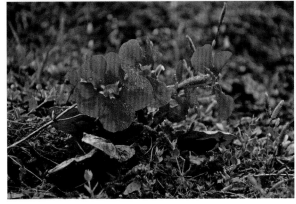

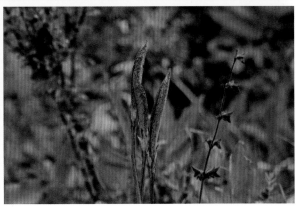

【形态特征】多年生草本，无茎。叶基生，一回羽状复叶；侧生小叶卵形，顶生小叶阔卵形，边缘具钝齿。总状花序着生于花序近顶端；花萼钟状，萼齿三角形；花冠紫红色或粉红色，花冠筒下部带黄色；二强雄蕊，花药靠合并抱着花柱，花药极叉开。蒴果圆锥状，具不明显的棱纹。种子阔卵圆形，膜质，具翅和小鳞片。花期5~7月，果期9~11月。

【适宜生境】生于海拔2400~4500m的高山石砾堆、山坡路旁向阳处。

【资源状况】分布于香格里拉、德钦、维西、玉龙等地。偶见。

【入药部位】根（鸡肉参）。

【功能主治】补益气血。用于骨折肿痛，产后少乳，体虚，久病虚弱，头晕，贫血，消化不良。

角 蒿 萝蒿、冰耘草
Incarvillea sinensis Lam.

【标本采集号】530702307

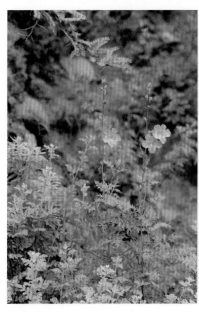
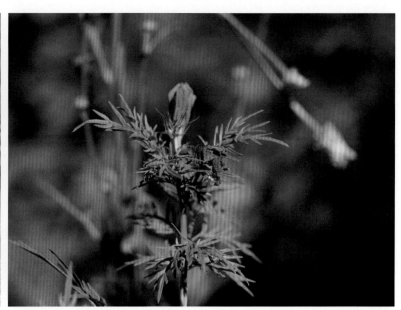

【形态特征】一年生至多年生草本。根近木质而分枝。具分枝的茎。叶互生，二至三回羽状细裂，小叶不规则细裂，具细齿或全缘。顶生总状花序，疏散；花萼钟状，绿色带紫红色；花冠淡玫瑰色或粉红色，有时带紫色，钟状漏斗形；二强雄蕊，着生于花冠筒近基部，花药成对靠合。蒴果淡绿色，细圆柱形。种子具膜质翅，顶端具缺刻。花期5~9月，果期10~11月。

【适宜生境】生于海拔500~3000m的山坡、田野。

【资源状况】分布于香格里拉、德钦、玉龙等地。偶见。

【入药部位】全草（角蒿）。

【功能主治】有小毒。祛风湿，解毒，杀虫。用于口疮，牙龈溃烂，耳疮，湿疹，疥癣，滴虫阴道炎。

胡麻科

芝 麻 机麻、麻子、白麻
Sesamum indicum L.

【标本采集号】5329320615

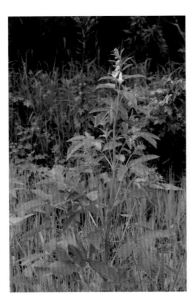 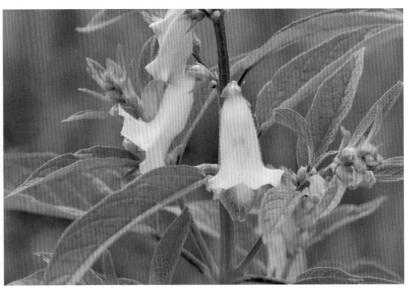

【形态特征】一年生直立草本。茎中空或具有白色髓部，微有毛。叶矩圆形或卵形，下部叶常掌状3裂，中部叶有齿缺，上部叶近全缘。花单生或2~3朵同生于叶腋内；花萼裂片披针形，被柔毛；花冠筒状，白色而常有紫红色或黄色的彩晕；雄蕊4，内藏；子房上位，被柔毛。蒴果矩圆形，有纵棱，直立，被毛。种子有黑白之分。花期夏末秋初。

【适宜生境】栽培于海拔 700~1500m 的山坡、田野。

【资源状况】玉龙有栽培。少见。

【入药部位】种子（黑芝麻）。

【功能主治】滋补肝肾，养血润肠，通乳。用于肝肾不足，头晕目眩，贫血，便秘，乳汁缺乏。

爵床科

白接骨

猢狲节根、金不换、猢狲接根
Asystasiella neesiana (Wall.) Lindau

【标本采集号】5329291061

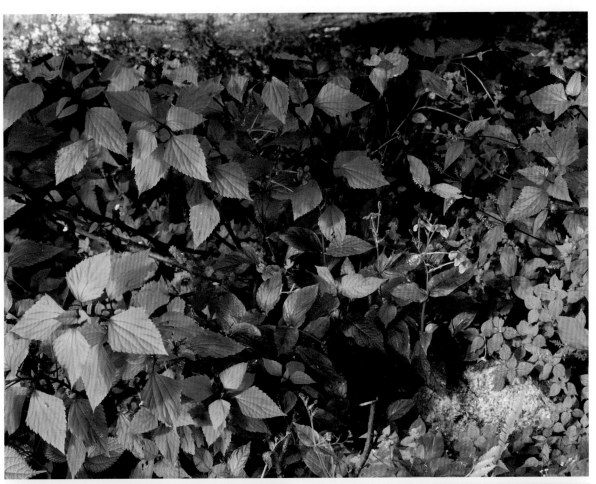

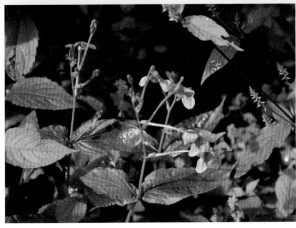

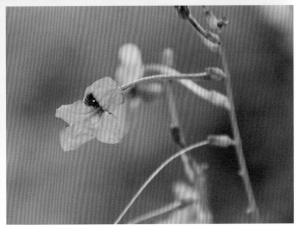

【形态特征】草本。具白色、富黏液的竹节形根状茎，茎略呈四棱形。叶纸质，卵形至椭圆状矩圆形，边缘微波状至具浅齿，基部下延成柄，疏被微毛。总状花序或基部有分枝，顶生；花单生或对生；花萼裂片5，主花轴和花萼被有柄腺毛；花冠淡紫红色，漏斗状，外疏生腺毛；雄蕊二强，着生于花冠喉部。蒴果，上部具4粒种子，下部实心细长似柄。

【适宜生境】生于林下或溪边。

【资源状况】分布于泸水、兰坪等地。偶见。

【入药部位】全草或根茎（白接骨）。

【功能主治】清热解毒，散瘀止血，利尿。用于肺结核，咽喉肿痛，糖尿病，腹水；外用于外伤出血，扭伤，疔肿。

假杜鹃 蓝花草、吐红草、青藤
Barleria cristata L.

【标本采集号】5329320605

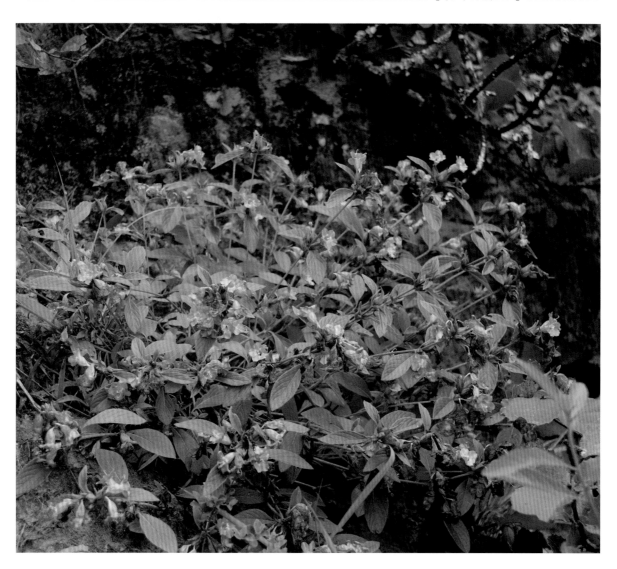

【形态特征】小灌木。茎被柔毛，有分枝。长枝叶椭圆形、长椭圆形或卵形，两面被长柔毛，脉上较密，全缘；腋生短枝的叶小，具短柄，椭圆形或卵形。花在短枝上密集；苞片叶形，无柄，小苞片披针形或线形，具锐尖头，边缘被糙伏毛，有时花退化而仅有 2 枚不孕的小苞片；外 2 萼片卵形至披针形，前萼片较后萼片稍短，脉纹甚显著，内 2 萼片线形或披针形，1 脉，有缘毛；花冠蓝紫色或白色，二唇形；能育雄蕊 4，不育雄蕊 1，所有花丝均被疏柔毛。蒴果长圆形，两端急尖，无毛。花期 11~12 月。

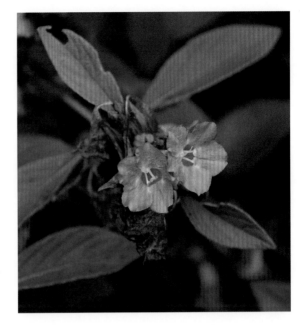

【适宜生境】生于海拔 700~1100m 的山坡、路旁或疏林下阴处，也可生于干燥草坡或岩石中。

【资源状况】分布于香格里拉、玉龙等地。偶见。

【入药部位】全株（紫靛）。

【功能主治】清肺化痰，止血截疟，祛风除湿，消肿止痛，透疹止痒。用于肺热咳嗽，疟疾，枪弹、竹刺入肉，疮疖，风湿痛。

滇鳔冠花 蓝花棵
Cystacanthus yunnanensis W. W. Smith

【标本采集号】3229010156

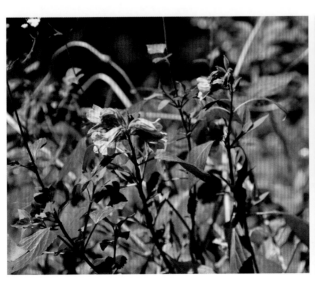

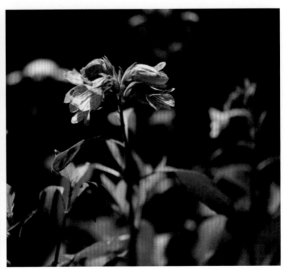

【形态特征】灌木，直立。茎初圆柱形，被白色或黄褐色长柔毛，后略 4 棱。叶卵形或卵状披针形，纸质，全缘，上面绿色，紧靠中脉密被黄色柔毛，下面近主脉被白色长柔毛。狭长的聚伞圆锥花序；苞片、花梗、花萼密被腺毛和长柔毛；花冠淡白色或天蓝色，基部略白色，外面沿脉被头状腺毛和纵线条，冠檐裂片圆；雄蕊 2。蒴果略密被腺毛、长柔毛，爿片有明显凹槽。种子盘形，被微柔毛。

【适宜生境】生于海拔 1000~2100m 的地区。

【资源状况】分布于玉龙。偶见。

【入药部位】根、茎、叶（滇鳔冠花）。

【功能主治】清热解毒，止咳。用于咳嗽，崩漏，感冒，喉炎。

狗肝菜 猪肝菜、路边青、假红蓝
Dicliptera chinensis (L.) Juss.

【标本采集号】5329291060

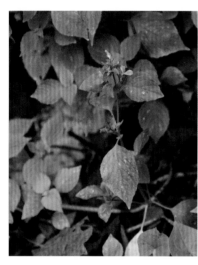 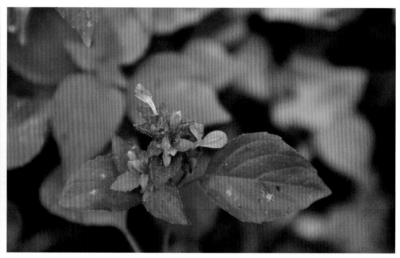

【形态特征】草本。茎外倾或上升，具钝棱和浅沟，节常膨大膝曲状，近无毛或节处被疏柔毛。叶卵状椭圆形，顶端短渐尖，基部阔楔形或稍下延，纸质，绿深色，两面近无毛或背面脉上被疏柔毛。花序腋生或顶生，由 3~4 个聚伞花序组成，总花梗下面有 2 枚总苞状苞片，总苞有小凸尖，具脉纹，被柔毛；小苞片线状披针形；花萼裂片 5，钻形；花冠淡紫红色，被柔毛，二唇形，上唇阔卵状近圆形，全缘，有紫红色斑点，下唇 3 浅裂；雄蕊 2。蒴果被柔毛，开裂时由蒴底弹起。

【适宜生境】生于海拔 1800m 以下的疏林下、溪边、路旁。

【资源状况】分布于兰坪。少见。

【入药部位】全草（狗肝菜）。

【功能主治】清热解毒，凉血利尿。用于感冒高热，斑疹发热，流行性乙型脑炎，风湿性关节炎，结膜炎，小便不利；外用于带状疱疹，疔肿。

地皮消

喜栎小苞爵床、红寒药、那安安得勒

Pararuellia delavayana (Baill.) E. Hossain

【标本采集号】5329320610

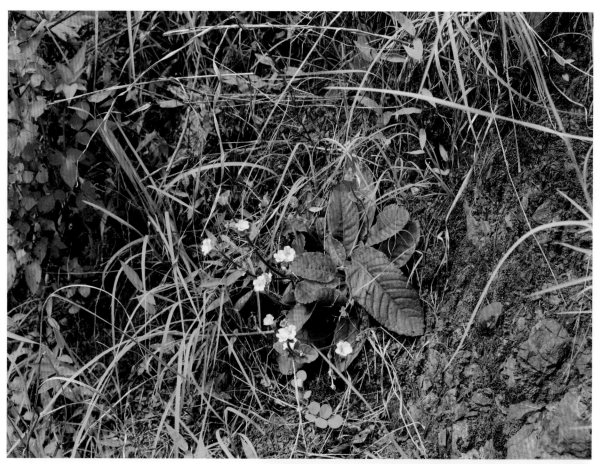

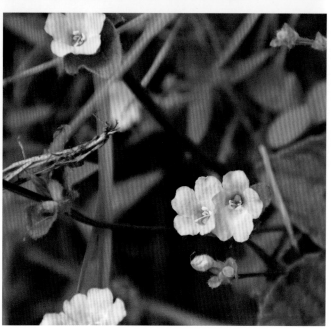

【形态特征】多年生矮小草本。茎极缩短。叶对生，呈莲座丛状，通常长圆形或长椭圆形，上面被长糙伏毛或糙伏毛，下面钟乳体明显。头状复聚伞花序；总苞片椭圆形或卵形，上面及背面脉上被稀疏糙伏毛，有缘毛，无柄；花序苞片线形，先端有缘毛，花苞片叶状，椭圆形或卵形，有短柄，下延至柄两侧成为翅，特征如同花序苞片；花萼5裂，先端被缘毛；花冠白色、淡蓝色或粉红色，冠檐5裂；两长雄蕊花丝着生于喉中部，两短雄蕊花丝着生喉基部。蒴果圆柱形，2片裂，每片有2列种子8颗。花期7~9月，果期11~12月。

【适宜生境】生于海拔750~3000m的山地草坡、疏林下。

【资源状况】分布于玉龙。偶见。

【入药部位】全草（红头翁）。

【功能主治】清热解毒，消肿止痛。用于急性扁桃体炎，腮腺炎，支气管炎，肺炎，淋巴结结核；外用于骨折，刀伤感染，疮毒脓肿。

云南马蓝 假水蓑衣、澜沧马蓝、雅安紫云菜
Pteracanthus yunnanensis (Diels) C. Y. Wu et C. C. Hu

【标本采集号】5329320612

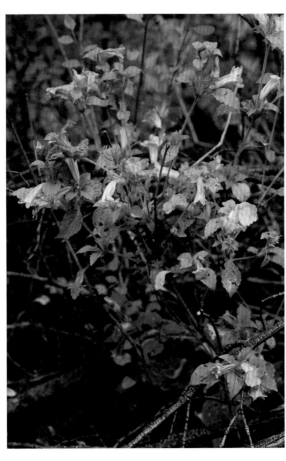
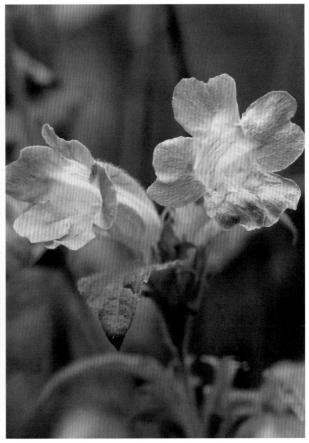

【形态特征】灌木。枝开展，嫩枝被软而开展的柔毛。叶具柄，膜质至草质，两面覆盖糠秕细长多节柔毛，卵形，边缘具圆齿状锯齿。花序顶生和腋生于总花梗上部叶腋；花无梗；苞片和小苞片卵状披针形，具红棕色中脉；萼片深5裂，条形，基部淡白色，近透明，边缘具长纤毛；花冠淡红紫色，花冠外面疏被毛，冠管圆柱形，向上稍稍扩大，向冠

檐裂片缓缓弯曲；花丝和花柱有柔毛，子房有髯毛。花期 7~9 月，果期 10~11 月。

【适宜生境】生于山坡、路旁、草丛及林边潮湿处。

【资源状况】分布于贡山、玉龙等地。偶见。

【入药部位】全草（云南马蓝）。

【功能主治】清热解毒，凉血止痛，散瘀消肿，截疟杀虫。

爵　床 观音草、肝火草、倒花草
Rostellularia procumbens (L.) Nees

【标本采集号】5329320613

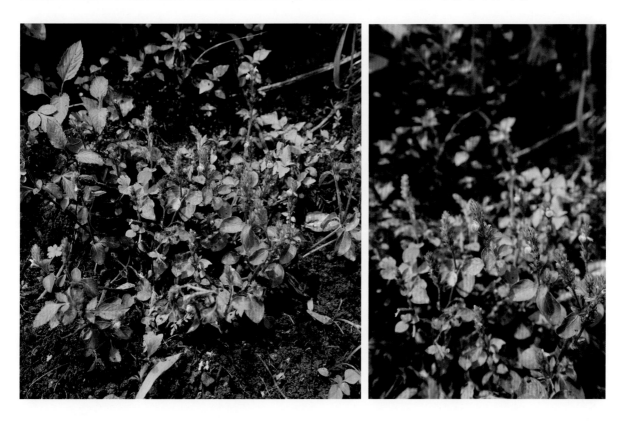

【形态特征】匍匐草本，通常有短硬毛。叶椭圆形至椭圆状长圆形，被短硬毛。穗状花序顶生或腋生；苞片1，小苞片2，均披针形，有缘毛；花萼裂片4，有膜质边缘和缘毛；花冠粉红色，二唇形，下唇3浅裂；雄蕊2。蒴果上部具4粒种子，下部实心似柄状。种子表面有瘤状皱纹。花、果期全年。

【适宜生境】生于山坡林间草丛中。

【资源状况】分布于玉龙。常见。

【入药部位】全草（爵床）。

【功能主治】清热解毒，利尿消肿。用于感冒发热，疟疾，咽喉肿痛，小儿疳积，痢疾，肠炎，肝炎，肾炎，水肿，尿路感染，乳糜尿；外用于疮痈疔肿，跌打损伤。

腺毛马蓝 味牛膝、尾膝、毛叶草

Pteracanthus forrestii (Diels) C. Y. Wu

【标本采集号】5334211114

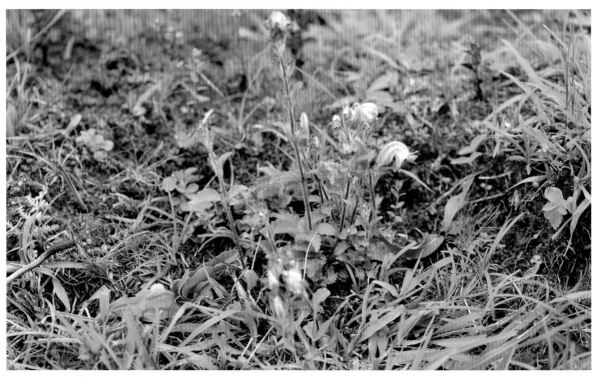

【形态特征】灌木或草本，植株遍生柔毛和腺毛，后毛脱落。叶草质，卵形至卵状矩圆形，边有锯齿。花序穗状，或基部有分枝，每节具对生双花，近圆锥花序；花单生，无梗；苞片叶状；小苞片条形，狭矩圆形；花萼裂片 5，条形，花萼、苞片和小苞片均密被腺状微柔毛；花冠蓝色、紫色或白色，花冠管上部扩大为钟状圆柱形，并弯曲，外面疏生微毛，里面有 2 列柔毛及背部疏生微毛，冠檐裂片 5；二强雄蕊。蒴果，顶部有毛。种子 4 粒。花期 7~8 月。

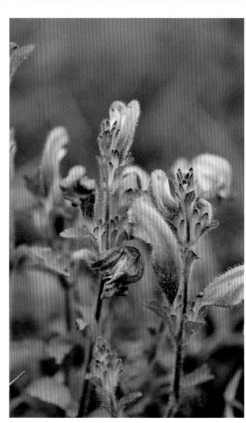

【适宜生境】生于海拔 3000m 以下的林下或草坡。

【资源状况】分布于香格里拉、兰坪、玉龙等地。偶见。

【入药部位】根（味牛膝）。

【功能主治】行血瘀，消肿痛，强筋骨。用于经闭癥瘕，淋痛难产，腰膝痹痛。

碗花草 铁贯藤、老鸦嘴、斑鸠嘴

Thunbergia fragrans Roxb.

【标本采集号】5329320614

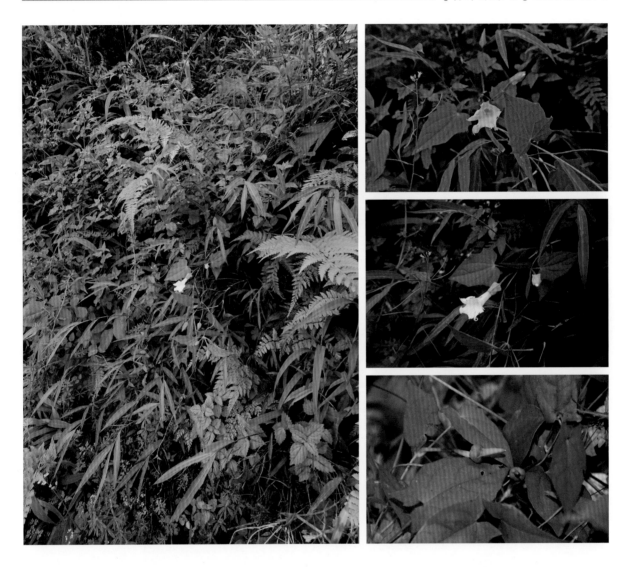

【形态特征】多年生攀缘草本，被倒硬毛或无毛，有块根。叶两面初被柔毛或短柔毛，后渐稀疏，仅脉上被毛。花通常单生叶腋，被倒向柔毛；小苞片卵形，急尖，被疏柔毛或短毛；萼具多齿，无毛；冠檐裂片倒卵形，先端平截，或多或少呈山字形。蒴果无毛。种子腹面平滑，种脐大。花期 8 月至翌年 1 月，果期 11 月至翌年 3 月。

【适宜生境】生于海拔 1100~2300m 的山坡灌丛中。

【资源状况】分布于香格里拉。偶见。

【入药部位】根、种子（碗花草）。

【功能主治】泻水下气，解毒，消食健胃。用于腹胀。

苦苣苔科

粗筒苣苔 *Briggsia amabilis* (Diels) Craib

【标本采集号】5329290002

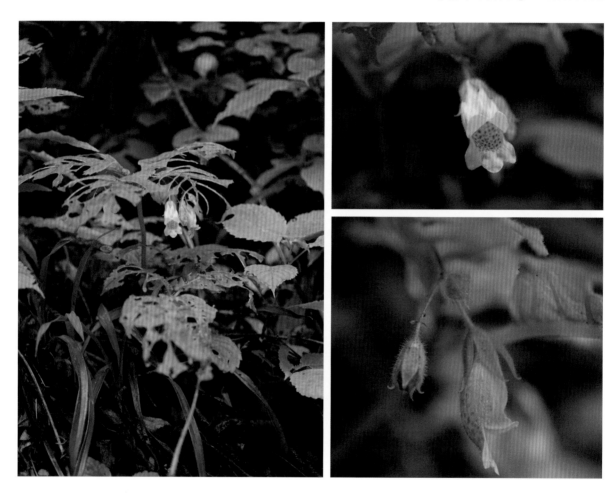

【形态特征】多年生草本。多须根。根状茎横走，深褐色；茎淡褐色，具纵棱。叶对生，集聚茎顶端；叶片倒卵形或狭卵形。聚伞花序生茎顶端叶腋；花序梗、花梗和花萼外面均被白色柔毛；花冠粗筒状，黄色；上唇2裂，裂片近圆形，相等，下唇3裂，内面具紫色斑点；花药卵圆形，花盘环状；子房狭长圆形。蒴果长线形，被淡黄色疏柔毛。花期7~8月，果期10月。

【适宜生境】生于海拔1800~3500m的山地林中草坡、石上或附生树上。

【资源状况】分布于香格里拉。偶见。

【入药部位】全草（粗筒苣苔）。

【功能主治】消肿散瘀，止血。

斑叶唇柱苣苔　唇萼苣苔、凤仙花、毛叶紫喇叭
Chirita pumila D. Don

【标本采集号】533324180817337LY

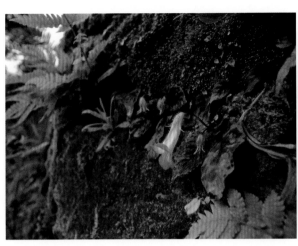 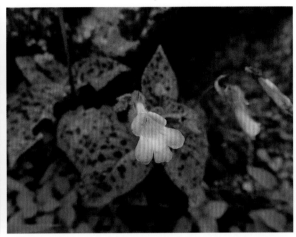

【形态特征】一年生草本。茎不分枝或有短分枝，被柔毛。叶对生；叶片草质，有紫色斑，狭卵形、斜椭圆形或卵形，边缘有小牙齿，被短柔毛。花序腋生，有长梗；苞片卵形、宽卵形或披针形，被短柔毛；花萼被长柔毛，5裂，常向外弯曲；花冠淡紫色，外面被短柔毛，筒细漏斗状，上唇2裂，下唇3裂。种子椭圆形。花期7~9月，果期9~11月。

【适宜生境】生于海拔800~2380m的山地林中、溪边、石上、陡崖上或土山草丛中。

【资源状况】分布于贡山、泸水等地。偶见。

【入药部位】全草（虎须草）。

【功能主治】解表发汗，舒筋活血，消肿止痛，止咳止血。用于跌打损伤，咳嗽，咯血，吐血，带下病。

石　花　石胆草、石莲花、石吊兰
Corallodiscus flabellatus (Craib) Burtt

【标本采集号】5329320616

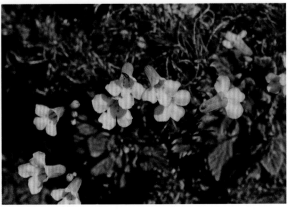

【形态特征】多年生草本。叶全部基生，呈莲座状；叶片革质，宽倒卵形、扇形，边缘具细圆齿，上面密被白色稀淡褐色长柔毛，下面密被灰白色或淡褐色绵毛。聚伞花序，花序梗幼时密被淡褐色绵毛；花萼钟状；花冠筒状，蓝色、紫蓝色，内面下唇一侧具髯毛和斑纹，上唇2裂，下唇3裂，裂片圆倒卵形；雄蕊4。蒴果长圆形。花期6~7月，果期8月。

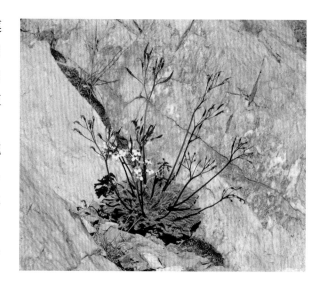

【适宜生境】生于海拔1400~3600m的山坡林缘岩石上及石缝中。

【资源状况】分布于香格里拉、德钦、维西、贡山、玉龙等地。偶见。

【入药部位】全草（石胆草）。

【功能主治】活血，祛湿，止血生肌，止痛。用于月经不调，心悸，胃脘痛，湿热痹证，小儿疳积，外伤出血，疖肿。

卷丝苣苔 卷丝珊瑚苣苔、渣加哈梧
Corallodiscus kingianus (Craib) Burtt

【标本采集号】5325230812

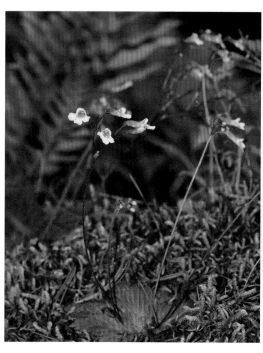

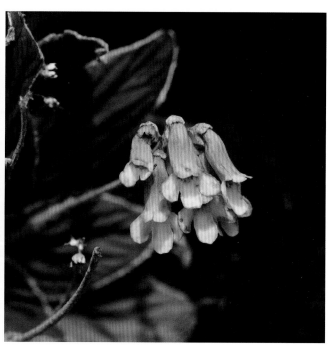

【形态特征】多年生草本。根状茎短而粗。叶全部基生，呈莲座状，具柄；叶菱状狭卵形或卵状披针形，下面密被锈色毡状绵毛。聚伞花序；花序与花梗及花萼密被锈色绵毛；花萼钟状；花冠筒状，淡紫色、紫蓝色，上唇 2 裂，裂片半圆形，顶端圆形，下唇 3 裂，裂片卵圆形或近圆形；雄蕊 4。蒴果长圆形。花、果期 6~9 月。

【适宜生境】生于海拔 2800~4600m 的山坡、林下岩石上。

【资源状况】分布于香格里拉。偶见。

【入药部位】全草（卷丝苦苣苔）。

【功能主治】清热解毒，补肾，止血。用于泄泻，阳痿早泄，月经不调，带下病，并可解野菜、肉类及乌头中毒。

滇黔紫花苣苔 *Loxostigma cavaleriei* (Lévl. et Van.) Burtt

【标本采集号】533324180829530LY

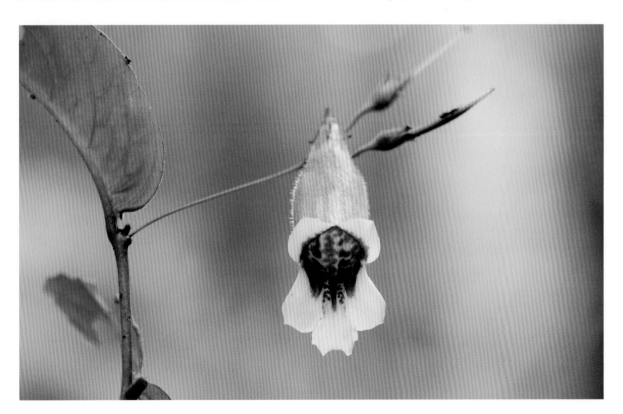

【形态特征】亚灌木。具匍匐茎；茎从根状茎节上生出，有棱，被短柔毛。叶对生，具柄，叶片膜质，狭椭圆形或长圆形，边缘具细圆齿。聚伞花序腋生；花萼 5 裂至近基部，裂片相等，线状披针形；花冠红白色，外面被粗柔毛，有时内面具红色或紫色斑纹，上唇 2 裂，半圆形，下唇 3 裂，近倒卵形；雄蕊 4，花丝线形，无毛。蒴果线形，有时镰刀状，黑褐色。种子有毛状附属物。花期 9 月，果期 10 月。

【适宜生境】生于海拔 680~1550m 的林中树干上。

【资源状况】分布于贡山。偶见。

【入药部位】全草。

【功能主治】清热解毒，消肿止痛，健脾燥湿。用于跌打损伤，骨折，消化不良，泄泻，痢疾，咳血，风湿痛，咳嗽，哮喘，疟疾，贫血。

紫花苣苔 石豇豆、岩参、斜柱苣苔
Loxostigma griffithii (Wight) Clarke

【标本采集号】533324180911837LY

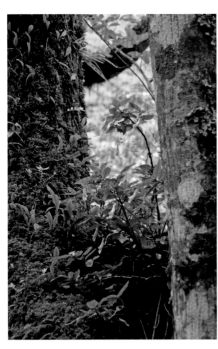 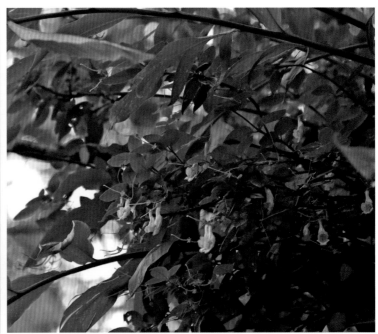

【形态特征】半灌木。叶对生；叶片膜质，长椭圆形或狭卵形，顶端常镰状渐尖，边缘具细牙齿或仅上部具不明显疏齿，上面疏被贴伏粗柔毛，下面疏生短柔毛至近无毛。聚伞花序二歧式，在茎上部腋生；花萼裂片线状披针形或披针形，被腺状短柔毛；花黄色、淡黄色，外面疏被腺状短柔毛，内面具紫色斑纹，上唇 2 裂，裂片半圆形，下唇 3 裂，裂片相等；雄蕊 4，花丝线形，无毛。蒴果线形。种子多数，两端各具 1 条附属物。花期 10 月，果期 11 月。

【适宜生境】生于海拔 650~2600m 的潮湿的林中树上或山坡岩石上。

【资源状况】分布于贡山、福贡。偶见。

【入药部位】全草。

【功能主治】清热解毒，消肿止痛，健脾燥湿。用于跌打损伤，骨折，消化不良，泄泻，痢疾，咳血，风湿痛，咳嗽，哮喘，疟疾，贫血，预防流行性感冒、流行性乙型脑炎。

石蝴蝶 *Petrocosmea duclouxii* Craib

【标本采集号】5334210572

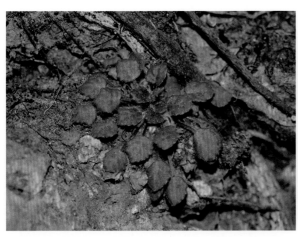 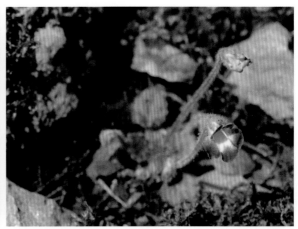

【形态特征】多年生小草本，植株大部分被柔毛。叶有长柄；叶片纸质，宽卵形、心形或近圆形，边缘有波状浅圆齿。花序 1~7 条，花序梗顶端生 1 花；花萼 5 裂达基部；苞片狭卵形；花冠蓝紫色，上唇 2 裂至近基部，裂片半圆形，下唇 3 浅裂，裂片卵状圆形；雄蕊 2，有锈色小毛，退化雄蕊 3。花期 5~6 月，果期 8 月。

【适宜生境】生于海拔约 2000m 的山地阴处石上。

【资源状况】分布于香格里拉。偶见。

【入药部位】全草（石头花）。

【功能主治】清热解毒，健脾和胃。用于感冒，小儿疳积。

中华石蝴蝶 石花
Petrocosmea sinensis Oliv.

【标本采集号】ZM427

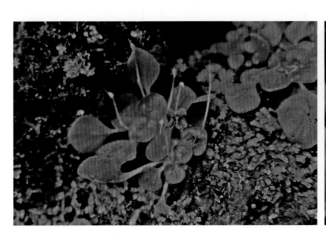 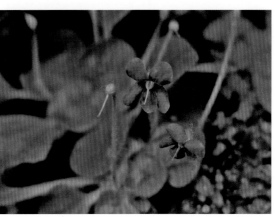

【形态特征】多年生小草本，植株大部分被短柔毛。叶有长柄；叶片草质，宽菱形、宽菱状倒卵形或近圆形，边缘全缘或在中部之上有不明显波状浅齿。花序多条，花序梗顶端有1花；苞片生花葶中部稍上处，狭线形；花萼5裂达基部；花冠蓝色或紫色，上唇2裂超过中部，下唇3深裂；雄蕊2，花丝着生于花冠基部，退化雄蕊3，着生于距花冠基部0.3mm处。蒴果椭圆球形。花期8~11月，果期8~12月。

【适宜生境】生于海拔400~500m的低山阴处石上。

【资源状况】分布于泸水。偶见。

【入药部位】全草（石头花）。

【功能主治】清热解毒，健脾和胃。用于感冒，小儿疳积。

尖舌苣苔 一串珍珠、大脖子药、半边脸
Rhynchoglossum obliquum Bl.

【标本采集号】533324180911828LY

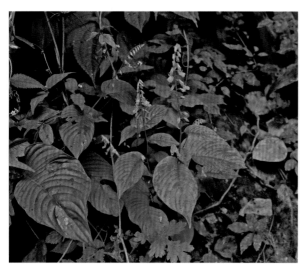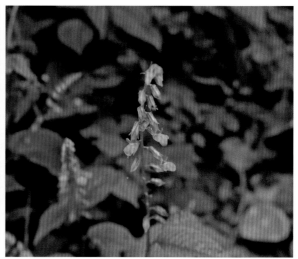

【形态特征】一年生草本。叶互生；叶片草质，狭卵形，边缘全缘。顶生花序有多数花，花序轴上部以及花梗被极短的伏毛；苞片线形，常带蓝色；花萼带蓝色，5浅裂；花冠蓝紫色，只在内面口部突起处有短毛，上唇裂片宽卵形或半圆形，下唇椭圆形，3浅裂；雄蕊2，位于前方，线形，退化雄蕊2，位于后方。蒴果椭圆球形。种子长椭圆球形。花期7~10月，果期10~11月。

【适宜生境】生于海拔2300~3600m的山地草坡及灌丛中。

【资源状况】分布于贡山、福贡等地。偶见。

【入药部位】根（大脖子药）。

【功能主治】软坚散结，消瘿理气。用于甲状腺肿大，瘿瘤。

列当科

野 菰　土灵芝草、烟管头草、蛇箭卓

Aeginetia indica L.

【标本采集号】533324180911846LY

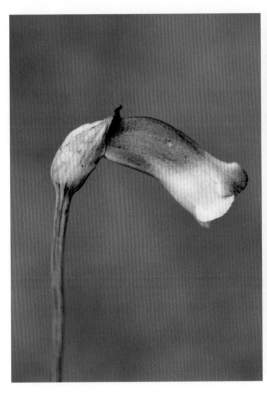
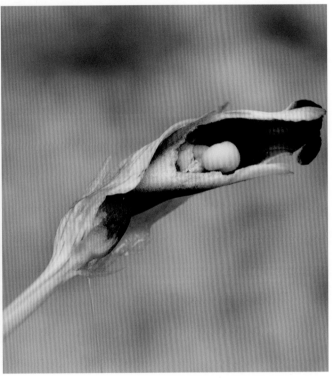

【形态特征】一年生寄生草本。根稍肉质，具树状细小分枝。茎黄褐色或紫红色。叶肉红色，卵状披针形或披针形，无毛。花常单生茎端；花梗粗壮，直立，常具紫红色的条纹；花萼紫红色、黄色或黄白色，具紫红色条纹；花冠带黏液，二唇形，筒部顶端 5 浅裂，裂片近圆形，全缘；雄蕊 4 枚，内藏，花丝紫色，无毛，花药黄色，有黏液，成对黏合，仅 1 室发育，下方 1 对雄蕊的药隔基部延长成距。蒴果圆锥状或长卵球形，2 瓣开裂。种子细小，种皮网状。花期 4~8 月，果期 8~10 月。

【适宜生境】生于海拔 200~1800m 土层深厚、湿润及枯叶多的地方。

【资源状况】分布于贡山、兰坪等地。偶见。

【入药部位】全草（野菰）。

【功能主治】有小毒。解毒消肿，清热凉血。用于扁桃体炎，咽喉炎，尿路感染，骨髓炎；外用于蛇毒咬伤，疔疮。

丁座草 千斤坠、一支腊、蒙莱苓
Boschniakia himalaica Hook. f. et Thoms

【标本采集号】5334210410

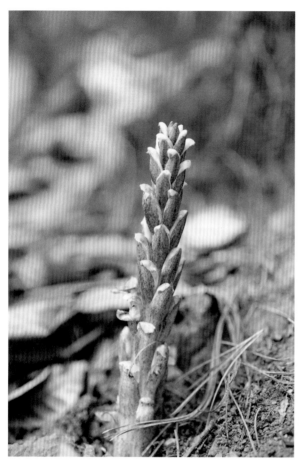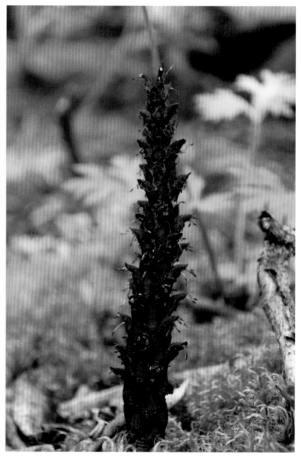

【形态特征】寄生肉质草本，植株近无毛。根状茎球形或近球形；茎不分枝，肉质。叶宽三角形、三角状卵形至卵形。花序总状，具密集的多数花；苞片1枚，着生于花梗基部，三角状卵形；花萼浅杯状，顶端5裂，花后仅筒部宿存，边缘全缘；花冠黄褐色或淡紫色，上唇盔状，下唇3浅裂，裂片常反折，边缘常被短柔毛；雄蕊4枚。蒴果近圆球形或卵状长圆形。种子不规则球形，亮浅黄色或浅褐色，种皮具蜂窝状纹饰，网眼多边形，漏斗状。花期4~6月，果期6~9月。

【适宜生境】生于海拔2500~4000m的高山林下或灌丛中。

【资源状况】分布于香格里拉、德钦、维西、福贡、玉龙等地。偶见。

【入药部位】块根（枇杷芋）、全草（丁座草）。

【功能主治】块根：有小毒。温肾，消胀，止痛。用于腹胀，胃痛，疝气，劳伤咳嗽，血吸虫病。
全草：理气止痛，祛风活络，杀虫，解毒。用于胃痛腹胀，跌打损伤，风湿关节疼痛，月经不调，血吸虫病，误食草乌中毒；外用于腮腺炎。

钟萼草 _{茸草}
Lindenbergia philippensis (Cham.) Benth.

【标本采集号】3229010122

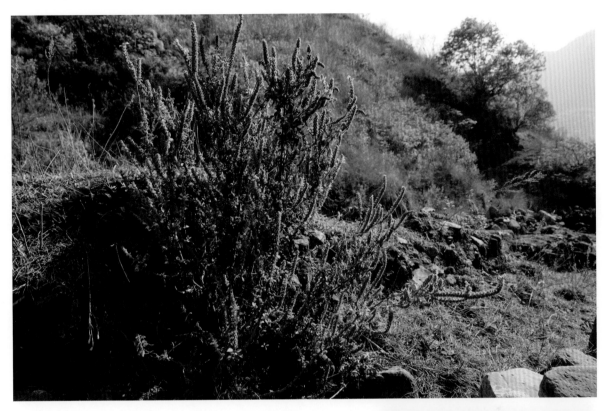

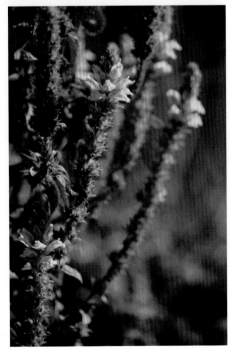

【形态特征】多年生粗壮、坚挺、直立、灌木状草本。茎圆柱形，下部木质化，多分枝。叶片卵形至卵状披针形，纸质，边缘具尖锯齿。花近于无梗，集成顶生稠密的穗状总状花序；花冠黄色，外面带紫斑。蒴果，密被棕色硬毛。种子黄色，表面粗糙。花、果期11月至翌年3月。

【适宜生境】生于海拔1200~2600m的干山坡、岩缝及墙缝中。

【资源状况】分布于玉龙。少见。

【入药部位】叶（钟萼草叶）、全草（钟萼草）。

【功能主治】叶：收湿生肌，止痒敛疮。外用于骨髓炎。全草：清热解毒，祛风除湿。用于疔疮肿毒，风湿疼痛，咽喉肿痛，风热咳嗽。

列 当

独根草、兔子拐棒、鬼见愁

Orobanche coerulescens Steph.

【标本采集号】5334211144

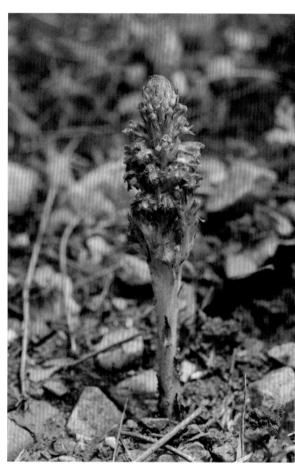
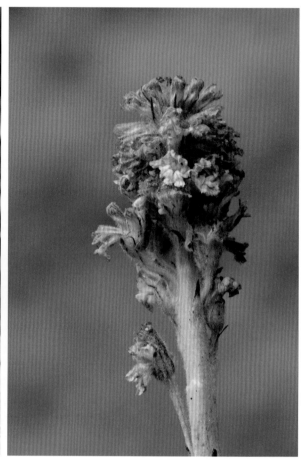

【形态特征】二年生或多年生寄生草本，全株密被蛛丝状长绵毛。茎直立，不分枝，具明显的条纹。叶干后黄褐色，卵状披针形。花多数，排列成穗状花序，顶端钝圆或呈锥状；苞片与叶同形并近等大；花萼 2 深裂，每裂片中部以上再 2 浅裂；花冠深蓝色、蓝紫色或淡紫色，上唇 2 浅裂，下唇 3 裂，裂片边缘具不规则小圆齿；雄蕊 4 枚。蒴果卵状长圆形或圆柱形。种子多数，干后黑褐色。花期 4~7 月，果期 7~9 月。

【适宜生境】生于海拔 850~4000m 的沙丘、山坡及沟边草地上。

【资源状况】分布于香格里拉。偶见。

【入药部位】根及全草（列当）。

【功能主治】补肾助阳，强筋骨。用于腰膝冷痛，阳痿，遗精；外用于小儿久泻。蒙医用于炭疽。

透骨草科

透骨草 百乳草

Phryma leptostachya L. ssp. *asiatica* (Hara) Kitamura

【标本采集号】5329320618

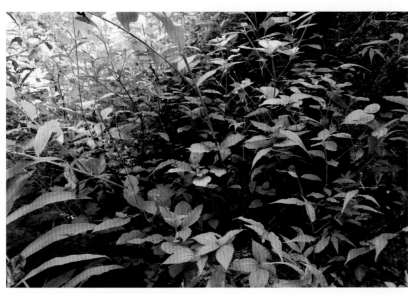
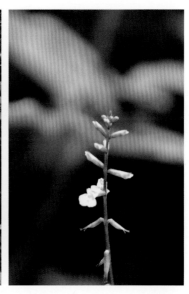

【形态特征】多年生草本，植株大部分密被短柔毛。茎直立，四棱形。叶对生；叶片卵状长圆形、卵状披针形、卵状椭圆形至卵状三角形或宽卵形，草质。穗状花序生茎顶及侧枝顶端，被微柔毛或短柔毛；苞片钻形至线形；花多数，出自苞腋，在花序轴上对生或于下部互生，于蕾期直立，花后反折；花萼筒状，有纵棱，萼齿直立；花冠漏斗状筒形，蓝紫色、淡红色至白色，檐部二唇形，上唇直立，下唇平伸；雄蕊4。瘦果狭椭圆形，包藏于棒状宿存萼内，反折并贴近花序轴。种子1，种皮薄膜质，与果皮合生。花期6~10月，果期8~12月。

【适宜生境】生于海拔380~2800m的阴湿山谷或林下。

【资源状况】分布于维西。偶见。

【入药部位】全草（透骨草）。

【功能主治】清热解毒，解暑。用于风热咳喘，肺脓肿，乳蛾，乳痈。

车前科

车 前
车轮草、猪耳草、牛耳朵草
Plantago asiatica L.

【标本采集号】533324180418002LY

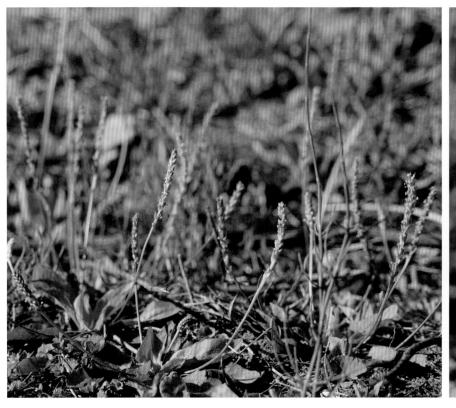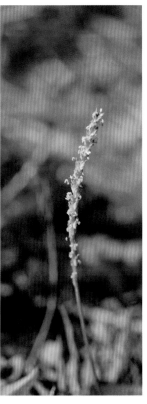

【形态特征】二年生或多年生草本。须根多数。根状茎短。叶基生，呈莲座状；叶片薄纸质或纸质，宽卵形至宽椭圆形，边缘波状、全缘或中部以下有锯齿、牙齿或裂齿。穗状花序细圆柱状；苞片狭卵状三角形或三角状披针形，龙骨突宽厚；萼片椭圆形，龙骨突较宽，两侧片稍不对称；花冠白色，冠筒与萼片约等长，裂片具明显的中脉，于花后反折。蒴果纺锤状卵形、卵球形或圆锥状卵形。种子卵状椭圆形或椭圆形，具角，黑褐色至黑色。花期4~8月，果期6~9月。

【适宜生境】生于草地、沟边、河岸湿地、田边、路旁或村边空旷处。

【资源状况】分布于香格里拉、德钦、维西、贡山、福贡、玉龙等地。常见。

【入药部位】种子（车前子）、全草（车前草）。

【功能主治】种子：清热利尿，渗湿通淋，明目，祛痰。用于水肿胀满，热淋涩痛，暑湿泄泻，目赤肿痛，痰热咳嗽。全草：清热利尿，祛痰，凉血，解毒。用于喉痹乳蛾，皮肤溃疡。

平车前
车轱辘、车串串、车前草
Plantago depressa Willd.

【标本采集号】5329320620

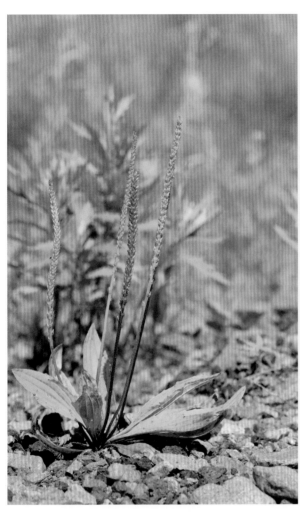
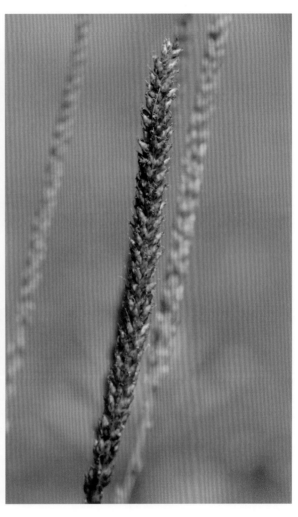

【形态特征】一年生或二年生草本。直根长，具多数侧根，多少肉质。根状茎短。叶基生，呈莲座状；叶片纸质，椭圆形、椭圆状披针形或卵状披针形，边缘具浅波状钝齿、不规则锯齿或牙齿。花序有纵条纹，穗状花序细圆柱状；苞片三角状卵形，龙骨突宽厚；花萼无毛，龙骨突宽厚；花冠白色，冠筒裂片极小，于花后反折。蒴果卵状椭圆形至圆锥状卵形。种子椭圆形。花期 5~7 月，果期 7~9 月。

【适宜生境】生于海拔 5~4500m 的草地、河滩、沟边、草甸、田间及路旁。

【资源状况】分布于香格里拉、德钦等地。常见。

【入药部位】种子（车前子）、全草（车前草）。

【功能主治】种子：清热利尿，渗湿通淋。明目，祛痰。用于水肿胀满，热淋涩痛，暑湿泄泻，目赤肿痛，痰热咳嗽。全草：清热利尿，祛痰，凉血，解毒。用于水肿尿少，热淋涩痛，暑湿泻痢，吐血，衄血，痈肿，疮毒。

大车前 车前、车前草、车辙子草
Plantago major L.

【标本采集号】5329290002

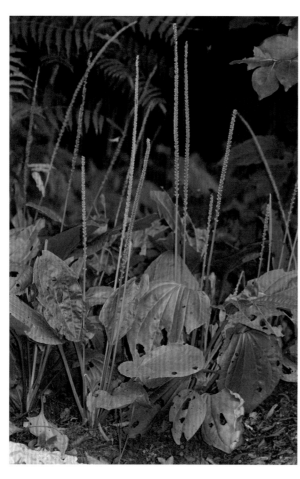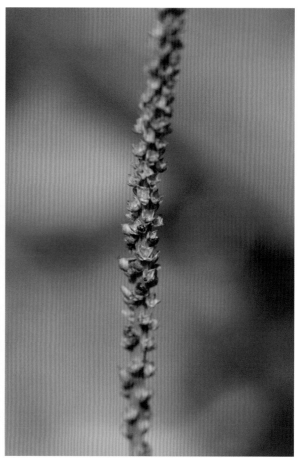

【形态特征】二年生或多年生草本。须根多数。根状茎粗短。叶基生，呈莲座状；叶宽卵形至宽椭圆形，边缘波状、疏生不规则牙齿或近全缘。穗状花序细圆柱状；苞片宽卵状三角形，龙骨突宽厚；萼片先端圆形，边缘膜质，龙骨突不达顶端；花冠白色，冠筒裂片于花后反折。蒴果近球形、卵球形或宽椭圆球形。种子卵形、椭圆形或菱形。花期 6~8 月，果期 7~9 月。

【适宜生境】生于海拔 5~2800m 的草地、草甸、河滩、沟边、沼泽地、山坡路旁、田边或荒地。

【资源状况】分布于维西、贡山、玉龙等地。少见。

【入药部位】种子（车前子）、全草（车前草）。

【功能主治】种子：清热利尿，渗湿通淋。用于小便不利，淋浊带下，水肿胀满，暑湿泻泄。全草：凉血，解毒，明目，祛痰。用于目赤障翳，痰热咳喘。

忍冬科

莛梗花
短枝六道木、鸡骨头、神仙叶子
Abelia engleriana (Graebn.) Rehd.

【标本采集号】ZM519

【形态特征】落叶灌木，高 1~2m。幼枝红褐色，被短柔毛；老枝树皮条裂脱落。叶圆卵形、狭卵圆形、菱形、狭矩圆形至披针形。花生于侧生短枝顶端叶腋，由未伸长的带叶花枝构成聚伞花序状；花冠红色，狭钟形。果长圆柱形，冠以 2 枚宿存萼裂片。花期 5~6 月，果熟期 8~9 月。

【适宜生境】生于海拔 240~2000m 的林缘、路边、草坡、岩石、山谷等处。

【资源状况】分布于玉龙等地。

【入药部位】根、果、花（莛梗花）。

【功能主治】祛风湿，解热毒。用于风湿筋骨疼痛；外用于疮痈红肿。

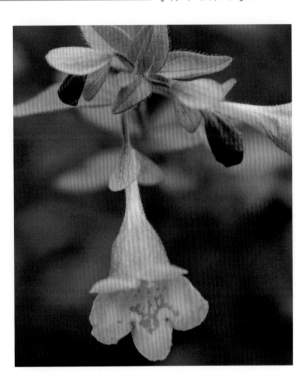

细瘦六道木　*Abelia forrestii* (Diels) W. W. Smith

【标本采集号】5334210252

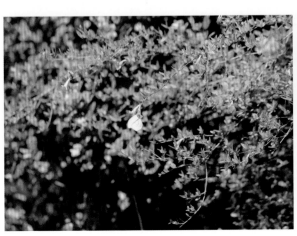
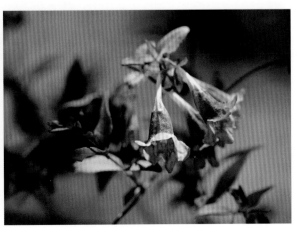

【**形态特征**】落叶灌木。幼枝红褐色，密被黄褐色短绒毛；老枝灰色，树皮剥落。叶狭椭圆形、矩圆形至矩圆状披针形，全缘。花单生或 2~3 朵生于侧枝叶腋，芳香；苞片 1 对，条形；小苞片钻形；萼檐 5 裂，裂片条状倒披针形，具 3 脉，果期带红色；花冠白色或玫瑰红色，钟状漏斗形，筒部裂片 5；雄蕊 4。果具 2 枚宿存而增大的萼裂片。花期 6~9 月，果期 9~10 月。

【**适宜生境**】生于海拔 1900~3300m 的山坡阳处和灌丛中。

【**资源状况**】分布于香格里拉、玉龙等地。偶见。

【**入药部位**】果实。

【**功能主治**】用于风湿麻痹。

云南双盾木 云南双楣、鸡骨柴、垂枝双盾木
Dipelta yunnanensis Franch.

【标本采集号】5334210672

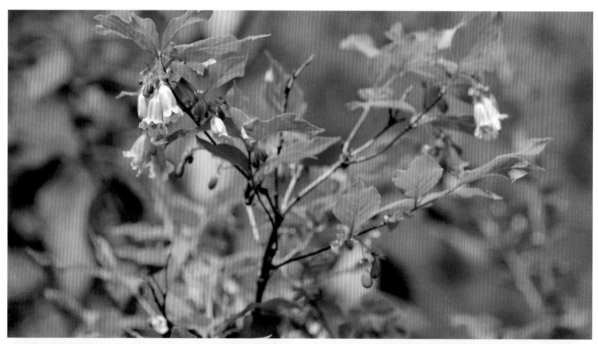

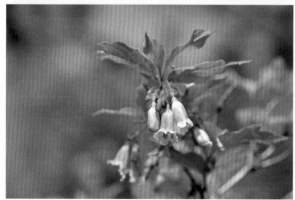

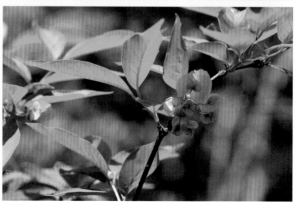

【形态特征】落叶灌木。幼枝被柔毛，冬芽具鳞片。叶椭圆形至宽披针形，全缘或稀具疏浅齿，被长柔毛，边缘具睫毛。伞房状聚伞花序生于短枝顶部叶腋；小苞片 2 对，不等形；萼檐膜质，被柔毛，萼齿钻状条形；花冠白色至粉红色，钟形，二唇形，喉部具柔毛及黄色块状斑纹。果圆卵形，被柔毛。种子扁，内面平，外面延生成脊。花期 5~6 月，果熟期 5~11 月。

【适宜生境】生于海拔 880~2400m 的杂木林下或山坡灌丛中。

【资源状况】分布于香格里拉、德钦、维西、贡山、兰坪、玉龙等地。偶见。

【入药部位】根（鸡骨柴）。

【功能主治】散寒发汗，燥湿止痒，透疹解毒。用于麻疹，痘毒，湿热身痒，穿踝风等。

鬼吹箫　鸡心果、炮仗筒、云通
Leycesteria formosa Wall.

【标本采集号】533324180508124LY

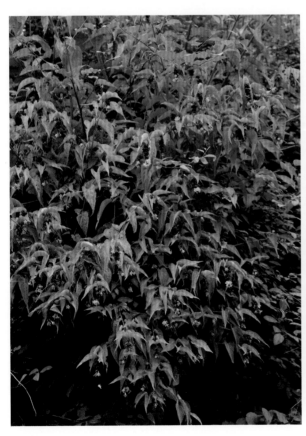
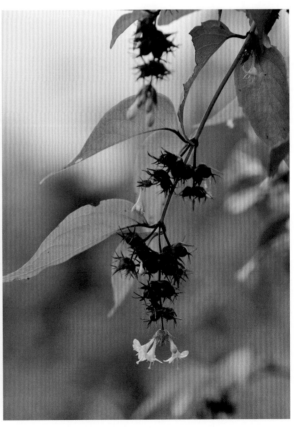

【形态特征】灌木，全体常被暗红色短腺毛，小枝、叶柄、花序梗、苞片和萼齿均被弯伏短柔毛。叶纸质，卵形、卵状矩圆形或卵状披针形，边常全缘。穗状花序顶生或腋生；苞片叶状，绿色、带紫色或紫红色；萼筒矩圆形，密生糙毛和短腺毛，萼檐 5 深裂；花冠白色至粉红色或带紫红色，漏斗状，筒外面基部具 5 个膨大的囊肿。果由红色或紫红色变黑色或紫黑色，卵圆形或近圆形。种子微小。花期 6~9 月，果期 9~10 月。

【适宜生境】生于海拔 1600~3500m 的山坡、山谷或溪边林下。

【资源状况】分布于香格里拉、维西、贡山、泸水、福贡、兰坪、玉龙等地。常见。

【入药部位】全株（鬼吹箫）。

【功能主治】破血，祛风，平喘，利湿清热，活血止血。用于哮喘，风湿性关节炎，月经不调，黄疸性肝炎，尿道炎，水肿，眼病，骨折损伤。

淡红忍冬　石山金银花、肚子银花、野金银花
Lonicera acuminata Wall.

【标本采集号】533324180515234LY

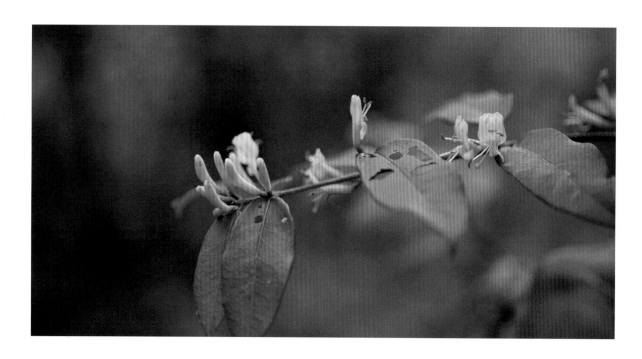

【形态特征】落叶或半常绿藤本，幼枝、叶柄和总花梗均被疏或密通常卷曲的棕黄色糙毛或糙伏毛。叶薄革质至革质，卵状矩圆形、矩圆状披针形至条状披针形，有缘毛。双花在小枝顶集合成近伞房状花序或单生于小枝上部叶腋；苞片钻形；小苞片宽卵形或倒卵形，有缘毛；萼筒椭圆形或倒壶形；花冠黄白色而有红晕，漏斗状，唇形，基部有囊，上唇直立，下唇反曲。果蓝黑色，卵圆形。种子椭圆形至矩圆形，有细凹点，两面中部各有 1 凸起的脊。花期 6 月，果熟期 10~11 月。

【适宜生境】生于海拔 500~3200m 的山坡和山谷的林中、林间空旷地或灌丛中。

【资源状况】分布于横断山三江并流区。常见。

【入药部位】花蕾、茎、枝（淡红忍冬）。

【功能主治】清热解毒，通络。用于暑热感冒，咽喉痛，风热咳喘，泄泻，疮疡肿毒，丹毒。

长距忍冬 通骨藤、大金银花、距花忍冬
Lonicera calcarata Hemsl.

【标本采集号】5329290814

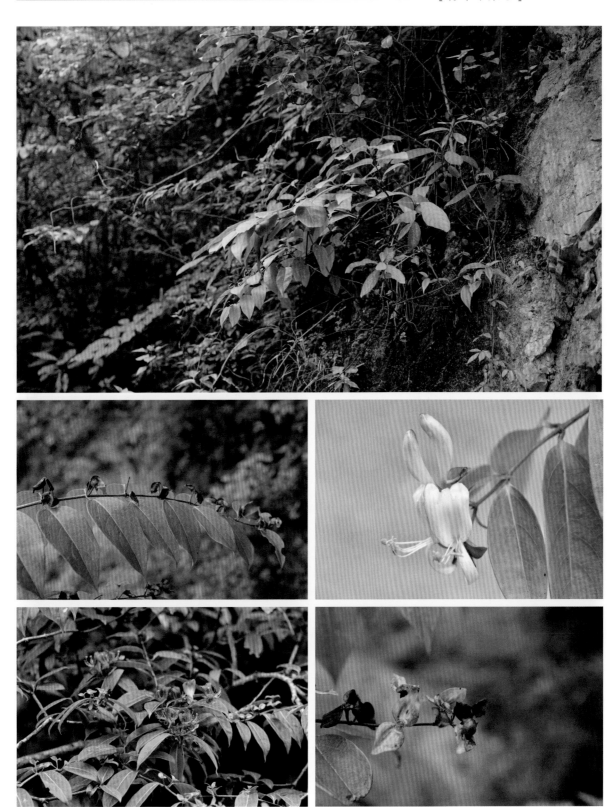

【形态特征】藤本，全体无毛。枝棕褐色。叶革质，卵形至矩圆形或卵状披针形。总花梗直而扁；叶状苞片卵状披针形至圆卵形；小苞片短小，顶端圆或微凹；相邻两萼筒合生；花冠先白色后变黄色，唇形，上唇直立，下唇带状，反卷。果红色，下托以宿存苞片。种子极扁，边缘增厚。花期 5 月，果熟期 6~7 月。

【适宜生境】生于海拔 1200~2500m 的林下、林缘或溪沟旁灌丛中。

【资源状况】分布于福贡。偶见。

【入药部位】花蕾（长距忍冬）。

【功能主治】清热解毒，舒筋活血。用于上呼吸道感染，乳腺炎，急性结膜炎，热痢，便血，肿毒。

微毛忍冬 蓝果忍冬
Lonicera cyanocarpa Franch.

【标本采集号】5334210809

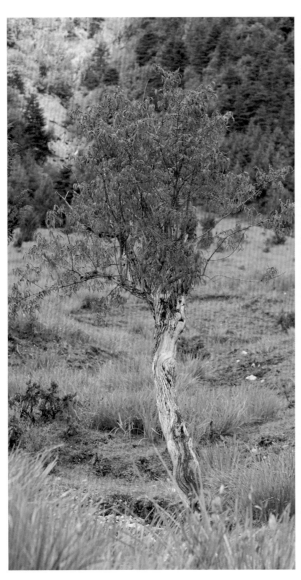
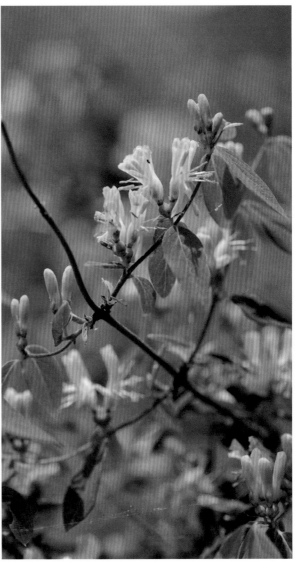

【形态特征】落叶灌木，幼枝、叶柄、叶、总花梗及苞片均密被微糙毛。幼枝有棱，常带蓝色；老枝灰黄色。叶带革质，通常矩圆形，有时椭圆形，顶具微凸尖。总花梗粗壮，略扁，苞片宽卵形；花冠黄绿色，漏斗状，筒基部有浅囊，裂片直立。果蓝黑色，卵圆形。种子不整齐三角状矩圆形，深褐色，光亮。花期6~7月，果熟期8月。

【适宜生境】生于海拔3500~4300m的石灰岩山脊、山坡林缘灌丛中及多石草原上。

【资源状况】分布于香格里拉、德钦、维西、福贡、玉龙等地。偶见。

【入药部位】花蕾（微毛忍冬）。

【功能主治】清热解毒。用于上呼吸道感染，乳腺炎，急性结膜炎，热痢，便血，肿毒。

刚毛忍冬 刺毛忍冬、刺毛金银花
Lonicera hispida Pall. ex Roem. et Schult.

【标本采集号】5334210122

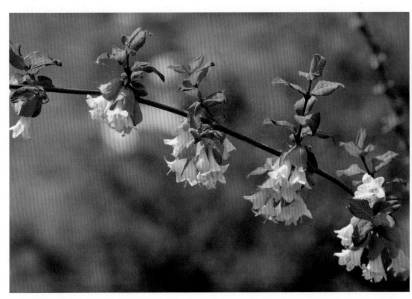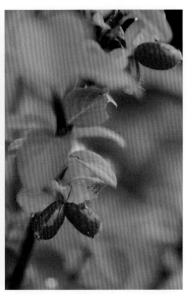

【形态特征】落叶灌木。幼枝常带紫红色，叶片、叶柄和总花梗均具刚毛或兼具微糙毛和腺毛，很少无毛；老枝灰色或灰褐色。叶厚纸质，形状、大小和毛被变化很大，边缘有刚睫毛；相邻两萼筒分离，常具刚毛和腺毛，稀无毛，萼檐波状；花冠白色或淡黄色，漏斗状，筒基部具囊，裂片直立。果先黄色后变红色，卵圆形至长圆筒形。种子淡褐色。花期5~6月，果熟期7~9月。

【适宜生境】生于海拔1700~4200m的山坡林中、林缘灌丛中或高山草地上。

【资源状况】分布于香格里拉、德钦等地。偶见。

【入药部位】嫩枝、叶（刚毛忍冬）、花蕾（刚毛金银花）、果实（刚毛忍冬子）。

【功能主治】嫩枝、叶：清热解毒，通经活络。花蕾：清热解毒。用于痈肿疮疖，疔毒，乳腺炎，荨麻疹，疮疡肿毒，少汗发热，阴虚内热，便秘。果实：清肝明目，止咳平喘。

菰腺忍冬 红腺忍冬、大叶金银花、山银花
Lonicera hypoglauca Miq.

【标本采集号】3229010910

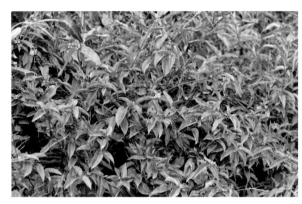 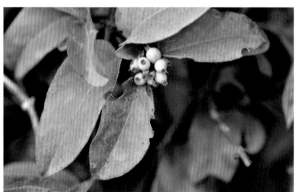

【形态特征】落叶藤本，幼枝、叶柄、叶下面和上面中脉及总花梗均密被上端弯曲的淡黄褐色短柔毛，有时还有糙毛。叶纸质，卵形至卵状矩圆形，有黄色至橘红色蘑菇形腺。双花单生至多朵集生于侧生短枝上，或于小枝顶集合成总状；苞片条状披针形；小苞片圆卵形或卵形；萼齿三角状披针形，有缘毛；花冠白色，后变黄色，唇形，外面疏生倒微伏毛，并常具腺。果熟时黑色，近圆形。种子淡黑褐色，中部有凹槽及脊状凸起。花期 4~5（~6）月，果熟期 10~11 月。

【适宜生境】生于海拔 200~1500m 的灌丛或疏林中。

【资源状况】分布于兰坪。偶见。

【入药部位】花蕾（金银花）。

【功能主治】清热解毒，疏散风热。用于风热感冒，咽喉痛，风热咳喘，泄泻，丹毒。

柳叶忍冬 *Lonicera lanceolata* Wall.

【标本采集号】5334210186

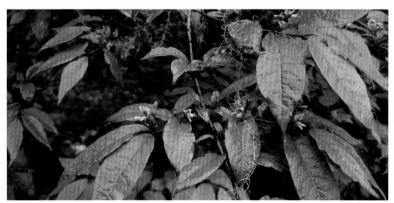 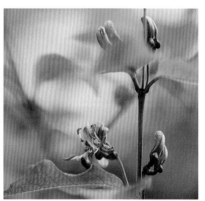

【**形态特征**】落叶灌木，植株各部常有疏或密的短腺毛，凡幼枝、叶柄和总花梗都有短柔毛，有时夹生微直毛。冬芽具多对宿存鳞片。叶纸质，卵形至卵状披针形或菱状矩圆形，边缘略波状起伏。苞片小，叶状；杯状小苞，有腺缘毛；相邻两萼筒分离或下半部合生，萼齿小，有缘毛；花冠淡紫色或紫红色，唇形，筒基部有囊，上唇有浅圆裂，下唇反折；花柱全有柔毛。果黑色，圆形。种子有颗粒状突起而粗糙。花期6~7月，果熟期8~9月。

【**适宜生境**】生于海拔2000~3900m的针阔叶混交林或冷杉林中或林缘灌丛中。

【**资源状况**】分布于香格里拉、德钦、维西、贡山、泸水、玉龙等地。偶见。

【**入药部位**】花蕾（小叶金银花）、果实（小叶忍冬子）。

【**功能主治**】花蕾：清热解毒，疏散风热。用于肿毒。果实：宁心，调经，止痛。用于心悸，月经不调，乳少，发热头痛，喉痛。

女贞叶忍冬 *Lonicera ligustrina* Wall.

【标本采集号】2353290609

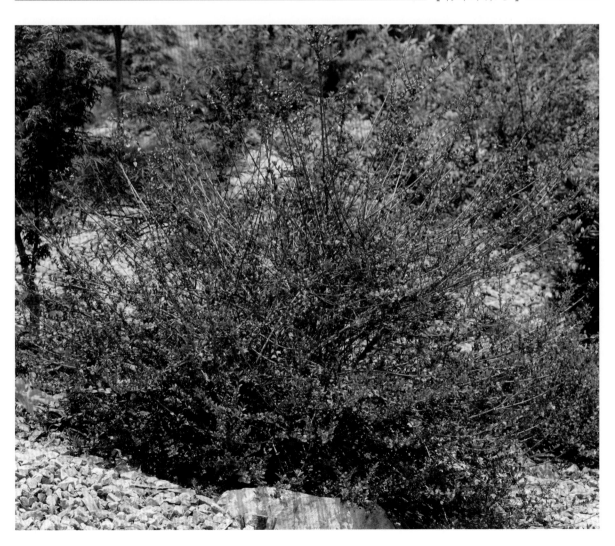

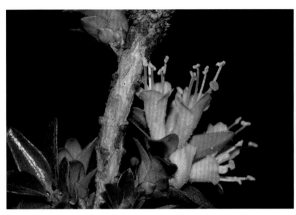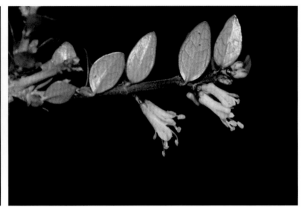

【形态特征】常绿或半常绿灌木。幼枝被灰黄色短糙毛，后变灰褐色。叶薄革质，披针形或卵状披针形，密生短糙毛及短腺毛。总花梗极短，具短毛；苞片钻形；杯状小苞外面有疏腺，顶端为由萼檐下延而成的帽边状突起所覆盖；花萼有缘毛和腺；花冠黄白色或紫红色，漏斗状，筒基部有囊肿。果紫红色，后转黑色，圆形。种子卵圆形或近圆形，淡褐色，光滑。花期5~6月，果熟期（8~）10~12月。

【适宜生境】生于海拔650~3000m的灌丛或常绿阔叶林中。

【资源状况】分布于贡山。偶见。

【入药部位】花蕾（女贞叶金银花）、藤（矮托托）。

【功能主治】清热解毒，消炎利湿，通络。

小叶忍冬 麻配、吉吉格－那布其特－达邻－哈力苏
Lonicera microphylla Willd. ex Roem. et Schult.

【标本采集号】5334211080

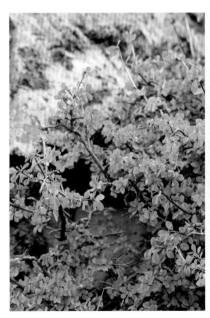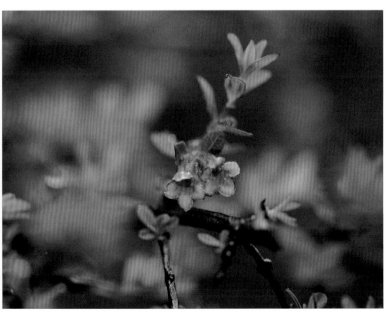

【形态特征】落叶灌木。幼枝无毛或疏被短柔毛，老枝灰黑色。叶纸质，倒卵形、倒卵状椭圆形至椭圆形或矩圆形，具短柔毛状缘毛，两面被微柔伏毛或有时近无毛，下面常带灰白色，下半部脉腋常有趾蹼状鳞腺。苞片钻形；相邻两萼筒几乎全部合生，萼檐浅短，环状或浅波状；花冠黄色或白色，唇形，上唇裂片直立，下唇反曲；雄蕊着生于唇瓣基部；花柱有糙毛。果红色或橙黄色，圆形。种子淡黄褐色，光滑。花期5~6月，果熟期7~8月。

【适宜生境】生于海拔1100~3600m的干旱多石山坡、草地或灌丛中及河谷疏林下或林缘。

【资源状况】分布于香格里拉。偶见。

【入药部位】枝叶、花蕾（小叶忍冬）。

【功能主治】清热解毒，强心消肿，固齿。

岩生忍冬 西藏忍冬
Lonicera rupicola Hook. f. et Thoms.

【标本采集号】ZM376

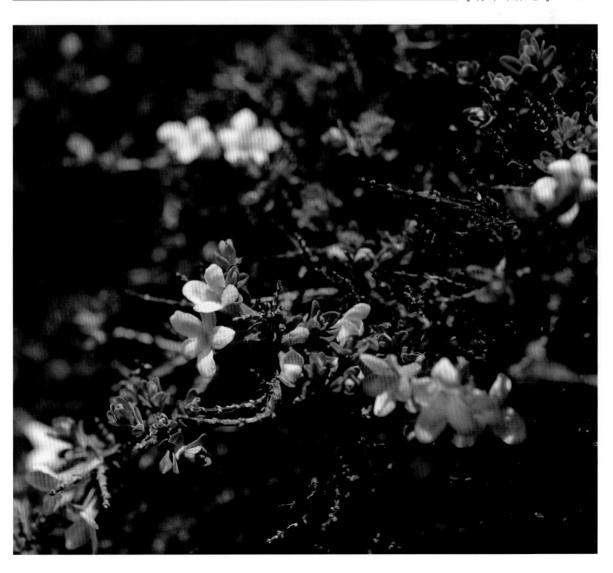

【形态特征】落叶灌木，幼枝和叶柄均被屈曲、白色短柔毛和微腺毛；小枝纤细，叶脱落后小枝顶常呈针刺状。叶纸质，轮生，条状披针形、矩圆状披针形至矩圆形，边缘背卷，下面全被白色毡毛状屈曲短柔毛。花生于幼枝基部叶腋，芳香；凡苞片、小苞片和萼齿的边缘均具微柔毛和微腺；苞片叶状；杯状小苞顶端截形或具4浅裂至中裂；花冠淡紫色或紫红色，筒状钟形，外面常被微柔毛和微腺毛。果红色，椭圆形。种子矩圆形。花期5~8月，果熟期8~10月。

【适宜生境】生于海拔2100~4950m的高山灌丛草甸、流石滩边缘、林缘河滩草地或山坡灌丛中。

【资源状况】分布于德钦、玉龙等地。偶见。

【入药部位】叶（岩生忍冬）、花蕾（岩生金银花）、果实（岩生忍冬果）。

【功能主治】叶、花蕾：温胃止痛，解热抗菌。用于肺炎，痢疾，疔疮肿毒。果实：祛痰止咳，明目。用于肺病，眼病，"培根"病。

细毡毛忍冬 岩银花、细苞忍冬、吊子银花
Lonicera similis Hemsl.

【标本采集号】5329320624

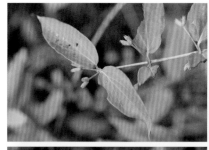
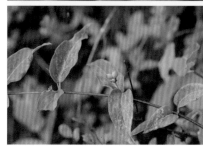
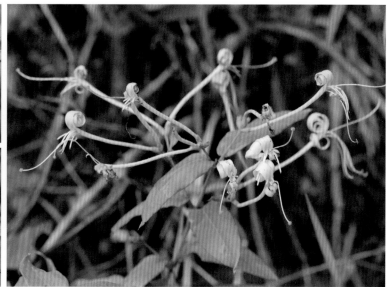

【形态特征】落叶藤本，幼枝、叶片、叶柄和总花梗均被淡黄褐色、开展的长糙毛和短柔毛，并疏生腺毛，或全然无毛；老枝棕色。叶纸质，卵形、卵状矩圆形至卵状披针形或披针形。双花单生于叶腋或少数集生枝端成总状花序；苞片、小苞片和萼齿均有疏糙毛及缘毛或无毛；苞片三角状披针形至条状披针形；花冠先白色后变淡黄色，唇形，上唇裂片矩圆形或卵状矩圆形，下唇条形，内面有柔毛。果蓝黑色，卵圆形。种子褐色，卵圆形或矩圆形，两面中部各有1棱。花期5~6月，果熟期9~10月。

【适宜生境】生于海拔550~2200m的山谷溪旁或向阳山坡灌丛或林中。

【资源状况】分布于玉龙。偶见。

【入药部位】全草（细毡毛忍冬）、花蕾（吊子银花）。

【功能主治】全草：镇惊，祛风，败毒。用于小儿急惊风，一切疮毒。花蕾：清热解毒，截疟。用于咽喉痛，时行感冒，乳痈，肠痈，痈疖脓肿，丹毒，外伤感染，带下病。

唐古特忍冬
陇塞忍冬、裤裆花、鬼脸刺
Lonicera tangutica Maxim.

【标本采集号】5334210079

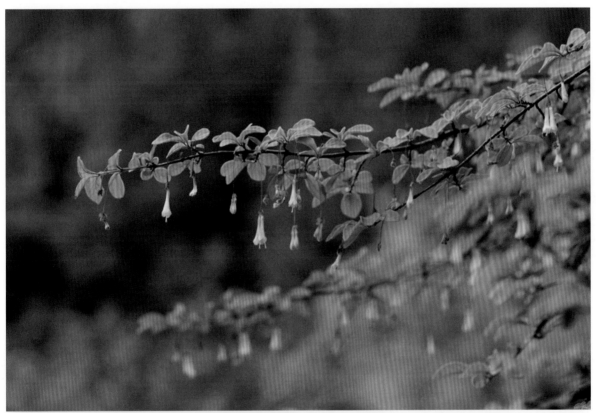

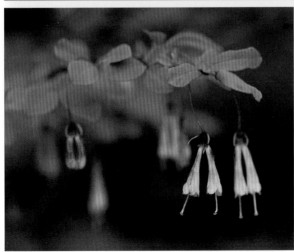

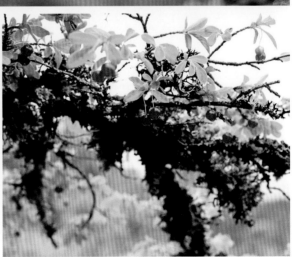

【形态特征】落叶灌木。幼枝无毛或有 2 列弯的短糙毛，有时夹生短腺毛；二年生小枝淡褐色。叶纸质，倒披针形至矩圆形或倒卵形至椭圆形，两面常被稍弯的短糙毛或短糙伏毛，下面有时脉腋有趾蹼状鳞腺，常具糙缘毛。总花梗生于幼枝下方叶腋；相邻两萼筒中部以上至全部合生，萼檐杯状；花冠白色、黄白色或有淡红晕，筒状漏斗形。果红色。种子淡褐色。花期 5~6 月，果熟期 7~8 月。

【适宜生境】生于海拔 1600~3500m 的云杉、落叶松、栎和竹等林下或混交林中及山坡草地或溪边灌丛中。

【资源状况】分布于香格里拉、德钦、维西、兰坪、玉龙等地。罕见。

【入药部位】根及根皮（陇塞忍冬根）、花蕾（陇塞银花）、枝叶（陇塞忍冬藤）。

【功能主治】根及根皮：用于子痈。花蕾：清热解毒，排脓消肿。枝叶：清热解表，祛风。用于气喘，疮疖，痈肿。

长叶毛花忍冬 千萼忍冬

Lonicera trichosantha Bur. et Franch. var. *xerocalyx* (Diels) Hsu et H. J. Wang

【标本采集号】5329290646

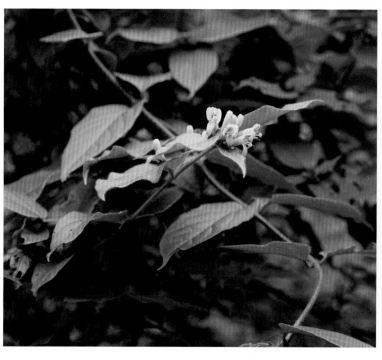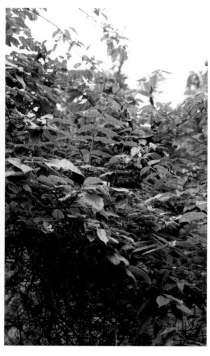

【形态特征】落叶灌木。枝水平状开展，连同叶柄和总花梗均被短柔毛和微腺毛或几秃净。叶纸质，下面绿白色，矩圆状披针形至披针形，边有睫毛。苞片条状披针形；小苞片近圆卵形；相邻两萼筒分离，萼檐钟形，全裂成 2 片；花冠黄色，唇形，常有浅囊，外面密被短糙伏毛和腺毛。果由橙黄色转为橙红色至红色，圆形。花期 5~7 月，果熟期 8 月。

【适宜生境】生于海拔 2400~4600m 的沟谷水旁、林下、林缘灌丛中或阳坡草地上。

【资源状况】分布于香格里拉、德钦、玉龙等地。偶见。

【入药部位】花蕾、枝条（长叶毛花忍冬）。

【功能主治】清热解毒。用于风热感冒，咽喉痛。

华西忍冬 裂叶忍冬
Lonicera webbiana Wall.

【标本采集号】5329320626

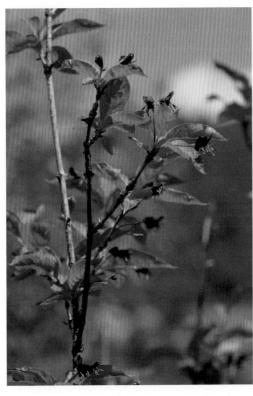 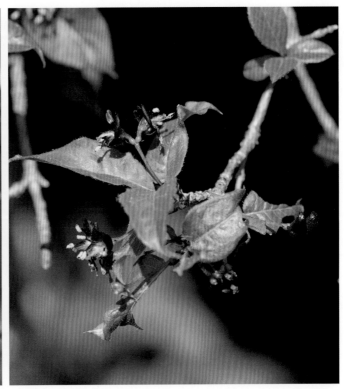

【形态特征】落叶灌木。幼枝常秃净或散生红色腺，老枝具深色圆形小突起。叶纸质，卵状椭圆形至卵状披针形，边缘常不规则波状起伏或有浅圆裂，有睫毛，两面有糙毛及疏腺。苞片条形；相邻两萼筒分离；花冠紫红色或绛红色，唇形，外面有疏短柔毛和腺毛或无毛，具浅囊。果先红色后转黑色，圆形。种子椭圆形。花期 5~6 月，果熟期 8 月中旬至 9 月。

【适宜生境】生于海拔 1800~4000m 的针阔叶混交林、山坡灌丛中或草坡上。

【资源状况】分布于香格里拉、维西、福贡、玉龙等地。偶见。

【入药部位】全株（华西忍冬）。

【功能主治】祛风除湿，通筋活络，平喘。

血满草 臭草、血当归、大血草
Sambucus adnata Wall.

【标本采集号】5334210118

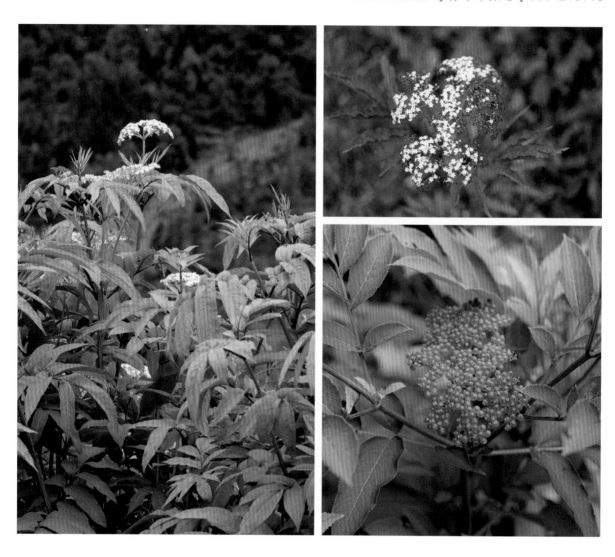

【形态特征】多年生高大草本或半灌木。根和根状茎红色，折断后流出红色汁液。茎草质，具明显的棱条。羽状复叶具叶片状或条形的托叶；小叶长椭圆形、长卵形或披针形，边缘有锯齿，小叶的托叶退化成瓶状突起的腺体。聚伞花序顶生，初时密被黄色短柔毛，多少杂有腺毛；花小，有恶臭；萼被短柔毛；花冠白色。果红色，圆形。花期5~7月，果熟期9~10月。

【适宜生境】生于海拔500~3200m的山坡和山谷的林中、林间空旷地或灌丛中。

【资源状况】分布于香格里拉、德钦、维西、贡山、福贡、兰坪、玉龙等地。常见。

【入药部位】根及全草（血满草）。

【功能主治】祛风，利水，散瘀，通络。用于风湿关节痛，扭伤瘀血肿痛，水肿；外用于骨折，跌打损伤。

接骨草 蒴藋、陆英
Sambucus chinensis Lindl.

【标本采集号】5333241812021125LY

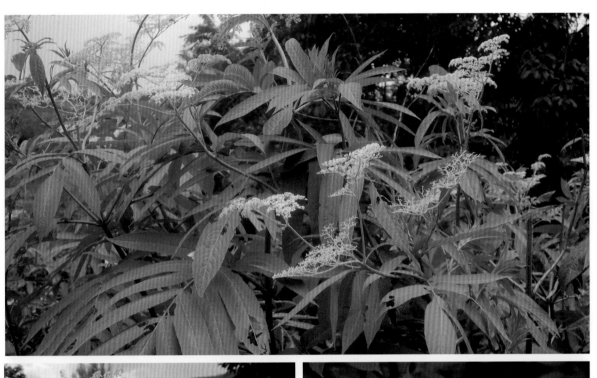

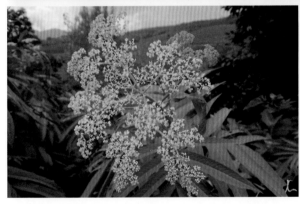
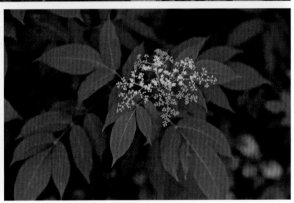

【形态特征】高大草本或半灌木。茎有棱条，髓部白色。羽状复叶的托叶叶状或有时退化成蓝色的
腺体；小叶互生或对生，近基部或中部以下边缘常有 1 或数枚腺齿，顶生小叶卵形或
倒卵形。复伞形花序顶生，大而疏散；杯形不孕性花不脱落，可孕性花小；萼筒杯状；
花冠白色，仅基部联合。果红色；果核表面有小疣状突起。花期 4~5 月，果熟期 8~9 月。

【适宜生境】生于海拔 300~2600m 的山坡、林下、沟边和草丛中。

【资源状况】分布于香格里拉、德钦、维西、贡山、兰坪等地。偶见。

【入药部位】全草（接骨草）。

【功能主治】散瘀，止痛，利尿，祛风湿，通经活血，解毒消炎。用于风湿疼痛，风湿水肿，脚气
浮肿，尿路感染，腰痛，骨折等。

穿心莛子藨 五转七、大对月草、钻子七、阴阳扇、包谷陀子
Triosteum himalayanum Wall.

【标本采集号】5334210171

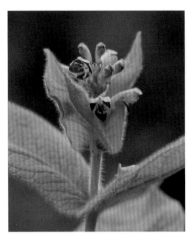 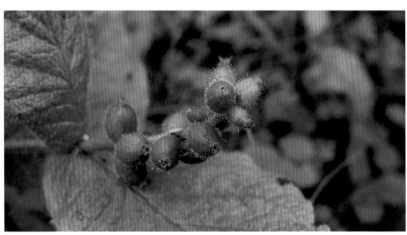

【形态特征】多年生草木。茎稀开花时顶端有 1 对分枝，密生刺刚毛和腺毛。叶基部联合，倒卵状椭圆形至倒卵状矩圆形，上面被长刚毛，下面脉上毛较密，并夹杂腺毛。聚伞花序或有时在分枝上作穗状花序状；萼裂片三角状圆形，被刚毛和腺毛，萼筒与萼裂片间缢缩；花冠黄绿色。果红色，冠以由宿存萼齿和缢缩的萼筒组成的短喙，被刚毛和腺毛。花期 6~7 月，果期 8~9 月。

【适宜生境】生于海拔 1800~4100m 的山坡、暗针叶林边、林下、沟边或草地。

【资源状况】分布于玉龙、兰坪、维西、德钦等地。偶见。

【入药部位】全株（五转七）。

【功能主治】利尿消肿，调经活血。用于小便涩痛，浮肿，月经不调，劳伤疼痛。

桦叶荚蒾 糯米条、山杞子、对节子
Viburnum betulifolium Batal.

【标本采集号】5334210179

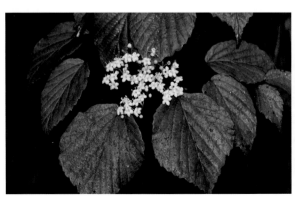 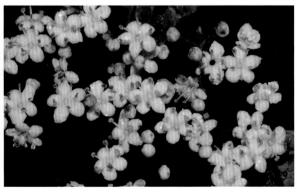

【形态特征】落叶灌木或小乔木。小枝紫褐色或黑褐色，散生凸起的浅色圆形小皮孔。叶厚纸质或略带革质，宽卵形至菱状卵形或宽倒卵形，边缘具开展的不规则浅波状牙齿，脉腋集聚簇状毛；叶柄近基部常有 1 对钻形小托叶。复伞形式聚伞花序，通常被黄褐色簇状短毛；萼筒有黄褐色腺点，萼齿小，有缘毛；花冠白色，辐状。果红色，近圆形。花期 6~7 月，果熟期 9~10 月。

【适宜生境】生于海拔 1300~3100m 的山谷林中或山坡灌丛中。

【资源状况】分布于香格里拉、德钦、维西、贡山、福贡、兰坪、玉龙等地。偶见。

【入药部位】根（红对节子）、花（红对节子花）。

【功能主治】活血，调经，涩精。根：用于风湿痛，跌打损伤，月经不调，梦遗虚滑，肺热口臭，白浊，带下病。花：用于风热咳嗽。

密花荚蒾 密生荚蒾
Viburnum congestum Rehd.

【标本采集号】5334210734

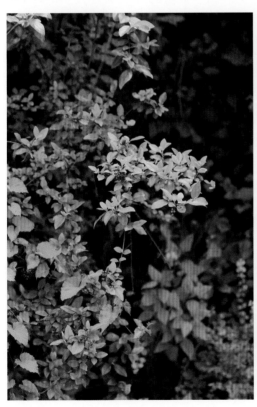
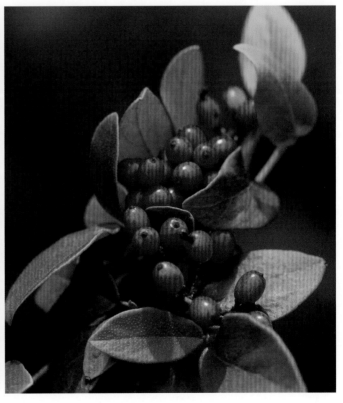

【形态特征】常绿灌木，幼枝、芽、叶下面、叶柄和花序均被由灰白色簇状毛组成的绒毛。二年生小枝灰褐色，散生圆形小皮孔。叶革质，椭圆状卵形或椭圆形，稀椭圆状矩圆形，全缘。聚伞花序小而密，花香；萼筒筒状，萼齿宽卵形；花冠白色，钟状漏斗形，裂片圆卵形。果圆形，核甚扁。花期 1~9 月。

【适宜生境】生于海拔 1000~2800m 的山谷或山坡丛林中、林缘或灌丛中。

【资源状况】分布于香格里拉、德钦、维西、贡山、福贡、兰坪、玉龙等地。偶见。

【入药部位】根、花。

【功能主治】活血，调经，涩精。根：用于风湿痛，跌打损伤，月经不调，梦遗虚滑，肺热口臭，白浊，带下病。花：用于风热咳嗽。

水红木 吊白叶、灰叶子、翻白叶
Viburnum cylindricum Buch.-Ham. ex D. Don

【标本采集号】5334210305

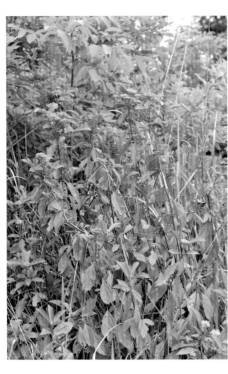 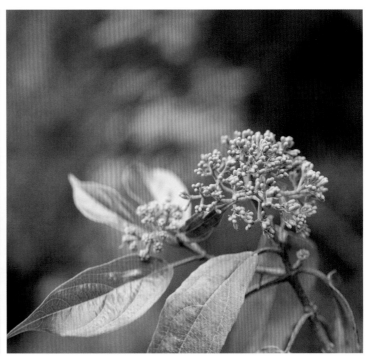

【形态特征】常绿灌木或小乔木。枝带红色或灰褐色，散生小皮孔。叶革质，椭圆形至矩圆形或卵状矩圆形，下面散生带红色或黄色微小腺点（有时扁化而类似鳞片），近基部两侧各有1至数个腺体。聚伞花序伞形式，连同萼和花冠有时被微细鳞腺；花冠白色或有红晕，钟状，有微细鳞腺。果先红色后变蓝黑色，卵圆形。花期 6~10 月，果熟期 10~12 月。

【适宜生境】生于海拔 500~3300m 的阳坡疏林或灌丛中。

【资源状况】分布于香格里拉。常见。

【入药部位】根（揉白叶根）、花（揉白叶花）、叶（揉白叶）。

【功能主治】根：祛风除湿，活血通络，解毒。用于痢疾，急性胃肠炎，口腔炎，尿路感染；外用于烧烫伤，疮疡肿毒，皮肤瘙痒。花：祛风活络，润肺止咳。用于跌打损伤，风湿筋骨疼痛，润肺止咳。叶：利湿解毒，活血。用于赤白痢疾，泄泻，跌打损伤。

紫药红荚蒾　*Viburnum erubescens* Wall. var. *prattii* (Graebn.) Rehd.

【标本采集号】533324180515212LY

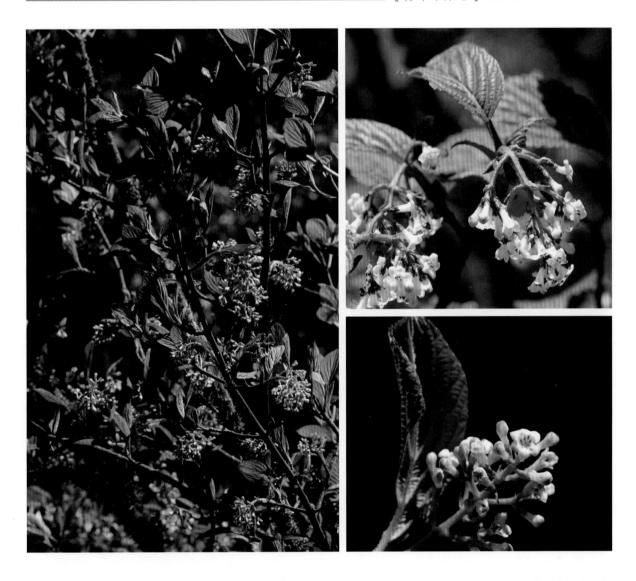

【形态特征】落叶灌木或小乔木。当年小枝被簇状毛至无毛。叶纸质，椭圆形、矩圆状披针形至狭矩圆形，边缘基部除外具细锐锯齿，脉腋常集聚簇状毛。圆锥花序；萼筒筒状，有时具红褐色微腺，萼齿卵状三角形，无毛或被簇状微毛；花冠白色或淡红色，高脚碟状；花药堇紫色。果紫红色，后转黑色，椭圆形；核倒卵圆形，腹面上半部有 1 条隆起的脊。花期 4~6 月，果熟期 8 月。

【适宜生境】生于海拔 1400~3500m 的山谷溪涧旁密林中或林缘。

【资源状况】分布于贡山。偶见。

【入药部位】根及根皮（紫药红荚蒾）。

【功能主治】止咳化痰，消积破瘀，止痢，止血。

臭荚蒾 冷饭果、野樱桃、碎米果
Viburnum foetidum Wall.

【标本采集号】5329320636

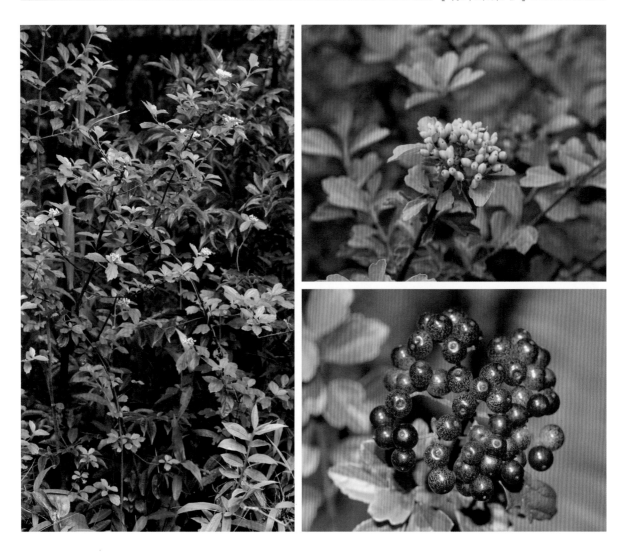

【形态特征】落叶灌木。当年生小枝连同叶柄和花序均被簇状短毛，二年生小枝紫褐色。叶纸质至厚纸质，卵形、椭圆形至矩圆状菱形，脉腋集聚簇状毛，近基部两侧有少数暗色腺斑。复伞形式聚伞花序生于侧生小枝之顶；萼筒筒状，被簇状短毛和微细腺点，萼齿卵状三角形；花冠白色，辐状，有极小腺缘毛；花药黄白色，椭圆形。果红色；核椭圆形，扁。花期 7 月，果熟期 9 月。

【适宜生境】生于海拔 1200~3100m 的林缘灌丛中。

【资源状况】分布于玉龙等地。常见。

【入药部位】叶（臭荚蒾）、果实（冷饭果）。

【功能主治】叶：解毒，续骨。用于脓肿，骨折。果实：清热解毒，止咳。用于头痛，咳嗽，肺炎，走马牙疳，荨麻疹。

直角荚蒾 山羊柿子、豆搭子、半牛尾藤
Viburnum foetidum Wall. var. *rectangulatum* (Graebn.) Rehd.

【标本采集号】3229010186

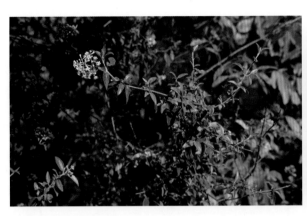
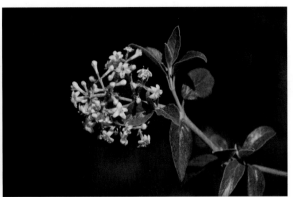

【形态特征】植株直立或攀缘状。枝披散，侧生小枝甚长而呈蜿蜒状，常与主枝呈直角或近直角开展。叶厚纸质至薄革质，卵形、菱状卵形、椭圆形至矩圆形或矩圆状披针形，全缘或中部以上有少数不规则浅齿，下面偶有棕色小腺点，侧脉直达齿端或近缘前互相网结，基部1对较长而常作离基3出脉状。总花梗通常极短或几缺，第一级辐射枝通常5条。其余特征同臭荚蒾。花期5~7月，果熟期10~12月。

【适宜生境】生于海拔600~2400m的山坡林中或灌丛中。

【资源状况】分布于玉龙。偶见。

【入药部位】嫩枝、叶、果实（直角荚蒾）。

【功能主治】清热凉血，疏风止咳。用于风热咳嗽，刀伤出血，痢疾，腹泻，牙痛，风火眼，喉痛。

聚花荚蒾 丛花荚蒾、球花荚蒾
Viburnum glomeratum Maxim.

【标本采集号】5334210019

【形态特征】落叶灌木或小乔木，当年小枝、芽、幼叶下面、叶柄及花序均被黄色或黄白色簇状毛。叶纸质，卵状椭圆形、卵形或宽卵形，稀倒卵形或倒卵状矩圆形；边缘有牙齿。聚伞花序；萼筒被白色簇状毛；花冠白色，辐状，裂片卵圆形。果红色，后变黑色。花期4~6月，果熟期7~9月。

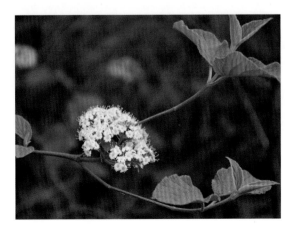

【适宜生境】生于海拔（1100~）1700~3200m 的山谷林中、灌丛中或草坡的阴湿处。

【资源状况】分布于香格里拉、玉龙等地。偶见。

【入药部位】根（聚花荚蒾）。

【功能主治】祛风清热，散瘀活血。

显脉荚蒾 心叶荚蒾
Viburnum nervosum D. Don

【标本采集号】533324180425106LY

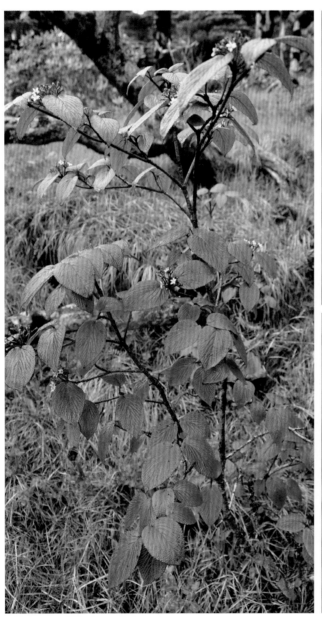
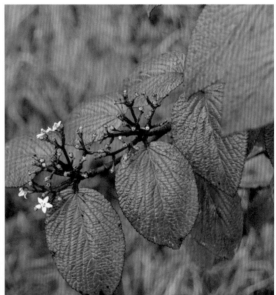
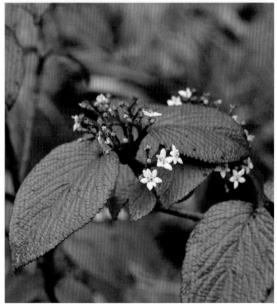

【形态特征】落叶灌木或小乔木，幼枝、叶下面中脉和侧脉上、叶柄和花序均疏被鳞片状或糠秕状
簇状毛。二年生小枝灰色或灰褐色，具少数大型皮孔。叶纸质，卵形至宽卵形，边缘
常有不整齐钝或圆锯齿。聚伞花序与叶同时开放；连同萼筒均有红褐色小腺体，花生
于第二至第三级辐射枝上；萼筒筒状钟形，萼齿卵形；花冠白色，辐状，裂片长为筒
的2倍，花序边缘的花裂片较大；花药紫色。果先红色后变黑色。花期4~6月，果熟
期9~10月。

【适宜生境】生于海拔（1800~）2100~4500m的山顶或山坡林中和林缘灌丛中，冷杉林下常见。

【资源状况】分布于德钦、维西、贡山、泸水、福贡、兰坪、玉龙等地。偶见。

【入药部位】根（心叶荚蒾）。

【功能主治】活血止痛，祛风除湿。用于风湿麻木，筋骨疼痛，跌损瘀滞，腰胁气胀。

鳞斑荚蒾 大青藤、点叶荚蒾、独行千里
Viburnum punctatum Buch.-Ham. ex D. Don

【标本采集号】5333241812051225LY

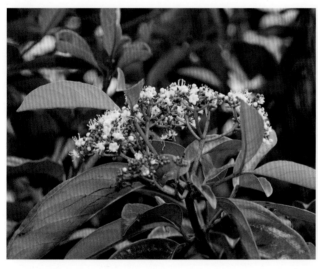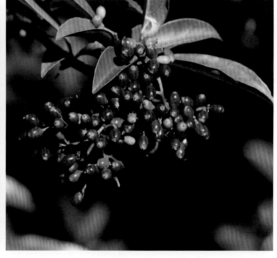

【形态特征】常绿灌木或小乔木，幼枝、芽、叶下面、花序、苞片和小苞片、萼筒、花冠外面及果
均密被铁锈色圆形小鳞片而无寻常的毛被。当年小枝密生褐色点状皮孔。叶硬革质，
矩圆状椭圆形或矩圆状卵形，全缘或有时上部具少数不整齐浅齿。聚伞花序复伞形式；
花冠白色，辐状；花药宽椭圆形。果先红色后转黑色，宽椭圆形。花期4~5月，果熟
期10月。

【适宜生境】生于海拔700~1700m的密林中溪涧旁或林缘。

【资源状况】分布于贡山。偶见。

【入药部位】根（小鳞荚蒾根）、叶（小鳞荚蒾）。

【功能主治】活血祛风。用于风湿病。

合轴荚蒾 白糯米条子、荚蒾
Viburnum sympodiale Graebn.

【标本采集号】5329320637

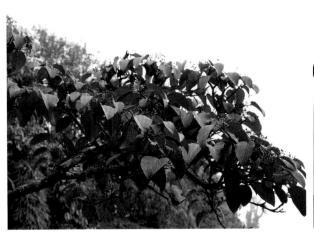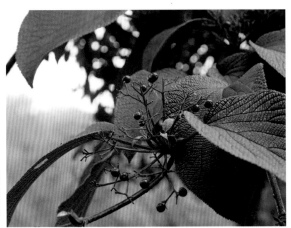

【形态特征】落叶灌木或小乔木，幼枝、叶下面脉上、叶柄、花序及萼齿均被灰黄褐色鳞片状或糠秕状簇状毛。二年生小枝红褐色，有时光亮，最后变灰褐色。叶纸质，卵形至椭圆状卵形或圆状卵形，边缘有不规则牙齿状尖锯齿。聚伞花序，周围有大型、白色的不孕花，芳香；萼筒近圆球形，萼齿卵圆形；花冠白色或带微红色，辐状，裂片卵形，长2倍于筒。果红色，后变紫黑色，卵圆形。花期4~5月，果熟期8~9月。

【适宜生境】生于海拔800~2600m的林下或灌丛中。

【资源状况】分布于香格里拉、德钦、维西、贡山、玉龙等地。偶见。

【入药部位】根、茎（合轴荚蒾）。

【功能主治】清热解毒，健脾消积。用于小儿疳积，风热感冒，风湿痛，淋巴结炎。

败酱科

匙叶甘松
甘松香、人参媳妇、媳妇菜

Nardostachys jatamansi (D. Don) DC.

【标本采集号】5334210493

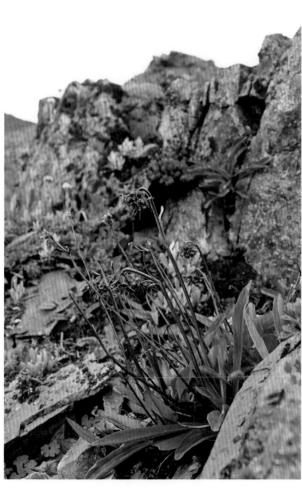
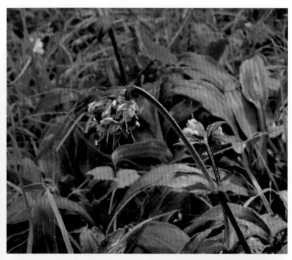
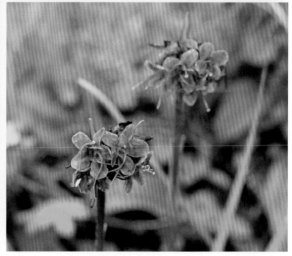

【形态特征】多年生草本。主根密被叶鞘纤维，有烈香。根状茎木质。叶丛生，长匙形或线状倒披针形，主脉平行三出，全缘；花茎旁出，茎生叶下部的椭圆形至倒卵形，基部下延成叶柄；上部的倒披针形至披针形，无柄。聚伞花序头状，顶生；花冠紫红色，钟形，裂片 5，花冠筒外面多少被毛，里面有白毛；雄蕊 4，与花冠裂片近等长，花丝具毛。瘦果倒卵形；宿存萼不等 5 裂，具网脉，被毛。花期 6~8 月，果期 8~9 月。

【适宜生境】生于海拔 3200~4050m 的沼泽草甸、河漫滩和灌丛草坡。

【资源状况】分布于香格里拉、德钦、维西、福贡、玉龙等地。偶见。

【入药部位】根及根茎（甘松）。

【功能主治】理气止痛，开郁醒脾，外用祛湿消肿。用于脘腹胀满，食欲不振，呕吐；外用于牙痛，脚气肿毒。

少蕊败酱 白花败酱、单蕊败酱、黄凤仙
Patrinia monandra C. B. Clarke

【标本采集号】533324180909780LY

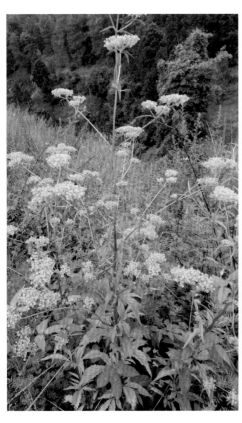
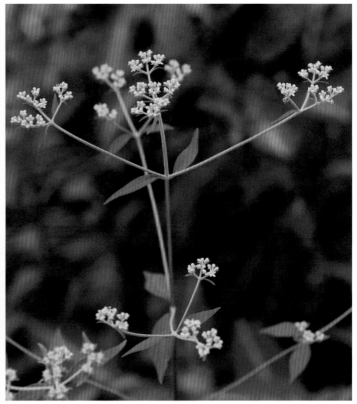

【形态特征】二年生或多年生草本。主根横生、斜生或直立。茎上部被倒生稍弯糙伏毛或微糙伏毛，或为 2 纵列倒生短糙伏毛。单叶对生，长圆形，不分裂或大头羽状深裂，两面疏被糙毛，有时夹生短腺毛。聚伞圆锥花序顶生及腋生，常聚生于枝端组成宽大的伞房状，花序梗密被长糙毛；花小，花冠漏斗形，淡黄色，或同一花序中有淡黄色和白色花。瘦果卵圆形，不育子室肥厚，倒卵状长圆形，果苞薄膜质，网脉明显。花期 8~9 月，果期 9~10 月。

【适宜生境】生于海拔（150~）500~2400（~3100）m 的山坡草丛、灌丛中、林下及林缘、田野溪旁、路边。

【资源状况】分布于德钦、维西、贡山、福贡、兰坪、玉龙等地。偶见。

【入药部位】全草、根茎（少蕊败酱）。

【功能主治】清热解毒，消肿消炎，宁心安神，利湿祛瘀，排脓，止血止痛。用于肠痈，泄泻，肝炎，目赤肿痛，产后瘀血腹痛，赤白带下，痈肿疔疮，疥癣。

秀苞败酱 *Patrinia speciosa* Hand.-Mazz.

【标本采集号】533324180901619LY

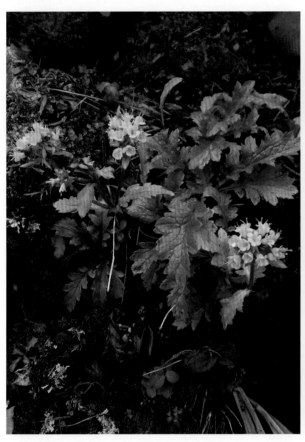 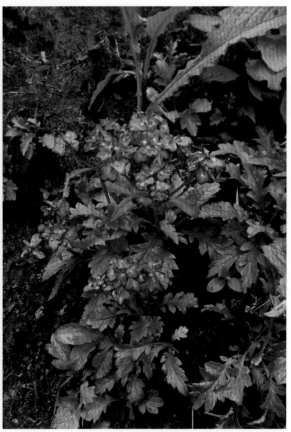

【形态特征】多年生草本。根状茎细长。叶基生，叶片长圆状倒披针形或卵状椭圆形，羽状深裂，边缘有少数缺刻状粗大锯齿，基部下延于叶柄而呈翼状；叶柄基部扩大成鞘状。聚伞花序组成三级对生分枝的顶生伞房花序，密生小花；小苞片卵状长圆形至倒卵形；花冠黄色，钟状，花冠筒基部一侧有囊肿，筒内面有柔毛。瘦果椭圆形或长圆形。花期8~9月，果熟期9~10月。

【适宜生境】生于海拔3100~4050m的岩坡、沙质山坡上、多石草坡中及北坡灌丛中或高山荒坡上。

【资源状况】分布于德钦、贡山等地。偶见。

【入药部位】全草（秀苞败酱）。

【功能主治】清热解毒，活血排脓。用于黄疸性肝炎，蛇咬伤；外用于小儿头癣。

髯毛缬草 *Valeriana barbulata* Diels

【标本采集号】ZM474

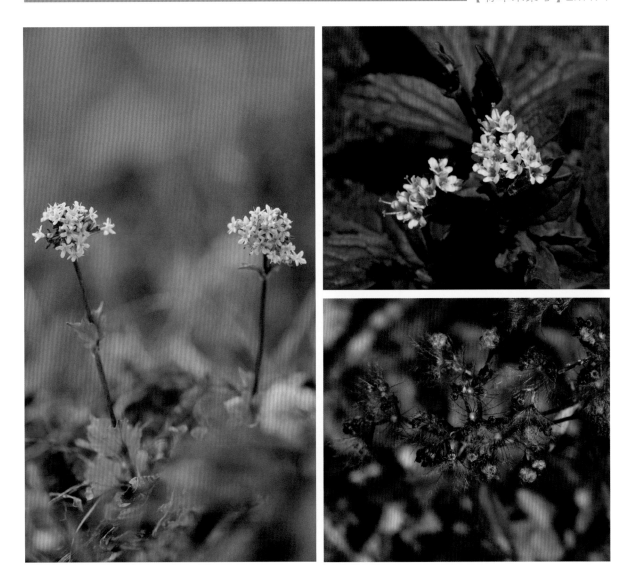

【形态特征】细小草本，植株被疏短毛或仅节部有毛。根簇生，匍匐枝线状，具鳞片状叶。茎基部叶椭圆形至宽卵形，全缘或有波状疏齿，3 裂或羽状 5 裂。密集的头状聚伞花序顶生；苞片近膜质，线状披针形至披针形；花淡红色，花冠裂片宽椭圆形。果长卵形至长椭圆形。花期 7~9 月，果期 8~9 月。

【适宜生境】生于海拔 3600~4200m 的高山草坡、石砾堆上和潮湿草甸。

【资源状况】分布于德钦、维西、贡山、玉龙等地。偶见。

【入药部位】全草（髯毛缬草）。

【功能主治】活血调经。用于月经不调，风湿性关节炎。

瑞香缬草 大散血、四叶一支花、过路黄
Valeriana daphniflora Hand.-Mazz.

【标本采集号】533324180827445LY

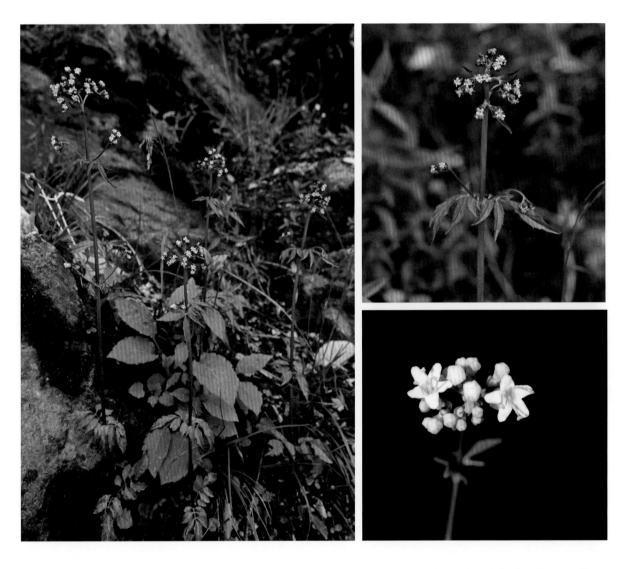

【形态特征】多年生草本。根簇生。茎基部叶圆形至宽椭圆形，叶片或中裂片全缘或顶部有不等疏齿；茎中上部叶卵形，羽状分裂。聚伞圆锥花序顶生，通常二歧分枝，花疏，苞片纸质，细条形；花冠粉红色，高脚碟形；雌雄蕊均伸出于花冠筒外。果卵状椭圆形。花期 8 月，果期 9 月。

【适宜生境】生于海拔 2600~3000m 的山坡草丛。

【资源状况】分布于贡山、玉龙等地。偶见。

【入药部位】根茎（黑水缬草）、全草（瑞香缬草）。

【功能主治】根茎：理气，安神，止痛。全草：活血调经。用于月经不调。

柔垂缬草 八里麻、岩边香、白绣球
Valeriana flaccidissima Maxim.

【标本采集号】533324180418009LY

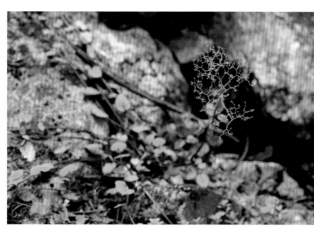 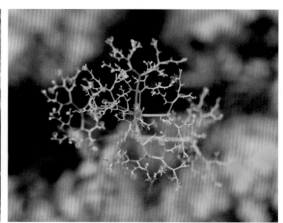

【形态特征】细柔草本，植株稍多汁。根状茎细柱状，具明显的环节；匍枝细长，具有柄的心形或卵形小叶。基生叶与匍枝叶同形，具波状圆齿或全缘；茎生叶卵形，羽状全裂。花序顶生，或有时自上部叶腋出，伞房状聚伞花序；苞片和小苞片线形至线状披针形；花淡红色，花冠裂片长圆形至卵状长圆形。瘦果线状卵形。花期4~6月，果期5~8月。

【适宜生境】生于海拔1000~3600m的林缘、草地、溪边等水湿条件较好之处。

【资源状况】分布于维西、贡山、玉龙等地。偶见。

【入药部位】根或全草（柔垂缬草）。

【功能主治】健脾消食，祛风，散寒，除湿。用于食积腹胀，腹痛吐泻，风湿痹痛。

长序缬草 阔叶缬草、老君须、七里香
Valeriana hardwickii Wall.

【标本采集号】5329320641

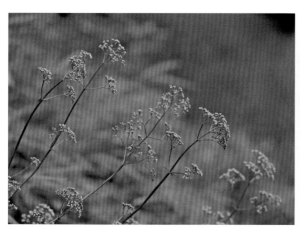 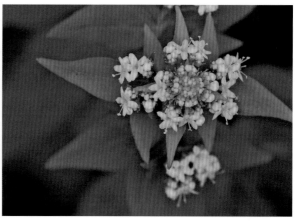

【形态特征】大草本。根状茎短缩，呈块柱状；茎直立，粗壮，中空。基生叶羽状全裂或浅裂，边缘具齿或全缘；全部叶多少被短毛。极大的圆锥状聚伞花序顶生或腋生；苞片线状钻形；花小，白色，花冠漏斗状扩张，裂片卵形。果序极度延展；瘦果宽卵形至卵形，常被白色粗毛。花期 6~8 月，果期 7~10 月。

【适宜生境】生于海拔 1000~3500m 的草坡、林缘或林下、溪边。

【资源状况】分布于德钦、维西、贡山、泸水、福贡、兰坪、玉龙等地。常见。

【入药部位】根或全草（豆豉草）。

【功能主治】活血调经，散瘀止痛，健脾消积，安神镇静，生肌止血。用于月经不调，痛经，经闭，血栓闭塞性脉管炎，跌打肿痛，腰痛，风湿骨痛，小儿疳积，神经衰弱；外用于身痒。

蜘蛛香 豆酱草、雷公七、马蹄香
Valeriana jatamansi Jones

【标本采集号】533324180423084LY

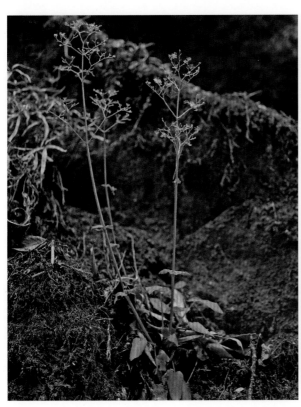
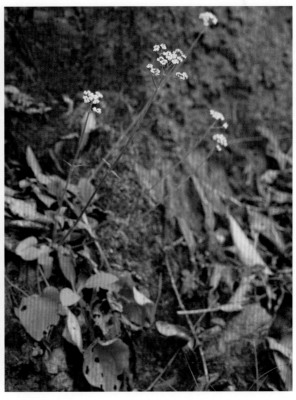

【形态特征】多年生草本。根状茎粗厚，呈块柱状，节密，有浓烈香味；茎丛生。叶片大小、厚薄、被毛程度以及果被毛或光秃，随生境而变异。基生叶发达，叶片心状圆形至卵状心形，边缘具疏浅波齿；茎生叶不发达。顶生的聚伞花序；苞片长钻形；花白色或微红色；雌花小，杂性不育花药着生在极短的花丝上，位于花冠喉部；两性花较大。瘦果长卵形，两面被毛。花期 5~7 月，果期 6~9 月。

【适宜生境】生于海拔 2500m 以下的山顶草地、林中或溪边。

【资源状况】分布于维西、贡山、福贡、玉龙等地。偶见。

【入药部位】根茎、根（蜘蛛香）。

【功能主治】理气止痛，消炎止泻，祛风除湿。用于脘腹胀痛，消化不良，腹泻，痢疾，风湿痹痛，腰膝酸软。

缬 草 八地麻、拔地麻、媳妇菜
Valeriana officinalis L.

【标本采集号】5334210552

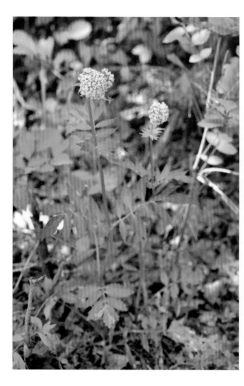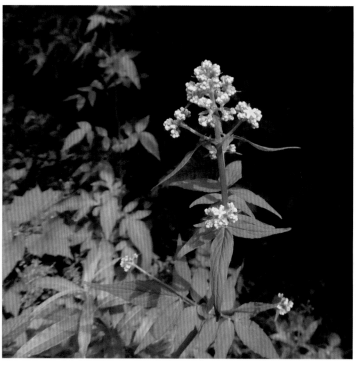

【形态特征】多年生高大草本。须根簇生。根状茎粗短，呈头状；茎中空，有纵棱，被粗毛。匍枝叶、基出叶和基部叶在花期常凋萎；茎生叶卵形至宽卵形，羽状深裂。花序顶生，组成伞房状三出聚伞圆锥花序；小苞片中央纸质，两侧膜质，长椭圆状长圆形、倒披针形或线状披针形，边缘多少有粗缘毛；花冠淡紫红色或白色，花冠裂片椭圆形。瘦果长卵形。花期5~7月，果期6~10月。

【适宜生境】生于海拔 1500~3000m 的山坡草地、林下、沟边。

【资源状况】分布于香格里拉。各地药圃常有栽培，野生偶见。

【入药部位】根及根茎（缬草）。

【功能主治】安神镇静，祛风解痉，生肌止血，止痛。用于肾虚失眠，癔病，癫痫，胃腹胀痛，跌打损伤。

川续断科

白花刺参 *Morina nepalensis* D. Don var. *alba* (Hand.-Mazz.) Y. C. Tang

【标本采集号】5334210102

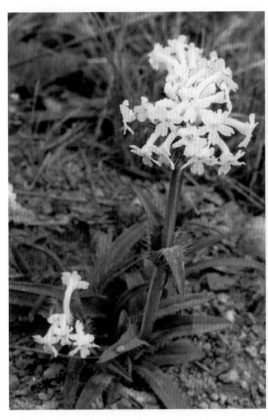 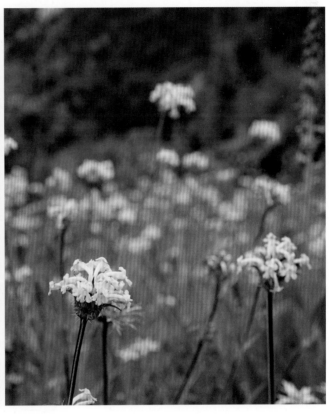

【形态特征】多年生草本，植株较纤细。基生叶线状披针形，基部呈鞘状抱茎，边缘有疏刺毛，两面光滑，叶脉明显；茎生叶对生，长圆状卵形至披针形，边缘具刺毛。花茎从基生叶旁生出；假头状花序顶生，多花；总苞苞片长卵形至卵圆形，边缘具多数黄色硬刺；小总苞钟形，无柄，被长柔毛；花萼筒状；花冠白色，花冠管外弯，被长柔毛，裂片5，倒心形，先端凹陷；二强雄蕊，花丝着生于花冠喉部。果柱形，蓝褐色，被短毛，具皱纹，顶端斜截形。花期6~8月，果期7~9月。

【适宜生境】生于海拔3000~4000m的山坡草甸或林下。

【资源状况】分布于香格里拉、德钦等地。少见。

【入药部位】根（白花刺参）。

【功能主治】滋补，健胃，催吐。用于体虚，贫血，关节疼痛，小便失禁，腰痛，眩晕，口眼㖞斜；外用于疖疮，肿瘤，化脓性创伤。

大花刺参 *Morina nepalensis* D. Don var. *delavayi* (Franch.) C. H. Hsing

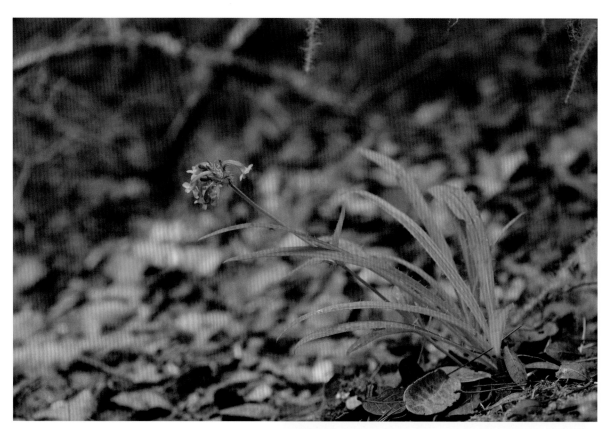

【形态特征】多年生草本。基生叶线状披针形，基部呈鞘状抱茎，边缘有疏刺毛，两面光滑；茎生叶对生，长圆状卵形至披针形，边缘具刺毛。花茎从基生叶旁生出；假头状花序顶生，花大，多花；花萼筒状，下部绿色，上部边缘紫色或全部紫色；花冠红色或紫色，花冠裂片长椭圆形，先端微凹，花冠管较宽。果柱形，蓝褐色，被短毛，具皱纹，顶端斜截形。花期6~8月，果期7~9月。

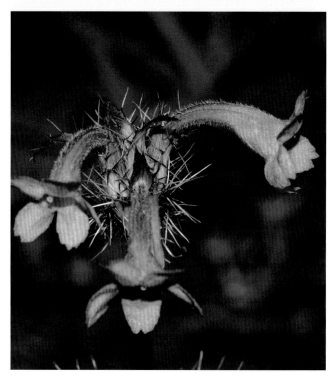

【适宜生境】生于海拔 3000~4000m 的山坡草甸。

【资源状况】分布于德钦、维西、玉龙等地。少见。

【入药部位】根（大花刺参）。

【功能主治】补气血，接筋骨。用于神经官能症，贫血，肺虚咳嗽，消化不良，白带过多，子宫脱垂；外用于跌打损伤。

川续断
川续断然、刺芹儿、地萝卜、和尚头
Dipsacus asperoides C. Y. Cheng et T. M. Ai

【标本采集号】5334210037

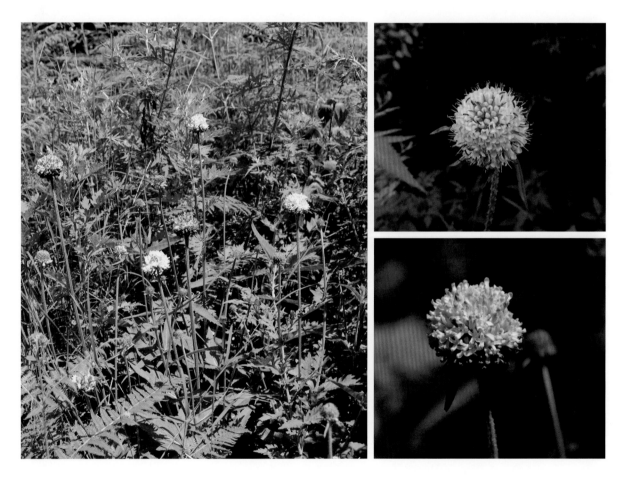

【形态特征】多年生草本。主根圆柱形，黄褐色，稍肉质。茎中空，棱上疏生硬刺。基生叶稀疏丛生，叶片琴状羽裂，叶面被白色刺毛或乳头状刺毛，背面沿脉密被刺毛；茎生叶在茎之中下部为羽状深裂，边缘具疏粗锯齿。头状花序球形；小苞片倒卵形，被短柔毛，具喙尖，喙尖两侧密生刺毛或稀疏刺毛；小总苞四棱倒卵柱状，每个侧面具 2 条纵沟；花萼具 4 棱，外面被短毛；花冠淡黄色或白色，顶端 4 裂，外面被短柔毛；雄蕊 4，着生于花冠管上，花药紫色；子房下位。瘦果长倒卵柱状。花期 7~9 月，果期 9~11 月。

【适宜生境】生于沟边、草丛、林缘和田野路旁。

【资源状况】分布于香格里拉、德钦、维西、贡山、玉龙等地。常见。

【入药部位】根（川续断）。

【功能主治】补肝肾，强筋骨，续折伤，止崩漏。用于腰膝酸软，风湿痹痛，崩漏经多，胎漏下血，跌打损伤。

大头续断 耙草、排草
Dipsacus chinensis Bat.

【标本采集号】533324180819395LY

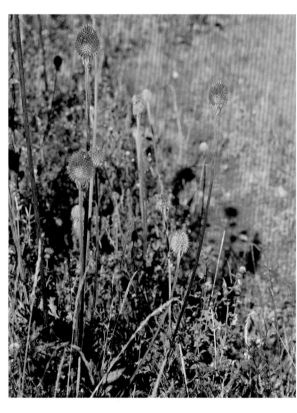 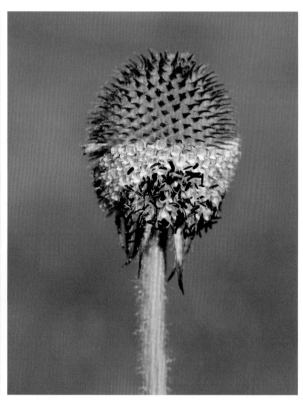

【形态特征】多年生草本。主根粗壮，红褐色。茎中空，具纵棱，棱上具疏刺。茎生叶对生，具柄；叶片宽披针形，琴裂；两面被黄白色粗毛。头状花序圆球形，单独顶生或三出；总苞片线形，被黄白色粗毛；小苞片披针形或倒卵状披针形，喙两侧具刺毛和柔毛；花冠管裂片不相等；雄蕊4，着生于花冠管上；子房下位，包于杯状小总苞内。瘦果窄椭圆形，被白色柔毛，顶端外露。花期7~8月，果期9~10月。

【适宜生境】生于林下、沟边和草坡地。

【资源状况】分布于香格里拉、德钦、贡山、玉龙等地。偶见。

【入药部位】根（大头续断）、种子（大头续断子）。

【功能主治】根：强筋续骨，调血脉。用于腰痛，遗精，崩漏，金疮痈疡。种子：滋补肝肾，养血润肠，化瘀镇痛。用于腰痛，遗精，崩漏，金疮痈疡。

匙叶翼首花

翼首草、邦子毒乌、棒子头

Pterocephalus hookeri (C. B. Clarke) Hock.

【标本采集号】LGD-XGLL386

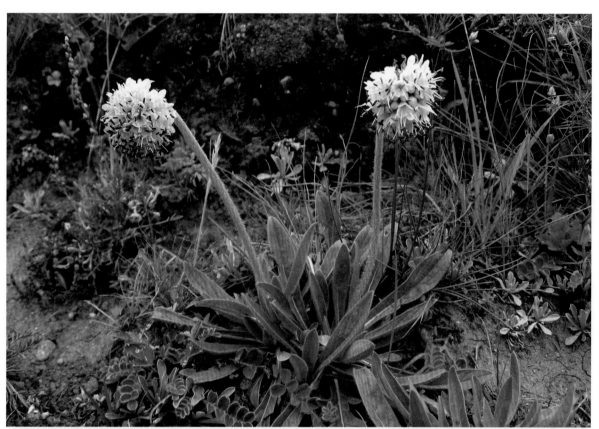

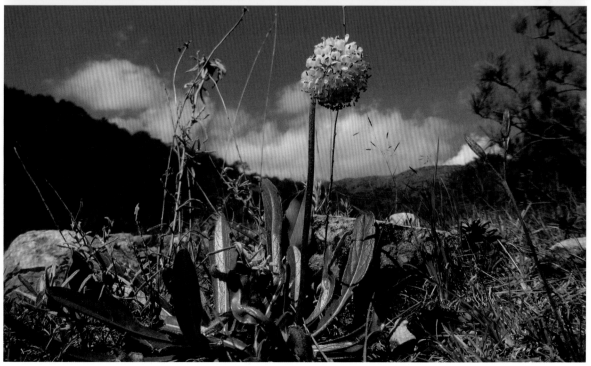

【形态特征】多年生无茎草本，全株被白色柔毛。根粗壮，木质化，近圆柱形，多条扭曲，表面棕褐色或黑褐色，里面白色。叶全部基生，呈莲座丛状，叶片轮廓倒披针形，全缘或一回羽状深裂；上面疏被白色糙伏毛，背面密被糙硬毛。花葶由叶丛抽出，疏或密被白色贴伏或伸展长柔毛，具沟；头状花序单生茎顶，球形；苞片线状倒披针形；小总苞外面被白色糙硬毛；花萼全裂，成多条柔软羽毛状毛；花冠筒状漏斗形，黄白色至淡紫色；花药黑紫色。瘦果倒卵形。花、果期7~10月。

【适宜生境】生于海拔1800~4800m的山野草地、高山草甸及耕地附近。

【资源状况】分布于玉龙、德钦等地。偶见。

【入药部位】全草（翼首草）。

【功能主治】有小毒。清热解毒，祛风湿，止痛。用于感冒发热，关节炎，痢疾，血热，尿血，便血。

双 参 西南囊苞花、都拉参、对对参

Triplostegia glandulifera Wall. ex DC.

【标本采集号】5334210796

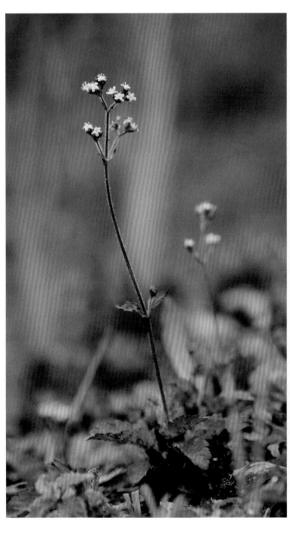
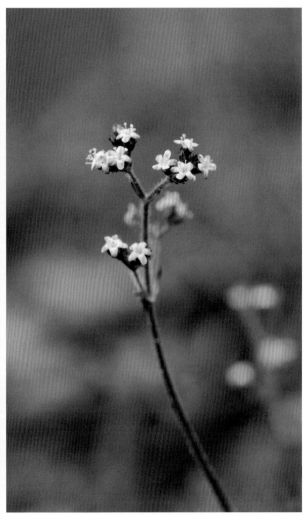

【形态特征】柔弱多年生直立草本。根状茎细长，四棱形；节上生不定根，主根稍肉质，近纺锤形。茎方形，有沟。叶近基生，呈假莲座状，叶片倒卵状披针形，二至四回羽状中裂，边缘有不整齐浅裂或锯齿；茎上部叶渐小，浅裂，无柄。花在茎顶端组成疏松窄长圆形聚伞圆锥花序；花冠白色或粉红色，短漏斗状，5裂，近辐射对称；雄蕊4，花药内向，白色；子房包于囊状小总苞内（囊苞）。瘦果包于囊苞中。花、果期7~10月。

【适宜生境】生于海拔1500~4000m的林下、溪旁、山坡草地、草甸及林缘路旁。

【资源状况】分布于香格里拉、德钦、维西、贡山、泸水、福贡、兰坪、玉龙等地。少见。

【入药部位】根（双参）。

【功能主治】健脾益肾，活血调经，解毒。用于肾虚腰痛，贫血咳嗽，遗精，阳痿，风湿关节痛，月经不调，倒经，崩漏，带下病，不孕；外用于外伤出血。

大花双参　大花囊苞花、青羊参、萝卜参
Triplostegia grandiflora Gagnep.

【标本采集号】2353290845

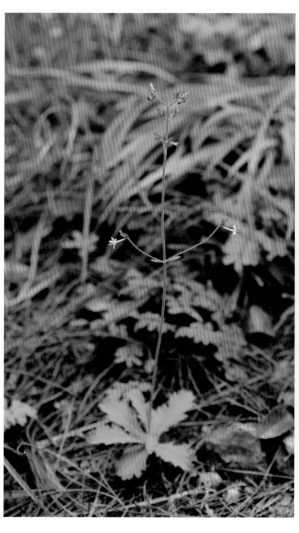
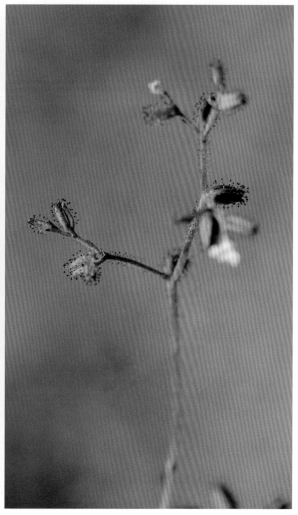

【形态特征】柔弱多年生直立草本。主根红棕色，常二歧，略呈纺锤形。茎纤细，单一，具沟，被白色长柔毛和糙毛，有时夹有腺毛。叶对生，基部相连；下部叶倒卵形至倒卵状披针形，2~3对羽状深裂或浅裂，边缘锯齿状或具钝齿，两面被长柔毛；茎上部叶依次渐小成苞片状。花组成疏松顶生二歧聚伞圆锥花序，密被白色平展毛和腺毛；小总苞萼状，4裂，裂片披针形，密被黑色腺毛；萼筒卵形，檐部具5齿，被长硬毛；花冠白色带粉红色，基部狭筒状，上部漏斗形，近辐射对称；雄蕊4，花药黄色。瘦果包于囊苞内。花、果期7~10月。

【适宜生境】生于海拔2000~3000m的山谷林下、林缘、草坡等处。

【资源状况】分布于香格里拉、德钦、维西、兰坪、玉龙等地。常见。

【入药部位】块根（大花双参）。

【功能主治】健脾益肾，活血调经，止崩漏，解毒。用于肾虚腰痛，遗精，阳痿，月经不调，经闭，外伤出血。

桔梗科

川西沙参 *Adenophora aurita* Franch.

【标本采集号】5334211100

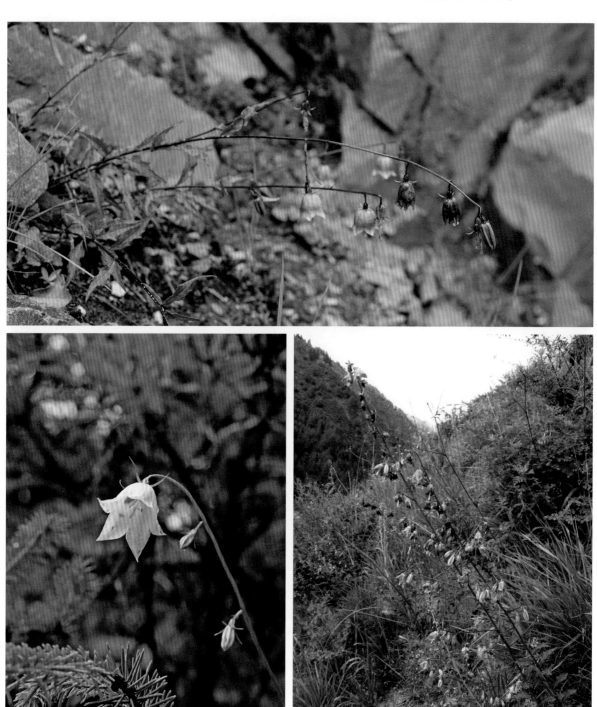

【形态特征】多年生草本，有乳汁。茎单生，不分枝，通常相当密地被糙毛，少被长毛的，更少为近无毛的。茎生叶完全无柄，常为椭圆状披针形，少为条状披针形或卵状椭圆形，边缘缺刻各式，锯齿、疏尖齿或近于圆齿，两面疏被短硬毛。花序分枝通常极短而单花，组成假总状花序，少长而多花，组成圆锥花序；花冠宽钟状，常蓝色，少蓝紫色。蒴果卵状椭圆形。种子黄棕色，有纵翅。花期7~9月，果期9月。

【适宜生境】生于海拔2100~3250m的山坡草地、林缘或灌丛中。

【资源状况】分布于香格里拉。偶见。

【入药部位】全草（川西沙参）。

【功能主治】养阴，清肺热。用于湿疹，疫疠，脑出血，臁疮。

细萼沙参 壶花沙参
Adenophora capillaris Hemsl. subsp. *leptosepala* (Diels) Hong

【标本采集号】5334210894

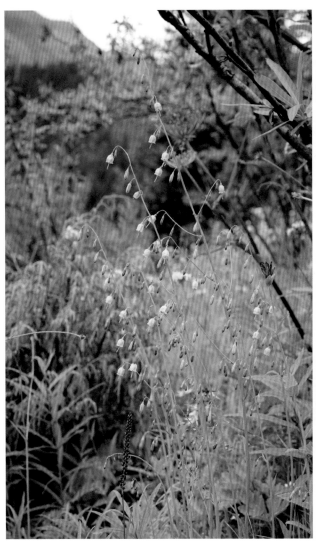
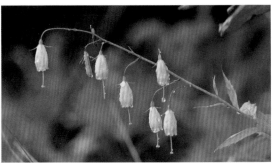
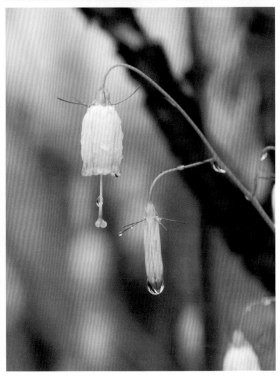

【形态特征】多年生草本，有乳汁。茎单生，茎叶大多数多少被毛。茎生叶常为卵形、卵状披针形，少为条形。花序具长分枝，常组成大而疏散的圆锥花序，少为狭圆锥花序，更少仅数朵花集成假总状花序；花序梗和花梗纤细如丝；花萼裂片多数有小齿；花冠较大，白色、淡蓝色或淡紫色。蒴果球状和卵状的比率大致相等。花期 7~10 月，果期 9~10 月。

【适宜生境】生于海拔 2000~3600m 的林下、林缘草地及草丛中。

【资源状况】分布于香格里拉、德钦、维西、玉龙等地。少见。

【入药部位】根（细萼沙参）。

【功能主治】养阴清肺，化痰，益气。用于肺热燥咳，阴虚劳嗽，干咳痰黏，气阴不足，烦热口干。

天蓝沙参 滇川沙参、富民沙参、两型沙参
Adenophora coelestis Diels

【标本采集号】5334210889

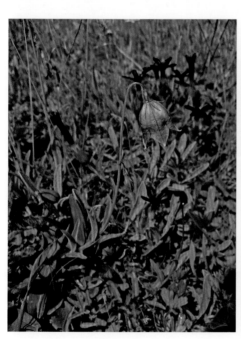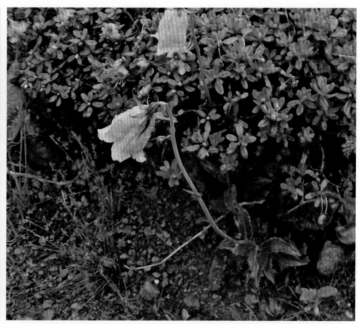

【形态特征】多年生草本，有乳汁。常有横走的茎基分枝，茎不分枝，无毛至相当密地被刚毛。茎生叶无柄，叶卵状菱形、倒卵形、卵形至条状披针形，边缘为不规则粗锯齿，上面疏生短毛，下面常在叶脉上生白色硬毛。花仅数朵在茎顶端集成假总状花序；花梗短；花萼无毛，筒部球状倒卵形或倒卵状圆锥形，边缘有小齿；花冠钟状，蓝色或蓝紫色。花期 8~10 月，果期 11 月。

【适宜生境】生于海拔 1200~4000m 的林下、林缘、林间空地或草地中。

【资源状况】分布于香格里拉、德钦、福贡、玉龙等地。偶见。

【入药部位】全草。

【功能主治】养阴，清肺热。用于湿疹，疫疠，脑出血，臁疮。

喜马拉雅沙参 *Adenophora himalayana* Feer

【标本采集号】5334210859

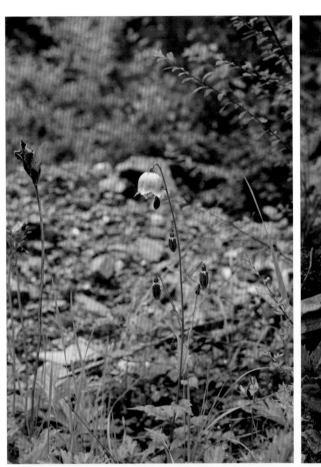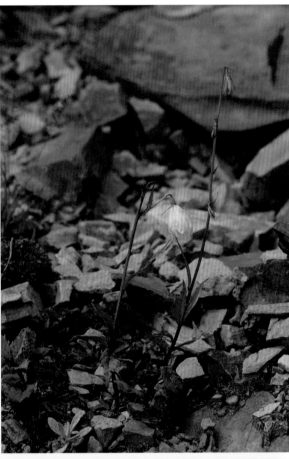

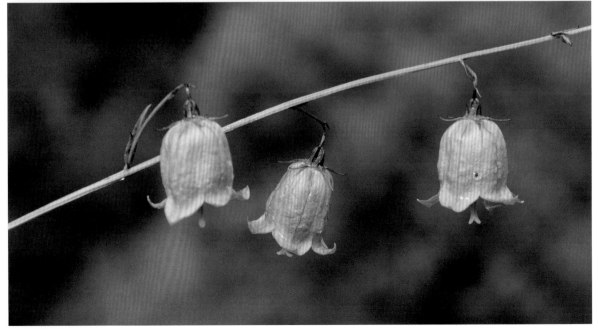

横断山三江并流区中药资源图志

【形态特征】多年生草本，有乳汁。根细，稍呈胡萝卜状。茎不分枝，通常无毛。基生叶心形或近于三角状卵形；茎生叶卵状披针形、狭椭圆形至条形，全缘至疏生不规则尖锯齿。单花顶生或数朵花排成假总状花序；花萼无毛，筒部倒圆锥状或倒卵状圆锥形；花冠蓝色或蓝紫色，钟状；花盘粗筒状。蒴果卵状矩圆形。花期 7~9 月，果期 10 月。

【资源状况】分布于香格里拉。偶见。

【入药部位】全草（喜马拉雅沙参）。

【功能主治】养阴，清肺热，生津止渴，化痰。用于湿疹，疫疠，脑出血，臁疮。

甘孜沙参 阿墩沙参、小钟沙参、保科参
Adenophora jasionifolia Franch.

【标本采集号】5334210501

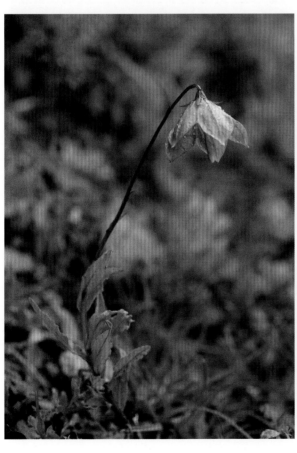 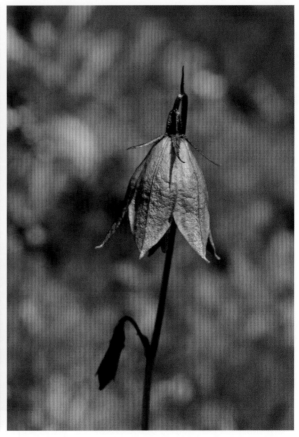

【形态特征】多年生草本，有乳汁。茎基有时具横走的分枝；茎上升，不分枝，无毛或疏生柔毛。茎生叶卵圆形、椭圆形、披针形至条状披针形，全缘或具圆齿或锯齿。花单朵顶生，或常少数几朵集成假总状花序；花梗短；花萼无毛，或有时裂片边缘疏生睫毛，筒部倒圆锥状，边缘有多对瘤状小齿；花冠漏斗状，蓝色或紫蓝色；花盘环状。蒴果椭圆状。种子黄棕色，椭圆状。花期 7~8 月，果期 9 月。

【适宜生境】生于海拔 3500~4700m 的草地或林缘草丛中。

【资源状况】分布于香格里拉、德钦等地。偶见。

【入药部位】全草（甘孜沙参）。

【功能主治】养阴，清肺热。用于湿疹，疫疠，脑出血，臁疮。

云南沙参 泡参、孜花沙参、重齿沙参

Adenophora khasiana (Hook. f. et Thoms.) Coll. et Hemsl.

【标本采集号】5334210866

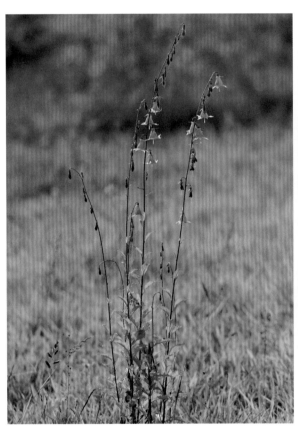 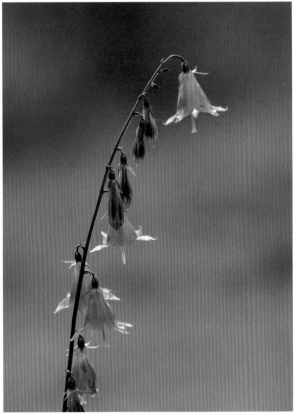

【形态特征】多年生草本，有乳汁。茎常单枝，常被白色多细胞细硬毛。茎生叶卵圆形、卵形、长卵形或倒卵形，边缘具不规则重锯齿或单锯齿，上面疏生糙毛，下面相当密地被硬毛或仅叶脉上被硬毛。花序有短的分枝而组成狭圆锥状花序或无分枝，仅数朵花组成假总状花序；花梗短；花萼无毛至有相当密的短硬毛；花冠狭漏斗状钟形，淡紫色或蓝色；花盘短筒状。花期 8~10 月，果期 11 月。

【适宜生境】生于海拔 1000~2800m 的杂木林、灌丛或草丛中。

【资源状况】分布于香格里拉、德钦、维西、玉龙等地。常见。

【入药部位】根。

【功能主治】养阴生津，润肺止咳。用于贫血，咽喉痛，虚劳咳嗽。

川藏沙参

勒多道吉曼巴、南沙参、泡参

Adenophora liliifolioides Pax et Hoffm.

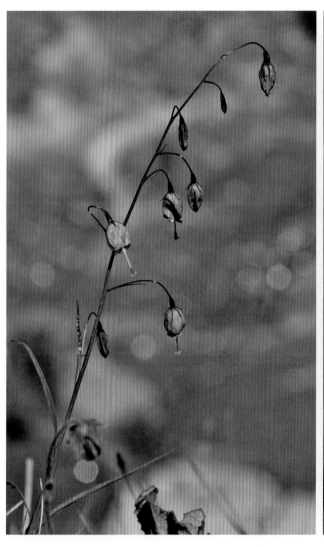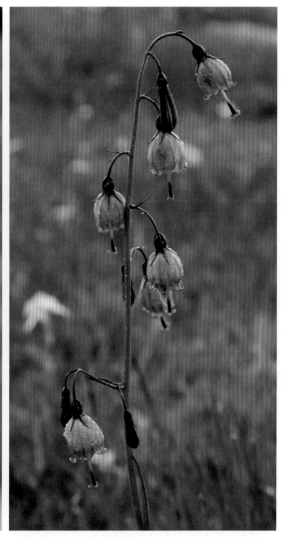

【形态特征】多年生草本。茎常单生，不分枝，通常被长硬毛。基生叶心形，边缘有粗锯齿；茎生叶卵形、披针形至条形。花序常有短分枝，组成狭圆锥花序，有时全株仅数朵花；花萼无毛，筒部圆球状，全缘；花冠细小，近于筒状或筒状钟形，蓝色、紫蓝色、淡紫色，极少白色；花盘细筒状。蒴果卵状或长卵状。花、果期8~9月。

【适宜生境】生于海拔2400~4600m的草地、灌丛和乱石中。

【资源状况】分布于香格里拉。偶见。

【入药部位】根、全草（川藏沙参）。

【功能主治】根：清热养阴，止咳祛痰。用于肺热燥咳，虚劳咳嗽，咽喉痛。全草：消炎散肿。用于风湿性关节炎，神经痛。

沙 参

杏叶沙参、沙和尚、南沙参

Adenophora stricta Miq.

【标本采集号】3229010876

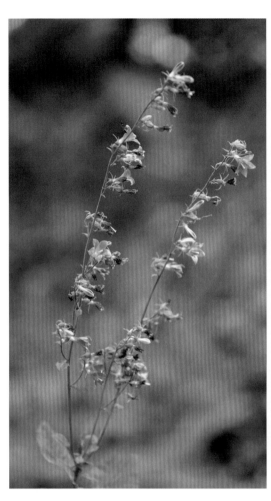
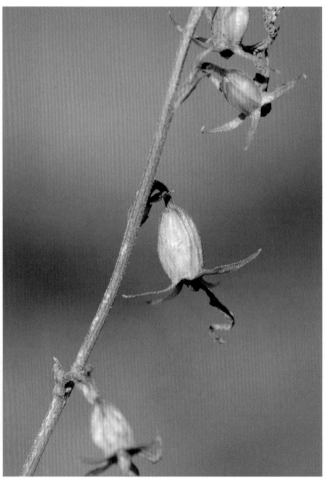

【形态特征】多年生草本，有乳汁。茎不分枝，常被短硬毛或长柔毛，稀无毛。基生叶心形，大而具长柄；茎生叶无柄，叶椭圆形或窄卵形，边缘有不整齐的锯齿，两面疏生短毛或长硬毛。花序常不分枝而组成假总状花序，或有短分枝而组成极窄的圆锥花序，稀具长分枝而为圆锥花序；花萼常被短柔毛或粒状毛，筒部常倒卵状；花冠宽钟状，蓝色或紫色，裂片三角状卵形；花盘短筒状。蒴果椭圆状球形，极少为椭圆状。种子稍扁，有 1 条棱。花期 8~10 月，果期 9~11 月。

【适宜生境】生于海拔 1000~3200m 的开旷山坡草地或林下。

【资源状况】分布于维西。少见。

【入药部位】根（南沙参）。

【功能主治】养阴清肺，益胃生津，化痰，益气。用于肺热燥咳，阴虚劳嗽，干咳痰黏，胃阴不足，食少呕吐，气阴不足，烦热口干。

球果牧根草　土人参、土当归、山芹菜
Asyneuma chinense Hong

【标本采集号】5334210648

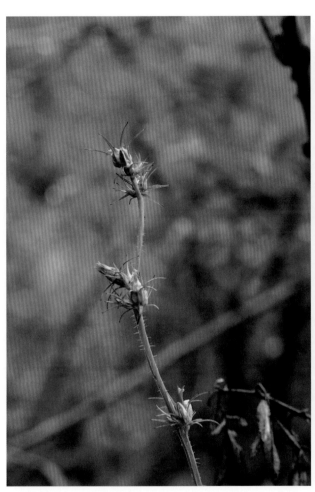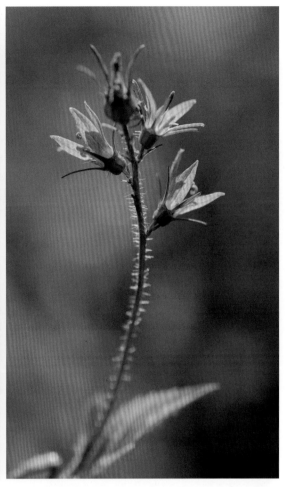

【形态特征】多年生草本，有乳汁。根胡萝卜状，肉质。茎单生，少有多枝丛生的，直立，或多或少被长硬毛。叶全部近无柄，卵状披针形、披针形或椭圆形，边缘具锯齿，两面多少被白色硬毛。穗状花序少花，有时仅数朵花；花萼通常无毛，筒部球状，裂片开花以后常反卷；花冠紫色或鲜蓝色。蒴果球状，基部平截形，甚至凹入，下部最宽，有3条纵而宽的沟槽。种子卵状，棕黄色。花、果期6~9月。

【适宜生境】生于海拔3000m以下的山坡草地、林缘、林中。

【资源状况】分布于维西、玉龙等地。常见。

【入药部位】根。

【功能主治】滋补，健脾益气，润肺止咳。用于体虚自汗，乳汁不足，咳嗽，小儿疳积，小儿腹泻，慢性支气管炎，肺结核咯血。

钻裂风铃草 针叶风铃草
Campanula aristata Wall.

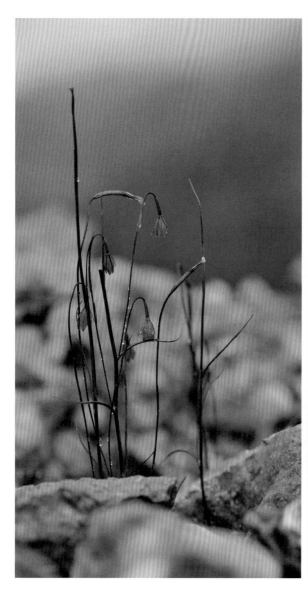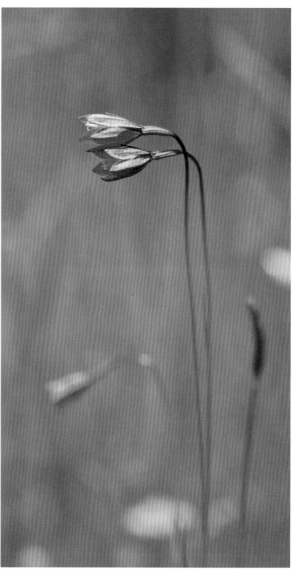

【形态特征】根胡萝卜状，有乳汁。茎通常丛生，直立。基生叶卵圆形至卵状椭圆形，具长柄；茎中下部的叶披针形至宽条形，具长柄；茎中上部的条形，无柄，全缘或有疏齿；全部叶无毛。花萼筒部狭长，裂片丝状；花冠蓝色或蓝紫色。蒴果圆柱状。种子长椭圆状，棕黄色。花期6~8月，果期8~9月。

【适宜生境】生于海拔3500~5000m的草丛及灌丛中。

【资源状况】分布于香格里拉。偶见。

【入药部位】全草、根。

【功能主治】全草：用于感冒。根：滋补。

灰毛风铃草 _{着色风铃草}
Campanula cana Wall.

【标本采集号】5334210922

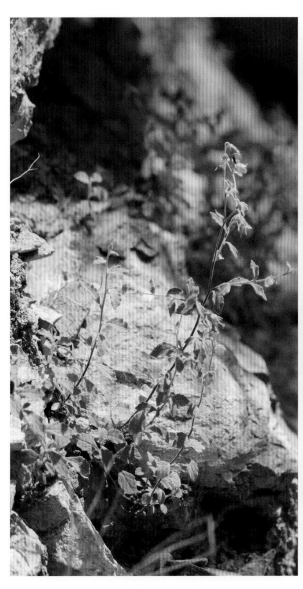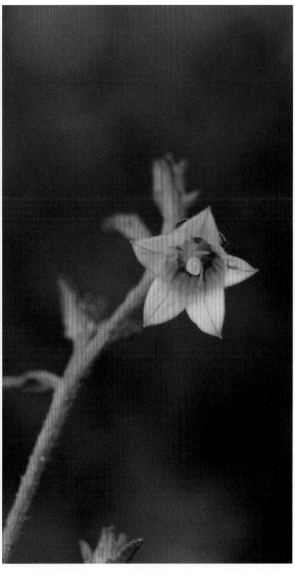

【形态特征】多年生草本，植株通常铺散成丛，有乳汁。茎多枝从一个根上发出，或茎基部木质化，从老茎下部发出很多当年生茎。叶较小，背面密被白色毡毛。花萼筒部密被细长硬毛，裂片狭三角形；花冠钟状，蓝色，被短柔毛，裂片披针形或较短；花柱纤细，内藏，柱头 3 裂。蒴果陀螺状，无毛。花、果期 5~11 月。

【适宜生境】生于海拔 1000~4300m 的石灰岩石上。

【资源状况】分布于香格里拉、德钦等地。常见。

【入药部位】根（灰毛风铃草）。

【功能主治】养心，祛风。用于神经衰弱，关节疼痛。

西南风铃草
岩兰花、土桔梗、土沙参
Campanula colorata Wall.

【标本采集号】5334211025

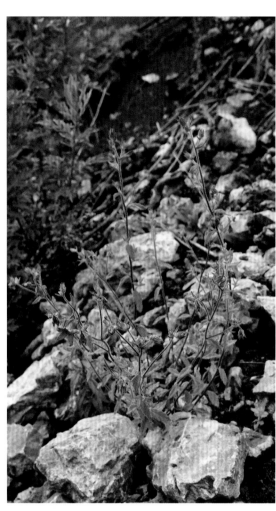 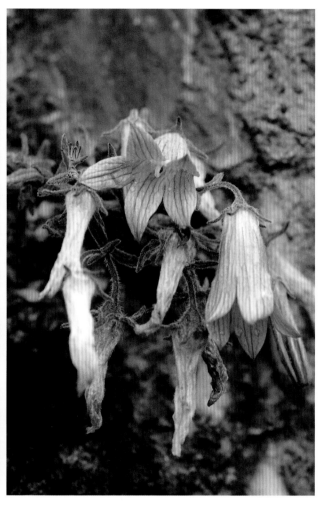

【形态特征】多年生草本，有乳汁。根胡萝卜状。茎单生，上升或直立，被开展的硬毛。下部的叶有带翅的柄，椭圆形、菱状椭圆形或矩圆形，边缘有疏锯齿或近全缘，上面被贴伏刚毛，下面仅叶脉有刚毛或密被硬毛。花下垂，顶生于主茎及分枝上，有时组成聚伞花序；花萼筒部倒圆锥状，被粗刚毛，全缘或有细齿，背面仅脉上有刚毛或全面被刚毛；花冠紫色或蓝紫色或蓝色。蒴果倒圆锥状。种子矩圆状，稍扁。花期5~9月。

【适宜生境】生于海拔1000~4000m的山坡草地和疏林下。

【资源状况】分布于香格里拉、德钦、维西、玉龙等地。偶见。

【入药部位】根（岩兰花）。

【功能主治】祛风，利湿，养血。用于风湿关节痛，肺痨咯血，瘫痪，破伤风，病后体虚。

流石风铃草 补肺参
Campanula crenulata Franch.

【标本采集号】ZM529

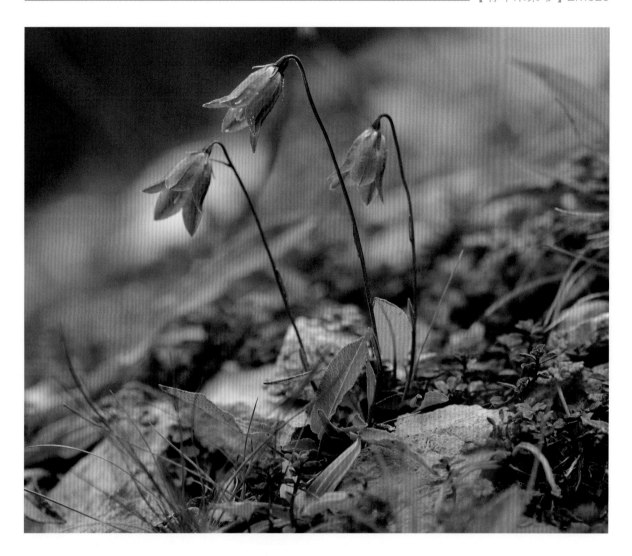

【形态特征】多年生草本，有乳汁。根胡萝卜状。茎基常为残留叶柄所包裹；茎上升，无毛，常不分枝。基生叶多枚，常排成莲座状，具长柄，叶片肾形、心形至卵圆形，边缘具圆齿；茎生叶下部的匙形或卵形，茎上部的渐变为宽条形。花单朵顶生，各处无毛；花萼筒部倒圆锥状，裂片钻状三角形；花冠蓝色、蓝紫色或深紫红色，钟状。蒴果倒卵状矩圆形。花期 7~9 月。

【适宜生境】生于海拔 2600~4200m 的石上、石缝中及草地中。

【资源状况】分布于维西。偶见。

【入药部位】根（流石风铃草）。

【功能主治】补虚弱。用于肺痈，咳嗽痰喘，食欲不振，泄泻，崩漏。

金钱豹 土人参、算盘果、土党参、野党参果
Campanumoea javanica Bl.

【标本采集号】5309220673

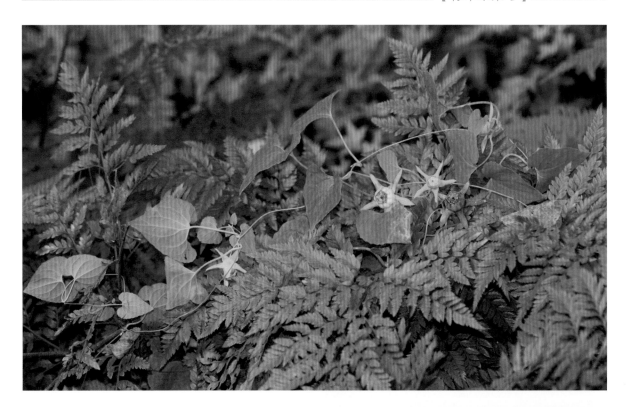

【形态特征】草质缠绕藤本，具乳汁。根胡萝卜状。茎多分枝。叶对生，具长柄，叶片心形或心状卵形，边缘有浅锯齿。花单朵生叶腋，各部无毛；花萼与子房分离，5深裂，裂片卵状披针形或披针形；花冠上位，白色或黄绿色，内面紫色，钟状；雄蕊5；子房和蒴果5室。浆果黑紫色，紫红色，球状。种子不规则。花、果期5~11月。

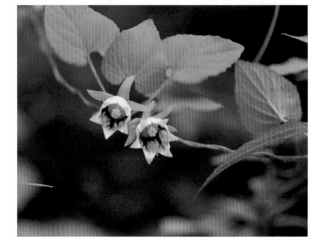

【适宜生境】生于海拔2400m以下的灌丛中及疏林中。

【资源状况】分布于泸水、福贡。偶见。

【入药部位】全草（土党参）。

【功能主治】补中益气，润肺生津，祛痰止咳。用于体倦乏力，肺虚咳嗽，脾虚腹泻，小儿疳积，乳汁稀少。

管钟党参 臭党参、柴党、小叶党参
Codonopsis bulleyana Forrest ex Diels

【标本采集号】5334210841

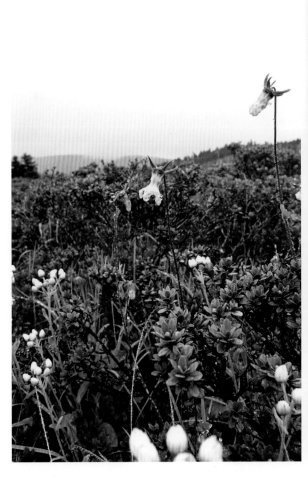
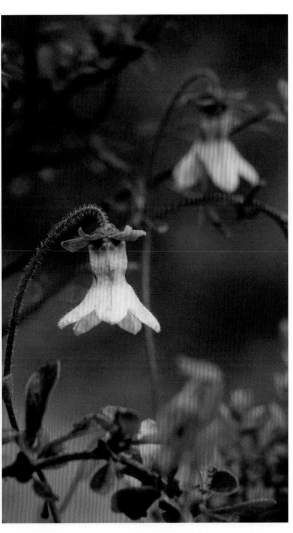

【形态特征】多年生草本，有乳汁。茎基具少数瘤状茎痕，根常肥大，呈长圆锥状或纺锤状，表面灰黄色，近上部有少数环纹，而下部则疏生横长皮孔。主茎直立或上升，能育，黄绿色或灰绿色；侧枝具叶，不育，灰绿色；茎皆被毛。叶在主茎上的互生，在侧枝上的近于对生；叶片心形、阔卵形或卵形，边缘微波状或具极不明显的疏锯齿，或近全缘，疏被短细柔毛。花单一，着生于主茎顶端；花冠管状钟形，裂片宽阔，边缘及顶端内卷，檐部浅碧蓝色，筒部有紫晕。种子多数，棕黄色。花、果期 7~10 月。

【适宜生境】生于海拔 3300~4200m 的山地草坡及灌丛中。

【资源状况】分布于香格里拉、德钦、维西、玉龙等地。偶见。

【入药部位】根（臭党参）。

【功能主治】补气血，通经络。用于体虚，跌打损伤，风湿麻木。

鸡蛋参 白地瓜、金钱吊葫芦、牛尾参
Codonopsis convolvulacea Kurz

【标本采集号】5334210900

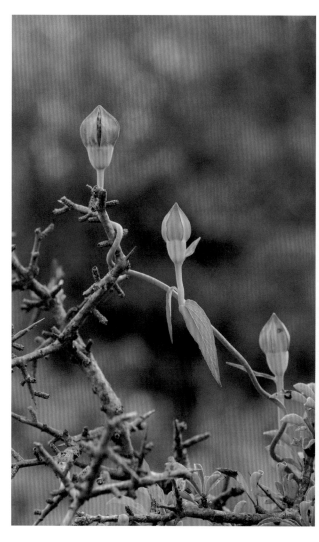
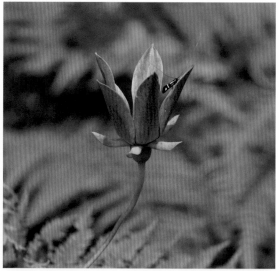
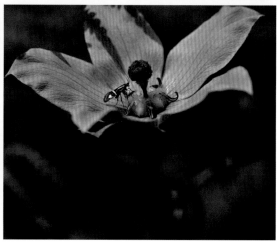

【形态特征】多年生草本，有乳汁。茎基极短而有少数瘤状茎痕。根块状，近于卵球状或卵状，上端具短细环纹，下部则疏生横长皮孔。茎缠绕或近于直立。叶互生或有时对生，均匀分布于茎上或密集地聚生于茎中下部；叶卵圆形，全缘或具波状钝齿。花单生于主茎及侧枝顶端；花萼贴生至子房顶端；花冠辐状而近于5全裂，淡蓝色或蓝紫色。蒴果圆锥状。种子极多，长圆状，棕黄色，有光泽。花、果期7~10月。

【适宜生境】生于海拔1000~3000m的草坡或灌丛中，缠绕于高大草本或灌木上。

【资源状况】分布于香格里拉、玉龙等地。常见。

【入药部位】块根（鸡蛋参）。

【功能主治】润肺止咳，补气生津，祛瘀止痛。用于气虚自汗，肠绞痛，肺阴虚咳嗽，疝气。

三角叶党参 土党参、泡参、白党参
Codonopsis deltoidea Chipp

【标本采集号】5334210833

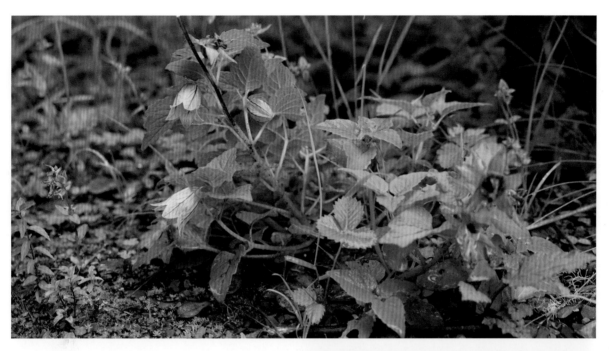

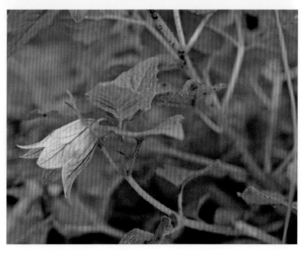

【形态特征】多年生草本，有乳汁。根常肥大，呈圆锥状或圆柱状，肉质。茎基微膨大，具瘤状茎痕，茎缠绕，具叶，不育或顶端着花。叶互生或对生，被柔毛或刺毛，叶三角状卵形或阔卵形。花单生于主茎、侧枝或小枝顶端，有时集成聚伞花序；花萼贴生至子房中部，筒部半球状，无毛，边缘有齿，常具缘毛；花冠钟状，淡黄绿色而有紫色脉纹。蒴果下部近于半球状，上部短圆锥状。种子多数。花、果期 7~10 月。

【适宜生境】生于海拔 1800~2800m 的山地林边及灌丛中。

【资源状况】分布于香格里拉、维西等地。偶见。

【入药部位】根。

【功能主治】补脾胃，益气血，生津液，祛痰止咳。用于脾肺虚弱，食少便溏，四肢无力，虚喘咳嗽，心悸，气短，口干，自汗，久泻脱肛，血崩，阴挺，慢性贫血，萎黄，白血病，腺病，佝偻病。

脉花党参 柴党、臭党、紫党参
Codonopsis nervosa (Chipp) Nannf.

【标本采集号】530522150828693LY

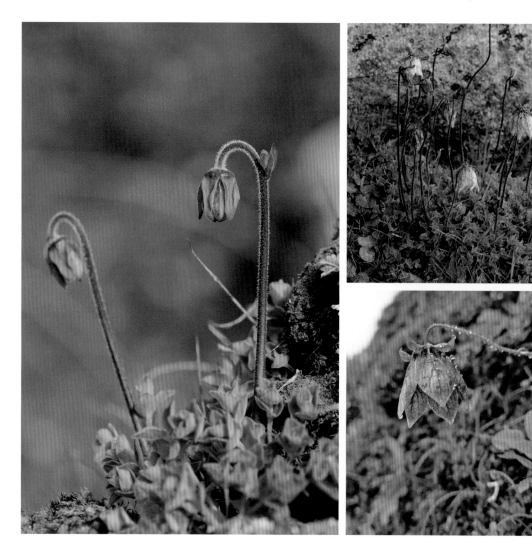

【形态特征】多年生草本，有乳汁。根常肥大，呈圆柱状。茎基具多数瘤状茎痕，主茎能育，疏生白色柔毛；侧枝具叶。叶在主茎上互生，在侧枝上的近于对生；叶阔心状卵形、心形或卵形，被白色柔毛。花单朵着生于茎顶端；花萼贴生至子房中部，筒部半球状，具明显辐射脉；花冠球状钟形，淡蓝白色，内面基部常有红紫色斑，浅裂。蒴果下部半球状，上部圆锥状。种子椭圆状。花期 7~9 月，果期 9~10 月。

【适宜生境】生于海拔 3500~4500m 的林缘、草地、阳坡。

【资源状况】分布于德钦、维西、玉龙等地。偶见。

【入药部位】全草（柴党）。

【功能主治】补中益气，健脾益肺。用于脾胃虚弱，气血两亏，气短心悸，体倦乏力，食少，口渴，泄泻，脱肛。

党　参　东党、台党、潞党

Codonopsis pilosula (Franch.) Nannf.

【标本采集号】5307210311

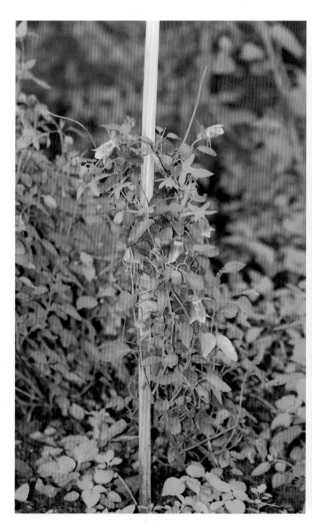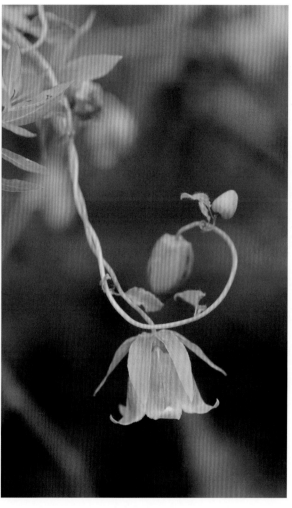

【形态特征】多年生草本，有乳汁。根常肥大，呈纺锤状或纺锤状圆柱形，上端有细密环纹，而下部则疏生横长皮孔，肉质。茎基具多数瘤状茎痕，茎缠绕，有分枝，具叶。叶互生，在小枝上的近于对生；叶卵形或狭卵形，边缘具波状钝锯齿，两面疏或密地被贴伏的长硬毛或柔毛，少为无毛。花单生于枝端，与叶柄互生或近于对生；花萼筒部半球状，裂片边缘微波状或近于全缘；花冠上位，阔钟状，内面有明显紫斑。蒴果下部半球状，上部短圆锥状。种子卵形。花、果期 7~10 月。

【适宜生境】生于海拔 1560~3100m 的山地林边及灌丛中。

【资源状况】分布于玉龙。广泛栽培，野生偶见。

【入药部位】全草（党参）。

【功能主治】健脾益肺，养血生津。用于脾肺气虚，食少倦怠，咳嗽虚喘，气血不足，面色萎黄，心悸气短，津伤口渴，内热消渴。

管花党参 西昌党参、白党、甜党
Codonopsis tubulosa Kom.

【标本采集号】5329320658

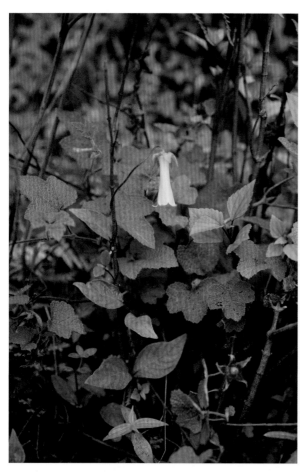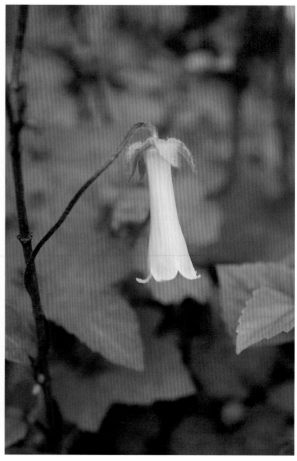

【形态特征】多年生草本，有乳汁。根不分枝或中部以下略有分枝，上部有稀疏环纹，下部则疏生横长皮孔。茎不缠绕，蔓生。叶对生或在茎顶部趋于互生；叶片卵形、卵状披针形或狭卵形，边缘具浅波状锯齿或近于全缘。花顶生，花梗短；花萼贴生至子房中部，筒部半球状，裂片阔卵形，边缘有波状疏齿；花冠管状，裂片三角形；花丝被毛，花药龙骨状。蒴果下部半球状，上部圆锥状。种子卵状，棕黄色，光滑无毛。花、果期7~10月。

【适宜生境】生于海拔1900~3000m的山地灌木林下及草丛中。

【资源状况】分布于兰坪、玉龙等地。偶见。

【入药部位】根（叙党）。

【功能主治】益气血，和脾胃，生津。用于气短心悸，体倦乏力，食少便溏，脾胃虚弱，泄泻，脱肛。

抽葶党参 党参、野党参、康南党

Codonopsis subscaposa Kom.

【标本采集号】5334210835

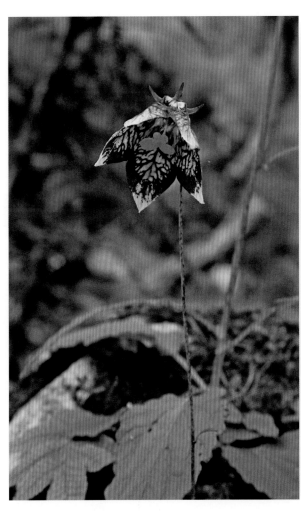
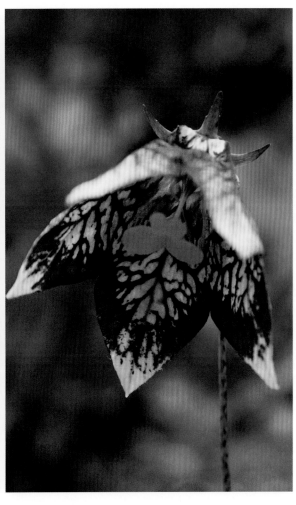

【形态特征】多年生草本，有乳汁。根常肥大，呈圆锥状。茎基具多数瘤状茎痕，茎直立。叶在主茎上的互生，在侧枝上的对生；叶卵形、长椭圆形或披针形，边缘生锯齿。花顶生或腋生，常着生于茎顶端，呈花葶状；花具长梗；花萼具多条明显的辐射脉；花冠阔钟状，黄色而有网状红紫色脉或红紫色而有黄色斑点。蒴果下部半球状，上部圆锥状。种子细小。花、果期 7~10 月。

【适宜生境】生于海拔 2500~4200m 的山地草坡或疏林中。

【资源状况】分布于香格里拉、玉龙等地。偶见。

【入药部位】根（康南党）。

【功能主治】消肿，干"黄水"。用于癥病，脚气病，水肿，瘿瘤。

中甸蓝钟花 *Cyananthus chungdianensis* C. Y. Wu

【标本采集号】5334210966

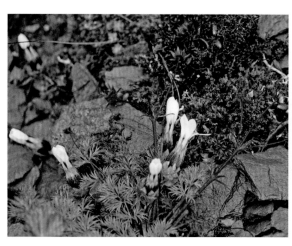 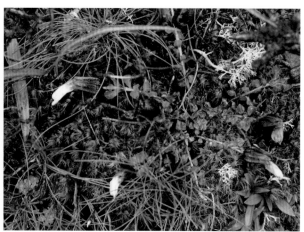

【形态特征】多年生草本，有乳汁。茎基肥大，密被卵状披针形鳞片，干膜质，茎多条并生，具小而远离的钻形鳞片状叶，上部密被白色柔毛，具常叶。叶小，菱形、倒披针形或倒卵圆形，边缘反卷。花单生茎顶；花萼筒状，外面密被锈黄色或白色糙硬毛；花冠紫蓝色，内面近基部密被黄色柔毛。花期 8~9 月。

【适宜生境】生于海拔 3500~4250m 的高山草甸、林间草地或高山灌丛草地中。

【资源状况】分布于香格里拉、德钦、维西等地。偶见。

【入药部位】全草（中甸蓝钟花）。

【功能主治】缓泻，干"黄水"，下引诸病。用于协日乌素病，便秘。

细叶蓝钟花 *Cyananthus delavayi* Franch.

【标本采集号】5334210772

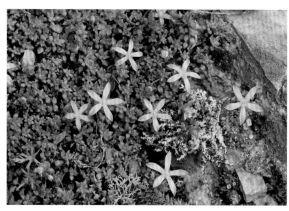 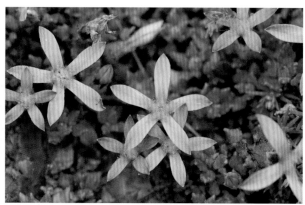

【**形态特征**】多年生草本，有乳汁。茎基多分枝，鳞片三角状披针形，茎纤细而多分枝，被白色短柔毛。叶互生；叶片近圆形或宽卵状三角形，边缘微反卷，全缘或微波状，上面密被短糙毛，背面白色伏毛。花单生于主茎和部分分枝的顶端；花萼筒状，被柔毛；花冠深蓝色，筒状钟形，内面喉部密生柔毛，裂片矩圆状条形。蒴果圆锥状，成熟后超出花萼。种子长圆状，棕色。花期 8~9 月。

【**适宜生境**】生于海拔 2800~4000m 的石灰质山坡草地或林边碎石地上。

【**资源状况**】分布于香格里拉、兰坪等地。偶见。

【**入药部位**】全草（细叶蓝钟花）。

【**功能主治**】清热，除湿。用于天疱疮，风湿麻木。

黄钟花 *Cyananthus flavus* Marq.

【**标本采集号**】5334210414

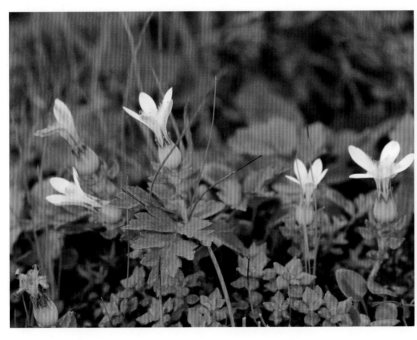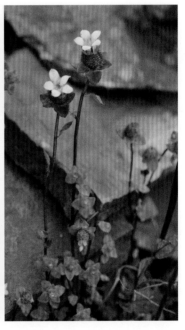

【**形态特征**】多年生草本，有乳汁。茎基粗壮，顶部具宿存的长卵形鳞片，茎数条并生，密生长柔毛。叶互生，唯花下 4 或 5 枚叶聚集成轮生状，几无柄；叶片椭圆形或卵圆形，边缘反卷，全缘，两面生灰白色柔毛。花单生于茎顶端；花萼短筒状，果期膨大；花冠黄色或淡黄色，内面喉部密生白色柔毛，裂片顶端常生几根锈色柔毛。花期 7~8 月。

【**适宜生境**】生于海拔 3200~3600m 的山地牧场和山坡草地。

【**资源状况**】分布于香格里拉、玉龙等地。少见。

【**入药部位**】全草（黄钟花）。

【**功能主治**】消食，解毒。用于消化不良，食肉中毒。

美丽蓝钟花 奶浆果、右辛、俄阿杂热
Cyananthus formosus Diels

【标本采集号】5334210961

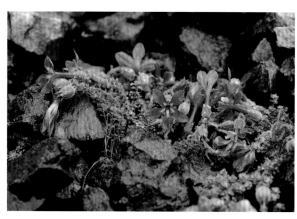 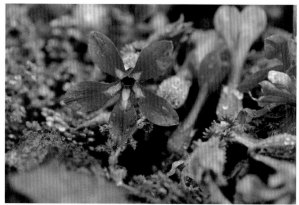

【形态特征】多年生草本，有乳汁。茎基粗壮，顶部鳞片宿存，茎细，多条并生，淡紫色，下部有鳞片状叶。叶互生，唯花下4或5枚叶聚集成轮生状；叶片菱状扇形，被毛，叶缘反卷，通常有钝齿。花单生于茎顶端；花萼短筒状，外面密生淡褐色柔毛，裂片三角形；花冠黄色或淡黄色，内面喉部密生长柔毛，裂片倒卵状矩圆形；柱头5裂。花期7~8月。

【适宜生境】生于海拔2800~4100m的山地草坡、林间沙地和林边碎石地上。

【资源状况】分布于香格里拉、玉龙等地。偶见。

【入药部位】全草（蓝钟花）。

【功能主治】缓泻，干黄水，下引诸病。用于协日乌素病，便秘。

蓝钟花 *Cyananthus hookeri* C. B. Cl.

【标本采集号】5334210790

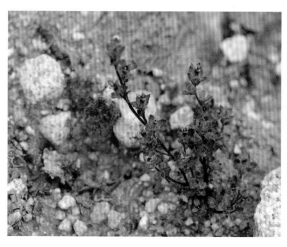 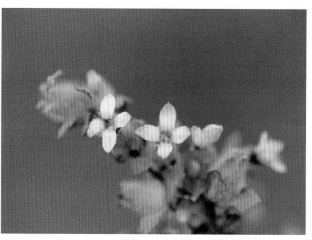

【形态特征】一年生草本，有乳汁。茎通常数条丛生，近直立或上升，茎及分枝被毛。叶互生，花下数枚常聚集成总苞状；叶片菱形、菱状三角形或卵形，边缘有钝牙齿，有时全缘，两面被疏柔毛。花小，单生茎和分枝顶端，几无梗，花通常 4 数；花萼被毛，花萼卵圆状；花冠紫蓝色，内面喉部密生柔毛，裂片倒卵状矩圆形。蒴果卵圆状，成熟时露出花萼外。种子长卵圆状。花期 8~9 月。

【适宜生境】生于海拔 2700~4700m 的山坡草地、路旁或沟边。

【资源状况】分布于香格里拉、德钦、玉龙等地。偶见。

【入药部位】根（蓝钟花）。

【功能主治】利水消肿。

灰毛蓝钟花 小白棉、草补药
Cyananthus incanus Hook. f. et Thoms.

【标本采集号】5307210513

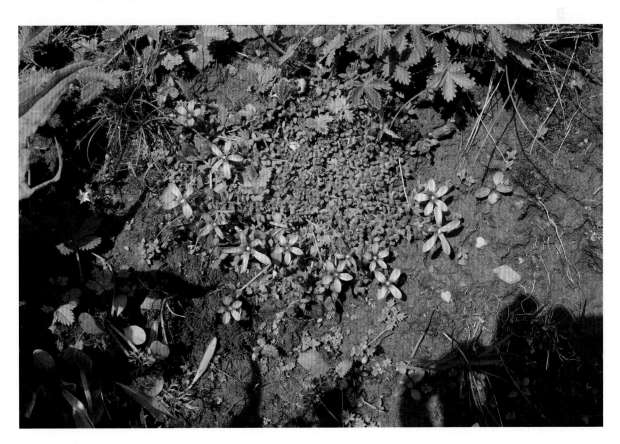

【形态特征】多年生草本，有乳汁。茎基粗壮，顶部具有宿存的卵状披针形鳞片，茎多条并生，被灰白色短柔毛。叶自茎下部而上稍有增大，互生，仅花下 4 或 5 枚叶子聚集成轮生状；叶片卵状椭圆形，两面均被短柔毛，边缘反卷，有波状浅齿或近全缘。花单生主茎和分枝的顶端，花梗生柔毛；花萼短筒状，裂片三角形，密生白色睫毛；花冠蓝紫色或深蓝色，内面喉部密生柔毛，裂片倒卵状长矩圆形。蒴果超出花萼。种子矩圆状，淡褐色。花期 8~9 月。

【适宜生境】生于海拔 3100~5400m 的高山草地、灌丛草地、林下、路边及河滩草地中。

【资源状况】分布于香格里拉、德钦、维西、贡山、玉龙等地。少见。

【入药部位】全草（小白棉）。

【功能主治】健脾益气。用于脾肺气虚，气短乏力，食少，便溏，小儿泄泻，劳伤身痛。

胀萼蓝钟花 风药
Cyananthus inflatus Hook. f. et Thoms.

【标本采集号】533324180906726LY

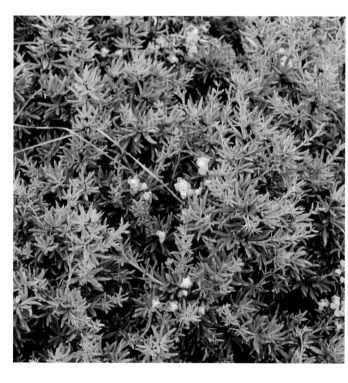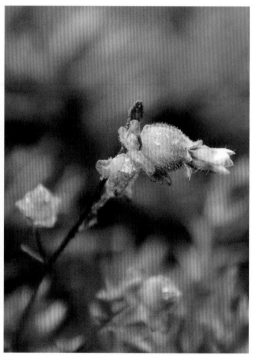

【形态特征】一年生草本，有乳汁。茎近木质，主茎明显。叶互生，稀疏，唯花下 3 或 4 枚聚集，呈轮生状；叶片菱形、卵状宽菱形或近正圆状菱形，全缘或有不明显的钝齿，两面生柔毛。花通常单生于茎和分枝顶端；花萼花期坛状，裂片披针状三角形，密生锈色柔毛；花冠淡蓝色，筒状钟形，内面喉部密生柔毛，裂片 5，倒卵状矩圆形。蒴果卵圆状。种子棕红色。花期 8~9 月。

【适宜生境】生于海拔 1900~4900m 的山坡灌丛、草坡和草甸之中。

【资源状况】分布于香格里拉、德钦、维西、贡山、福贡、玉龙等地。常见。

【入药部位】全草（风药）。

【功能主治】清热解毒，疏肝解痉。用于小儿惊风，风湿痹痛。

长花蓝钟花　*Cyananthus longiflorus* Franch.

【标本采集号】5334211170

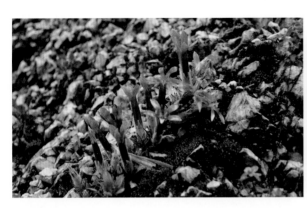 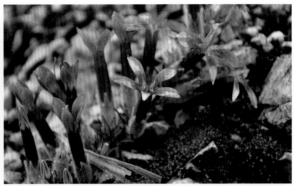

【形态特征】多年生草本。茎基粗壮而木质化，顶部具少数卵状鳞片，茎近直立，木质化，密生灰白色绒毛。叶互生，花下或分枝顶端常聚集成簇，具短柄，叶椭圆形或卵状椭圆形，边缘强烈反卷，全缘，上面疏生短柔毛或渐无毛，下面密被银灰色绢状毛。花单生于茎和分枝顶端，几无梗；花萼筒状，外面密被褐黄色长柔毛，裂片披针形，内外均被毛；花冠长筒状钟形，紫蓝色或蓝紫色，内面喉部密生柔毛，裂片倒卵状长矩圆形，顶端常簇生数根刚毛。蒴果成熟后略长于花萼。种子矩圆状。花期 7~9 月。

【适宜生境】生于海拔 2700~3200m 的松林下沙地或石灰质高山牧场上。

【资源状况】分布于香格里拉、玉龙等地。偶见。

【入药部位】全草（长花蓝钟花）。

【功能主治】除湿，止痒。用于便秘，风湿，体内积液，痒疹。

大萼蓝钟花　*Cyananthus macrocalyx* Franch.

【标本采集号】5334210842

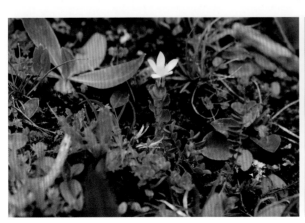 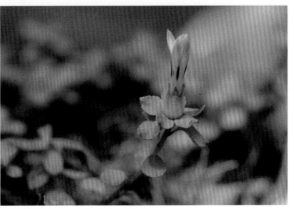

【**形态特征**】多年生草本。茎基粗壮，木质化，具宿存的卵状披针形鳞片，茎数条并生，被柔毛。叶互生，花下的 4 或 5 枚叶子聚集而呈轮生状；叶片菱形、近圆形或匙形，两面生伏毛，边缘反卷，全缘或有波状齿。花单生茎端；花萼开花期管状，黄绿色或带紫色，花后显著膨大，下部呈球状，脉络凸起明显，裂片长三角形，外面无毛，内面生柔毛；花冠黄色，有时带有紫色或红色条纹，也有的下部紫色，而超出花萼的部分黄色，筒状钟形，内面喉部密生柔毛，裂片倒卵状条形。蒴果超出花萼。种子光滑无毛。花期 7~8 月。

【**适宜生境**】生于海拔 3500~4600m 的林缘草坡、高山草地和灌丛。

【**资源状况**】分布于香格里拉、德钦、维西、玉龙等地。

【**入药部位**】全草（大萼蓝钟花）。

【**功能主治**】利水消肿。

西南山梗菜 野烟、红雪柳、大将军
Lobelia sequinii Lévl. et Van.

【**标本采集号**】5329260277

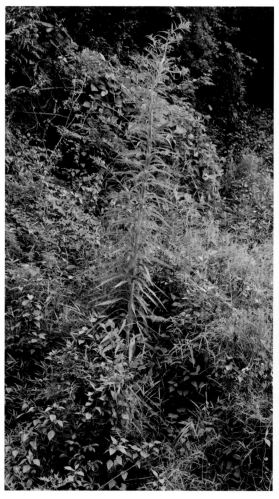
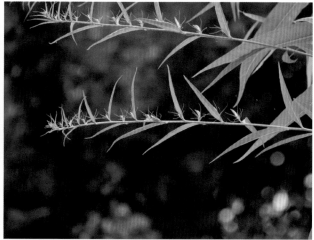
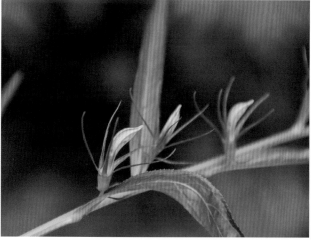

【形态特征】半灌木状草本，有乳汁。茎多分枝，无毛。叶纸质，螺旋状排列；下部的长矩圆形，具长柄；中部以上的披针形，边缘有重锯齿或锯齿，两面无毛，有短柄或无柄。总状花序生于主茎和分枝顶端，花较密集；花萼筒倒卵状矩圆形至倒锥状，无毛，裂片披针状条形；花冠紫红色、紫蓝色或淡蓝色，内面喉部以下密生柔毛，上唇裂片长条形，下唇裂片披针形；雄蕊联合成筒。蒴果、种子均矩圆状。花、果期 8~10 月。

【适宜生境】生于海拔 500~3000m 的山坡草地、林边和路旁。

【资源状况】分布于兰坪等地。常见。

【入药部位】根或茎叶（野烟）。

【功能主治】有大毒。祛风活血，清热解毒。用于风湿疼痛，跌打损伤，痈肿疔疮，痄腮，乳蛾，蛇虫咬伤。

毛萼山梗菜 毛萼大将军、毛瓣山梗菜
Lobelia pleotricha Diels

【标本采集号】530522151019765LY

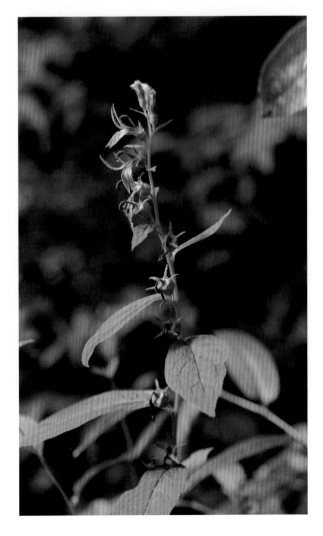

【形态特征】多年生草本，有乳汁。根状茎短，生多条肉质须根；茎暗红色，被疏柔毛。叶螺旋状排列，椭圆状披针形，边缘具圆齿，两面密生短柔毛；下部叶柄有狭翅，中部以上的叶具短柄或无柄。花单生于茎上部苞片腋间，形成总状花序，花较少；苞片叶状；花萼筒短矩圆状，密被柔毛，裂片边缘有稀疏腺齿和睫毛，果期常反折；花冠紫红色至蓝紫色，裂片中肋和边缘生睫毛，上唇裂片条形，下唇裂片卵状披针形。蒴果短柱状。种子椭圆状。花、果期 8~10 月。

【适宜生境】生于海拔2000～3100m的山坡草地、灌丛或竹林边缘。

【资源状况】分布于贡山。少见。

【入药部位】全草（强威生草）。

【功能主治】补虚。用于久病体虚，疟疾。

桔 梗 铃铛花、包袱花、道拉基
Platycodon grandiflorus (Jacq.) A. DC.

【标本采集号】5333241906131416LY

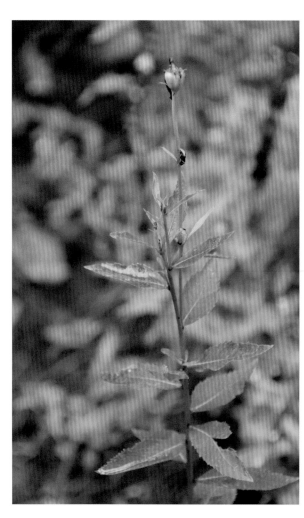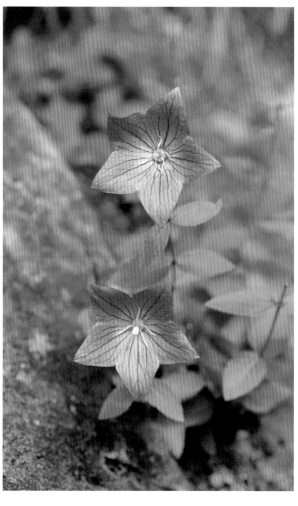

【形态特征】多年生草本，有乳汁。茎通常无毛，偶密被短毛。叶全部轮生、部分轮生至全部互生，叶片卵形、卵状椭圆形至披针形，无毛，下面有白粉，有时脉上有短毛或瘤突状毛，边缘具细锯齿。花单朵顶生，或数朵集成假总状花序，或有花序分枝而集成圆锥花序；花萼筒部半圆球状或圆球状倒锥形，被白粉，裂片三角形或狭三角形，有时齿状；花冠大，蓝色或紫色。蒴果球状、球状倒圆锥形或倒卵状。花期7~9月。

【适宜生境】生于海拔2000m以下的阳处草丛、灌丛中，少生于林下。

【资源状况】分布于贡山、玉龙等地。偶见。

【入药部位】根（桔梗）。

【功能主治】宣肺，利咽，祛痰，排脓。用于咳嗽痰多，胸闷不畅，咽痛音哑，肺痈吐脓。

铜锤玉带草 红顶珠、小铜锤、区茹程丹
Pratia nummularia (Lam.) A. Br. et Aschers.

【标本采集号】533324180830596LY

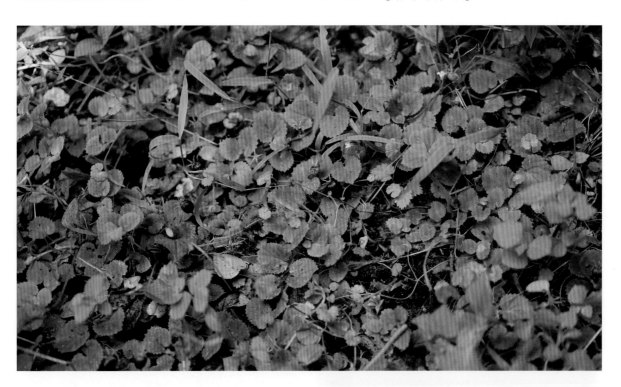

【形态特征】多年生草本，有白色乳汁。茎平卧，被开展的柔毛，节上生根。叶互生，叶片圆卵形、心形或卵形，边缘有牙齿，两面疏生短柔毛，叶脉掌状至掌状羽脉。花单生叶腋；花萼筒坛状，裂片条状披针形，每边生2或3枚小齿；花冠紫红色、淡紫色、绿色或黄白色，内面生柔毛，檐部二唇形，裂片5，上唇2裂片条状披针形，下唇裂片披针形；雄蕊在花丝中部以上联合，花丝筒无毛，下方2枚花药顶端生髯毛。果为浆果，紫红色，椭圆状球形。种子多数，有小疣突。在热带地区整年可开花结果。

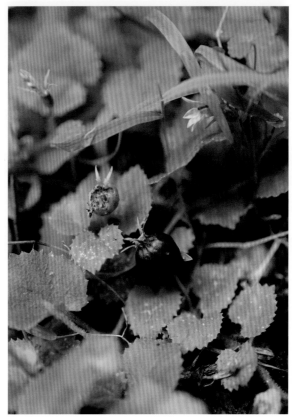

【适宜生境】生于田边、路旁以及丘陵、低山草坡或疏林中的潮湿地。

【资源状况】分布于贡山。偶见。

【入药部位】全草（铜锤玉带草）。

【功能主治】清热解毒，活血，祛风利湿。用于肺虚久咳，风湿关节痛，跌打损伤，乳痈，乳蛾，无名肿毒。

蓝花参 牛奶草、娃儿菜、拐棒参
Wahlenbergia marginata (Thunb.) A. DC.

【标本采集号】530724180613319LY

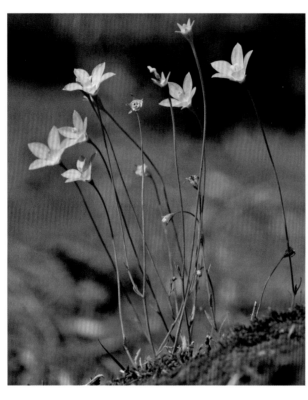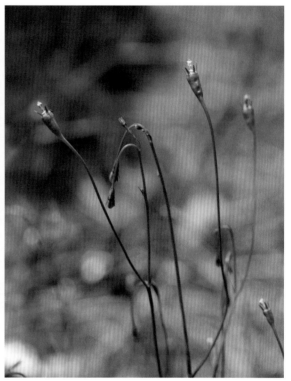

【形态特征】多年生草本，有乳汁。根细长，外面白色，细胡萝卜状。叶互生，下部的匙形、倒披针形或椭圆形，上部的条状披针形或椭圆形，边缘波状或具疏锯齿或全缘，无毛或疏生长硬毛。花梗极长，细而伸直；花萼筒部倒卵状圆锥形，裂片三角状钻形；花冠钟状，蓝色，裂片倒卵状长圆形。蒴果倒圆锥状或倒卵状圆锥形。种子矩圆状。花、果期2~5月。

【适宜生境】生于海拔2800m以下的田边、路边和荒地中，有时生于山坡或沟边。

【资源状况】分布于贡山。偶见。

【入药部位】根（蓝花参）。

【功能主治】益气补虚，祛痰止咳，截疟。用于小儿疳积，痰积，小儿肺炎，癫痫，体虚，白带异常，风湿麻木，高血压。